中国碘盐监测 （1996—2011）

郑庆斯　徐　菁　谷云有　**主编**

卫生部消除碘缺乏病国际合作项目技术指导中心
国家碘缺乏病参照实验室

中国科学技术出版社
·北京·

图书在版编目（CIP）数据

中国碘盐监测：1996～2011 / 郑庆斯，徐菁，谷云有主编 . —北京：中国科学技术出版社，2014.1

ISBN 978－7－5046－6473－0

Ⅰ . ①中… Ⅱ . ①郑… ②徐… ③谷… Ⅲ . ①碘－盐－监测－中国－1996～2011 Ⅳ . ①R195

中国版本图书馆 CIP 数据核字（2013）第 282930 号

责任编辑	张　楠　杨　丽	
封面设计	中文天地	
责任校对	何士如	
责任印刷	张建农	

出　　版	中国科学技术出版社	
发　　行	科学普及出版社发行部	
地　　址	北京市海淀区中关村南大街 16 号	
邮　　编	100081	
发行电话	010－62173865	
传　　真	010－62179148	
投稿电话	010－62176522	
网　　址	http：//www.cspbooks.com.cm	

开　　本	787mm×1092mm　1/16	
字　　数	842 千字	
印　　张	34	
版　　次	2014 年 7 月第 1 版	
印　　次	2014 年 7 月第 1 次印刷	
印　　刷	北京富泰印刷有限责任公司	
书　　号	ISBN 978－7－5046－6473－0/R·1696	
定　　价	138.00 元	

《中国碘盐监测（1996—2011）》编委会名单

本书由 **联合国儿童基金会** **资助出版**
中国疾病预防控制中心传染病预防控制所

前　言

　　碘盐监测是碘缺乏病防治工作的重要组成部分，对促进合格碘盐的生产和供应、评估碘缺乏病防治进程、发现碘缺乏病防治的薄弱环节、确定碘缺乏病的高风险地区，起到了重要的作用。大量监测资料和信息为制定对策、调整防治策略与措施提供了可靠的科学依据。

　　1993年，国务院召开了"中国2000年实现消除碘缺乏病目标动员会"，启动以食盐加碘为主要措施的消除碘缺乏病工作，国际社会给予极大关注和支持。为了加强国际合作，1995年卫生部消除碘缺乏病国际合作项目技术指导中心（National Training and Technique Support Team for IDD，NTTST）成立，负责消除碘缺乏病国际合作项目的实施和技术指导，包括涉及多部门的碘盐监测工作。1998年国家碘缺乏病参照实验室（National Reference Laboratory for IDD，NRL）成立，为全国的碘盐监测及相关工作提供了强有力的技术支持。

　　我国（港、澳、台除外）碘盐监测自1995年启动，经过十几年的运转，已基本形成一个从中央到地方、功能完善的工作网络。监测覆盖县数持续增加，到2007年覆盖了全国所有的非高碘县，不存在监测盲区，在评估以县级为单位的碘缺乏病防治目标以及为确定高危地区提供依据方面起到了无可替代的作用。为了提高监测数据上报的时效性，1997年建立的全国碘盐监测计算机信息网络在2007年重新设计，建成全国碘盐监测信息管理平台，为国家级、省级和地市级用户共开放400个客户端，连续顺利完成每年80余万条碘盐监测数据的网络直报。监测覆盖全国所有的县以及监测数据网络直报成为中国碘盐监测的成功特征。

　　中国是受碘缺乏威胁人口最多的国家，又是世界上少见的存在水源性高碘地区的国家，不同地区的居民在饮食和文化背景上存在巨大的差异，为碘盐监测工作带来了诸多挑战。中国开展碘盐监测工作克服了各种困难，所积累的经验可为有关工作提供参考和借鉴。以此为目的，特编辑出版《中国碘盐监测（1996—2011）》一书，记录1996—2011年间我国碘盐监测工作的进程。

　　本书内容分为概述、国家碘盐监测报告、全国碘缺乏病实验室外质控考核报告、分省碘盐监测报告和碘盐监测方案五个部分。

　　概述简要介绍中国碘盐监测的历史、在碘缺乏病防治中的作用和主要特征，利于读者对中国碘盐监测有比较系统的了解和认识。

　　国家碘盐监测报告重点收录开展全国性碘盐监测工作以来的报告，包括1999年、2001年以及自2004年开展每年一次性碘盐监测以来历年的全国碘盐监测工作总结，从中可以了解中国碘盐监测的进程及所取得的成果。

　　全国碘缺乏病实验室外质控考核报告展示了1999—2011年的国家盐碘检测质控考核结果。为保证各级碘缺乏病实验室提供的检测数据科学可靠，每年在开展全国碘盐监测之前，国家碘缺乏病参照实验室组织对省、地市、县三级实验室以及盐业省级实验室进行外质控考核。网络建立十几年来，不断完善，在消除碘缺乏病工作中发挥了重要作用。

分省碘盐监测报告展现各省碘盐监测工作的成果及所积累的经验体会。由于碘盐监测时间跨度大，覆盖面广，31个省、自治区、直辖市〔以下简称省（区、市）〕和新疆生产建设兵团（以下简称新疆兵团）的工作各具特色，分省报告为经验交流和互相借鉴提供了宝贵的资料。各省论文按行政区划编号排序。

碘盐监测方案是本书的重要内容之一，汇集了1994年以来卫生部及相关部委颁发的各版碘盐监测方案，是每年开展监测的重要依据。其中以县为单位开展碘盐监测的方法和原则一直未作变动，是中国碘盐监测的重要特征之一。2004年起监测频次改为每年一次，提高了可操作性，在很大程度上改善了监测数据上报的有效性。2007年专门为西藏自治区和青海省玉树地区制订了简化方案，对了解边远地区的碘盐覆盖状况提供了宝贵信息。

碘盐监测工作的成果是在卫生部直接领导、联合国儿童基金会等国际组织大力支持、全国31个省（区、市）和新疆兵团的各级领导和专业人员共同努力下所取得的。《中国碘盐监测（1996—2011）》一书的出版得到了各级领导及有关专家的支持和帮助，特此致谢！限于编者水平，书中尚有不少缺陷，敬请各位专家和同仁提出宝贵意见和建议。

国家碘缺乏病参照实验室前主任李素梅研究员在世时为中国碘盐监测工作付出了很多心血，本书的出版也是对她最好的纪念。

编　者

2013年9月于北京

目　录

第一章 概 述

碘缺乏广泛存在于全球 100 多个国家和地区，成为全球重要的公共卫生问题之一。碘缺乏能导致甲状腺肿大、克汀病、脑发育和身体发育迟滞，以及流产、死产、早产等一系列病症，最大的危害是造成婴幼儿不可逆的智力损伤，智力流失可达 12 ~ 15 个智商点。而碘缺乏危害又有明确的防治措施，普及食盐加碘（或称全民食盐加碘，Universal Salt Iodization，USI）是防治碘缺乏病（Iodine Deficiency Disorders，IDD）最经济、有效的方法。通过 USI，中国在 2000 年实现了基本消除碘缺乏病的阶段目标，建立了持续消除 IDD 的工作机制。

碘盐监测作为中国碘缺乏病防治工作的重要组成部分，自 1995 年启动全国统一方案的碘盐监测，经过十几年的运转，在促进合格碘盐的生产和供应、评估碘盐的覆盖情况、确定碘缺乏病的高风险地区和影响因素、评价碘缺乏病防治进程等方面发挥了重要作用。中国碘盐监测体系也在碘缺乏病防治工作过程中逐步完善，所积累的经验可为相关工作提供有益的参考和借鉴。

一、背景

中国是世界上碘缺乏最严重的国家之一，据 20 世纪 70 年代调查，我国绝大多数地区均存在不同程度的碘缺乏病流行，受威胁人口约 7.2 亿，曾有地方性甲状腺肿患者 3500 万人，地方性克汀病患者 25 万人。相关资料记载，早在 20 世纪 40 年代初期，我国学者在云南省 37 个县开展了有关地方性甲状腺肿的流行病学调查。在此基础上，云南省平浪盐矿于 20 世纪 40 年代中期进行食盐加碘。新中国成立后，中国政府在 1956 年就将防治地方性甲状腺肿纳入《全国农业发展纲要（草案）》。此后，逐步在全国病区推广和实施以食盐加碘为主的综合防治措施，碘缺乏病的严重流行趋势得到一定程度的控制。

1993 年，国务院召开了"中国 2000 年实现消除碘缺乏病目标动员会"，启动以食盐加碘为主要措施的消除碘缺乏病工作，国际社会给予极大关注和支持。1995 年，为了加强国际合作，卫生部消除碘缺乏病国际合作项目技术指导中心（NTTST）成立，主要任务是在卫生部领导下，负责消除碘缺乏病国际合作项目的实施和技术指导，包括涉及多部门的碘盐监测工作。

1997 年底，由联合国儿童基金会（UNICEF）和联合国工业发展组织（UNIDO）提供基本设备和技术支持的碘盐监测系统基本建成，形成一个以 NTTST 为终端，包括卫生子系统和盐业子系统的碘盐监测计算机信息网络，1998 年开始运行。监测系统由卫生部领导，NTTST 组建，全国各省、地市、县专业机构开展监测，通过 Internet 网与 NTTST 交换信息。通过定期收集、整理和分析全国的监测结果，上报政府有关部门，为决策提供科学依据。

截至 1999 年，全国的监测结果显示，碘缺乏危害的控制在国家整体水平上已经取得明显成效，但是西部省份和东部沿海产盐地区存在碘盐覆盖率低、非碘盐冲销严重的情况。

为此，卫生部和 UNICEF 合作，启动以上述地区为主的碘缺乏病综合干预项目，旨在提高碘盐覆盖率，其中 6 个项目省率先开展了碘盐监测方案的改革试点工作。各项目省依据基线调查结果制定和落实针对性干预措施，创造和积累了丰富的特色经验，先后共有 13 个省开展了项目活动，对推动全国的碘盐监测和消除碘缺乏病的工作起到了积极的作用。

全国的碘盐监测方案历经多次修改，从 2008 年起执行 2007 年底卫生部会同国家发展改革委、工商总局、质检总局共同签署下发的《全国碘缺乏病监测方案（试行）》，包含全国碘盐监测、高危地区监测和调查评估。全国碘盐监测由 NTTST 负责实施，中国疾病预防控制中心地方病控制中心开展高危地区监测和调查评估。

1. 全国碘盐监测　全国碘盐监测分为随机抽样监测和重点抽样监测。随机抽样监测包括水源性高碘地区（简称高碘地区）监测和非高碘地区监测。

随机抽样监测覆盖国内各省所有的县，每年 1 次，主要目的是了解县级水平居民户的碘盐覆盖状况、发现高危地区、了解高碘地区居民食用不加碘食盐的覆盖情况。重点抽样监测是对碘盐覆盖率低的地区实施的加强性监测。

2. 高危地区监测　从 2008 年起开展该项监测，当碘盐覆盖率 <80%，且历史上曾有地方性克汀病流行的县，或有确诊新发地克病病例的县界定为高危地区，当年应启动高危地区监测。

3. 调查评估　调查评估主要监测碘缺乏病病情和碘营养状况。自 1995 年以来，已先后于 1995 年、1997 年、1999 年、2002 年、2005 年和 2011 年开展了 6 次全国性调查评估。

为保障监测和调查评估数据准确、可靠，国家碘缺乏病参照实验室（NRL）于 1999 年开始，每年对省、地市和县的尿碘、盐碘实验室进行 1~2 次实验室外质控考核。

二、中国碘盐监测系统的建立及运行

1. 中国碘盐监测的历史演变　1980 年前后，我国部分省相继开展碘缺乏病监测工作，1989 年全国碘缺乏病监测会议通过的《碘缺乏病监测方案》，要求在病区选择监测点，开展盐碘、尿碘、甲状腺肿等指标的监测。1995 年伴随着国家消除碘缺乏病工作的开展，中国的碘缺乏病监测在全国按照统一方案全面启动。为不断适应防治工作的需要，全国碘盐监测方案历经了数次修改。

第一阶段：1994 年卫生部签发的《碘缺乏病防治监测方案》（试行）于 1995 年在全国试行，经论证、修订后，1996 年 3 月正式颁布《全国碘缺乏病防治监测方案》，其中的碘盐监测部分明确规定了碘盐监测的方法及频次。碘盐加工企业、销售单位、居民用户，均采用批质量保障法（Lot Quality Assurance Sampling，LQAS）抽样；碘盐加工企业和各级批发企业采用定量的方法检测盐中碘含量，每月 1 次；零售单位每个月、居民用户每 3 个月进行 1 次盐碘半定量检测，每半年 1 次盐碘定量检测。

第二阶段：由于监测频次高，同时缺乏监测经费支持，监测工作执行困难，监测结果不能按时上报。1999 年开始，卫生部与联合国儿童基金会合作的碘缺乏病综合干预项目启动，在其中 6 个项目省开展了碘盐监测方案的改革试点。2000 年在碘盐监测方案试点的基础上卫生部组织专家对全国碘盐监测方案进行了修改。在居民户监测环节放弃了 LQAS 法，每县按东西南北中抽取 9 个乡、每乡 4 个村，每村采 8 份居民户食用盐，共计 288 份，分四个季度完成；并编制了监测数据上报计算机联网软件系统。

第三阶段：2004 年卫生部将采样频次由原来的每季度 1 次改为每年 1 次，增强可操作性，提高了监测结果的可靠性。2007 年上半年，为了解高碘地区居民食用不加碘食盐（无碘食盐）的情况，碘盐监测方案中增加了高碘地区居民食用盐监测。

第四阶段：2006 年新疆发现新发克汀病患儿后，卫生部在西部新发克汀病区开展了高危地区调查。2007 年底，卫生部将碘盐监测、高危地区监测、调查评估整合成新的方案，2008 年起执行。新方案强化了监测与干预措施的有机结合，提高了信息利用的时效性和有效性，使全国碘缺乏病监测体系趋于完善。

2. 全国碘盐监测信息网络的建立和运行　为了加强监测信息的管理，1996 年通过国内外专家合作，共同设计和论证我国碘盐常规监测系统，委托云南省疾控中心软件专家编制监测数据库软件，UNICEF/UNIDO 提供计算机和技术支持。1998 年，监测数据库正式使用，省级疾病预防控制（地方病防治）机构，将县级上报的监测结果录入监测数据库后，通过 CHINANET 每季度向 NTTST 报送 1 次，全年共报 4 次。NTTST 负责汇总和分析全国数据，并提出报告。

2007 年 NTTST 对碘盐监测结果的录入和传输系统进行了重新设计，在新的监测信息系统中，省、地市和县可以从不同的终端登陆。县级专业机构将监测数据录入后，可直接上报和提交到 NTTST、省和地市级疾病预防控制（地方病防治）机构，大大提高了数据传输的速度。国家监测管理人员能够及时了解情况，对发现的问题随时与地方监测部门沟通，促进了监测结果的反馈和利用。该信息系统还增加了现场和实验室质量控制、督导、培训等内容的上报功能。

3. 全国碘缺乏病实验室外部质量控制网络的建立和运行　为提高各级碘缺乏病实验人员的检测水平，保证实验室提供科学可靠的检测数据，1999 年国家碘缺乏病参照实验室建立了全国碘缺乏病实验室外部质量控制网络。

每年开展全国碘盐监测之前，国家碘缺乏病参照实验室组织全国所有的省级和地市级实验室参加盐碘和尿碘外质控考核，每个省随机抽取 30 个县（市、区、旗）参加盐碘外质控考核，考核合格后方可承担碘缺乏病实验室检测工作。省级疾病预防控制（地方病防治）机构根据外质控考核情况，统一安排样品检测任务。

网络建立十几年来，各级实验室不断加强自身能力建设，目前已基本形成了较为完备的质控网络，步入了规范化轨道。网络中的各级实验室除日常碘盐监测外，承担了全国碘缺乏病调查评估、高危地区调查、重点地区干预和科研等重要工作的实验室检测任务，在碘缺乏病防治工作中发挥了重要作用。

三、监测结果

2004 年以来，全国持续开展每年一次的碘盐监测。2007 年以后根据《国务院关于进一步加强食品安全工作的决定》（国发〔2004〕23 号），重新划定各部门的职责，卫生部门不再负责对生产层次的碘盐质量进行监测。因此监测结果重点展示居民户层次 2004—2011 年的监测数据，包括全国碘盐监测结果、省级碘盐监测结果、县级碘盐监测结果、重点抽样碘盐监测结果、水源性高碘地区居民食用盐监测结果和全国碘缺乏病实验室盐碘检测外质控考核结果。

1. 全国碘盐监测结果　全国碘盐监测结果表明，2004—2011 年全国居民层次碘盐覆盖率均高于95%，合格碘盐食用率均高于90%。碘盐合格率持续保持在95%以上，盐碘中位数保持在30 mg/kg左右（表1-1）。

表1-1　全国居民户碘盐监测主要结果（2004—2011）

指标	2004*	2005*	2006	2007	2008	2009	2010	2011
碘盐覆盖率（%）	96.91	98.11	96.87	97.12	97.48	98.42	98.63	98.72
合格碘盐食用率（%）	93.47	95.35	93.75	94.31	94.97	96.40	96.63	96.77
碘盐合格率（%）	96.45	97.19	96.78	97.11	97.43	97.95	97.95	97.99
盐碘中位数（mg/kg）	30.45	30.60	30.90	30.90	31.18	31.30	31.00	31.70
盐碘变异系数（%）	19.09	17.55	17.04	21.23	20.18	25.87	21.54	21.20

*：2004年、2005年，新疆、西藏大部分盲区县未开展碘盐监测工作，各项数据较实际水平偏高。

图1-1显示，全国居民合格碘盐食用率已连续8年达到90%以上，连续3年在95%以上。

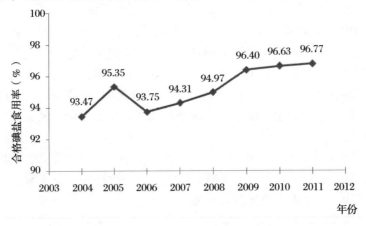

图1-1　全国居民户合格碘盐食用率（2004—2011）

2. 省级碘盐监测结果　全国碘盐监测的结果显示，合格碘盐食用率达到90%以上的省份2004年有23个，到2011年增加到30个（表1-2）。

表1-2　各省（区、市）居民户合格碘盐食用率（%）（2004—2011）

省份	2004	2005	2006	2007	2008	2009	2010	2011
北京	77.76	90.48	93.51	93.91	95.59	90.87	93.80	93.47
天津	97.51	96.36	94.02	91.74	88.36	92.85	91.36	96.07
河北	93.31	95.85	94.82	91.16	91.96	96.17	95.67	95.95
山西	91.50	95.58	95.24	96.04	96.55	96.94	96.72	96.62
内蒙古	97.91	97.84	98.07	98.41	98.63	99.18	99.21	99.05
辽宁	95.40	96.98	97.42	96.72	97.21	97.75	98.20	98.26
吉林	99.45	99.51	99.08	99.46	99.32	99.66	99.41	99.29
黑龙江	97.35	98.37	97.34	97.95	96.93	97.69	98.56	98.36

续表 1－2

省份	2004	2005	2006	2007	2008	2009	2010	2011
上海	92.20	93.39	91.22	88.28	92.67	94.11	88.75	87.35
江苏	97.01	97.36	95.83	96.23	96.87	97.44	97.95	98.23
浙江	89.24	92.20	94.01	95.44	95.51	95.35	95.41	93.66
安徽	98.37	98.46	98.00	98.86	98.79	99.17	98.53	98.71
福建	94.44	92.67	92.82	94.28	95.15	96.27	96.58	96.96
江西	96.45	95.71	95.16	95.96	95.60	97.03	97.32	97.51
山东	91.29	94.70	91.08	92.04	93.24	94.41	94.95	95.03
河南	95.63	98.40	97.38	93.88	93.81	96.53	96.31	95.38
湖北	96.31	96.52	95.72	95.05	95.65	97.34	97.11	97.21
湖南	97.66	97.18	96.35	94.99	95.02	96.28	96.79	97.12
广东	83.23	79.67	79.27	85.24	90.05	95.22	95.95	96.76
广西	91.34	93.06	95.06	94.56	95.20	95.34	95.63	95.98
海南	70.02	64.84	71.98	74.26	80.41	88.76	91.28	94.79
重庆	92.26	90.83	92.91	93.74	93.92	95.59	96.04	96.84
四川	86.88	94.96	93.45	95.33	96.79	97.40	97.87	97.78
贵州	92.63	91.71	92.79	96.30	95.68	97.38	97.01	97.24
云南	90.66	93.26	93.96	92.72	93.94	95.28	96.75	97.10
西藏*	62.81	—	30.17	<29.59	<53.08	<73.54	<88.19	<96.19
陕西	95.07	95.38	97.25	97.16	98.23	98.76	98.98	98.99
甘肃	91.68	95.55	96.01	95.81	96.15	96.75	97.73	97.53
青海	78.34	83.75	88.14	85.59	<91.33	92.12	95.06	92.68
宁夏	91.76	94.05	95.49	95.69	96.20	96.57	96.78	96.82
新疆	—	82.35	76.56	79.63	88.37	92.89	96.23	96.78
新疆兵团	—	—	—	96.44	95.29	98.53	98.81	99.26
合计	93.47	95.35	93.57	94.31*	94.79*	96.40*	96.63*	96.77*

*：西藏自治区执行碘盐监测简化方案，采用半定量检测，无法准确计算合格碘盐食用率，用碘盐覆盖率代替。

—：未开展监测，无监测数据，后文同此。

　　3. 县级碘盐监测结果　2004—2011 年，全国绝大部分县（市、区）开展并完成碘盐监测和数据上报工作，2004 年的监测盲区为 408 个县，2007 年基本消除监测盲区。监测数据的完整性和可靠性明显提高，监测质量达到较高水平，有效监测率（有效监测县数/实际监测县数×100%）由 2004 年的 71.61% 提高到 2011 年的 99.61%。

　　全国合格碘盐食用率 > 90% 的县（市、区）2004 年有 1872 个，占实际监测县的

80.46%，2011 年增加到 2768 个，占实际监测县的 97.09%（表 1－3）；碘盐覆盖率＜80%的县（市、区），由 2004 年的 112 个（不含 2004 年未开展监测的盲区县）减少到 2011 年的 18 个。①

表 1－3　全国县级居民户碘盐监测结果（2004—2011）

年度	监测盲区县数（个）	监测覆盖率（%）	有效监测率（%）	合格碘盐食用率＞90%的县数（个）	合格碘盐食用率＞90%的县数占总县数的百分比（%）	碘盐覆盖率＜80%的县市数（个）
2004	408	85.09	71.61	1872	80.46	112
2005	178	92.67	87.11	2202	87.07	69
2006	80	97.07	93.59	2253	84.95	105
2007	0	100.00	97.49	2309	83.93	144
2008	1	99.97	97.10	＜2487**	87.82	104
2009	1	99.97	99.26	＜2720**	95.41	56
2010	6*	99.79	99.26	＜2720**	96.84	56
2011	0	100.00	99.61	＜2768**	97.09	18

*：青海省玉树地区 6 县 2010 年受地震灾情影响未能开展监测。

**：该数据包含西藏全自治区和青海省玉树地区 6 县半定量检测碘盐覆盖率的结果。

4. **重点抽样碘盐监测结果**　2007 年卫生部颁布的《全国碘缺乏病监测方案》（试行）增加了重点抽样监测，开展重点抽样碘盐监测的目的是了解原盐产区、碘盐监测盲区或碘盐监测存在问题的地区，以及边远、贫困或受非碘盐冲销较严重地区的碘盐覆盖水平。在每年对所有的县级单位上半年开展 1 次随机抽样监测的基础上，对以上地区所在的县下半年再开展 1 次监测。通过增加频次，动态地了解以上地区碘盐覆盖水平和非碘盐冲销的变化情况。

2008 年我国大部分省（21 个）开展重点抽样监测地区的居民户碘盐覆盖水平较高，碘盐供销网络不健全地区和原盐产区是非碘盐冲销比较严重的两类地区。

2009 年单纯原盐产区、原盐产区合并贫困地区及原盐产区合并边远地区的碘盐覆盖率较低，分别为 89.84%、81.42% 和 15.63%，其他地区碘盐覆盖率均高于 90%。

2010 年原盐产区合并边远地区碘盐覆盖率较低，为 71.76%，其他地区碘盐覆盖率均高于 90%。

2011 年的重点抽样监测结果显示浙江、福建碘盐覆盖率低于 80%，主要原因是原盐产区非碘盐冲销严重。

重点抽样碘盐监测可以暴露我国仍然存在的少数问题地区，各省可据此开展相关调查，了解非碘盐来源，联合相关部门采取针对性措施。

---

①　各年度监测县数主要参考各年份《中华人民共和国行政区划简册》中提供的数据，另外根据不同时期监测方案的要求，监测县数还会有所变动。

5. 水源性高碘地区居民食用盐监测结果　根据2004年中央转移支付地方病专项资金支持开展的中国水源性高碘地区分布的调查，全国有11个省（区、市）存在高碘地区，覆盖人口约3000万，主要在9个省，涉及122个县（市、区、旗）。按照《食盐加碘消除碘缺乏危害管理条例》的要求，在高碘甲状腺肿病区和地区应该供应不加碘食盐。自2007年起每年对高碘地区的居民户食盐进行1次常规监测，监测地区仅为省级卫生行政部门批准确定的高碘乡所在的县（市、区、旗）。监测结果显示，居民户无碘食盐覆盖率呈上升趋势（表1-4）。

表1-4　全国水源性高碘地区居民户食盐监测结果（2007—2011）

年度	监测县数（个）	有效监测率（%）	无碘食盐率（%）	无碘食盐率>90%的县数（%）	无碘食盐率<50%的县数（%）
2007	78	85.90	73.14	30（38.46）	17（21.79）
2008	84	100.00	82.79	46（54.76）	12（14.29）
2009	84	94.05	90.56	65（77.38）	8（9.52）
2010	110	94.55	78.34*	69（62.73）	24（21.82）
2011	109	100.00	90.83	90（82.57）	8（7.34）

＊：新确定的高碘县未能及时改供无碘食盐，无碘食盐率偏低。

6. 全国碘缺乏病实验室盐碘检测外质控考核结果　1999—2011年，参加外质控考核的各级实验室逐年增加，由1999年的625个增加到2011年的2270个，各级实验室的反馈率和合格率也逐步提高。省级实验室盐碘检测考核合格率自2002年起持续达到100%，地市级从2004年起均高于90%、2005年后达到95%以上，县级实验室自2005年起（除2008年以外）也达到90%以上（表1-5）。

表1-5　全国碘缺乏病实验室盐碘检测外质控考核结果（1999—2011）

年度	盐碘考核合格率（%）		
	省级	地市级	县级
1999	77.4	75.4	54.7
2000	96.8	83.0	74.3
2001	96.5	82.5	73.2
2002	100.0	92.5	77.3
2003	100.0	82.8	77.3
2004	100.0	90.9	89.2
2005	100.0	98.0	92.7
2006	100.0	96.7	93.6
2007	100.0	97.3	93.0
2008	100.0	97.0	88.8
2009	100.0	97.9	98.2
2010	100.0	98.2	98.3
2011	100.0	97.7	98.8

四、中国碘盐监测在碘缺乏病防治中所起的主要作用

1. 开展外部质量监测，促进合格碘盐的生产和供应　合格碘盐的生产和供应是消除碘缺乏病不可或缺的重要环节。盐业部门的常规监测任务是对食盐加碘过程的盐碘含量进行内部质量控制，按国家标准（GB 5461—2000）对成品盐的所有指标进行检验、并按批质量保障法检验碘的均匀性，保证所有生产与批发的食用盐含有足量的碘。作为外部质量控制和管理，从1995年到2006年，卫生部门一直负责生产加工和批发企业碘盐的外部质量监测。由疾病预防控制（地方病防治）机构每月对碘盐生产加工和批发企业进行1次抽样监测，将结果逐级上报到卫生部，同时反馈至同级盐业管理部门。盐业部门根据监测数据反映出的不合格碘盐或非碘盐冲销问题，加强碘盐生产质量和碘盐供应网络的管理。2007年开始，根据相关规定，卫生部门不再承担碘盐生产和供应的外部质量监测，但还有一些省的卫生和盐业部门继续合作，2011年仍有5个省上报生产层次的碘盐监测结果。

在全国生产、批发、销售层次的碘盐监测中，卫生和盐业部门密切合作，有力地促进了盐业部门合格碘盐的生产和供销网络的完善。

2. 开展县级监测，评价IDD防治进程　根据《全国重点地方病防治规划（2004—2010年)》（以下简称《规划》）的要求，到2010年95%的县（市、区、旗）要达到消除碘缺乏病的目标，居民合格碘盐食用率达到90%以上是其中的重要指标之一。普及碘盐是目前消除IDD的主要措施，对干预措施的适时监控是持续消除IDD的重要保证。我国的碘盐监测是对IDD的干预进程进行的连续、动态的观察，可以了解防治措施的落实情况和存在的问题，及时获得相关信息；同时，监测系统把发现问题的能力推进到更基层的县级水平。碘盐监测在评价县级消除IDD进程方面起到无可替代的作用。

2009年全国有95.41%的县（市、区、旗）居民合格碘盐食用率达到了90%以上，已实现《规划》提出的目标，证实了我国碘缺乏病防治策略正确，措施得当；同时根据监测所发现的不足和重点、难点问题，对我国今后加强和持续消除碘缺乏病工作、制定"十二五"防治规划提出了调整策略的建议和依据。

3. 发现问题地区，及时制定应对策略　2004—2006年全国碘盐监测显示，新疆、西藏、青海等西部地区和海南沿海等地区是全国存在非碘盐问题最严重的地区。碘盐监测结果发布后，引起了政府和有关部门的高度重视。

新疆维吾尔族自治区政府在财政十分困难的情况下，自2007年开始对南疆地区贫困人口实行碘盐价格补贴政策。2009年这项经费增加到2140多万元，覆盖6个地区的36个高危县。另外，自治区政府在南疆地区积极开展有特色的健康教育，在巴州、克州、和田、喀什、阿克苏五地州巡回开展碘缺乏病防治政策和相关知识宣讲活动。经过几年的努力，到2011年新疆碘盐覆盖率和合格碘盐食用率连续3年达到90%以上，碘盐覆盖率在90%以下的县从2007年的33个减少到2010年的1个。

西藏自治区政府针对边远、贫困地区因运输成本造成碘盐价格过高的问题，于2006年10月，颁布实施了《西藏自治区推广食用碘盐财政补贴资金管理办法》。随着碘盐价格补贴政策和碘盐销售目标管理责任制在全自治区范围内的逐步落实，全西藏的农区和牧区碘盐价格统一补贴到0.5元/千克，在与土盐的市场竞争中占据了明显的价格优势，并且绝大部分地区和县实现了碘盐配送，碘盐覆盖率连续显著提升，从2007年的29.59%提高到2011

年的 96.19%。

4. 监测结果为确定高危地区提供依据 以县为单位开展的碘盐监测是对干预措施的日常和持续运转的监测。当碘盐覆盖率低于80%，且该县在历史上曾经有克汀病流行，则启动高危地区监测；如该县不是历史克汀病病区，则通过监测结果的反馈，警示当地政府和相关部门该地区存在发生新发克汀病或儿童脑发育损伤的可能性，应及时采取措施与对策。每年依据上半年的碘盐监测结果，结合病情资料确定高危地区，开展高危监测。2009年根据高危监测的结果，四川、西藏、宁夏、新疆4个省（区）在118个县（区）对育龄妇女采取了应急强化补碘措施，西藏自治区对0~2岁婴幼儿免费投服碘油丸，海南和甘肃省采用免费供应碘盐的方式实施应急强化补碘。

通过碘盐监测和高危地区监测提供的信息，对重点人群及时采取应急补碘措施，有效地阻断缺碘危害，最大限度地保护了高危地区的人群。

五、中国碘盐监测系统的优势

1. 各级卫生行政部门为持续有效地开展碘盐监测提供强有力的政策保障 多年来监测体系的运转一直都得到各级卫生行政部门的大力支持。卫生部高度重视碘盐监测工作，在"十一五"、"十二五"的《规划》中明确提出碘缺乏病的防治目标，碘盐覆盖水平是其中重要的评估指标。自2007年以来，国家财政部通过中央转移支付项目逐步为全国各省提供监测经费，同时为省、地市两级监测培训和督导工作拨付专项经费。省、地市和县卫生行政部门给予政策上的支持，并组织和领导监测工作的实施，保证了监测工作的顺利完成。

2. 多部门密切合作充分发挥碘盐监测工作的效益 卫生部会同相关部门发布监测方案、每年联合通报碘盐监测结果，使全国各地和相关部门了解碘缺乏病防治进展、存在的问题和影响因素，共同努力解决问题。卫生部门及时将监测发现的问题上报地方政府，同时将监测结果反馈给盐业部门，协调相关部门寻求解决措施，极大地推进了防治进程。

3. 各级专业机构协同努力为碘盐监测提供可靠的技术支撑 中国碘盐监测网络涵盖国家、省、地市、县各级执行机构。国家NTTST/NRL开展各级人员培训和提供技术支持，省级疾控（地方病防治）部门常年开展监测培训，地市和县级专业人员认真落实监测方案。各级专业机构共同保障监测实施的质量，构建成日臻完善的中国碘盐监测体系。

4. 监测覆盖全国所有的县，提供大量有效信息 每年全国2800多个县全部开展监测，数据量达80余万条。不仅了解县级水平的碘盐覆盖状况，同时掌握问题地区的情况和高风险因素，进一步开展深入调查，积极主动地采取针对性的干预行动，防止碘缺乏对高危地区人群的伤害。

5. 建立并运行全国性碘盐监测和实验室网络直报信息平台 全国碘盐监测和实验室质量控制数据网络直报信息平台的建立和运行，保障了监测数据的及时、快速和准确的传输。上级管理人员可通过网络平台第一时间获得基层的监测和质控信息，及时发现问题，迅速采取措施。

六、结语

中国碘盐监测网络在碘缺乏病防治实践中不断完善，尽管在部门合作、市场管理、经费保障等方面的机制还有待完善，但是其历程和所积累的经验可为相关工作提供参考和借鉴。而随着碘缺乏病防治工作的深入开展和持续消除碘缺乏病机制的逐步建立，碘盐监测或许会被赋予新的内涵和职责，碘盐监测工作还将面临许多挑战。2011年国家已经颁布新的食品安全国家标准《食用盐碘含量》（GB 26878—2011），各省采用不同的碘盐浓度，将对合格碘盐的判定和监测工作提出新的要求，而人群碘营养状况和高水碘地区的干预措施等问题的监测也已提上日程。展望未来，需要我们继续为消除碘缺乏和碘相关危害对人类健康的影响不懈努力，继续前行。

致谢：衷心感谢全国各级卫生行政和专业机构为完成碘盐监测所做的工作和所提供的资料、数据！

郑庆斯　徐菁　谷云有

第二章 国家碘盐监测报告

第一节 1999 年居民用户碘盐监测试点研究报告

盐碘监测是消除碘缺乏病工作的重要环节。现行的日常监测方案是由卫生部制订的全国监测方案，采用的方法为 PPS 法，使用它进行调查，可以了解省级水平碘盐覆盖水平，但对阐明所调查地区碘盐分布的潜在差异并不十分有利，因为它受人口数的影响。另外，在以前的监测资料中也显示沿海地区等一些产盐区受私盐冲击比较严重，应视为重点地区，但在使用原监测方案时难以反映出来。因此，在卫生部的领导和联合国儿童基金会的资助下，1999 年在六个项目省开展了居民用户碘盐监测试点研究。

一、目的和方法

1. 目的　拟通过调查，发现问题地区及其影响因素，为今后采取相应对策提供依据。同时，寻求适于常规监测的简便方法，增强监测工作的可行性及资料的可靠性，建立可持续运转的碘盐监测方法。

2. 试点范围　由于西部省份及沿海地区容易受到私盐冲击，因此本次选择了西部的甘肃、青海、新疆和沿海的辽宁、江苏、海南六省（区）进行试点研究。

3. 采样方法　各省（区）所有县、自治县及县级市均为调查对象，每省（区）以县为单位，在每个乡内选取两个村，一个村为乡政府所在地，另一个村为"问题地区"或距乡政府 5 千米以外的村，每个村内随机选择 10 个居民户，每个居民户抽取 1 个盐样。在发现了非碘盐的村内选取一个主要的销售食盐的村办商店，对店内每一品牌的盐均各取一个盐样检测。

4. 检测方法　本次调查统一使用中国地方病防治研究中心大骨节病所研制的碘盐半定量检测试剂盒。对所抽取的盐样作半定量检测，计算出完全不变色的样品所占比例，并填写《居民用户食用盐检测结果记录表》，对查出非碘盐的居民户要及时填写《居民用户食用盐调查表》，对发现 1 份及以上非碘盐的村要求同时填写《零售点食用盐调查表》。

二、结果

1. 基本情况　①六省（区）在居民用户层次共检测样品 94 599 份，其中碘盐 85 021 份，非碘盐 9578 份，非碘盐率为 10.12%。②甘肃、青海和海南三省居民用户非碘盐率 >10%，海南省最高，达 34.60%（表 2-1）。③根据方案要求，在居民用户中查出非碘盐的地区同时对村内主要零售点进行了调查，除辽宁省资料不详外，其他五省（区）共检测盐样 2727份，非碘盐率 26.48%，高于居民用户。新疆区和青海省零售点非碘盐率低于居民用户，甘肃、江苏和海南三省零售点非碘盐率明显高于居民用户。

表 2 – 1　六省（区）居民用户及零售点非碘盐率（1999）

省（区）	居民用户				零售点			
	样本量	非碘盐数	非碘盐率（％）	95％可信区间	样本量	非碘盐数	非碘盐率（％）	95％可信区间
甘肃	27 530	3 845	13.97	13.56 ~ 14.38	1 376	333	24.20	21.94 ~ 26.46
新疆	1 380	117	8.48	7.01 ~ 9.95	60	3	5.00	− 0.51 ~ 10.51
青海	4 560	1 503	32.96	31.60 ~ 34.32	467	93	19.91	16.29 ~ 23.53
辽宁	19 780	716	3.62	3.36 ~ 3.88	—		—	—
江苏	35 609	1 411	3.96	3.76 ~ 4.16	501	171	34.13	29.98 ~ 38.28
海南	5 740	1 986	34.60	33.37 ~ 35.83	323	122	37.77	32.48 ~ 43.06
合计	94 599	9 578	10.12	9.93 ~ 10.31	2 727	722	26.48	24.82 ~ 28.12

2. **居民户粗盐与非碘盐**　为了便于观察、统计，减小误差，将食用盐分为细盐和粗盐两类。除甘肃省外，其余五省（区）共检测细盐 58 969 份，其中非碘盐占 2.85％，青海省细盐非碘盐率最高，为 16.57％，其余省（区）均 <5％；粗盐共检测 8100 份，其中非碘盐占 50.00％，辽宁省粗盐非碘盐率最低，为 17.56％，青海省 896 份粗盐全部为非碘盐。甘肃省检测细盐 22 261 份，粗盐 5269 份，但由于资料不详，未能算出不同盐种的非碘盐率（表 2 – 2）。

表 2 – 2　五省居民用户不同盐种非碘盐率（1999）

省（区）	细盐			粗盐		
	样本量	非碘盐数	非碘盐率（％）	样本量	非碘盐数	非碘盐率（％）
新疆	1 246	2	0.16	134	115	85.82
青海	3 664	607	16.57	896	896	100.00
辽宁	15 964	46	0.29	3 816	670	17.56
江苏	34 866	921	2.64	743	490	65.95
海南	3 229	107	3.31	2 511	1 879	74.83
合计	58 969	1 683	2.85	8 100	4 050	50.00

对粗盐率与非碘盐率进行相关分析，除甘肃省外，其余五省（区）两种率均呈正相关（$P < 0.05$），说明粗盐率越高的地区，非碘盐率也越高（表 2 – 3）。

表 2-3 粗盐率与非碘盐率的相关关系（1999）

省（区）	粗盐率（%）	非碘盐率（%）	相关系数（r）	P 值
甘肃	19.14	13.97	0.175	0.568
新疆	9.71	8.48	0.991	<0.01
青海	19.65	32.96	0.885	<0.01
辽宁	19.29	3.62	0.305	0.044
江苏	2.09	3.96	0.818	<0.01
海南	43.75	34.60	0.782	<0.01
合计	14.13	10.12	0.643	<0.01

3. 地理位置对居民户非碘盐分布的影响　江苏省在乡镇所在村检测盐样 17 471 份，其中非碘盐 646 份，占 3.70%；边远村检查盐样 17 469 份，其中非碘盐 653 份，占 3.74%，边远乡镇的非碘盐率与乡镇所在村接近（$\chi^2 = 0.04$，$P = 0.84$）。而海南省在乡镇所在村检测盐样 2351 份，其中非碘盐 700 份，占 29.77%；边远村检查盐样 2329 份，其中非碘盐 1100 份，占 47.23%，边远村的非碘盐率比乡镇所在村高（$P < 0.01$）。

海南省调查结果发现，沿海地区非碘盐率最高，达 50.8%，这可能是由于沿海地区盐业资源丰富，非碘盐容易获得，其次为山区，占 40.9%。

4. 需求量、调拨量、销售量与居民户非碘盐的关系　本次调查要求各县向当地盐业公司了解本年度的食盐需求量、国家调拨量以及实际销售量。通过对甘肃、新疆和海南三省、区的资料进行相关分析发现，除新疆外，其余两省销售量与需求量比、销售量与调拨量比与当地非碘盐率均呈负相关（表 2-4、表 2-5），说明需求量、调拨量与销售量越接近，非碘盐率就越低。如甘肃的嘉峪关和兰州、海南的琼山市，需求量与实际销售量比值 >0.90，其非碘盐率 <1%。

表 2-4 销售量和需求量比值与居民用户非碘盐率的相关关系（1999）

省（区）	销售量/需求量	非碘盐率（%）	相关系数（r）	P 值
甘肃	0.6484	13.97	-0.811	0.01
新疆	0.9115	8.48	-0.248	0.636
海南	0.5475	34.60	-0.599	0.018
合计	0.6294	10.05	-0.709	<0.01

表 2-5 销售量和调拨量比值与居民用户非碘盐率的相关关系（1999）

省（区）	销售量/调拨量	非碘盐率（%）	相关系数（r）	P 值
甘肃	0.8273	13.97	-0.735	0.038
新疆	0.8466	8.48	-0.689	0.130
海南	0.6569	34.60	-0.692	0.004
合计	0.7692	10.05	-0.728	<0.01

5. 非碘盐的价格　　居民户非碘盐的价格，新疆维吾尔族自治区 50% <0.5 元/千克，38.46% >1.0 元/千克；海南省有 62.12% 价格在 0.5～1.0 元/千克之间，仅有 4.57% <0.5 元/千克。

海南省在对零售点的 323 份盐样的价格调查中，有 42 份盐样价格 <0.5 元/千克，其中 97.62% 盐样为非碘盐，而 150 份价格 >1.0 元/千克的盐样中，非碘盐率为 26.67%，明显低于低价格食盐，还有 131 份价格介于 0.5～1.0 元/千克之间，其中非碘盐占 38.17%。

6. 零售点食盐货源与非碘盐关系　　除辽宁省外，其他五省（区）中新疆、青海、江苏和海南四省（区）由流动盐商处进货的比例与非碘盐率呈正相关关系（表 2-6）。

表 2-6　零售点食盐来源与非碘盐率的相关关系（1999）

省（区）	非碘盐率（%）	上级批发（%）	相关系数（r）	P 值
甘肃	24.20	13.01	-0.423	0.194
新疆	5.00	5.00	-0.643	0.033
青海	19.91	12.67	-0.619	<0.01
江苏	34.13	29.52	-0.560	0.024
海南	37.77	38.05	-0.972	<0.01
合计	26.48	18.83	-0.650	<0.01

7. 存在非碘盐地区居民有关 IDD 的知识状况　　对查出非碘盐的居民户及其所在村的主要零售点同时进行 IDD 知识水平调查，除甘肃省外，新疆、江苏和海南三省（区）零售商知道 IDD 的人数比例均低于居民用户，新疆在四省（区）中最低，零售商仅为 13.64%。

对知道 IDD 的居民和零售商询问有关 IDD 预防的问题，有 69.89% 的居民户及 75.78% 的零售商回答可以预防，零售点回答可以预防人数的比例与非碘盐率呈负相关（$r = -0.451$，$P < 0.01$），除新疆的居民户及甘肃的零售商外，其余各省回答 IDD 可预防的人数比例均 <80%。江苏和新疆零售商中回答可预防人数比例与非碘盐率也呈负相关（$P < 0.05$）。

四省（区）回答 IDD 可以预防的居民用户及零售商中，分别有 70.82% 和 70.66% 的人回答碘盐可以预防 IDD，零售商中回答碘盐可预防 IDD 的人数比例与非碘盐率呈负相关（$r = -0.426$，$P < 0.01$）。江苏省两人群回答碘盐可预防 IDD 的人数率在四省中最低，分别为 58.27% 及 66.12%。江苏省和新疆区零售商中回答碘盐可预防 IDD 的人数率与非碘盐率也呈负相关（$P < 0.05$）（表 2-7）。

8. 家庭选择食盐的主要决定因素　　向查出非碘盐的居民户及其所在村主要零售点问卷调查其选择食用盐的主要决定因素，仅有 1/4 的人以加碘作为主要因素，而食盐价格及生活习惯对选择食用盐的影响力高于盐中是否加碘（表 2-8）。

表 2 – 7　四省居民用户及零售商 IDD 预防措施知识水平（1999）

省（区）	居民用户					零售商				
	回答数	碘盐	碘油	其他	不知道	回答数	碘盐	碘油	其他	不知道
甘肃	2 543	1 819	439	0	285	858	666	94	0	98
新疆	38	30	0	0	8	44	27	0	0	17
江苏	738	488	107	24	119	405	236	21	10	138
海南	158	120	0	15	23	225	156	3	0	66
合计	3 477	2 457	546	39	435	1 532	1 085	118	10	319

表 2 – 8　家庭选择食盐的主要决定因素（1999）

省（区）	回答人数	加碘（%）	价格（%）	习惯（%）	其他（%）
甘肃	6 315	27.76	35.09	37.15	0.00
新疆	150	17.33	38.67	39.33	4.67
江苏	1 837	34.35	25.86	23.24	16.55
海南	1 526	4.65	38.34	51.97	5.05
合计	9 828	25.24	33.92	36.88	3.95

分析发现，居民用户与零售商中以加碘作为选择食盐决定因素的人数比例呈正相关（$r=0.489$，$P<0.01$），即两种人群对食盐加碘的意识是相同的。在居民户及零售商中，知道 IDD 的人数比例与以加碘作为选择食盐的决定因素人数的比例均呈正相关关系（居民 $r=0.264$，$P=0.028$；零售商 $r=0.319$，$P=0.009$），在零售商中，以加碘作为选择食盐决定因素的人数比例与非碘盐率呈负相关（$r=-0.324$，$P=0.008$），这就是说群众的食盐加碘意识越高，选择碘盐的人就越多，零售商出售的食盐中非碘盐越少。

9. 六省（区）具体情况

（1）海南省：共调查了除海口和三亚市的 17 个县（市）的 284 乡，其中 14 个县（市）的非碘盐比例 >10%，7 个县（市）的非碘盐率 >40%，主要位于海南省的西部和南部，最高的是东部（89.41%），其次为昌江（82.92%），这 7 个县（市）中粗盐率均 >40%，且除儋县的粗盐非碘盐率为 89.04% 外，其余的粗盐均为非碘盐。定安县位于海南省的中部，其非碘盐率 >30%，而环绕其周围的屯昌、琼山、琼海三县非碘盐比例均 <10%，具体原因还需进一步调查。在调查的 11 个县（市）零售点中，非碘盐率为 40.6%，保亭县的 18 个盐样均为碘盐，非碘盐率最高的为儋县（62.2%），其次为万宁（53.6%）和昌江（52.5%）。

（2）江苏省：调查 13 个省辖市 64 个县（市）和连云港市 4 个城区的 1775 个乡、镇、街道 35 500 个居民户，共检测 35 609 份盐样（109 户有两种盐），无锡市未发现非碘盐。非碘盐率 >10% 的县（市）有 5 个，分别为连云港市的赣榆县、灌云县和连云港市区，盐城市的响水县，以及淮阴市的泗洪县，这 5 个县的样本中粗盐比例较高，且其中的非碘盐比例也高。从地域分布上看，非碘盐率较高的县（市）主要集中在东部沿海产盐区、内陆地区矿盐产区以及与其他省市毗邻地区。在居民用户中发现了非碘盐的 12 市 43 县（市）中调查零售点，除南京市外，其余 11 个市的非碘盐率均超过 10%。

（3）辽宁省：共调查了 14 个市 44 个县（市），本溪和铁岭两市未查出非碘盐，全省

18 个县非碘盐率为 0，占 40.91%，7 个县查出细盐非碘盐，5 个县无粗盐，14 个县的粗盐中未查出非碘盐。大连市的瓦房店非碘盐率最高，达 35.37%，另有大连市的普兰店和庄河、辽阳市的灯塔及葫芦岛市的建昌非碘盐率 >10%。分析原始资料发现，这五个县（市）粗盐率均 >10%，且其中非碘盐率也较高，瓦房店、普兰店和庄河的粗盐非碘盐率为 100%，灯塔和建昌的粗盐非碘盐率 >30%，另外全省查出的 46 份细盐非碘盐中有 37 份属于瓦房店和普兰店。但是有 7 个县（市）粗盐率超过 30%，但由于粗盐含碘率高，因此这 7 个县（市）的非碘盐率均 <1%。

（4）甘肃省：除酒泉地区外，共报 13 个地区 2768 个村的监测资料，查出非碘盐 3845 份，所占比例为 13.97%，各地区非碘盐率在 0~36.2% 之间，嘉峪关地区未发现非碘盐，4 个地区非碘盐率 <5%，7 个地区非碘盐率 >10%，非碘盐主要集中在中部地区与兰州市相邻的地区，临夏、白银两地区非碘盐率 >30%，为全省最高，与白银地区相邻的武威地区非碘盐率也达 28.8%，但兰州市非碘盐比例为 0.70%。在零售点中，张掖地区 97.58% 为非碘盐，其次为定西地区（79.17%），>50% 的还有天水地区（53.09%）。

（5）青海省：在以东部农业区为主的 17 个县（市）230 个乡（镇）中进行监测，除湟源县外，其余各县均查出细盐非碘盐，且有 13 个县的细盐非碘盐率 >10%，省会西宁市的细盐非碘盐率也达 11.01%。17 个县的非碘盐率均 >15%，13 县非碘盐率 >20%，黄南区的同仁县最高，为 71.8%，其次是海西区的乌兰县，为 53.3%，此县位于盐湖边，其境内商店不出售食用盐，当地居民均从盐湖或盐厂内自行取盐食用。监测中共查出粗盐 896 份，全部为非碘盐，其中有 10 个县粗盐比例 >10%，同仁县和乌兰县超过了 50%，这可能是造成其非碘盐比例高的主要原因。在零售层次，化隆县非碘盐率最高，为 81.48%。此外，同仁、循化和民和三县非碘盐率也超过 30%，这三个县居民用户非碘盐率均 >40%，这在地理分布上比较一致。

（6）新疆区：监测了位于全区东北部的昌吉地区 7 县 69 乡，非碘盐率东高西低，位于最东部的木垒县非碘盐率最高，为 23.2%，奇台县为 11%，其余各县均 <8%。究其原因发现，木垒与奇台两县查出粗盐比例较其他县高，分别为 11.00% 和 28.18%，而其中非碘盐率分别为 100% 和 79.03%。在零售点中有米泉（50.00%）、昌吉（25.00%）和木垒（3.13%）三县发现了非碘盐。

三、问题及讨论

1. 通过本次调查，明确了各省（区）非碘盐冲销严重的地区，并了解到一些相关因素，为政府制定相应政策提供了基础资料。

2. 本次调查在各省中均发现了粗盐，除江苏省的 31 个县、辽宁省的部分县以及甘肃省的嘉峪关外，六省（区）其余各区、县均有不同程度的粗盐存在，其中海南省除琼山市外，另外 16 个县市粗盐比例均 >20%。粗盐价格低，符合一些居民的生活习惯，能够满足一些地区尤其是贫困及有特殊生活习惯等地区居民需要，若其中能够加入足够的碘，既能满足群众特殊生活需要，又能满足人们的生理需要，并且价格低廉，与私盐有一定的竞争能力。但是本次调查发现粗盐中非碘盐率高，提示有原盐及工业用盐冲击了食盐市场。另外，在各省中均查出细盐非碘盐，据有些省反映，一些非法盐商为达到盈利目的，将粗盐粉碎加工后再出售，这种作法应引起当地卫生与盐业部门注意。

3. 调查中发现，国家调拨量、实际销售量与需求量的比值与当地居民用户非碘盐率呈负相关关系，并且零售点从上级批发单位进货率越高，其出售的食用盐中非碘盐率就越低，提示若当地盐业部门对食盐的调拨及销售量能够满足需求，并加强零售层次进货管理，严格控制货源及执行销售证制度，就能够扼制私盐销售渠道。

4. 加大 IDD 知识宣传，提高人们的健康知识水平，使群众能够自觉地选择碘盐。群众对 IDD 知晓率及知识程度越高，以是否加碘作为选择食盐的决定因素的人越多，人们就越能够自发抵制非碘盐，自发地拒绝非碘盐。

5. 各省均不同程度地存在非碘盐问题，由于全国流调中碘含量以 <5mg/kg 的食用盐作为非碘盐，而本次调查中的非碘盐是指半定量试剂完全不变色的盐，因此除甘肃省外，试点调查中的非碘盐率低于 1999 年全国流调的非碘盐率。但是，甘肃省试点调查结果（13.97%）高于流调结果（7.0%），考虑可能是因为抽样方法不同，全国流调使用的是 PPS 法，由于受到人口数的影响，一些人口少的地区抽到的概率小，而这些地区往往是偏远、交通不便、贫困、居民文化层次较低的地区，容易受到私盐的冲击。本次调查是在全省所有县所有乡中进行，避免了这种偏差，能够更加真实地反映省内非碘盐冲销情况。但是，由于这种方法工作量大，动用的人力、物力、财力多，可行性差。因此，可持续及可行的日常监测方法还有待进一步的探讨和研究。

卫生部消除碘缺乏病国际合作项目技术指导中心

第二节　1999 年全国碘盐监测信息网络工作报告

一、背景

全国碘盐监测信息网络工作是消除碘缺乏病国际合作项目的一个重要组成部分，其目的是用现代信息技术及时、准确地获得全国碘盐质量的有关信息，通过合理分析，向项目管理及有关部门反馈不同环节碘盐质量的情况，及时采取有效对策，保证碘盐质量，为实现消除碘缺乏病的目标服务。全国碘盐监测信息网络（卫生子系统）由卫生部疾病控制司组织领导，UNICEF 提供部分资助，NTTST 具体实施，覆盖全国 31 个省（自治区、直辖市）的碘缺乏病防治机构和盐业系统。它由卫生子系统和盐业子系统两部分组成。通过建立卫生和盐业统一的监测网络，交流信息，共享资源，使得两个部门能及时沟通，便于及时发现问题，解决问题。

全国碘盐监测网络于 1998 年 4 月开始运行，经过各省（自治区、直辖市）近两年的共同努力，基本框架已初步形成。到 1999 年 12 月为止，全国已有 22 个省通过国际互联网和国家级网站 NTTST 建立了联系。1998 年 12 月在海南省海口市召开了 1998 年碘盐监测年度会议，全国各省、自治区、直辖市的地方病防治工作领导小组办公室（简称地病办）领导和专业机构人员、有关专家，以及中国盐业总公司和联合国儿童基金会的有关官员参加了会议。会议充分肯定了碘盐日常监测对碘缺乏病防治工作的重要作用，指出碘盐监测网络是保证碘盐质量、实现碘缺乏病消除目标的重要环节，在 2000 年阶段目标实现以后，日常、持续性的碘盐监测工作将成为消除碘缺乏病工作的主要内容。海南会议后，各省提高了对碘盐监测工作重要性的认识，1999 年碘盐监测资料和上报情况比 1998 年有较大的改观，到 1999 年 12 月为止，共有 22 个省（区）上报了 3 个季度的监测资料，在 1998 年 12 个省（区）的基础上以增加了 10 个省（图 2 - 1，表 2 - 9）。

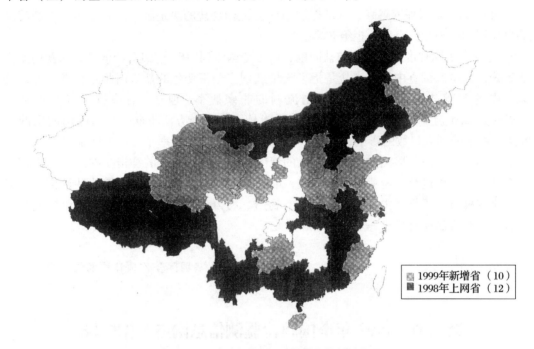

1999年新增省（10）
1998年上网省（12）

图 2 - 1　1998 年和 1999 年碘盐监测网络图

表 2 - 9　碘盐监测基本情况分析（1999）

省（区、市）	层次	采样县数	采样批数	样本量	批合格率（%）	样本合格率（%）
安徽	生产	4	8	200	87.5	96.0
	批发	31	154	3 850	83.8	93.7
	零售	30	132	3 300	91.7	94.8
	居民	28	55	1 375	80.0	92.6
北京	生产	—	—	—	—	—
	批发	13	87	2 175	59.8	83.7
	零售	13	118	2 950	70.3	90.9
	居民	13	45	1 125	53.3	82.8
甘肃	生产	3	8	200	100.0	94.2
	批发	34	82	2 050	87.8	90.1
	零售	45	79	1 975	86.1	90.9
	居民	48	82	2 050	65.9	85.5

省（区、市）	层次	采样县数	采样批数	样本量	批合格率（%）	样本合格率（%）
广东	生产	12	61	1 525	90.2	92.7
	批发	—	—	—	—	—
	零售	8	12	300	66.7	85.7
	居民	35	39	975	66.7	83.9
广西	生产	10	22	550	72.7	81.8
	批发	33	179	4 475	69.3	82.4
	零售	42	229	5 725	89.1	92.9
	居民	41	88	2 200	85.2	92.8
贵州	生产	—	—	—	—	—
	批发	29	192	4 800	50.5	75.2
	零售	29	188	4 700	80.3	90.6
	居民	29	122	3 050	78.7	89.8
海南	生产	4	28	700	92.9	95.4
	批发	6	33	825	90.9	95.5
	零售	11	46	1 150	95.7	94.4
	居民	16	35	875	80.0	92.3
河北	生产	2	4	100	100.0	96.0
	批发	32	191	4 775	95.8	95.9
	零售	34	191	4 775	97.9	96.8
	居民	33	106	2 650	99.1	97.7
河南	生产	—	—	—	—	—
	批发	25	81	2 025	81.5	89.4
	零售	27	69	1 725	91.3	94.5
	居民	20	2	50	100.0	94.0
湖北	生产	5	19	475	100.0	99.8
	批发	32	160	4 000	89.4	93.8
	零售	31	156	3 900	93.6	95.7
	居民	20	54	1 350	96.3	96.8
吉林	生产	—	—	—	—	—
	批发	51	149	3 725	96.0	97.2
	零售	60	178	4 450	98.3	99.1
	居民	32	60	1 500	93.3	97.3

省（区、市）	层次	采样县数	采样批数	样本量	批合格率（%）	样本合格率（%）
江苏	生产	21	58	1 450	91.4	93.8
	批发	5	14	350	92.9	91.1
	零售	26	64	1 600	95.4	96.8
	居民	60	40	996	80.0	89.3
江西	生产	6	24	600	95.8	98.0
	批发	29	96	2 400	88.5	94.5
	零售	25	57	1 425	98.2	98.1
	居民	26	74	1 850	97.3	97.6
辽宁	生产	5	10	250	90.0	98.0
	批发	16	170	4 250	67.6	82.4
	零售	37	222	5 550	95.9	95.9
	居民	27	161	4 025	90.1	95.5
内蒙古	生产	1	1	25	—	—
	批发	28	146	3 650	86.3	92.8
	零售	30	143	3 575	96.5	97.0
	居民	36	63	1 575	93.7	97.5
青海	生产	—	—	—	—	—
	批发	—	—	—	—	—
	零售	4	12	300	83.3	95.0
	居民	43	9	225	77.8	87.6
山东	生产	5	10	250	100.0	98.5
	批发	19	105	2 625	70.5	77.4
	零售	13	164	4 100	89.0	91.7
	居民	30	78	1 950	84.6	91.1
山西	生产	10	25	625	80.0	87.5
	批发	7	20	500	85.0	84.6
	零售	15	25	625	96.2	96.0
	居民	4	20	500	80.0	93.0
上海	生产	—	—	—	—	—
	批发	—	—	—	—	—
	零售	20	137	3 425	89.8	96.0
	居民	12	38	950	71.1	90.2

省（区、市）	层次	采样县数	采样批数	样本量	批合格率（%）	样本合格率（%）
西藏	生产	1	1	25	—	—
	批发	3	3	75	33.3	38.7
	零售	28	28	700	32.1	58.0
	居民	19	43	1 075	16.3	37.6
云南	生产	5	54	1 350	81.5	92.2
	批发	24	93	2 325	66.7	85.6
	零售	20	28	700	96.4	97.3
	居民	16	24	600	83.3	91.3
福建	生产	15	28	700	64.3	64.0
	批发	15	37	925	78.4	88.4
	零售	81	219	5 475	92.7	95.3
	居民	77	81	2 025	79.0	91.7

注："—"表示无数据，后同。

二、监测资料分析

统计汇总 1999 年各省（区）上报的碘盐监测原始资料，并结合 1998 年全国碘盐监测结果和 1999 年全国碘缺乏病监测资料汇总分析结果，对资料上报省四层次碘盐质量情况作初步分析。

1. 碘盐监测的基本情况　表 2 - 9 显示 22 省（区）碘盐监测 3 季度的资料情况，其中批发合格率和样本合格率对于检测合格盐样的判定标准为：加工和批发层次为不小于 40 mg/kg，零售层次为不小于 30 mg/kg，居民层次为 20～60 mg/kg。各省的抽样县数和采样批数与碘盐监测方案规定的数量（加工、批发层次应为 90 批/月，零售和居民层次为 30 批/2 季度）有所差异，提示碘盐监测方案所规定的监测频次较高。

2. 各层次碘盐质量情况

（1）生产和批发层次：生产层次碘盐质量情况见表 2 - 10，22 个省（区）中有 17 个省（区）上报了生产层次的碘盐监测结果，吉林、西藏和内蒙古因样本量较小，没有计算碘盐质量各项指标。各省碘盐加工企业碘盐质量有以下几个特点：①各省（区）生产层次盐碘含量相差不大，但加碘量不均匀，14 个省（区）的变异系数超过 10%，福建省甚至达到了 60%。②碘含量 >60 mg/kg 的盐样所占比例较高，一些省（区）反映为了保证出厂碘盐的

表 2 - 10　生产层次碘盐质量分析（1999）

省（区、市）	样本数	中位数	变异系数（%）	0～（%）	5～（%）	40～（%）	60～（%）
安徽	200	55.8	34.1	0.0	4.0	55.5	40.5
北京	—	—	—	—	—	—	—
甘肃	225	47.4	27.9	0.0	5.8	84.9	9.3
广东	1 550	48.6	25.3	0.1	7.2	80.1	12.6
广西	975	50.8	42.2	4.1	14.1	50.3	31.6

省（区、市）	样本数	中位数	变异系数（%）	0~（%）	5~（%）	40~（%）	60~（%）
贵州	—	—	—	—	—	—	—
海南	700	50.0	26.1	3.3	1.3	63.3	32.1
河北	100	55.0	18.7	0.0	4.0	67.0	29.0
河南	—	—	—	—	—	—	—
湖北	475	51.3	11.2	0.2	0.0	94.5	5.3
吉林	25	—	—	—	—	—	—
江苏	1 450	51.4	19.4	0.0	6.2	74.3	19.5
江西	600	48.7	17.8	0.0	2.0	86.7	11.3
辽宁	450	52.9	21.8	0.0	2.0	72.4	25.6
内蒙古	50	—	—	—	—	—	—
青海	—	—	—	—	—	—	—
山东	975	51.9	15.2	0.0	1.5	87.8	10.7
山西	625	50.8	38.0	3.8	8.6	64.5	23.0
上海	—	—	—	—	—	—	—
西藏	25	—	—	—	—	—	—
云南	1 200	47.0	30.9	0.0	7.8	81.4	10.8
福建	700	44.0	60.7	25.1	10.7	62.4	1.7

合格率，碘盐加工企业往往加入过量的碘。③福建碘盐生产企业有 6 批（分布在 6 个县）检测样均为无碘盐，造成生产层次的非碘盐率高达 25.1%，其可能原因还需进一步调查。广西、海南和山西监测时均发现有 1~2 批无碘盐。④14 省（区、市）碘盐生产企业碘含量频数分布见图 2 – 2，在 10 325 份盐样中，有 274 份（占 2.7%）为无碘盐，32 份（占 0.3%）盐样在 1~20 mg/kg 之间，同时根据各省数据在去除极值数据后，绘制各省盐碘含量的箱式图（图 2 – 3），"箱子"上端为 P_{75}，下端为 P_{25}，中间横线表示中位数位置，"箱子"的长度是（$P_{75} - P_{25}$）四分位数间距，可反映样本的个体差异，箱子上面的柄等于 P_{75} 加上 1.5 倍的四分位数间距，下面的柄等于 P_{25} 减去 1.5 倍的四分位数间距，在上下柄范围以外的数值被判为极值，图 2 – 3 所示各省碘盐生产企业生产的加碘盐（除外极值）碘含量均在 20 mg/kg 以上。

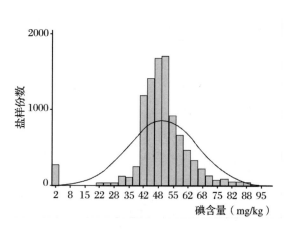

图 2-2 14 省（区）生产层次盐碘含量
直方图（1999）

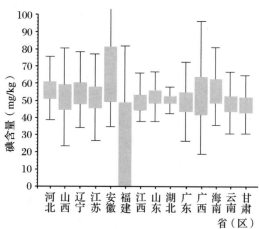

图 2-3 14 省（区）生产层次盐碘含量
分布图（1999）

表 2-11 批发层次碘盐质量分析（1999）

省（区、市）	样本数	中位数	变异系数（%）	0～（%）	5～（%）	40～（%）	60～（%）
安　徽	3 850	50.0	33.9	0.1	6.3	74.5	19.2
北　京	2 175	51.0	27.3	0.5	15.8	62.9	20.8
甘　肃	2 050	48.0	25.0	2.6	7.3	81.8	8.4
广　东	—	—	—	—	—	—	—
广　西	4 475	47.0	25.3	1.2	16.3	73.1	9.4
贵　州	4 800	44.0	22.8	0.1	24.7	70.4	4.8
海　南	825	51.0	35.3	0.0	4.5	72.4	23.2
河　北	4 775	45.0	18.2	1.0	3.0	91.5	4.5
河　南	2 050	48.0	22.0	0.0	10.5	74.8	14.6
湖　北	4 000	47.0	21.7	0.2	6.1	88.0	5.9
吉　林	3 725	47.0	16.5	0.7	2.1	92.8	4.4
江　苏	350	49.0	33.1	7.1	1.7	78.0	13.1
江　西	2 400	46.0	32.8	0.0	5.5	83.8	10.8
辽　宁	4 250	46.0	31.1	0.1	17.5	74.0	8.4
内蒙古	3 650	48.0	20.3	0.4	6.8	86.2	6.5
青　海	—	—	—	—	—	—	—
山　东	2 625	45.0	29.2	0.1	21.6	74.1	3.2
山　西	500	47.0	23.8	0.0	15.4	77.0	7.6
上　海	—	—	—	—	—	—	—
西　藏	75	34.0	68.9	0.0	61.3	8.0	30.7
云　南	2 325	45.0	25.5	0.0	14.3	81.0	4.6
福　建	925	45.0	31.2	7.2	4.2	86.5	2.1

批发层次碘盐质量情况如表2－11，甘肃、广西、河北、江苏、福建在监测中发现1～3批的无碘盐（每批25个盐样碘含量均为0 mg/kg），福建和广西在生产和批发层均发现无碘盐，提示应作进一步的调查。

在批发层次盐碘含量箱式图中（图2－4）可见各省盐碘含量较为接近，盐碘含量在20 mg/kg以上。批发层次盐碘含量频数分布见图2－5，在49 700份盐样中，有308份（占0.6%）为无碘盐，206份（占0.4%）盐样在1～20 mg/kg之间。

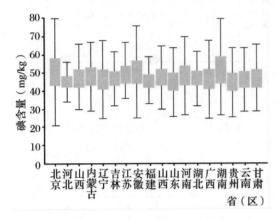

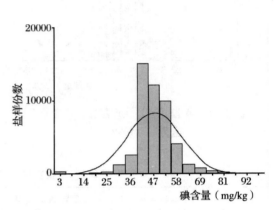

图2－4　批发层次各省（区）盐碘含量
箱式图（1999）

图2－5　批发层次盐碘含量
直方图（1999）

（2）零售层次盐碘含量分析：零售层次盐碘质量情况见表2－12，同时绘制零售层次盐碘含量频数分布图（图2－6），盐碘含量在20、30、40 mg/kg处的频次较高，可能是受到半定量检测的影响。零售层次的盐碘含量比生产和批发有所下降，但除西藏外其余各省（区）的盐碘含量均在10 mg/kg以上（图2－7）。

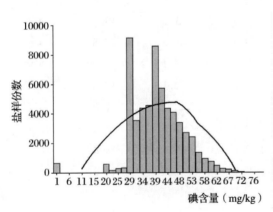

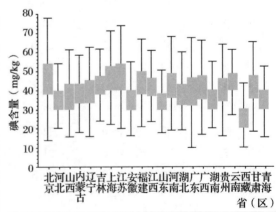

图2－6　居民层次盐碘含量直方图（1999）

图图2－7　居民层次盐碘含量箱式图（1999）

表 2 - 12　零售层次碘盐质量分析（1999）

省（区、市）	样本数	中位数	变异系数（%）	0～（%）	5～（%）	40～（%）	60～（%）
安徽	3 300	30.0	28.4	1.2	4.0	92.2	2.6
北京	2 950	46.0	33.1	3.4	5.7	78.6	12.3
甘肃	1 975	41.0	25.4	0.7	8.4	87.1	3.8
广东	300	40.0	35.7	2.0	12.3	81.3	4.3
广西	5 725	40.1	32.0	0.6	6.5	86.3	6.6
贵州	4 700	40.0	28.0	0.8	8.6	87.2	3.5
海南	1 150	30.0	25.6	0.4	5.1	92.7	1.7
河北	4 775	35.0	39.4	0.8	2.4	95.7	1.1
河南	1 725	41.2	26.6	0.2	5.3	87.1	7.4
湖北	3 900	40.0	34.5	0.4	3.8	93.7	2.1
吉林	4 450	42.3	20.8	0.0	0.9	96.1	3.0
江苏	1 600	46.5	24.3	1.4	1.8	86.6	10.3
江西	1 425	41.3	17.6	0.1	1.8	96.4	1.7
辽宁	5 550	40.0	24.5	0.2	3.9	93.7	2.2
内蒙古	3 575	39.6	21.6	0.3	2.8	95.3	1.6
青海	300	30.0	51.8	2.7	2.3	94.7	0.3
山东	4 100	30.0	35.6	1.8	6.5	90.4	1.3
山西	625	36.0	28.5	1.3	2.7	93.4	2.6
上海	3 425	46.3	26.3	2.2	1.8	88.0	8.0
西藏	700	30.0	93.2	14.9	27.1	52.6	5.4
云南	700	43.7	19.9	0.1	2.6	91.7	5.6
福建	5 475	43.0	31.5	2.3	2.1	88.2	7.4

（3）居民层次碘盐质量情况：居民层次碘盐质量情况见表 2 - 13，西藏、甘肃、海南、青海、江苏、福建的非碘盐较高。居民盐碘含量分布中，非碘盐冲销及使用半定量检测在 0、20、30、40 mg/kg 处形成 4 个高峰（图 2 - 8）。居民层次盐碘含量见图 2 - 9。

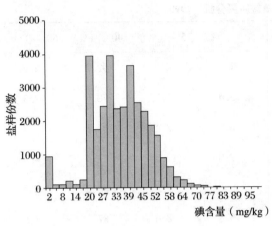

图 2-8　居民层次盐碘含量直方图（1999）

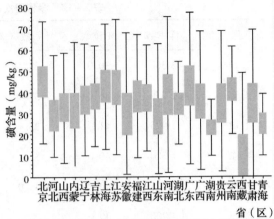

图 2-9　居民层次盐碘含量箱式图（1999）

表 2-13　居民层次碘盐质量情况（1999）

省（区、市）	样本数	中位数	变异系数（%）	0～（%）	5～（%）	40～（%）	60～（%）
安徽	1 375	30.0	41.8	1.7	1.7	92.6	4.0
北京	1 125	46.0	33.8	3.6	2.5	82.8	11.2
甘肃	2 050	34.8	42.7	6.0	6.4	85.5	2.1
广东	975	45.5	38.8	3.7	5.0	83.9	7.4
广西	2 200	36.0	38.4	0.9	2.4	92.8	4.0
贵州	3 050	35.0	35.9	0.5	7.0	89.8	2.7
海南	875	20.0	49.5	4.2	2.5	92.3	0.9
河北	2 650	27.0	32.2	0.0	1.3	97.7	1.0
河南	500	39.1	32.6	0.4	1.6	91.6	6.4
湖北	1 350	32.6	28.3	0.7	1.0	96.8	1.4
吉林	1 500	39.1	25.7	0.1	1.1	97.3	1.5
江苏	975	42.3	31.4	3.4	0.3	90.8	5.5
江西	1 850	38.1	31.7	0.4	0.9	97.6	1.1
辽宁	4 025	36.0	31.0	0.6	0.4	95.5	3.5
内蒙古	1 575	30.0	34.2	0.2	1.5	97.5	0.8
青海	225	30.0	41.1	10.2	2.2	87.6	0.0
山东	1 950	25.0	43.2	2.6	5.4	91.1	0.9
山西	500	30.7	35.6	1.6	4.4	93.0	1.0
上海	950	44.3	31.0	2.1	2.4	90.2	5.3
西藏	1 075	6.3	115.1	45.9	15.5	37.6	1.0
云南	600	42.0	30.3	0.3	2.3	91.3	6.0
福建	2 025	39.0	34.1	3.7	1.5	91.5	3.4

3. 1999 年与 1998 年碘盐监测对比分析　1998 年、1999 年 4 层次碘盐检测结果见表 2 - 14，根据 1998 年、1999 年碘盐资料的上报情况，对比分析 1998 年、1999 年上报省（区）的碘盐情况。其中碘盐合格率是指生产（批发）、零售、用户三层次的盐碘水平不低于 40、30、20 mg/kg 的样本所占百分比。

1998 年和 1999 年连续上报的 11 个省（区）各层次的碘盐质量情况，1999 年较 1998 年有不同程度改善，将 1998 年监测结果和 1999 年监测结果的数值进行配对 t 检验，结果见表 2 - 15，11 省（区）盐碘中位数和碘盐合格率 1999 年比 1998 年有所上升，而变异系数、非碘盐和高碘盐含量 1999 年较 1998 年有所降低。根据国标（GB 16006—1995），以上 11 个省（区）除了个别层次外均已达到消除碘缺乏病中有关加碘盐的规定。

表 2 - 14　1999 年与 1998 年碘盐监测 4 层次碘盐质量对比

省（区、市）	层次	盐碘中位数（mg/kg）		变异系数（%）		碘盐合格率（%）		<5mg/kg（%）		>60mg/kg（%）	
		1998	1999	1998	1999	1998	1999	1998	1999	1998	1999
安徽	生产	46.0	55.8	22.9	34.1	87.5	96.0	0.4	0.0	14.3	40.5
	批发	45.0	50.0	41.1	33.9	86.9	93.7	1.4	0.1	13.4	19.2
	零售	30.0	30.0	38.5	28.4	94.3	94.8	0.3	1.2	0.8	2.6
	居民	21.0	30.0	35.1	41.8	96.0	96.6	0.8	1.7	0.8	4.0
北京	批发	50.0	51.0	34.6	27.3	76.0	83.7	0.1	0.5	24.4	20.8
	零售	50.0	46.0	32.0	33.1	90.6	90.9	0.2	3.4	24.4	12.3
	居民	46.0	46.0	38.0	33.8	93.1	94.0	1.5	3.6	13.1	11.2
广东	生产	48.0	48.6	28.0	25.3	89.5	92.7	1.0	0.1	17.9	12.6
	零售	42.0	45.5	48.4	38.8	87.0	91.3	6.2	3.7	6.8	7.4
	居民	40.0	40.0	35.9	35.7	93.1	85.6	1.2	2.0	10.0	4.3
广西	生产	51.0	50.8	50.5	42.2	88.8	81.9	0.2	4.1	36.1	31.6
	批发	47.0	47.0	63.1	25.3	82.9	82.5	0.1	1.2	16.4	9.4
	零售	40.0	40.1	58.5	32.0	91.0	92.9	1.0	0.6	8.1	6.6
	居民	33.0	36.0	41.7	38.4	94.2	96.8	1.5	0.9	6.2	4.0
河北	生产	52.0	55.0	26.2	18.7	88.0	96.0	4.0	0.0	35.2	29.0
	批发	43.0	45.0	30.9	18.2	93.7	96.0	2.2	1.0	14.7	4.5
	零售	30.0	35.0	22.7	39.4	95.8	96.8	2.3	0.8	0.0	1.1
	居民	20.0	27.0	46.3	32.2	91.6	98.7	7.5	0.0	0.9	1.0
湖北	生产	50.0	51.3	13.1	11.2	90.7	99.9	0.1	0.2	3.7	5.3
	批发	45.0	47.0	20.4	21.7	81.9	93.9	0.1	0.2	7.2	5.9
	零售	33.0	40.0	28.6	34.5	91.4	95.8	0.2	0.4	0.6	2.1
	居民	30.0	32.6	44.3	28.3	95.8	98.2	0.7	0.7	1.0	1.4

省 （区、市）	层次	盐碘中位数（mg/kg）		变异系数（%）		碘盐合格率（%）		<5mg/kg（%）		>60mg/kg（%）	
		1998	1999	1998	1999	1998	1999	1998	1999	1998	1999
江西	生产	47.0	48.7	35.2	17.8	87.6	98.0	4.6	0.0	17.0	11.3
	批发	46.0	46.0	22.5	32.8	95.4	94.6	0.1	0.0	12.2	10.8
	零售	41.0	41.3	25.4	17.6	91.7	98.1	2.4	0.1	1.4	1.7
	居民	37.0	38.1	29.9	31.7	95.8	98.7	2.5	0.4	0.8	1.1
辽宁	生产	52.0	52.9	32.6	21.8	92.8	98.0	5.3	0.0	24.2	25.6
	批发	45.0	46.0	34.9	31.1	85.2	82.4	0.5	0.1	11.6	8.4
	零售	40.0	40.0	24.6	24.5	95.3	95.9	0.8	0.2	2.7	2.2
	居民	39.0	36.0	48.8	31.0	88.5	99.0	8.7	0.6	3.7	3.5
内蒙古	生产	42.0	—	2.2	—	78.3	—	0.2	—	2.5	—
	批发	54.0	48.0	20.7	20.3	94.0	92.7	0.3	0.4	25.6	6.5
	零售	38.0	39.6	41.6	21.6	97.5	96.9	1.4	0.3	11.4	1.6
	居民	32.0	30.0	45.6	34.2	99.0	98.3	0.2	0.2	13.5	0.8
上海	零售	46.0	46.3	33.2	26.3	91.3	96.0	4.9	2.2	9.5	8.0
	居民	41.0	44.3	61.2	31.0	89.6	95.5	8.2	2.1	8.8	5.3
云南	生产	46.0	47.0	27.2	30.9	94.2	92.2	0.4	0.0	17.0	10.8
	批发	48.0	45.0	28.2	25.5	92.4	85.6	0.1	0.0	11.2	4.6
	零售	43.0	43.7	37.4	19.9	88.7	97.3	3.9	0.1	9.9	5.6
	居民	40.0	42.0	35.6	30.3	97.2	97.3	0.2	0.3	9.4	6.0

表 2 – 15　1998 年与 1999 年碘盐监测结果对比

指标	t 值	df	p 值
中位数	−2.24	38	0.03
变异系数	3.79	38	0.00
碘盐合格率	−3.58	38	0.00
<5mg/kg（%）	2.37	38	0.01
>60mg/kg（%）	2.25	38	0.03

4. 四层次盐碘含量损失量分析　根据 1999 年的监测数据做出碘盐监测四层次的盐碘含量箱式图（图 2 – 10），可见盐碘含量由生产向批发、零售和居民各层次逐级递减。使用频数分布中 4 种较稳定的指标，均数、中位数、75% 分位数、25% 分位数量反映各层次碘盐碘含量损失情况（表 2 – 16），生产和批发层次，以及零售和居民层次盐碘含量损失较少，估计从生产层次到居民层次盐碘含量损失量约为 15 mg/kg。

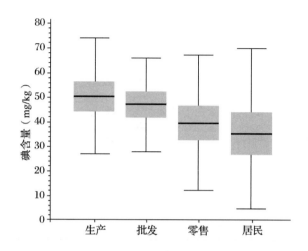

图 2 - 10 碘盐监测四层次盐碘含量箱式图（1999）

表 2 - 16 各层次盐碘损失量（1998—1999）

层次之间	损失量（mg/kg）				
	1998 年中位数	均数	1999 年中位数	P₂₅	P₇₅
生产 – 批发	2.8	3.1	2.7	2.4	4.1
批发 – 零售	8.7	7.1	7.0	9.2	5.4
零售 – 居民	5.1	4.4	4.7	6.1	2.6
生产 – 居民	16.6	14.6	14.4	17.7	12.1

国标（GB 16006—1995）规定碘盐合格率>90%，指生产（批发）、零售、用户三层次的盐碘水平，90%以上的样本数分别不小于 40 mg/kg、30 mg/kg 和 20 mg/kg。因此可选用 10%分位数（即有 90%的样本数 >10%分位数）来反映各层次的盐碘质量情况。选取生产、零售和居民三层次资料完整的 12 个省（区）做出各省三层次 10%分位数的分布图（图 2 - 11）。在居民层次剔出碘含量在 5 mg/kg 以下的盐样以避免非碘盐的影响。可见只要生产或批发层次的 10%分位数大于合格标准（生产 40 mg/kg，零售 30 mg/kg），就能保证居民层次的 10%位数大于合格标准（居民 20 mg/kg）。即在居民购买盐业公司正常渠道的加碘盐的情况下，生产和零售层次盐碘含量的定量检测合格就能保证居民层次盐碘含量合格。

三、讨论及建议

1. 1999 年，全国碘盐监测信息网络运行近两年来，通过各省（区）的共同努力，碘盐监测信息网络已基本建成并发挥作用。其中 1998 年的碘盐监测数据为卫生和盐业部门调整碘盐合格标准提供了数据基础。

2. 根据 1999 年和 1998 年的监测结果，上报省（区）除西藏外都在省级水平已达到和接近消除碘缺乏病标准中对碘盐的要求。但在同一省（区）内的碘盐质量情况不平衡，一些县的碘盐质量不合格，但经过全省各抽样县平均，全省的碘盐质量仍能达到标准。同时一些省份反映由于碘盐监测采用的 PPS 抽样法，各县被抽取的可能性与该县的人口数有关，

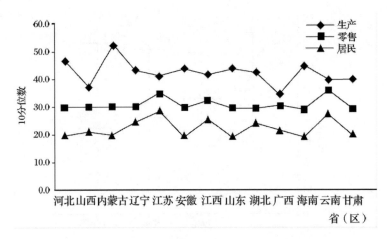

图 2 – 11　14 省三层次盐碘 10 分位数分布图（1999）

而一些省（区）的问题地区（碘盐冲销地区）往往因为人口数较少而不能被抽到，这些省（区）的问题就不能被及时发现。作为一个监测系统一个重要的功能就是发现高危地区，并及时做出反应，碘盐监测网络在省级水平达到或接近标准以后，就应该把监测单位降到县一级，监测并发现有问题的县，并及时采取措施以保证所有的县的居民都食用合格碘盐。

3. 对各层次碘盐含量分析表明，碘盐含量的损失量主要存在于批发和零售之间，生产和批发以及零售和居民层次的碘含量相差不大，因为把零售和居民层次的监测标准合并以利监测方案的执行。

4. 居民在购买盐业公司正常渠道的加碘盐的情况下，生产和零售层次盐碘含量的定量检测合格就能保证居民层次盐碘含量合格。因此在生产和批发层次采用定量方法检测盐碘含量，保证出厂碘盐质量；而在居民层次可采用半定量法检测，其目的是发现非碘盐（即非正常渠道来源的非加碘盐）。

5. 存在问题：目前碘盐监测网络是按照 1995 年由卫生部制定的《全国碘缺乏病防治监测方案》执行，在网络运行过程中存在各层次监测频次过高，居民户现场定量检测方法复杂，成本较高；资料统计分析不标准，监测资料利用差；监测软件输入繁琐，功能较弱等问题。针对上述问题，建议组织有关人员进行探讨，修改现行方案，使碘盐监测工作持续有效地进行。

卫生部消除碘缺乏病国际合作项目技术指导中心

第三节　全国碘盐监测 1999 年第一季度报告

1999 年第一季度共收到全国 11 个省、自治区、直辖市通过碘盐监测计算机信息网络发来的碘盐监测资料，这 11 个省（区、市）为：安徽、北京、甘肃、广东、广西、河北、湖北、江西、辽宁、山东和云南，另有上海和西藏通过邮寄软盘上报了资料。对这 13 个省

（区、市）的资料进行分析，结果如下。

一、基本情况

13省（区、市）共采样1551批，各环节样本数为：生产2500、批发14 850、零售13 700和居民7725，样本合格率分别为：94.8%、87.87%、92.64%及85.50%，批发和居民两层次样本合格率未达到90%。从表2-17可以看出，一些省（区、市）未按照碘盐监测方案进行，部分层次采样批数未能达到方案的要求，尤其是居民用户这一层次，样本量低于批发和零售两个环节，有3个省（区、市）的采样批数少于10批。分析总体资料，从生产到居民层次碘盐的变异系数呈上升状态，居民用户一层次最大，为48.89%，且非碘盐的比例也在增加（表2-18）。

二、生产、批发层次碘盐情况

在生产层次中，除西藏以及北京、上海两市无加工单位外，其他各省（区、市）均达到了国家标准。安徽省在此层次样本量小，仅要一个盐场内抽取2批50个样品，不能完全代表全省情况，但100%的盐样碘含量超过60 mg/kg，盐碘中位数达99.77 mg/kg，其中最小值为81.60 mg/kg，最大值为124.59 mg/kg。广西区此层次也有50%以上的样品>60 mg/kg（表2-19）。

在批发层次中，广东和上海无批发层次资料，安徽、甘肃、河北、湖北和江西5省达到了标准，但11省（区、市）中仍有12%以上的样品不合格。在11个省（区、市）中除西藏外，山东省不合格碘盐比例最高，占31.4%。11省（区、市）的所有样品中，>60 mg/kg的碘盐比例为8.9%，其中有5个省在10%以上（表2-20）。

三、零售层次碘盐情况

在零售层次除广东、山东和西藏外，其他各省（区、市）均达到消除标准。广东省样本量小，不能完全代表全省情况，但其中非碘盐比例达4.0%，是除西藏之外最多的省份，而且在上报的150个样本中最大值为86.8 mg/kg，变异系数较大（38.78%），说明省内碘盐分布不均匀，各地区碘盐质量不平衡。

四、居民用户层次碘盐情况

居民用户在各环节中样本合格率最低，非碘盐比例最高，为7.9%，但13个省（区、市）中有11省（区、市）的盐碘中位数≥30 mg/kg。对除西藏之外的其他12省（区、市）资料进行分析得出，样本合格率为93.2%，达到国家消除标准，盐碘中位数为33.31 mg/kg，超过国家标准50%以上。在这12个省（区、市）中有6个省达到了国家标准，北京、云南和上海三省（市）样本合格率虽然超过了87%，但未达到90%的国家标准，这三省市不合格的原因在于>60 mg/kg的碘盐比例较大。甘肃、广东和山东<20 mg/kg的样品超过了15%，且甘肃和广东两省的非碘盐比例>5%。13省（区、市）总体资料中有4个样品测定值超过了100 mg/kg，它们分别属于广西、北京、上海和江西四省（区、市）。

五、建议

1.1999年第一季度碘盐监测资料中居民用户一层次样本量较小，而此层次碘盐质量与人们的健康密切相关，各方面应给予更多的关注，以保证人们能食用到合格碘盐。

2. 从加工到居民用户环节非碘盐比例逐级提高，在零售层次中，有8个省（区、市）低于标准的碘盐比例在5%以上，广东、山东和西藏三省（区、市）＞15%。居民用户层次中非碘盐比例达到7.9%，＜20 mg/kg的碘盐比例达到12.4%，说明碘盐进入市场后容易受到私盐和非碘盐冲击，今后应继续加强市场管理执法力度。

3. 截至1999年5月份，NTTST共收到11个省（区、市）通过网络上报的第一季度碘盐监测资料。另有上海和西藏通过邮寄的方式上报了资料，未建网省（区、市）应在积极建立计算机信息网络的同时，将碘盐监测资料以邮寄软盘的方式上报，以便准确、全面地掌握全国碘盐状况，及时采取相应对策。

表 2 - 17　13省（区、市）碘盐监测汇总（1999.1—1999.3）

省（区、市）		采样县数	采样批数	样本量	批质量合格率（%）	样本合格率（%）
安徽	加工企业	1	2	50	100.00	100.00
	批发企业	26	74	1 850	79.73	91.03
	零售单位	25	60	1 500	90.00	94.67
	居民用户	19	21	525	95.24	96.95
北京	批发企业	9	27	675	59.26	80.30
	零售单位	12	35	875	71.43	92.23
	居民用户	11	14	350	57.14	87.71
甘肃	加工企业	2	5	125	100.00	99.20
	批发企业	22	42	1 050	97.62	95.05
	零售单位	31	41	1 025	87.80	90.83
	居民用户	29	37	925	54.05	82.05
广东	加工企业	9	23	575	91.30	95.65
	零售单位	4	6	150	50.00	76.00
	居民用户	4	5	125	40.00	80.80
广西	加工企业	3	7	175	100.00	98.29
	批发企业	16	44	1 100	68.18	84.00
	零售单位	23	52	1 300	92.69	93.62
	居民用户	17	17	425	82.35	93.18
河北	加工企业	2	4	100	100.00	96.00
	批发企业	26	80	2 000	96.25	95.90
	零售单位	29	77	1 925	98.70	97.45
	居民用户	28	47	1 175	100.00	98.72
湖北	加工企业	3	10	250	100.00	100.00
	批发企业	29	81	2 025	85.18	92.20
	零售单位	29	82	2 050	92.68	95.61

续表 2-17

省（区、市）		采样县数	采样批数	样本量	批质量合格率（%）	样本合格率（%）
江西	居民用户	26	27	675	100.00	97.63
	加工企业	5	13	325	92.31	97.23
	批发企业	26	53	1325	84.91	92.08
	零售单位	20	30	750	96.67	98.13
辽宁	居民用户	20	39	975	94.87	97.54
	加工企业	2	3	75	100.00	98.67
	批发企业	24	98	2 450	71.43	81.88
	零售单位	20	46	1 150	97.83	97.30
山东	居民用户	16	26	650	92.31	97.69
	加工企业	4	6	150	100.00	98.67
	批发企业	9	28	700	64.29	68.57
	零售单位	5	16	400	75.00	81.75
云南	居民用户	4	5	125	40.00	79.20
	加工企业	9	26	650	80.77	90.62
	批发企业	21	64	1 600	70.31	85.69
	零售单位	10	15	375	93.33	96.80
上海	居民用户	8	9	225	88.89	89.33
	零售单位	20	60	1 500	83.33	94.33
西藏	居民用户	19	19	475	63.16	89.26
	加工企业	1	1	25	0.00	4.00
	批发企业	3	3	75	33.33	38.67
	零售单位	28	28	700	32.14	58.00
	居民用户	43	43	1 075	16.28	37.58
合计	加工企业	41	100	2 500	91.00	94.80
	批发企业	211	594	14 850	79.29	87.87
	零售单位	256	548	13 700	86.13	92.64
	居民用户	244	309	7 725	73.79	85.50

表 2-18　各环节盐碘中位数及变异系数汇总表（1999.1—1999.3）

指标	加工企业	批发企业	零售单位	居民用户
盐碘中位数（mg/kg）	49.49	46.00	38.90	30.06
变异系数（%）	24.57	28.84	34.36	48.89

表 2 – 19　13 省（区、市）各环节盐碘中位数汇总表（1999. 1—1999. 3）

省（区、市）	加工企业	批发企业	零售单位	居民用户
安徽	99. 77	49. 50	30. 00	30. 00
北京	—	47. 60	44. 80	44. 00
甘肃	46. 99	47. 40	40. 20	32. 00
广东	48. 39	—	37. 35	37. 60
广西	60. 30	45. 70	40. 20	37. 84
河北	55. 00	45. 00	33. 30	25. 40
湖北	51. 64	46. 40	39. 50	30. 00
江西	47. 61	45. 20	40. 50	36. 67
辽宁	52. 90	45. 76	40. 27	37. 40
山东	52. 40	41. 60	30. 15	30. 00
云南	46. 83	45. 45	43. 82	42. 20
上海	—	—	45. 45	44. 80
西藏	29. 60	33. 90	30. 00	6. 30

表 2 – 20　13 省（区、市）各环节碘盐含量情况（1999. 1—1999. 3）

省（区、市）	加工企业			批发企业			零售单位			居民用户		
	非碘盐（%）	<40 mg/kg（%）	>60 mg/kg（%）	非碘盐（%）	<40 mg/kg（%）	>60 mg/kg（%）	非碘盐（%）	<30 mg/kg（%）	>60 mg/kg（%）	非碘盐（%）	<20 mg/kg（%）	>60 mg/kg（%）
安徽	0. 0	0. 0	100. 0	0. 1	8. 4	19. 0	0. 6	5. 3	0. 9	1. 3	3. 0	0. 0
北京	—	—	—	0. 9	19. 7	13. 2	1. 4	7. 8	8. 3	2. 6	3. 7	8. 6
甘肃	0. 0	0. 8	2. 4	2. 6	7. 2	7. 5	1. 0	9. 2	4. 8	7. 2	16. 2	1. 7
广东	0. 3	4. 3	11. 3	—	—	—	4. 0	24. 0	1. 3	9. 6	18. 4	0. 8
广西	0. 0	1. 7	51. 4	0. 7	14. 0	10. 3	0. 1	6. 4	7. 5	0. 0	3. 1	3. 8
河北	0. 0	4. 0	29. 0	2. 5	4. 1	1. 6	0. 7	2. 5	0. 6	0. 0	1. 3	0. 0
湖北	0. 0	0. 0	10. 0	0. 2	7. 8	4. 7	0. 4	4. 4	0. 3	0. 5	1. 9	0. 4
江西	0. 0	2. 8	18. 2	0. 0	7. 9	9. 1	0. 1	1. 8	2. 9	0. 5	1. 3	1. 1
辽宁	0. 0	1. 3	13. 3	0. 0	18. 1	12. 8	0. 1	2. 7	0. 9	0. 2	0. 5	1. 8
山东	0. 0	1. 3	14. 7	0. 3	31. 4	2. 9	0. 0	18. 3	2. 0	0. 8	18. 4	2. 4
云南	0. 0	9. 4	11. 7	0. 0	14. 3	5. 2	0. 0	3. 2	6. 7	0. 4	1. 3	9. 3
上海	—	—	—	—	—	—	3. 4	5. 7	9. 1	2. 1	3. 4	7. 4
西藏	0. 0	96. 0	4. 0	0. 0	62. 2	29. 7	14. 9	42. 2	5. 0	45. 9	61. 4	1. 0
合计	0. 1	5. 2	17. 2	0. 7	12. 2	8. 9	1. 6	7. 4	3. 6	7. 9	12. 4	2. 1

第四节　全国碘盐监测 1999 年第二季度报告

1999 年第二季度共收到全国 15 个省、自治区、直辖市通过碘盐监测计算机信息网络发来的和碘盐监测资料，这 15 个省（区、市）为：安徽、北京、甘肃、广东、广西、贵州、河北、河南、湖北、江西、辽宁、内蒙古、青海、山西和云南（表 2 - 21），另内蒙古、吉林、河南和贵州补报了第一季度资料（表 2 - 22）。对这 15 个省（区、市）的资料进行分析，结果如下。

一、基本情况

1999 年第二季度 15 省（区、市）共采样 1819 批，各环节样本数为：生产 3075、批发 17 450、零售 15 650 和居民 9300，样本合格率分别为：91.48%、89.20%、95.07% 及 92.39%，仅批发层次样本合格率未达到 90%，但也接近标准。从表 2 - 21 可以看出，一些省（区、市）的部分层次采样批数未能达到方案的要求，尤其是居民用户这一层次，样本量低于批发和零售两环节，有 3 个省（区、市）的采样批数少于 10 批。分析总体资料，各环节非碘盐比例不高，但盐碘浓度过高问题略为突出，各层次中共有 112 个样品盐碘浓度 >100 mg/kg。

二、加工、批发层次碘盐情况

有 9 个省（区、市）报送了加工层次碘盐监测资料，除广西和山西外，其他各省（区、市）均达到了国家标准。与其他各省（区、市）相比，广西和山西两省区非碘盐所占比例较高，变异系数达 30% 以上（表 2 - 23），另外，此层中盐碘含量大于 60 mg/kg 的比例为 13.0%，有 5 个省碘盐含量大于 10%，其中广西最高（32.5%），其次为安徽（20.7%），且广西有 6.9% 的样品盐碘含量超过了 100 mg/kg（表 2 - 24）。9 省（区、市）中 5 个省（区、市）有盐样超过 100 mg/kg，最高值为云南省，为 448.13 mg/kg。

广东和青海无批发层次资料，安徽、河北、湖北、江西和内蒙古 5 省（区）达到标准，北京、甘肃、广西、河南和辽宁样本合格率 >85% 接近标准，贵州省最低，未达到 80%。但此环节中非碘盐比例低，仅为 0.2%。盐碘浓度高的问题在此环节中仍不容忽视，9.0% 的样品盐碘含量大于 60 mg/kg，有 6 个省（区、市）盐碘含量大于 10%，其中最高值为 836 mg/kg，属于安徽省，其次为云南省（448.41 mg/kg）。

三、零售层次碘盐情况

在零售层次除贵州外，其他各省（区、市）均达到消除标准。此层次非碘盐比例不高，青海省上报的 300 个盐样中有 2.7% 的非碘盐，在 15 省（区、市）中位居第一。盐碘含量大于 60 mg/kg 的盐样所占比例为 4.3%，其中仅北京市碘盐含量大于 10%，但仍有 9 个省（区、市）盐碘含量最高值 >100 mg/kg，河北省最高值达到了 836 mg/kg。

四、居民用户层次碘盐情况

居民用户层次样本合格率为 92.39%，非碘盐比例在各层次中最高，为 1.7%，但与上季的 7.9% 相比有所下降。青海省非碘盐比例 >10%，但其样本量小，具体情况有待进一步调查了解，其次为甘肃省（5.0%）。15 省（区、市）中有 10 个省（区、市）达到国家标准，其他各省（区、市）接近标准，分析原因发现青海、贵州和甘肃三省低于标准的碘盐所占比例较高，北京和广东 <20 mg/kg 和 >60 mg/kg 的碘盐所占比例均较高。在 15 个省（区、市）中仅河北省的盐碘中位数 <30 mg/kg，其他各省（区、市）均超过标准 50% 以上。且有 9 个样品测定值超过了 100 mg/kg，其中 2 个属于甘肃和云南，其余 7 个均为广西区，占区内样品的 0.8%。

五、建议

1. 1999 年第二季度碘盐监测资料中有 3 个省（区、市）居民用户层次样本量少于 10 批，未能按照监测方案进行，不能完全代表全省情况。

2. 除加工企业外，其他各环节中第二季度非碘盐比例较第一季度均有下降，尤其是居民用户层次。但盐碘浓度过高问题不容忽视，15 省（区、市）共有 112 个盐样超过 100 mg/kg，最高值达到 836 mg/kg，提示今后在保证碘盐合格率和打击私盐、非碘盐的同时，还应严格控制碘加入量，以避免居民食用到碘含量过高的盐。

3. 截至 8 月份，NTTST 共收到 15 个省（区、市）通过网络上报的第二季度碘盐监测资料，有些省（区、市）可能由于各种原因，虽已开通网络但仍未能及时报送资料。建议未报送资料的省（区、市）在第三季度将已有资料及时报送，以便更加全面地掌握全国碘盐状态。

表 2 - 21　15 省（区、市）碘盐监测资料汇总表（1999. 4—1999. 6）

省（区、市）		采样县数	采样批数	样本量	批质量合格率（%）	样本合格率（%）
安徽	加工企业	4	6	150	83. 33	94. 67
	批发企业	30	78	1 950	87. 18	93. 54
	零售单位	30	70	1 750	92. 86	95. 03
	居民用户	28	34	850	70. 59	90. 24
北京	批发企业	9	26	650	57. 69	88. 00
	零售单位	13	37	925	81. 08	94. 05
	居民用户	13	16	400	75. 00	87. 00
甘肃	加工企业	2	3	75	100. 00	94. 67
	批发企业	26	35	875	80. 00	88. 91
	零售单位	35	36	900	88. 57	93. 11
	居民用户	40	44	1 100	75. 00	88. 09
广东	加工企业	9	19	475	89. 47	92. 00

续表 2 - 21

省（区、市）		采样县数	采样批数	样本量	批质量合格率（%）	样本合格率（%）
	零售单位	3	3	75	100.00	100.00
	居民用户	28	30	750	73.33	86.13
广西	加工企业	6	15	375	60.00	83.73
	批发企业	21	56	1 400	80.36	87.93
	零售单位	36	90	2 250	90.00	92.71
	居民用户	29	35	875	82.86	90.86
贵州	批发企业	17	42	1 050	50.00	72.29
	零售单位	13	26	650	76.92	88.00
	居民用户	4	4	100	50.00	85.00
河北	批发企业	23	68	1 700	94.12	95.00
	零售单位	28	72	1 800	97.22	97.28
	居民用户	21	39	975	97.44	96.21
河南	批发企业	13	18	450	77.78	89.33
	零售单位	11	14	350	85.71	93.71
	居民用户	2	2	50	100.00	94.00
湖北	加工企业	5	9	225	100.00	99.56
	批发企业	29	79	1 975	93.67	93.52
	零售单位	27	74	1 850	94.59	95.89
	居民用户	25	27	675	92.59	96.15
江西	加工企业	4	11	275	100.00	98.91
	批发企业	25	43	1 075	93.02	96.37
	零售单位	20	27	675	100.00	98.07
	居民用户	22	35	875	100.00	97.60
辽宁	加工企业	3	7	175	85.71	94.86
	批发企业	23	118	2 950	77.12	85.22
	零售单位	27	50	1 250	92.00	94.40
	居民用户	27	35	875	94.29	95.20
内蒙古	批发企业	23	67	1 675	88.06	94.69
	零售单位	24	71	1 775	97.18	97.58
	居民用户	24	24	600	91.67	97.00
青海	零售单位	4	12	300	83.33	95.00

省（区、市）		采样县数	采样批数	样本量	批质量合格率（%）	样本合格率（%）
山西	居民用户	4	9	225	77.78	87.56
	加工企业	10	25	625	80.00	87.52
	批发企业	7	20	500	85.00	84.60
	零售单位	15	26	650	96.15	96.00
	居民用户	16	20	500	80.00	93.00
云南	加工企业	8	28	700	82.14	91.43
	批发企业	22	48	1 200	60.42	82.92
	零售单位	16	18	450	100.00	97.33
	居民用户	16	18	450	83.33	92.67
合计	加工企业	51	123	3 075	83.74	91.48
	批发企业	268	698	17 450	80.95	89.20
	零售单位	302	626	15 650	92.17	95.07
	居民用户	299	372	9 300	84.68	92.39

表 2 – 22　4 省碘盐监测资料汇总表（1999.1—1999.3）

省（区、市）		采样县数	采样批数	样本量	合格批数	批质量合格率（%）	合格样本数	样本合格率（%）
内蒙古	批发企业	25	79	1 975	67	84.81	1 811	91.70
	零售单位	27	72	1 800	69	95.83	1 734	96.33
	居民用户	27	39	975	37	94.87	954	97.85
吉林	批发企业	50	149	3 725	143	95.97	3 617	97.10
	零售单位	60	178	4 450	175	98.31	4 409	99.08
	居民用户	60	60	1 500	56	93.33	1 460	97.33
河南	批发企业	22	63	1 575	52	82.54	1 400	88.89
	零售单位	20	55	1 375	51	92.73	1 302	94.69
	居民用户	18	18	450	14	77.78	411	91.33
贵州	批发企业	34	98	2 450	50	51.02	1 741	71.06
	零售单位	32	87	2 175	68	78.16	1 968	90.48
	居民用户	29	29	725	22	75.86	645	88.97
合计	批发企业	131	389	9 725	312	80.21	8 569	88.11
	零售单位	139	392	9 800	363	92.60	9 413	96.05
	居民用户	134	146	3 650	129	88.36	3 461	94.82

表 2-23　15 省（区、市）各环节盐碘中位数（mg/kg）及变异系数（%）（1999.4—1999.6）

省 （区、市）	加工企业		批发企业		零售单位		居民用户	
	中位数	变异系数	中位数	变异系数	中位数	变异系数	中位数	变异系数
安徽	50.98	16.68	50.00	40.99	36.40	30.51	31.45	41.51
北京	—	—	51.60	23.82	46.50	29.58	47.00	28.82
甘肃	—	—	47.60	22.55	42.30	22.94	37.26	39.29
广东	47.62	28.40	—	—	44.00	12.43	46.20	32.17
广西	50.80	39.80	48.10	21.23	41.00	35.32	37.00	44.60
贵州	—	—	45.00	27.49	42.30	30.54	41.60	33.94
河北	—	—	45.40	18.21	36.50	54.59	28.00	36.61
河南	—	—	46.60	18.98	40.20	25.02	47.55	25.97
湖北	51.26	10.94	46.50	16.97	40.00	23.71	37.39	28.51
江西	49.59	10.74	48.14	18.31	42.15	15.46	39.40	23.14
辽宁	47.60	14.26	45.63	23.90	40.20	23.49	37.00	29.55
内蒙古	—	—	48.70	23.33	40.00	22.73	32.50	34.56
青海	—	—	—	—	30.00	51.84	30.00	41.13
山西	50.80	37.90	46.60	23.86	36.00	28.57	30.72	35.59
云南	47.00	35.52	45.07	30.10	44.60	21.70	41.75	30.30
合计	49.09	31.65	47.00	25.87	40.00	32.22	37.40	36.48

表 2-24　15 省（区、市）各环节碘盐含量（%）情况（1999.4—1999.6）

省 （区、市）	加工企业			批发企业			零售单位			居民用户		
	非碘 盐	<40 mg/kg	>60 mg/kg	非碘 盐	<40 mg/kg	>60 mg/kg	非碘 盐	<30 mg/kg	>60 mg/kg	非碘 盐	<20 mg/kg	>60 mg/kg
安徽	0.0	5.3	20.7	0.0	6.5	16.3	1.6	5.0	3.9	1.9	3.6	6.1
北京	—	—	—	0.0	12.0	20.0	1.7	5.9	11.8	1.8	5.5	7.5
甘肃	0.0	5.3	16.0	0.0	11.1	10.0	0.4	6.9	2.9	5.0	9.4	2.5
广东	0.0	8.0	13.3	—	—	—	0.0	0.0	1.3	2.8	7.2	6.7
广西	4.0	16.3	32.5	1.5	12.1	4.5	1.3	7.3	7.5	1.7	4.2	4.9
贵州	—	—	—	0.0	27.7	6.9	0.6	12.0	6.2	1.0	10.0	5.0
河北	—	—	—	0.0	5.0	8.7	0.1	2.7	1.6	0.0	1.0	2.8
河南	—	—	—	0.0	10.7	10.6	0.3	6.3	4.6	0.0	0.0	6.0
湖北	0.4	0.4	0	0.1	6.5	5.5	0.4	4.1	3.7	0.7	1.6	2.2
江西	0.0	1.1	2.9	0.1	3.6	10.9	0.0	1.9	0.3	0.3	1.4	1.0

省 （区、市）	加工企业			批发企业			零售单位			居民用户		
	非碘 盐	<40 mg/kg	>60 mg/kg	非碘 盐	<40 mg/kg	>60 mg/kg	非碘 盐	<30 mg/kg	>60 mg/kg	非碘 盐	<20 mg/kg	>60 mg/kg
辽宁	0.0	5.1	5.7	0.0	14.8	10.0	0.2	5.6	3.6	0.5	0.9	3.9
内蒙古	—	—	—	0.9	6.3	7.1	0.5	2.4	2.4	0.3	2.2	0.8
青海	—	—	—				2.7	5.0	0.3	10.2	12.4	0.0
山西	3.8	12.5	15.0	0.0	15.4	7.6	1.2	4.0	2.8	1.6	6.0	1.0
云南	0.0	8.6	8.4	0.1	17.1	2.8	0.2	2.7	8.4	0.4	3.3	4.0
合计	1.3	8.5	13.0	0.2	10.8	9.0	0.8	4.9	4.3	1.7	4.1	3.5

卫生部消除碘缺乏病国际合作项目技术指导中心

第五节　2001—2002 年全国碘盐监测试行工作报告

根据卫生部"卫办疾控发〔2001〕49 号"文件的精神，从 2001 年第二季度开始，大部分省（区、市）卫生厅（局）已经陆续按照《全国碘盐监测方案（试行）》的要求，组织实施了碘盐监测工作。现将 2001 年第二季度到 2002 年第一季度（2001.4—2002.3）全国碘盐监测工作状况汇报如下。

一、各省（区、市）报送碘盐监测资料情况

截至 2002 年 6 月底，NTTST 共收到了 24 个省（区、市）报送的碘盐监测数据，分别是北京、天津、河北、山西、辽宁、吉林、黑龙江、上海、江苏、安徽、福建、江西、山东、河南、湖北、湖南、广东、重庆、贵州、云南、陕西、甘肃、青海、宁夏。仍有 7 个省（区）至今没有报送碘盐监测数据，分别是内蒙古、浙江、广西、海南、四川、西藏和新疆。

1. 在报送资料的 24 个省（区、市）中，有 13 个省（市）的碘盐监测工作开展得比较顺利，在全省内已初步建立起碘盐日常监测网络系统，按时向 NTTST 报送每季度的监测资料，分别是北京、辽宁、吉林、黑龙江、上海、江苏、安徽、福建、河南、湖北、广东、重庆、贵州，其中有 7 个的省（区、市）的监测资料比较完整，分别是北京、辽宁、黑龙江、上海、福建、湖北、重庆和宁夏。

2. 在 7 个没有报送监测数据的省（区）中，内蒙古已经开展碘盐日常监测工作，但由于绝大部分市县（旗）缺少计算机，没有建立起监测网络系统，一直没有能够报送数据。

二、加工、批发企业监测资料初步汇总

截至 2002 年第一季度，全国共检测加工、批发企业 6278 批碘盐，批质量合格率为

93.58%。24 个省（区、市）的批质量合格率均＞80%。批质量合格率＞90% 的有 19 个省（市）：北京、天津、河北、辽宁、吉林、黑龙江、上海、江苏、安徽、福建、江西、山东、河南、湖北、湖南、广东、陕西、甘肃、青海。批质量合格率＜90% 的有 5 个省（区、市）：山西（84.62%）、重庆（88.46%）、贵州（89.71%）、云南（80.82%）、宁夏（88.68%）。

三、居民户碘盐监测资料的初步汇总

截至 2002 年 5 月底，NTTST 共收到 24 个省（区、市）的居民户碘盐监测数据，共检测居民食用盐样 261 570 份，发现非碘盐 5236 份，不合格碘盐 12 397 份，非碘盐率 2.00%、碘盐覆盖率 98.00%、碘盐合格率 95.16%、合格碘盐食用率 93.26%；各省（区、市）监测数据的汇总结果见表 2 – 25。

表 2 – 25　各省（区、市）居民户碘盐监测结果汇总（2001.4—2002.3）

序号	省（区、市）	检测份数（份）	不合格碘盐份数（份）	非碘盐份数（份）	非碘盐率（%）	碘盐合格率（%）	合格碘盐食用率（%）
1	北京*	3 584	141	92	2.00	95.48	93.57
2	天津	1 439	54	19	1.32	96.19	94.93
3	河北	10 660	292	38	0.35	97.25	96.94
4	山西	833	40	25	3.53	95.07	91.83
5	辽宁*	59 830	3155	844	1.86	93.57	91.99
6	吉林*	7680	64	0	0.00	99.19	99.19
7	黑龙江*	21 193	706	149	0.85	96.83	96.07
8	上海	4 450	234	161	3.52	94.75	91.46
9	江苏	10 893	292	144	1.56	96.62	95.19
10	安徽*	9 989	274	19	1.43	96.60	96.45
11	福建	24 134	587	852	3.61	97.43	93.99
12	江西	800	35	40	4.06	95.41	92.03
13	山东	2 347	46	55	2.39	98.03	95.74
14	河南*	9 897	388	34	0.23	96.27	96.06
15	湖北*	19 296	985	88	0.34	95.56	95.24
16	湖南	9 324	333	10	0.09	96.25	96.17
17	广东*	12 988	537	397	5.13	93.95	89.37
18	重庆*	14 796	1534	758	6.16	88.44	83.23
19	贵州*	9 514	658	83	0.69	92.18	91.59
20	云南*	5 566	289	193	2.33	93.21	91.05

序号	省名	检测份数（份）	不合格碘盐份数（份）	非碘盐份数（份）	非碘盐率（%）	碘盐合格率（%）	合格碘盐食用率（%）
21	陕 西	4 567	405	119	1.88	91.81	90.02
22	甘 肃*	9 822	705	580	4.67	92.40	88.12
23	青 海*	928	87	37	3.43	89.65	86.72
24	宁 夏*	7 040	556	499	6.40	89.96	84.41
	合计	261 570	12 397	5 236	2.00	95.16	93.26

*：该省（区、市）的各项百分比指标由监测县（区）的人口数进行加权。

1. 省级居民户碘盐监测结果　监测结果显示，在省级水平上，24 个省（区、市）的非碘盐率（%）均 <10%，其中吉林省连续 2 个季度在全省范围内没有发现非碘盐（2001 年 10 月—2002 年 3 月）。

各省（区、市）居民户层次的碘盐合格率均 >85%，其中 <90% 的有 3 个省（区、市），分别是宁夏（89.96%）、青海（89.65%）、重庆（88.44%）（图 2 - 12）。

各省（区、市）居民户层次的合格碘盐食用率（%）均 >80%，其中 <90% 的有 5 个省（区、市），分别是广东（89.37%）、甘肃（88.12%）、青海（86.72%）、宁夏（84.41%）、重庆（83.23%）（图 2 - 13）。

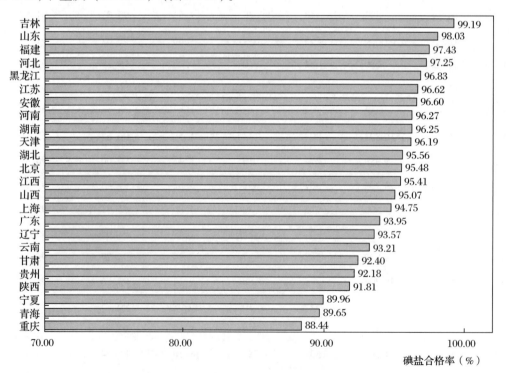

图 2 - 12　各省（区、市）居民户层次的碘盐合格率（2001.4—2002.3）

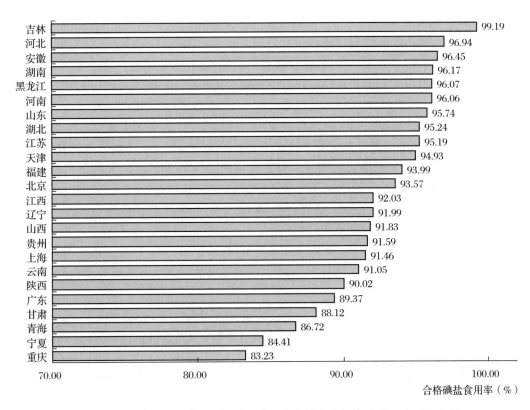

图 2-13　各省（区、市）居民户层次的合格碘盐食用率（2001.4—2002.3）

监测资料的汇总结果显示，24 个省（区、市）在省级水平上的居民户碘盐质量状况尚可，没有发现非碘盐和碘盐质量问题比较突出的省份。

2. 地区（市）级居民户碘盐监测结果　截至 2002 年第一季度，有 10 个省（区、市）报送了 4 个季度（2001.4—2002.3）的碘盐监测资料，其中有 8 个省（市）的监测资料比较完整，包括北京、辽宁、黑龙江、上海、福建、湖北、重庆和宁夏。以下将在地区（市）级水平上对 6 省（区、市）的资料进行汇总、分析，分别是辽宁、黑龙江、福建、湖北、重庆和宁夏。

（1）辽宁省地市级监测结果：辽宁省地辖 14 个地级市，除抚顺市外，13 个地级市开展了碘盐日常监测工作。监测资料汇总结果显示，13 个地级市的非碘盐率均 <10%。大连市的非碘盐率为 8.59%，明显高于其他地市，提示该市居民食用盐中可能存在相当数量的非碘盐；鞍山、本溪、丹东、辽阳、盘锦、铁岭和营口 7 个地市未发现非碘盐。

除朝阳市（84.1%）、丹东市（67.38%）外，其他 11 个地市居民户碘盐合格率均 >90%。丹东市的碘盐合格率为 67.38%，监测资料显示，监测中发现的不合格碘盐主要集中在东港市，该市的碘盐合格率仅为 44.79%，应该引起有关部门的重视。

有 3 个地市的居民户合格碘盐食用率 <90%，分别是朝阳市（83.65%）、大连市（83.45%）、丹东市（67.38%），其他 10 个地市均 >90%。碘盐合格率偏低是朝阳市、丹东市居民户合格碘盐食用率 <90% 的主导原因。

（2）黑龙江省地市级监测结果：黑龙江省地辖 12 个地级市、1 个地区，除鹤岗市外，

12 个地市开展了碘盐日常监测工作。绥化市报送监测数据的县数过少、七台河市监测数据量过少，因而不汇总两市的监测结果。

监测资料的汇总结果显示，10 个地市的非碘盐率均＜5%，其中大兴安岭地区、鸡西市、牡丹江市、伊春市未发现非碘盐；各地市的碘盐合格率、合格碘盐食用率均＞90%。

监测结果表明，在地市级水平上，黑龙江省居民层次的碘盐质量状况良好。

（3）福建省地市级监测结果：福建省地辖 9 个地级市，全部开展了碘盐日常监测工作。

除莆田市（10.29%）外，其他 8 个地市的非碘盐率均＜10%；全部地市的合格碘盐食用率均＞85%，其中有 3 个地市＜90%，分别是莆田市（88.65%）、泉州市（88.02%）、漳州市（89.18%）；9 个地市的碘盐合格率均＞95%。

（4）湖北省地市级监测结果：湖北省地辖 12 个地市级行政单位和 5 个省直辖行政单位。

17 个地市全部开展了碘盐日常监测工作。汇总结果显示，全部地市的非碘盐率均＜5%；除恩施州外，16 个地市的碘盐合格率、合格碘盐食用率均＞90%，恩施州的 2 项指标分别为 88.33%、88.02%。

监测结果表明，在地市级水平上，湖北省居民层次的碘盐质量状况较好。

（5）重庆市地区级监测结果：重庆市地辖涪陵地区、黔江地区、市辖区、万县市和直属县 5 个地市级行政单位。

监测结果显示，涪陵地区的非碘盐率达 20.64%、碘盐合格率为 78.96%，合格碘盐食用率仅为 62.93%，该地区居民层次的碘盐质量状况亟待改善。

其他 4 个地区的非碘盐率均＜10%，其中市辖区和直属县的非碘盐率分别为 5.38%、8.46%，提示这些地区居民食用盐中也可能存在相当数量的非碘盐。4 个地区的碘盐合格率、合格碘盐食用率均＞80%，但市辖区和直属县这 2 项指标都＜90%（图 2 - 14）。

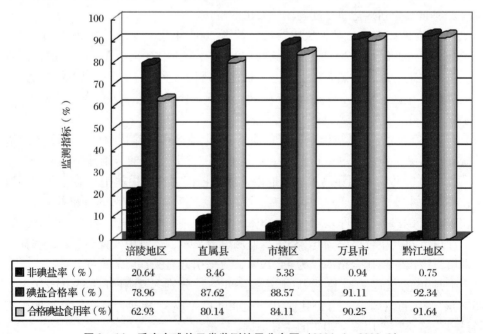

	涪陵地区	直属县	市辖区	万县市	黔江地区
■非碘盐率（%）	20.64	8.46	5.38	0.94	0.75
▦碘盐合格率（%）	78.96	87.62	88.57	91.11	92.34
□合格碘盐食用率（%）	62.93	80.14	84.11	90.25	91.64

图 2 - 14　重庆市碘盐日常监测结果分布图（2001.4—2002.3）

地市级碘盐监测结果表明，重庆市居民层次可能存在相当数量的非碘盐和不合格碘盐。

（6）宁夏回族自治区地、市级监测结果：宁夏回族自治区辖固原地区、石嘴山市、银川市和银南地区4个地市级行政单位。

监测结果显示，固原地区的非碘盐率为10.03%、碘盐合格率为87.4%、合格碘盐食用率为79.63%；银南地区的非碘盐率为10.06%、碘盐合格率为87.05%、合格碘盐食用率为77.54%。这2个地区居民用户的碘盐质量不容乐观。

石嘴山和银川市的非碘盐率均<5%，碘盐合格率和合格碘盐食用率均>90%（图2-15）。

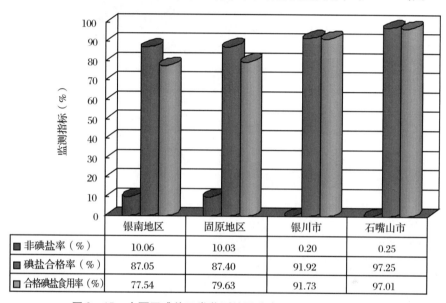

	银南地区	固原地区	银川市	石嘴山市
非碘盐率（%）	10.06	10.03	0.20	0.25
碘盐合格率（%）	87.05	87.40	91.92	97.25
合格碘盐食用率（%）	77.54	79.63	91.73	97.01

图2-15 宁夏区碘盐日常监测结果分布（2001.4—2002.3）

3. 县级居民户碘盐监测结果 见图2-16～图2-22。

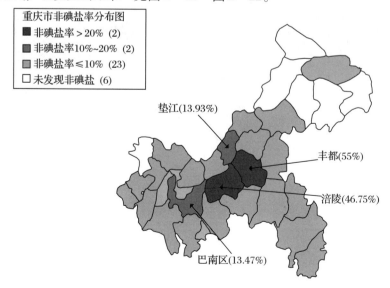

图2-16 重庆市县级非碘盐率分布（2001.4—2002.3）

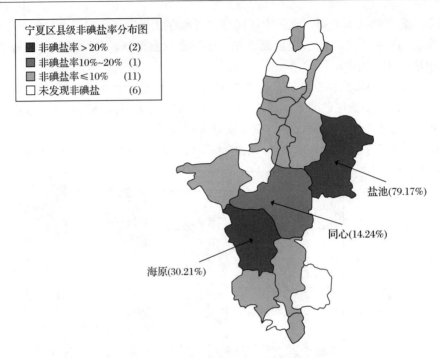

图 2 – 17　宁夏区县级非碘盐率分布（2001. 4—2002. 3）

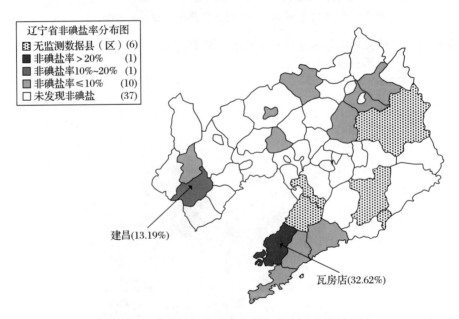

图 2 – 18　辽宁省县级非碘盐率分布（2001. 4—2002. 3）

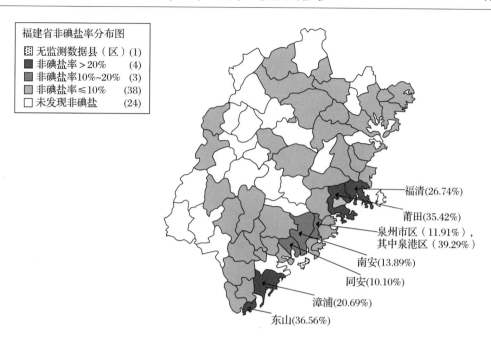

图 2－19　福建省县级非碘盐率分布（2001.4—2002.3）

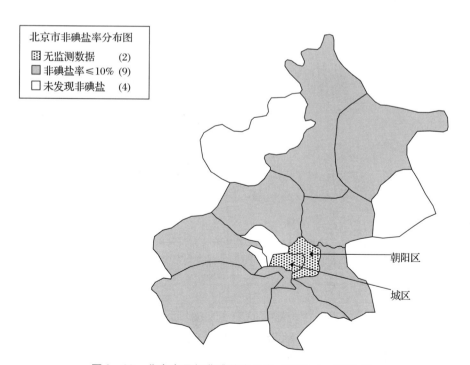

图 2－20　北京市县级非碘盐率分布（2001.4—2002.3）

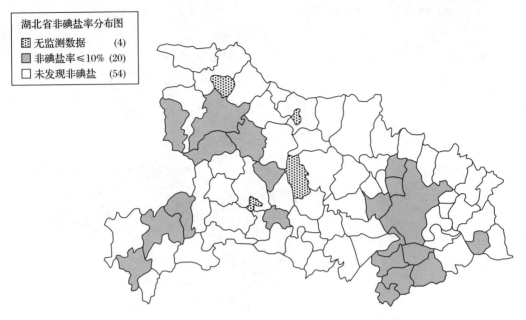

图 2 - 21　湖北省县级非碘盐率分布（2001.4—2002.3）

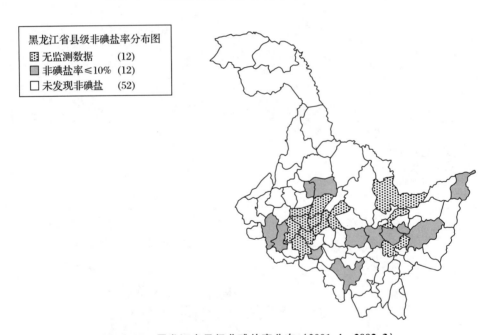

图 2 - 22　黑龙江省县级非碘盐率分布（2001.4—2002.3）

四、碘盐监测工作小结

1. 由于没有碘盐监测经费、部分省（区）的计算机设备落后、部分省（区）不重视等原因，全国仍有 7 个省（区）未向 NTTST 报送碘盐监测资料；在报送资料的 24 个省（区、市）中，仍有一部分省（区、市）未能建立起有效的碘盐日常监测体系，如江西、山东、甘肃、青海等。

2. 各省（区、市）没有建立起有效的监测信息反馈、利用的机制。根据调查，许多省（区）、市（区）在发现非碘盐时很少进行追踪调查，卫生部门将监测结果报送给盐业部门之后，得不到盐业部门的反馈信息。卫生和盐业部门之间需要加强合作，利用碘盐监测资料，及时处理发现的非碘盐和碘盐质量问题。

3. 通过一年多的试行，试行方案已经得到各省（区、市）的认可，仅在一些细节问题上需要进一步完善。

4. 在试行方案的过程中，湖北、重庆对居民食用盐的抽样方法作了部分调整，这些变动是否科学、合理尚需探讨，以便为试行方案的修改完善作好准备。

卫生部消除碘缺乏病国际合作项目技术指导中心

第六节　2001—2002 年全国碘盐日常监测报告

一、简单回顾

1. 1996 年，在卫生部的领导下，NTTST 多次组织国内外专家进行讨论和论证，设计我国碘盐日常监测系统，并委托中国预防医学科学院信息中心编制监测软件。同时，UNICEF/UNIDO 为我国各级碘缺乏病专业机构提供了计算机等必要的硬件设备。

2. 由于原监测方案监测频率高、批质量保证抽样法（LQAS 法）提供的监测信息量少，各地执行困难等原因，2000 年，在卫生部的领导下，NTTST 起草了《全国碘盐监测方案讨论稿》，组织专家进行讨论和论证，聘请相关人员编制新的配套软件，并在 2001 年初开展了《全国碘盐监测方案（试行）》及配套软件的省级培训工作。

3. 2001 年 3 月 26 日，卫生部下发了"卫办疾控发〔2001〕49 号"文件，要求各省（区、市）卫生厅（局）按照《全国碘盐监测方案（试行）》组织实施碘盐监测工作。

一年多来，在卫生部和各级卫生行政部门的领导下、在各届碘缺乏病专家组的指导下以及各级碘缺乏病防治专业人员的共同努力下，碘盐日常监测工作在摸索中不断改进和发展。截至 2002 年底，大多数省（区、市）已经初步建立起以县级为单位的碘盐日常监测体系，并及时提供监测资料和信息，便于连续掌握各地的碘盐质量状况及变化情况，推动了我国持续消除碘缺乏病工作进程。

二、2001—2002 年全国碘盐日常监测工作进展

1. 省级碘盐监测工作进展　随着工作的不断开展，碘盐监测工作的覆盖面不断加大。2001 年底，全国共有 12 个省（区、市）未能按照试行方案的要求开展监测工作（图 2 - 23），但在各级卫生行政部门和专业机构的共同努力下，截至 2002 年底，全国还有 7 个省（区、市）没有报送过监测数据（图 2 - 24），分别是天津、山西、浙江、江西、四川、西藏、新疆。其中天津、山西、江西 3 省已于 2001 年顺利开展碘盐监测工作，但在 2002 年度一直未能报送碘盐监测数据。

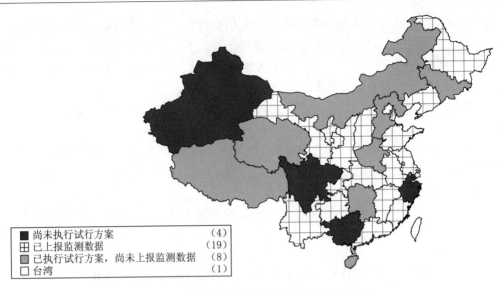

■ 尚未执行试行方案	（4）
⊞ 已上报监测数据	（19）
▨ 已执行试行方案，尚未上报监测数据	（8）
□ 台湾	（1）

图 2 - 23　全国碘盐监测情况（2001. 4—2002. 9）

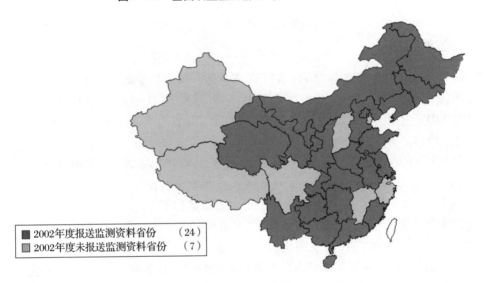

| ■ 2002年度报送监测资料省份 | （24） |
| ▨ 2002年度未报送监测资料省份 | （7） |

图 2 - 24　全国碘盐监测情况（2001. 4—2002. 9）

2. 县级碘盐监测工作进展　截至 2001 年 11 月底（第二、三季度），全国只有 699 个县（区、市）执行了试行方案，占所有应开展监测县的 27% 左右。

2001 年第四季度到 2002 年第三季度，全国有 1622 个县（市、区、旗）报送了监测数据，占所有应开展监测县约 64%。其中有 665 个县完成了全年监测工作量（监测 288 份居民户盐样），占报送资料县数的 41%（图 2 - 25）。

3. 修改和完善碘盐监测软件　由于软件在实际使用中发现了不少问题，NTTST 于 2001 年 9 月初组织软件开发者以及部分省（区、市）碘缺乏病专业人员，对软件进行了集中修改，编制出软件升级程序和使用说明，并及时通知各省（区、市）对碘盐监测软件进行升级。升级后的软件在稳定性、操作简便性等方面有了很大提高，大大减少了计算机操作人员的数据录入量，增强了该软件的实用性。

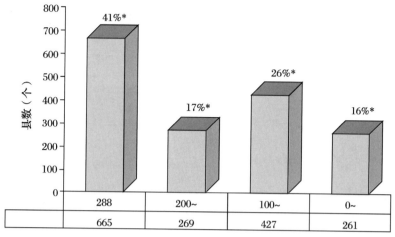

图 2-25　各县完成全年监测工作情况（2001.4—2002.9）

* 完成全年不同工作量的县占全部监测县的百分比

2001 年 3 月—2002 年 12 月，NTTST 先后多次针对软件使用中发现的问题，组织软件编程人员进行修改和完善，并把修改后的软件挂在 www.cnidd.org 网站上，及时通知各省（区、市）进行升级，基本做到发现问题及时修改软件。

三、2001—2002 年碘盐监测资料初步分析

1. 居民户碘盐监测资料初步分析　2002 年度，全国共检测居民食用盐样 354 672 份，检出非碘盐 6451 份，不合格碘盐 11 070 份。非碘盐率 2.14 %、碘盐覆盖率 97.86%、碘盐合格率 96.62 %、合格碘盐食用率 94.67 %。盐碘中位数为 31.1 mg/kg（表 2-26，图 2-26）。

表 2-26　各省（区、市）居民户碘盐监测结果汇总（2001.4—2002.9）

序号	省（区、市）	检测份数（份）	盐碘中位数（mg/kg）	不合格碘盐份数（份）	非碘盐份数（份）	非碘盐率（%）	碘盐合格率（%）	合格碘盐率（%）
1	北京	3 552	32.0	234	319	7.94	93.64	87.16
2	河北	45 296	30.7	1 035	152	0.4	97.4	97.04
3	内蒙古	12 680	32.0	196	26	0.29	98.04	97.76
4	辽宁	18 237	32.0	510	209	1.16	97.12	96.03
5	吉林	15 842	32.6	58	3	0.01	99.6	99.58
6	黑龙江	26 525	33.9	468	74	0.3	98.05	97.77
7	上海	4 711	32.0	152	248	5.06	96.97	92.08
8	江苏	18 073	31.53	405	286	1.16	97.12	96.03
9	安徽	22 010	29.85	378	36	0.2	98.53	98.34
10	福建	22 970	32.0	423	778	6.39	97.62	91.53

序号	省 （区、市）	检测 份数 （份）	盐碘 中位数 （mg/kg）	不合格碘 盐份数 （份）	非碘盐 份数 （份）	非碘 盐率 （%）	碘盐合 格率 （%）	合格碘 盐率 （%）
11	山东	11 663	29. 2	338	297	2. 24	96. 84	94. 76
12	河南	25 074	30. 8	543	71	0. 33	97. 71	97. 46
13	湖北	18 647	29. 4	865	35	0. 21	96. 19	95. 99
14	湖南	11 885	32. 0	365	10	0. 09	97. 54	97. 46
15	广东	18 988	31. 7	625	724	6. 03	95. 93	90. 27
16	广西	7 043	34. 0	285	151	1. 68	95. 6	94. 11
17	海南	1 722	27. 0	169	403	23. 45	83. 03	63. 37
18	重庆	14 309	31. 5	1 214	494	4. 33	91. 19	87. 56
19	贵州	8 153	32. 3	499	50	1. 03	92. 7	91. 82
20	云南	7 870	32. 1	522	414	6. 08	91. 58	86. 71
21	陕西	16 545	29. 6	855	232	1. 27	94. 86	93. 72
22	甘肃	18 778	30. 6	734	1 072	4. 32	95. 52	91. 48
23	青海	803	29. 6	52	97	12. 12	95. 9	84. 14
24	宁夏	3 296	29. 2	145	270	7. 78	94. 19	87. 59
	合计	354 672	31. 1	11 070	6 451	2. 14	96. 62	94. 67

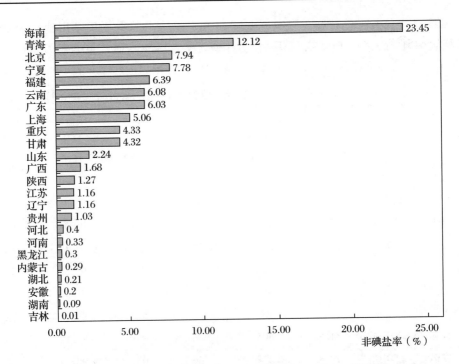

图 2 - 26　各省（区、市）居民户非碘盐率（2001. 4—2002. 9）

　　监测结果显示，在省级水平上，海南省非碘盐率达 23.45%、青海省达 12.12%，其余 22 个省（区、市）非碘盐率均 <10%，有 16 个省（区、市）非碘盐率 <5%（图 2−26）。

　　除海南居民户碘盐合格率为 83.03% 外，各省（区、市）碘盐合格率均 >90%，（图 2−27）。有 6 个省（区、市）居民户合格碘盐食用率 <90%，分别是北京 87.16%、海南 63.37%、重庆 87.56%、云南 86.71%、青海 84.14%、宁夏 87.59%（图 2−28）。

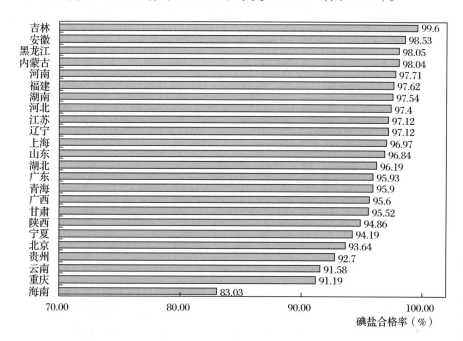

图 2−27　各省（区、市）居民户碘盐合格率（2001.4—2002.9）

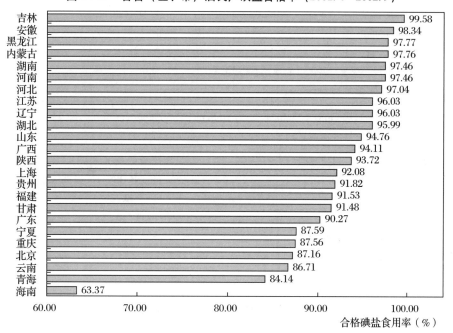

图 2−28　各省（区、市）居民户合格碘盐食用率（2001.4—2002.9）

　　监测资料的汇总结果显示，海南省居民户非碘盐和碘盐质量问题比较突出。有 10 个省（区）居民户碘盐状况较好，分别是河北、内蒙古、辽宁、吉林、黑龙江、江苏、安徽、河南、湖北、湖南，值得注意的是，在非碘盐问题控制很好的情况下，这些省份的居民户碘盐质量问题已经超过非碘盐问题，成为影响碘盐状况的主要因素。

　　县级监测结果显示，全国有 6 个省（区）所有监测县的非碘盐率在 10% 以下，分别是内蒙古、吉林、黑龙江、安徽、湖北、湖南；其他省（区、市）发现了部分非碘盐率较高的县（市、区、旗）具体结果见表 2 - 27）及本节后附表（表 2 - 28）。

表 2 - 27　非碘盐率 > 10% 的县（市、区、旗）（2001.4—2002.9）

分组	省（区、市）	非碘盐率 > 10%，< 20% 的县（市、区、旗）	非碘盐率 > 20% 的县（市、区、旗）	县数
2000 年已实现消除 IDD 阶段目标的省（区、市）	北京	丰台区（18.06%）、门头沟区（13.89%）	大兴区（25%）、怀柔区（23.44%）	4
	上海	静安区（11.81%）、闵行区（10.76%）		2
	河北	唐海县（11.61%）、河间市（12.27%）		2
	河南	叶县（18.75%）		1
	山东	即墨市（19.5%）、寿光市（13.84%）、威海环翠区（18.4%）和文登市（12.89%）		4
	江苏		赣榆县（28.22%）	1
	广东	广州的番禺区（11.72%）和天河区（17.57%），汕头市的潮阳区（12.5%）、龙湖区（12.05%），佛山市的顺德市（14.75%），汕尾市的海丰县（10.42%），潮州市的饶平县（12.5%），湛江市的遂溪县（14.8%）	广州的白云区（21.25%）、揭阳市的惠来县（89.06%）、普宁市（37.1%），惠州市的惠东县（31.25%）	12
	广西	东兴市（18.06%）		1
2000 年基本实现消除 IDD 阶段目标的省（区、市）	辽宁	大连旅顺口区（13.02%），朝阳市的喀喇沁县（16.41%）	葫芦岛市的建昌县（20.09%）	3
	福建	涵江县（11.11%）、东山县（13.59%）、	福清县（36.81%）、莆田县（46.18%），泉州泉港区（40.63%）、漳浦县（41.33%）	6
	陕西	洛南县（11.98%）	华县（22.92%）	2
	云南	县级资料不全		
	贵州	兴义市（12.5%）		1
	宁夏	海原县（15.63%）、泾源县（12.5%）、西吉县（13.19%）	盐池县（79.17%）	4

分组	省 （区、市）	非碘盐率 > 10%，< 20% 的 县（市、区、旗）	非碘盐率 > 20% 的 县（市、区、旗）	县数
2000 年未实现消除 IDD 阶段目标的省（区、市）	海南	万宁县（14.58%）、安定县（12.18%）、儋州市（17.71%）、	三亚市（46.75%）、临高县（60.94%）、陵水县（63.54%）、保亭县（27.6%）	7
	重庆	涪陵区（40.31%）、丰都县（49.66%）		2
	青海	湟源县（18.52%）、民和县（10.71%）、平安县（10.71%）		3
	甘肃	兰州红古区（11.11%）、西固区（12.5%），景泰县（17.19%）、金塔县（12.85%）、民勤县（11.81%）、广河县（19.1%）、积石山县（14.45%）、康乐县（14.29%）、临夏县（14.24%）	敦煌市（23.7%）、民乐县（22.57%）、古浪县（25.94%）、天祝县（27.78%）、和政县（23.2%）	14
合计	18			69

2. 加工、分装、批发企业碘盐监测资料初步分析　共检测了 1430 个加工、分装、批发企业的盐样 11 771 批，批质量合格率 96.41%。

共检测 100 245 份盐样，其中 < 20 mg/kg 的盐样 415 份，> 50 mg/kg 的盐样 1140 份

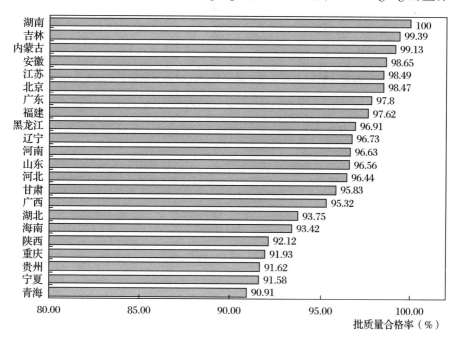

图 2 - 29　各省（区、市）生产层次批质量合格率（2001. 4—2002. 9）

（最大 160.9 mg/kg），不合格盐样占 1.55%。

各省（区、市）2002 年度加工层次批质量合格率均 >90%（图 2 - 29）。各季度加工层次碘盐监测结果详见本节后附表（表 2 - 29）。

在检测的 11 771 批盐样中，有 33.7% 批变异系数 <5%；69.5% 批 <10%；90% 批 <16.2%；95.9% 批 <21.4%；99.6% 批 <38.6%。监测结果显示，到 2002 年 12 月有近 70% 的碘盐生产能够将均匀度控制在 7 mg/kg 左右，90% 的碘盐生产能够将均匀度控制在 11 mg/kg 左右。

3. 碘盐日常监测与第四次流行病学调查碘盐监测结果比较

（1）碘盐覆盖率比较：比较结果显示，不同监测反映居民户碘盐覆盖状况基本一致，除海南省非碘盐问题较突出外，其余各省碘盐覆盖率均 >90%。其中有部分省（区、市）两种监测数据非常接近（图 2 - 30）。

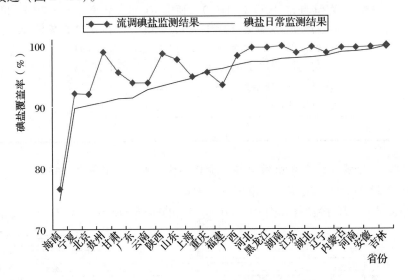

图 2 - 30　日常监测与第四次 IDD 流调结果比较（碘盐覆盖率）（2001. 4—2002. 9）

（2）合格碘盐食用率比较：比较结果显示，两种监测均表明海南省居民户合格碘盐食用率较低，云南省两种监测结果相差较大。大部分省（区、市）两种监测结果有一定差距（图 2 - 31）。

四、存在问题及建议

1. 一些省（区、市）不能开展监测工作，原因主要是没有监测经费，但还不是唯一的原因，有的省（区、市）对监测工作重视和理解程度不够也是一个很重要的原因。

2. 不能及时上报结果。碘盐监测要求按季度报送结果，但能够按时上报的只有近 1/3 的省（区、市）。

3. 监测资料的可靠性：有许多因素影响监测资料的可靠性，如经费的问题、现场抽样的问题等。

4. 资料的反馈和利用：从国家的角度，由于监测结果的拖报影响了及时汇总和反馈；从各省、县角度，资料反馈和利用普遍不够。

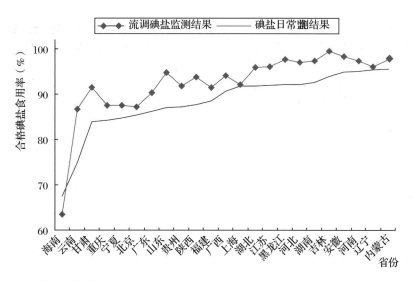

图 2 – 31　日常监测与第四次 IDD 流调结果比较（合格碘盐食用率）（2001. 4—2002. 9）

5. 多年来监测数据在一些省确实起到了促进作用，但尚没有能够充分发挥应有的决策依据作用。

表 2 - 28　各省(区、市)居民户碘盐监测结果汇总(2001. 4—2002. 9)

序号	省(区、市)	所辖县数(个)	报送数据县数(个)	288份盐样县数(个)	<288,>200份盐样县数(个)	<200,>100份盐样县数(个)	<100份盐样县数(个)	监测份数(份)	盐碘中位数(mg/kg)	不合格碘盐份数(份)	非碘盐份数(份)	非碘盐率(%)	碘盐合格率(%)	合格碘盐率(%)
1	北京	18	13	12	0	1	0	3 552	32.0	234	319	7.94	93.64	87.16
2	河北	—	163	133	13	11	6	45 296	30.7	1 035	152	0.40	97.40	97.04
3	内蒙古	—	67	14	17	26	10	12 680	32.0	196	26	0.29	98.04	97.76
4	辽宁	101	87	18	35	28	6	18 237	32.0	510	209	1.16	97.12	96.03
5	吉林	—	60	37	20	3	0	15 842	32.6	58	3	0.01	99.60	99.58
6	黑龙江	137	101	62	12	23	4	26 525	33.9	468	74	0.30	98.05	97.77
7	上海	19	18	10	5	3	0	4 711	32.0	152	248	5.06	96.97	92.08
8	江苏	111	88	12	31	25	20	18 073	31.5	405	286	1.16	97.12	96.03
9	安徽	106	100	58	9	8	25	22 010	29.8	378	36	0.20	98.53	98.34
10	福建	86	85	64	8	11	2	22 970	32.0	423	778	6.39	97.62	91.53
11	山东	139	70	14	15	20	21	11 663	29.2	338	297	2.24	96.84	94.76
12	河南	—	118	38	3	60	17	25 074	30.8	543	71	0.33	97.71	97.46
13	湖北	85	77	42	15	18	2	18 647	29.4	865	35	0.21	96.19	95.99
14	湖南	—	79	5	9	40	25	11 885	32.0	365	10	0.09	97.54	97.46
15	广东	122	103	23	26	27	27	18 988	31.7	625	724	6.03	95.93	90.27
16	广西	—	37	12	8	7	10	7 043	34.0	285	151	1.68	95.60	94.11
17	海南	—	10	1	1	5	3	1 722	27.0	169	403	23.45	83.03	63.37
18	重庆	40	40	35	5	0	0	14 309	31.5	1 214	494	4.33	91.19	87.56
19	贵州	87	54	5	6	24	19	8 153	32.3	499	50	1.03	92.70	91.82

一:无数据

序号	省(区,市)	所辖县数(个)	报送数据县数(个)	288份盐样县数(个)	<288,>200份盐样县数(个)	<200,>100份盐样县数(个)	<100份盐样县数(个)	监测份数(份)	盐碘中位数(mg/kg)	不合格碘盐份数(份)	非碘盐份数(份)	非碘盐率(%)	碘盐合格率(%)	合格碘盐率(%)
20	云南	128	61	0	3	28	30	7 870	32.1	522	414	6.08	91.58	86.71
21	陕西	107	93	20	8	45	20	16 545	29.6	855	232	1.27	94.86	93.72
22	甘肃	86	77	44	15	7	11	18 778	30.6	734	1 072	4.32	95.52	91.48
23	青海	—	6	0	2	1	3	803	29.6	52	97	12.12	95.9	84.14
24	宁夏	24	15	6	3	6	0	3 296	29.2	145	270	7.78	94.19	87.59
	合计		1 622	665	269	427	261	354 672	31.15	11 070	6 451	2.14	96.62	94.67

表 2 - 29 各省(市、区)加工、分装、批发企业碘盐监测结果汇总(2001.4—2002.12)

序号	省(市,区)	监测企业数(个)	第一季度			第二季度			第三季度			第四季度			合计		
			监测批数(批)	合格批数(批)	批质量合格率(%)	监测批数(批)	合格批数(批)	批质量合格率(%)	监测批数(批)	合格批数(批)	批质量合格率(%)	监测批数(批)	合格批数(批)	批质量合格率(%)	监测批数(批)	合格批数(批)	批质量合格率(%)
1	北京	12	32	32	100.00	33	31	93.94	33	33	100.00	33	33	100.00	131	129	98.47
2	河北	169	352	341	96.88	409	390	95.35	449	433	96.44	419	407	97.14	1 629	1 571	96.44
3	内蒙古	67	76	76	100.00	49	49	100.00	85	83	97.65	19	19	100.00	229	227	99.13
4	辽宁	72	199	194	97.49	220	215	97.73	228	217	95.18	148	143	96.62	795	769	96.73
5	吉林	76	186	185	99.46	167	166	99.40	196	196	100.00	275	272	98.91	824	819	99.39
6	黑龙江	111	305	296	97.05	254	242	95.28	233	223	95.71	309	306	99.03	1 101	1 067	96.91
7	上海	0	0	0	0	0	0	0	0	0	0	0	0	0	0	0	0

续表 2－29

序号	省(市、区)	监测企业数(个)	第一季度			第二季度			第三季度			第四季度			合计		
			监测批数(批)	合格批数(批)	批质量合格率(%)	监测批数(批)	合格批数(批)	批质量合格率(%)	监测批数(批)	合格批数(批)	批质量合格率(%)	监测批数(批)	合格批数(批)	批质量合格率(%)	监测批数(批)	合格批数(批)	批质量合格率(%)
8	江苏	81	95	92	96.84	195	192	98.46	273	270	98.9	234	231	98.72	797	785	98.49
9	安徽	114	282	276	97.87	272	268	98.53	239	237	99.16	94	94	100.00	887	875	98.65
10	福建	26	64	61	95.31	77	76	98.70	75	74	98.67	78	76	97.44	294	287	97.62
11	山东	92	84	81	96.43	105	102	97.14	112	106	94.64	135	132	97.78	436	421	96.56
12	河南	123	150	141	94.00	227	215	94.71	261	257	98.47	222	218	98.2	860	831	96.63
13	湖北	21	43	42	97.67	36	35	97.22	33	27	81.82	32	31	96.88	144	135	93.75
14	湖南	2	6	6	100.00	6	6	100.00	5	5	100.00	5	5	100.00	22	22	100.00
15	广东	62	135	130	96.30	138	136	98.55	124	123	99.19	102	99	97.06	499	488	97.80
16	广西	46	44	43	97.73	69	64	92.75	71	70	98.59	51	47	92.16	235	224	95.32
17	海南	19	40	38	95.00	36	33	91.67	0	0	0	0	0	0	76	71	93.42
18	重庆	39	115	102	88.70	121	109	90.08	117	110	94.02	118	112	94.92	471	433	91.93
19	贵州	72	159	147	92.45	124	112	90.32	53	48	90.57	46	43	93.48	382	350	91.62
20	云南	0	0	0	0.00	0	0	0.00	0	0	0.00	0	0	0.00	0	0	0.00
21	陕西	111	259	245	94.59	186	166	89.25	132	121	91.67	197	181	91.88	774	713	92.12
22	甘肃	89	165	161	97.58	193	182	94.30	370	352	95.14	351	339	96.58	1 079	1 034	95.83
23	青海	4	3	2	66.67	0	0	0	1	1	100.00	7	7	100.00	11	10	90.91
24	宁夏	22	15	11	73.33	27	25	92.59	27	25	92.59	26	26	100.00	95	87	91.58
合计		1 430	2 809	2 702	96.19	2 944	2 814	95.58	3 117	3 011	96.60	2 901	2 821	97.24	11 771	11 348	96.41

第七节　2004 年全国碘盐监测报告

一、概述

2004 年，卫生部组织有关专家对 2001 年制定的《全国碘盐监测方案（试行）》进行了修订。卫生部办公厅于 2004 年 1 月 19 日下发了"卫办疾控发〔2004〕8 号"文件。新的《全国碘盐监测方案》（以下简称《方案》）遵循因地制宜、分类指导的原则，更加具有科学性和可操作性。为了适应新的监测《方案》，卫生部消除碘缺乏病国际合作项目技术指导中心（NTTST）聘请相关人员对原有的全国碘盐监测信息系统软件进行了修改，增加了功能，简化了操作。2004 年年初，NTTST 组织开展了对新的《全国碘盐监测方案》和配套软件的省级培训工作，以便于各省（区、市）能够更好地完成本年的碘盐监测工作。各省、自治区、直辖市根据"卫办疾控发〔2004〕8 号"文件的精神，结合各地的具体情况制定和上报了各自的碘盐监测实施方案。

在卫生部和各级卫生行政部门的领导下，在碘缺乏病专家组的指导下，通过各级碘缺乏病防治专业人员的共同努力，绝大多数省（自治区、直辖市）的监测工作组织有序、进展顺利。大多数的县能够认真执行各省（区、市）制定的实施方案，正确使用碘盐监测的系统软件上报监测资料。通过本次监测，加强了全国县级碘盐日常监测体系，监测所获得的资料和信息为连续掌握各地的碘盐质量情况及变化情况提供了依据，为今后持续消除碘缺乏病工作奠定了基础。

二、碘盐监测软件修改情况

为了适应新《方案》的需要，NTTST 于 2004 年 2 月组织软件开发者和部分省（区、市）碘缺乏病专业人员，对软件进行了修改，并把修改后的软件挂在 www.cnidd.org 网站上。同时，针对修改后的软件，NTTST 组织了全国的省级培训工作。在 2004 年的工作中，该软件运行正常，基本满足新方案的要求，在稳定性和实用性上也有所提高。在 2004 年上报数据的省（区、市）中，除西藏没有使用软件外，其余各省（区、市）均用软件通过网络上报了数据。

三、全国碘盐监测工作完成情况

从全国水平上来看，截至 2004 年 9 月底，29 个省（区、市）上报了 2004 年 1—6 月生产层次的碘盐监测数据；30 个省（区、市）上报了居民户层次的监测数据。新疆没有按时开展以上两个层次的碘盐监测工作，西藏只进行了居民户碘盐监测。

1. *生产层次碘盐监测工作完成情况*　全国除新疆和西藏外共有 1826 家生产、批发、加工企业，2004 年实际监测了除新疆和西藏外的 29 个省（区、市）的 1604 家企业，占所有生产层次企业总数的 87.84%。各省监测及上报详细情况见本节后附表（表 2 - 30）。

2. *居民户层次碘盐监测工作完成情况*　全国共有 2736 个县，2004 年除新疆外 30 个省（区、市）的 2328 个县上报了居民层次的监测数据，占全国总县数的 85.09%。其中有

1667 个县按照《方案》要求完成了居民层次的采样量（每县监测不少于 288 份居民户盐样），占上报县的 71.61%（图 2 - 32）。

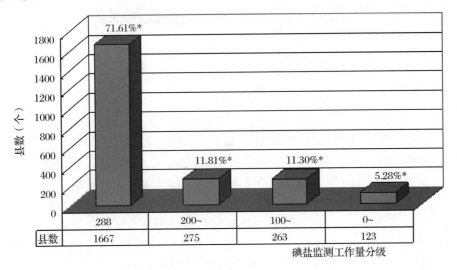

图 2 - 32　全国县级碘盐监测工作完成情况（2004.1—6）

＊ 完成全国不同工作量的县占全部监测县的百分比

（1）居民户碘盐监测资料上报情况：《方案》规定：除省级卫生行政部门确定的高碘地区外，所有的县（市、区、旗）都要开展碘盐监测工作。本次统计中剔除了 56 个高碘县（山东 40 个，山西 9 个、河北 7 个，其他省未报）。根据各省实际开展并上报碘盐监测数据的县数和应开展碘盐监测县总数计算上报率详见本节后附表（表 2 - 31）。

① 上报率达 100% 的有 10 个省（区、市），分别是天津、吉林、上海、安徽、福建、湖南、海南、重庆、青海和宁夏。

② 上报率未达到 100%，但超过 90% 的有 9 个省（区），分别是河北、内蒙古、辽宁、山东、湖北、广东、贵州、云南和甘肃。

③ 上报率为 60% ~90% 的有 10 个省（区、市），分别是北京、山西、黑龙江、江苏、浙江、江西、河南、广西、四川和陕西。

④ 上报率不足 60% 的只有西藏自治区。

⑤ 因本次汇总的是 2004 年上半年资料，浙江省按照本省的实施方案，一部分市（区、县）居民层次的碘盐监测安排在下半年，故汇总表中浙江省的目前上报率偏低。

（2）居民户碘盐监测采样量情况：《方案》规定：每个县居民户总样本量不低于 288份。各县（市、区、旗）完成 288 份（或以上）居民户盐样监测的县占实际上报数据县的比例见本节后附表（表 2 - 31）。

① 上海市所有上报监测数据的县的采样量均达到了 288 份（或以上）。

② 完成 288 份（或以上）居民户盐样监测的县占实际上报数据县的比例 >90% 的有：河北、广西、贵州、陕西 4 个省（区）。

③ 该比例为 80% ~90% 的有：北京、天津、内蒙古、辽宁、吉林、浙江、江西、广东、云南、重庆和宁夏 11 个省（区、市）。

④ 该比例为 60% ~80% 的有：山西、黑龙江、江苏、山东、河南、湖南、海南、四川、甘肃和青海 10 省。

⑤ 该比例＜60％的有：安徽、福建、湖北和西藏4个省（区）。

⑥ 安徽、福建、湖北、西藏、浙江和重庆（部分县）按照各自的实施方案，将全年居民层次的监测任务分为2～4次完成，2004年9月只上报了半年（或两个季度）的数据，因而在该项指标上数字偏低。

四、全国碘盐监测结果分析

1. 生产层次碘盐监测结果分析　全国共检测盐样7443批，合格7249批，批质量合格率为97.39％。全国共检测66 915份盐样，均值32.16 mg/kg，标准差为6.14 mg/kg，变异系数为19.09％。其中不合格碘盐570份，占总盐样的0.85％；非碘盐87份，占总盐样的0.13％。

各省（区、市）生产层次的批质量合格率和加工均匀程度见本节后附表（表2－32）。除四川省（1—6月）为82.35％，青海省（1—6月）为88.33％外，其余各省（除去西藏和新疆）批质量合格率均＞90％。变异系数＞20％的有四川省和青海省。其余各省（除西藏和新疆）均在10％以上，20％以下。

2. 居民户层次碘盐监测结果分析

（1）全国居民户层次碘盐监测合格情况：全国共检测居民食用盐样615 291份，盐碘中位数为30.45 mg/kg。检出非碘盐20 592份，不合格碘盐21 803份。非碘盐率3.09％、碘盐覆盖率96.91％、碘盐合格率96.45％、合格碘盐食用率93.47％。

各省（区、市）监测结果详见本节后附表（表2－33）。居民户碘盐合格率除海南为88.80％、四川省为89.99％外，其余各省（区、市）碘盐合格率均＞90％（图2－33）。有7个省（区、市）居民户合格碘盐食用率＜90％，分别是西藏62.81％、海南70.02％、北京77.76％、青海78.34％、广东83.23％、四川86.88％、浙江89.24％（图2－34）。

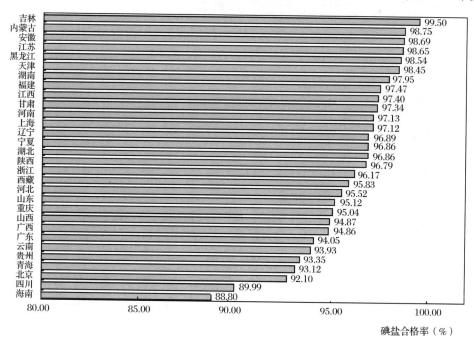

图2－33　各省（区、市）居民户碘盐合格率（2004.1—6）

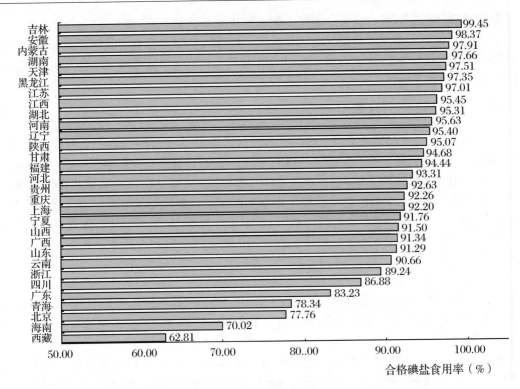

图 2 - 34　各省（区、市）居民户合格碘盐食用率（2004. 1—6）

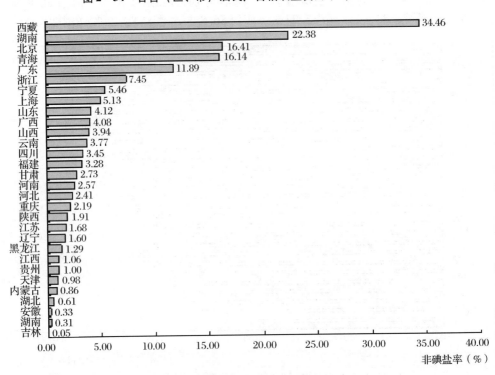

图 2 - 35　各省（区、市）居民户非碘盐率（2004. 1—6）

（2）各省（区、市）非碘盐率情况：监测结果显示，在省级水平上，西藏自治区（监测了39个县）非碘盐率达34.46%、海南省达22.38%、北京市达16.41%、青海省达16.14%、广东省达11.89%，其余25个省（区、市）非碘盐率均<10%，其中22个省（区、市）非碘盐率<5%（图2-35）。北京、广东、山东、青海、海南非碘盐情况详见图2-36~图2-40。

以县为单位统计结果显示，全国有3个省所有监测县的非碘盐率在10%以下，分别是吉林、安徽、湖南；其他省份发现了部分非碘盐率较高的县（市、区、旗），见本节后附表（表2-34~表2-36）。其中一部分省的非碘盐问题由来已久，一直是近几年来干预的重点省，如青海、西藏、海南、甘肃等西部和沿海省份；一部分省在2002年全国监测中已经发现一些县存在非碘盐冲击，本次监测发现问题更加严重，如北京、广东、云南等省（区、市）；还有一些已经实现消除碘缺乏病目标的省，本次监测发现居民食用碘盐合格率下滑，非碘盐冲销比较严重，如山东省。

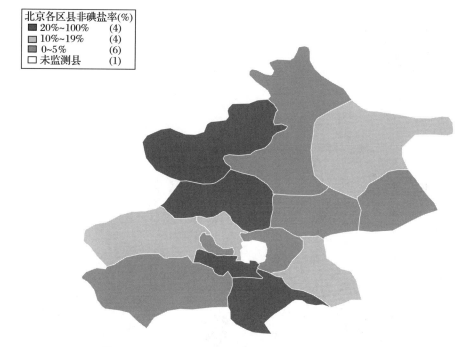

图2-36　北京市各县、区非碘盐情况（2004.1—6）

（3）与"2010年95%的县达到消除碘缺乏病标准"目标的差距：根据我国消除碘缺乏病工作规划，到2010年95%的县要达到消除碘缺乏病标准，其中居民合格碘盐食用率达到90%以上是一项重要而艰巨的指标。从2004年的监测来看，共监测了2328个县，有1872个县居民合格碘盐食用率达到了90%以上，占实际监测县数的80.41%。在居民合格碘盐食用率一项指标上达到"95%的县实现消除碘缺乏病标准"的省有4个，分别是吉林、黑龙江、安徽和湖南。接近实现这一目标（90%的县达到实现消除碘缺乏病标准）的省（区、市）有4个，分别是天津、内蒙古、江苏、河南。达到这一标准的比率不足70%的省（区、市）有北京、上海、广东、海南、四川、西藏和青海。

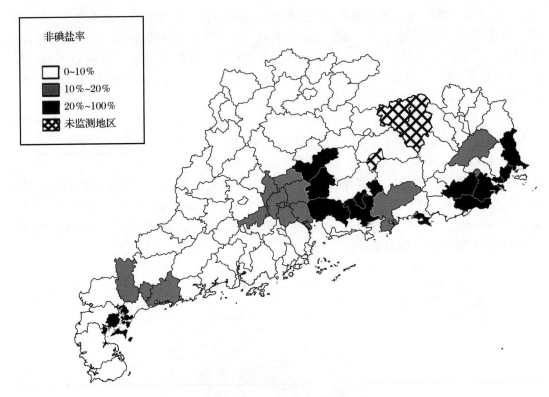

图 2 – 37　广东省各县、市非碘盐情况（2004.1—6）

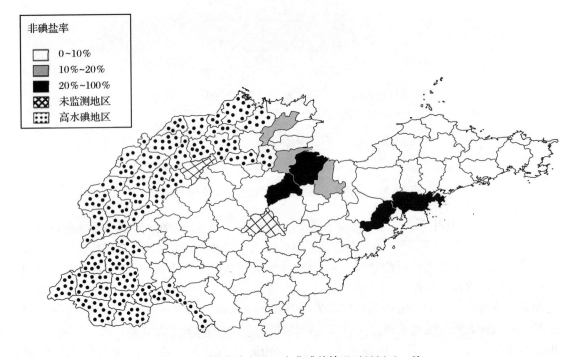

图 2 – 38　山东省各县、市非碘盐情况（2004.1—6）

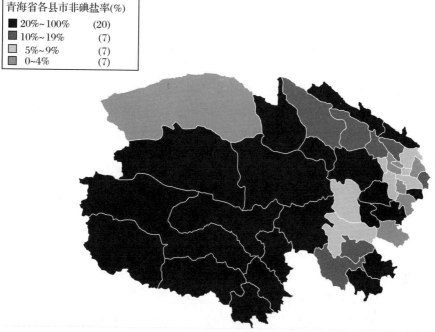

图 2 –39 青海省各县、市非碘盐情况（2004.1—6）

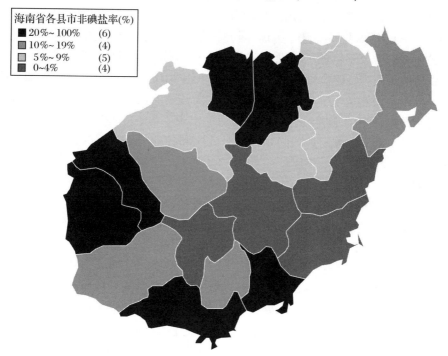

图 2 –40 海南省各县、市非碘盐情况（2004.1—6）

五、成绩、存在的问题及建议

1. 成绩

（1）领导重视，协调和支持力度大：在卫生部的领导和协调下，各级卫生行政部门对碘盐监测给予了高度重视，有 26 个省（区、市）卫生厅或疾病控制中心发文布置了监测工作，其中浙江和天津由省卫生厅（局）和省盐务局共同发文，协调两个部门做好碘盐监测工作。各级领导的重视和协调保证了监测工作的顺利完成。

（2）省级专业机构在《方案》的实施中发挥了重要作用：多数省级专业部门开展了培训和监测技术指导工作，强调了现场和实验室质量控制，能够经常与县级单位沟通，了解监测进展情况和存在的问题，及时采取措施解决，为监测工作提供了有力的技术支持。

（3）监测覆盖面积增大：本次监测覆盖了全国 1604 个加工、批发企业，2328 个县的居民户，达到了历年最高水平。居民户的监测覆盖面积由 2002 年的 57% 上升到 85%，监测辐射面积的增加更容易发现问题，也使得在全国和省级水平上评价碘盐干预现状更具代表性。

（4）监测资料完整性和可靠性得到提升：在各级卫生行政主管部门和专业部门的努力下，有 30 个省（区、市）及时完成了碘盐监测，其中 19 个省（区、市）90% 以上的县上报了监测资料，大部分省（区、市）县级上报率超过了 70%。采样数量和质量明显提高，监测资料完整性和可靠性明显好于往年。

（5）监测结果对今后全国和各省消除碘缺乏病工作具有指导性：本次监测显示了经过各级政府和各部门多年的努力所取得的成绩，从省级水平看，目前全国有 23 个省居民合格碘盐食用率达到 90% 以上；但从县级水平上也发现了存在的问题：①目前全国还有 14.91% 的县未开展碘盐监测。在近 85% 的已开展碘盐监测的县中，只有 80.46% 的县居民合格碘盐食用率达到 90% 以上，距离 2010 年全国 95% 的县实现消除碘缺乏病目标相差约 15 个百分点（不包括未开展监测的县）。因此，在今后 6 年时间内达到 95% 的县消除碘缺乏病目标的任务是十分艰巨的；②西部省份与全国整体水平相比，仍然存在较大的差距，提高这些省份的居民合格碘盐食用率直接关系到全国 2010 年目标能否实现，加强西部省份碘缺乏病综合干预仍然是今后工作的重点；③本次监测还发现，部分已经达到消除碘缺乏病目标的省有数量较多的县居民合格碘盐食用率出现下滑；一些经济相对发达的省（市）非碘盐冲击严重。面对监测发现的问题，各级政府和各部门都应该深入分析并尽快制定相应的对策。

2. 存在的问题

（1）领导协调和经费支持：碘盐监测缺乏必要的经费支持仍然是普遍存在的问题，常规经费的缺乏会直接影响到这项工作的可持续性；另外少数省对这项工作重视和协调不够，没能按时完成监测工作。

（2）资料的反馈和利用：尽管多数省（区、市）已经认识到监测资料反馈和利用的重要性，但在具体工作中还存在反馈不及时、与盐业部门沟通不够、给行政主管部门的参谋作用不到位等问题，使监测发现的问题没有得到上级部门的足够重视，从而缺乏相应的跟进措施。一些省、市、县监测结果的拖报，也在一定程度上影响了各级资料的汇总和反馈。

（3）培训和质量控制：少数省（区、市）对监测方案没有做及时的培训和工作部署，影响了监测的进度；一些省（区、市）虽然开展了培训，但现场工作督导和质量控制监督评价还做的不够。

3. 建议

（1）各省（区、市）要认真深入分析本省（区、市）碘盐监测资料，客观评价已经取得的成绩，对于目前存在的问题，要研究原因和影响因素，提出工作方向和建议；各省

（区、市）要将监测结果上报政府和主管部门，通报各相关部门，尽快制定出针对性的策略和措施。

（2）碘盐监测是实现消除碘缺乏病目标并建立可持续性工作机制的重要工作内容之一，各省（区、市）应该把这项工作列入各级卫生部门的常规工作计划，并保证必要的常规经费的支持，以确保碘盐监测的长期有效开展。

（3）省级专业部门要按照国家碘盐监测方案和本省（区、市）实施细则，有重点的开展对下级专业人员的培训，并在今后的监测工作中加强对监测过程的督导和评估，不断提高本省（区、市）碘盐监测工作质量。

（4）各级卫生专业部门要充分利用监测资料，及时将监测结果反馈到上级行政主管部门、盐业和其他相关部门，以提高监测的时效性，真正发挥碘盐监测的作用。

（5）NTTST 将进一步加强与省级部门的信息沟通，改进碘盐监测的系统软件，完善软件的功能，更好地满足新《方案》的要求和今后工作的需要。

表 2 - 30　全国各省（区、市）生产层次碘盐监测数据上报情况（2004.1—6）

序号	省（区、市）	实际企业数（个）	监测企业数（个）	监测企业占实际企业数的比例（%）
1	北京	12	12	100.00
2	天津	10	10	100.00
3	河北	143	140	97.90
4	山西	15	12	80.00
5	内蒙古	120	92	76.67
6	辽宁	77	76	98.70
7	吉林	59	59	100.00
8	黑龙江	91	90	98.90
9	上海	4	4	100.00
10	江苏	89	82	92.13
11	浙江	75	73	97.33
12	安徽	86	86	100.00
13	福建	24	24	100.00
14	江西	73	58	79.45
15	山东	89	76	85.39
16	河南	132	117	88.64
17	湖北	96	76	79.17
18	湖南	2	2	100.00
19	广东	61	60	98.36
20	广西	67	49	73.14
21	海南	19	19	100.00
22	四川	148	64	43.24

序号	省份	实际企业数（个）	监测企业数（个）	监测企业占实际企业数的比例（%）
23	贵州	34	34	100.00
24	云南	27	26	96.30
25	西藏	—	—	—
26	重庆	38	38	100.00
27	陕西	95	86	90.53
28	甘肃	85	84	98.82
29	青海	36	36	100.00
30	宁夏	19	19	100.00
31	新疆	—	—	—
	合计	1 826	1 604	87.84

表 2 – 31　全国居民层次碘盐日常监测数据上报情况（2004.1—6）

序号	省（区、市）	应监测县数（个）	实际上报县数（个）	监测居民户盐样 ≥ 288 份的县数（个）	实际上报县占应监测县数的比例（%）	完成 288 份（或以上）居民户盐样监测的县占实际上报数据县的比例（%）
1	北京	18	14	12	77.78	85.71
2	天津	18	18	16	100.00	88.89
3	河北	166	165	154	99.40	93.33
4	山西	110	86	64	78.18	74.42
5	内蒙古	101	95	81	94.06	85.26
6	辽宁	100	99	88	99.00	88.89
7	吉林	60	60	53	100.00	88.33
8	黑龙江	134	111	79	82.84	71.17
9	上海	19	19	19	100.00	100.00
10	江苏	108	97	60	89.81	61.86
11	浙江	90	58	50	64.44	86.21
12	安徽	81	81	0	100.00	0.00
13	福建	83	83	0	100.00	0.00
14	江西	101	89	72	88.12	80.90
15	山东	99	97	68	97.98	70.10
16	河南	157	112	72	71.34	64.29
17	湖北	85	78	1	91.76	1.28

续表 2-31

序号	省 （区、市）	应监测县 数（个）	实际上报 县数（个）	监测居民 户盐样≥ 288份的县 数（个）	实际上报 县占应监 测县数的 比例（%）	完成288份（或以上）居 民户盐样监测的县占实际 上报数据县的比例（%）
18	湖南	114	114	90	100.00	78.95
19	广东	114	109	98	95.61	89.91
20	广西	92	80	75	86.96	93.75
21	海南	18	18	14	100.00	77.78
22	四川	181	123	86	67.96	69.92
23	贵州	87	86	84	98.85	97.67
24	云南	129	128	115	99.22	89.84
25	西藏	72	39	0	54.17	0.00
26	重庆	40	40	32	100.00	80.00
27	陕西	106	77	70	72.64	90.91
28	甘肃	87	85	65	97.70	76.47
29	青海	46	46	32	100.00	69.57
30	宁夏	21	21	17	100.00	80.95
31	新疆	99	—	—	—	—
	合计	2 736	2 328	1 667	85.09	71.61

表 2-32　各省（区、市）加工、分装、批发企业碘盐监测结果汇总（2004.1—6）

序号	省 （区、市）	监测企业 数（个）	检测批数 （批）	合格批数 （批）	批质量合 格率（%）	均数 （mg/Kg）	标准差 （mg/Kg）	变异系数 （%）
1	北京	12	34	33	97.06	32.16	6.14	19.09
2	天津	10	60	60	100.00	32.08	5.39	16.80
3	河北	140	724	715	98.76	34.74	6.14	17.64
4	山西	12	52	52	100.00	32.22	5.21	16.17
5	内蒙古	92	498	489	98.19	36.08	6.03	16.71
6	辽宁	76	572	553	96.68	34.33	6.39	18.61
7	吉林	59	282	280	99.29	33.62	5.14	15.29
8	黑龙江	90	632	613	96.99	34.83	6.47	18.58
9	上海	4	24	24	100.00	33.46	4.24	12.67
10	江苏	82	203	197	97.04	31.29	5.13	16.40
11	浙江	73	372	365	98.12	32.36	5.20	16.07

序号	省份	监测企业数（个）	检测批数（批）	合格批数（批）	批质量合格率（%）	均数（mg/Kg）	标准差（mg/Kg）	变异系数（%）
12	安徽	86	551	549	99.64	31.90	4.86	15.24
13	福建	24	141	141	100.00	32.58	4.10	12.58
14	江西	58	140	134	95.71	35.28	6.36	18.03
15	山东	76	213	202	94.84	32.89	6.33	19.25
16	河南	117	561	545	97.15	34.22	6.52	19.05
17	湖北	76	270	262	97.04	31.07	5.87	18.89
18	湖南	2	12	12	100.00	31.33	3.77	12.03
19	广东	60	246	238	96.75	32.39	5.62	17.35
20	广西	49	135	130	96.30	34.48	6.09	17.66
21	海南	19	87	80	91.95	36.27	6.95	19.16
22	四川	64	68	56	82.35	33.55	9.26	27.60
23	贵州	34	198	185	93.43	35.38	6.65	18.80
24	云南	26	106	100	94.34	34.16	6.21	18.18
25	西藏	—	—	—	—	—	—	—
26	重庆	38	240	239	99.58	33.23	4.67	14.05
27	陕西	86	418	414	99.04	33.48	6.52	19.47
28	甘肃	84	461	447	96.96	34.47	6.02	17.46
29	青海	36	60	53	88.33	32.91	7.79	23.67
30	宁夏	19	83	81	97.59	32.87	5.29	16.09
31	新疆	—	—	—	—	—	—	—
合计		1 604	7 443	7 249	97.39	32.16	6.14	19.09

表 2 - 33　居民户层次碘盐监测结果汇总（2004.1—6）

序号	省（区、市）	检测份数（份）	盐碘中位数（mg/kg）	不合格碘盐份数（份）	非碘盐份数（份）	非碘盐率（%）	碘盐合格率（%）	合格碘盐食用率（%）
1	北京	4 111	30.00	178	717	16.41	92.70	77.76
2	天津	5 166	30.45	93	75	0.98	98.45	97.51
3	河北	47 658	29.00	1 939	967	2.41	95.52	93.31
4	山西	23 704	30.50	995	856	3.94	94.87	91.50
5	内蒙古	28 362	31.70	485	244	0.86	98.75	97.91

序号	省（区、市）	检测份数（份）	盐碘中位数（mg/kg）	不合格碘盐份数（份）	非碘盐份数（份）	非碘盐率（%）	碘盐合格率（%）	合格碘盐食用率（%）
6	辽宁	29 974	30.90	820	373	1.60	96.89	95.40
7	吉林	16 795	31.72	89	9	0.05	99.50	99.45
8	黑龙江	29 476	31.70	297	200	1.29	98.54	97.35
9	上海	5 625	31.20	161	325	5.13	97.12	92.20
10	江苏	23 826	29.41	341	348	1.68	98.65	97.01
11	浙江	15 507	30.40	585	1 168	7.45	96.17	89.24
12	安徽	13 120	30.90	145	31	0.33	98.69	98.37
13	福建	10 521	30.70	206	288	3.28	97.47	94.44
14	江西	23 967	31.20	561	306	1.06	97.40	96.45
15	山东	27 363	30.10	1 138	1 229	4.12	95.12	91.29
16	河南	29 595	28.90	640	811	2.57	97.13	95.63
17	湖北	14 435	29.15	474	68	0.61	96.86	96.31
18	湖南	30 654	31.70	679	90	0.31	97.95	97.66
19	广东	31 225	29.00	1 348	2 422	11.89	94.05	83.23
20	广西	23 068	32.70	967	770	4.08	94.86	91.34
21	海南	6 110	28.90	397	1 362	22.38	88.80	70.02
22	四川	31 824	30.00	3 115	1 246	3.45	89.99	86.88
23	贵州	24 722	31.51	1 200	159	1.00	93.35	92.63
24	云南	36 382	31.70	2 056	1 192	3.77	93.93	90.66
25	西藏	1 312	—	24	511	34.46	95.83	62.81
26	重庆	14 438	30.10	700	316	2.19	95.04	92.26
27	陕西	23 681	29.80	694	355	1.91	96.79	95.07
28	甘肃	23 711	30.00	553	753	2.73	97.34	94.68
29	青海	13 112	28.98	737	3 122	16.14	93.12	78.34
30	宁夏	5 847	30.50	186	279	5.46	96.86	91.76
31	新疆	—	—	—	—	—	—	—
合计		615 291	30.45	21 803	20 592	3.09	96.45	93.47

表 2 - 34　非碘盐率 >10% 的县（市、区、旗）汇总表（2004.1—6）

省 （区、市）	非碘盐率 >10%，<20% 的 县（市、区、旗）	非碘盐率 >20% 的县（市、区、旗）	县数
北京	海淀区（16.73%）、门头沟区（18.75%）、通州区（19.44%）、密云县（18.75%）	丰台区（27.08%）、昌平区（37.85%）、大兴区（67.48%）、延庆县（26.74%）	8
天津	北辰区（11.81%）	无	1
河北	新华区（10.42%）、正定县（16.32%）、青县（17.36%）	泊头市（42.86%）、河间县（21.95%）、东光县（33.68%）、文安县（21.18%）	7
山西	祁县（13.28%）、尖草坪区（11.85%）、广灵县（15.28%）	翼城县（23.61%）、汾西县（30.67%）、襄汾县（44.44%）、盐湖区（20.49%）、昔阳县（20.31.%）	8
内蒙古	玉泉区（11.81%）、宁城县（13.89%）	无	2
辽宁	灯塔市（10.07%）、喀喇沁县（16.67%）、绥中县（15.63%）	无	3
吉林	无	无	0
黑龙江	道里区（16.01%）、宝清县（12.15%）	南岗区（21.53%）	3
上海	金山区（14.58%）、青浦区（12.08%）	松江区（21.53%）	3
江苏	赣榆县（12.32%）	连云区（37.63%）	2
浙江	桐乡市（10.76%）、椒江区（14.53%）、玉环县（17.01%）	定海区（28.13%）、普陀区（55.21%）、岱山县（87.15%）、临海市（27.34%）、温岭市（50.35%）、三门县（21.88%）	9
安徽	无	无	0
福建	无	福清市（32.03%）、平潭县（31.25%）、东山县（35.16%）	3
江西	石城县（10.76%）、新干县（13.38%）	会昌县（27.23%）	3
山东	城阳区（17.42%）、台儿庄区（12.50%）、河口区（10.03%）、利津县（15.63%）、广饶县（18.62%）、任城区（15.28%）	即墨市（45.83%）、胶州市（30.21%）、寒亭区（29.86%）、坊子区（27.73%）、寿光市（23.61%）、青州市（32.64%）	12
河南	梁园区（16.67%）、渑池县（11.37%）	兰考县（100.00%）、虞城县（66.67%）	4
湖北	云梦县（10.53%）	无	1
湖南	无	无	0

续表 2－34

省 （区、市）	非碘盐率＞10%，＜20%的 县（市、区、旗）	非碘盐率＞20%的县（市、区、旗）	县数
广东	黄埔区（13.89%）、花都区（19.79%）、禅城区（11.46%）、三水区（14.24%）、顺德区（13.19%）、电白县（11.81%）、化州市（11.46%）、榕城区（13.89%）、惠阳市（15.63%）、惠东县（17.71%）、丰顺（10.07%）	天河区（20.83%）、白云区（29.86%）、从化市（25.69%）、番禺区（26.39%）、增城市（29.51%）、汕头市区（34.07%）、澄海区（31.01%）、南海区（20.14%）、湛江市区（28.13%）、茂南区（20.81%）、普宁市（52.11%）、惠来县（65.28%）、惠城区（26.92%）、汕尾城区（44.79%）、饶平县（39.24%）	26
广西	岑溪市（10.07%）、北海市辖区（12.50%）、灵山县（12.11%）、埔北（12.85%）、贵港市辖区（19.58%）、靖西县（15.67%）、巴马县（13.15%）、扶绥县（10.30%）、大新县（16.96%）	合浦县（45.83%）、钦城区（26.37%）	11
海南	文昌市（16.94%）、白沙县（16.18%）、乐东县（18.61%）、保亭县（11.08%）	三亚市（37.28%）、澄迈县（35.26%）、临高县（66.94%）、昌江县（41.7%）、东方市（70.93%）、陵水县（51.99%）	10
四川	武侯区（10.07%）、绵竹市（10.76%）、富顺县（12.15%）、青川县（11.11%）、宝兴县（11.11%）、理县（12%）、小金县（16%）、黑水县（15.33%）、壤塘县（16.11%）、井研县（18.40%）	自流井区（27.08%）、贡井区（21.88%）、大安区（20.14%）、罗江县（23.61%）、广汉市（79.51%）	15
贵州	黔西县（18.75%）	无	1
云南	昭阳区（11.81%）、彝良县（18.06%）、马龙县（19.1%）、师宗县（13.54%）、姚安县（10.76%）、元谋县（10.07%）、通海县（12.50%）、弥勒县（19.1%）、江城县（12.50%）、临沧县（17.01%）、云县（14.93%）	寻甸县（31.60%）、大关县（23.26%）、永善县（42.71%）	14

省 （区、市）	非碘盐率 >10%，<20% 的 县（市、区、旗）	非碘盐率 >20% 的县（市、区、旗）	县数
西藏	定日县（14.30%）、亚东县（17.00%）、贡布江达县（12.00%）、米林县（16.00%）	当雄县（100.00%）、堆龙德庆县（96%）、林周县（60.00%）、城关区（52.00%）、墨竹贡卡县（70.80%）、措美县（48.00%）、南木林县（44.40%）、江孜县（90.4%）、白朗县（38.50%）、拉孜县（96.00%）、措勤县（88.00%）、普兰县（100.00%）、札达县（56.00%）、噶尔县（88.00%）、日土县（68.00%）、革吉县（100.00%）、林芝县（36.00%）、波密县（40.00%）、朗县（36.00%）、察隅县（52.00%）	24
重庆	无	涪陵区（33.23.%）、丰都县（32.50%）	2
陕西	临谓区（13.44%）、富平县（15.63%）、宁陕县（13.44%）	华县（25.00%）	4
甘肃	敦煌市（11.46%）、徽县（10.41%）、临夏县（14.29%）、和政县（10.76%）	广河县（39.58%）、东乡县（31.60%）	6
青海	大通县（12.15%）、民和县（16.67%）、海晏县（12.76%）、刚察县（10.76%）、甘德县（11.19%）、达日县（12.11%）、天峻县（18.75%）	循化县（24.31%）、门源县（30.23.%）、祁连县（46.43%）、泽库县（34.38%）、共和县（34.72%）、同德县（23.96%）、贵南县（69.44%）、班玛县（31.87%）、久治县（36.01%）、玛多县（22.30%）、玉树县（62.07%）、杂多县（83.57%）、称多县（94.74%）、治多县（73.78%）、囊谦县（98.61%）、曲麻菜县（54.42%）、格尔木市（58.48%）、德令哈市（21.53%）、乌兰县（38.33%）、都兰县（26.39%）	27
宁夏	同心县（12.50%）	盐池县（30.21%）、西吉县（37.85%）	3
新疆	—	—	—
合计	100	112	212

表2-35　各省（区、市）以县为单位居民合格碘盐食用率情况（2004.1—6）

序号	省（区、市）	应监测县数（个）	实际监测县数（个）	合格碘盐食用率在90%以上的县数（个）	上述县占实际监测县数的比例（%）
1	北京	18	14	5	35.71
2	天津	18	18	17	94.44
3	河北	166	165	135	81.82
4	山西	110	86	64	74.42
5	内蒙古	101	95	88	92.63
6	辽宁	100	99	86	86.87
7	吉林	60	60	60	100.00
8	黑龙江	134	111	108	97.30
9	上海	19	19	13	68.42
10	江苏	108	97	90	92.78
11	浙江	90	58	42	72.41
12	安徽	81	81	81	100.00
13	福建	83	83	74	89.16
14	江西	101	89	80	89.89
15	山东	99	97	71	73.20
16	河南	157	112	105	93.75
17	湖北	85	78	68	87.18*
18	湖南	114	114	110	96.49
19	广东	114	109	66	60.55
20	广西	92	80	58	72.50
21	海南	18	18	4	22.22
22	四川	181	123	68	55.28
23	贵州	87	86	74	86.05
24	云南	129	128	93	72.66
25	西藏	72	39	10	25.64*
26	重庆	40	40	35	87.50
27	陕西	106	77	68	88.31
28	甘肃	87	85	70	82.35
29	青海	46	46	11	23.91
30	宁夏	21	21	18	85.71
31	新疆	99	—	—	—
合计		2 736	2 328	1 872	80.46

＊：表示绝大部分县监测采样量不足100份。

表2-36 各省(市、区)居民户碘盐监测结果汇总(2004.1—6)

序号	省(市、区)	所辖县数(个)	报送数据县数(个)	≥288份盐样县数(个)	<288,≥200份盐样县数(个)	<200,≥100份盐样县数(个)	<100份盐样县数(个)	盐碘中位数(mg/kg)	检测份数(份)	合格碘盐份数(份)	不合格碘盐份数(份)	非碘盐份数(份)	非碘盐率(%)	碘盐合格率(%)	碘盐覆盖率(%)	合格碘盐食用率(%)
1	北京	18	14	12	2	0	0	30.00	4 111	3 216	178	717	16.41	92.70	83.59	77.76
2	天津	18	18	16	2	0	0	30.45	5 166	4 998	93	75	0.98	98.45	99.02	97.51
3	河北	166	165	154	11	0	0	29.00	47 658	44 752	1 939	967	2.41	95.52	97.59	93.31
4	山西	110	86	64	18	2	2	30.50	23 704	21 853	995	856	3.94	94.87	96.06	91.50
5	内蒙古	101	95	81	12	1	1	31.70	28 362	27 633	485	244	0.86	98.75	99.14	97.91
6	辽宁	100	99	88	8	3	0	30.90	29 974	28 781	820	373	1.60	96.89	98.40	95.40
7	吉林	60	60	53	4	3	0	31.72	16 795	16 697	89	9	0.05	99.50	99.95	99.45
8	黑龙江	134	111	79	18	10	4	31.70	29 476	28 979	297	200	1.29	98.54	98.71	97.35
9	上海	19	19	19	0	0	0	31.20	5 625	5 139	161	325	5.13	97.12	94.87	92.20
10	江苏	108	97	60	10	9	18	29.41	23 826	23 137	341	348	1.68	98.65	98.32	97.01
11	浙江	90	58	50	1	5	2	30.40	15 507	13 754	585	1 168	7.45	96.17	92.55	89.24
12	安徽	81	81	0	0	81	0	30.90	13 120	12 944	145	31	0.33	98.69	99.67	98.37
13	福建	83	83	0	0	79	4	30.70	10 521	10 027	206	288	3.28	97.47	96.72	94.44
14	江西	101	89	72	9	5	3	31.20	23 967	23 100	561	306	1.06	97.40	98.94	96.45
15	山东	99	97	68	22	7	0	30.10	27 363	24 996	1 138	1 229	4.12	95.12	95.88	91.29
16	河南	157	112	72	19	8	13	28.90	29 595	28 144	640	811	2.57	97.13	97.43	95.63
17	湖北	85	78	1	52	13	12	29.15	14 435	13 893	474	68	0.61	96.86	99.39	96.31
18	湖南	114	114	90	13	6	5	31.70	30 654	29 885	679	90	0.31	97.95	99.69	97.66

续表 2 - 36

序号	省(市、区)	所辖县数(个)	报送数据县数(个)	≥288份盐样县数(个)	<288,≥200份盐样县数(个)	<200,≥100份盐样县数(个)	<100份盐样县数(个)	盐碘中位数(mg/kg)	检测份数(份)	合格碘盐份数(份)	不合格碘盐份数(份)	非碘盐份数(份)	非碘盐率(%)	碘盐合格率(%)	碘盐覆盖率(%)	合格碘盐食用率(%)
19	广东	114	109	98	8	1	2	29.00	31 225	27 455	1 348	2 422	11.89	94.05	88.11	83.23
20	广西	92	80	75	4	0	1	32.70	23 068	21 331	967	770	4.08	94.86	95.92	91.34
21	海南	18	18	14	4	0	0	28.90	6 110	4 351	397	1 362	22.38	88.80	77.62	70.02
22	四川	181	123	86	15	21	1	30.00	31 824	27 463	3 115	1 246	3.45	89.99	96.55	86.88
23	贵州	87	86	84	2	0	0	31.51	24 722	23 363	1 200	159	1.00	93.35	99.00	92.63
24	云南	129	128	115	8	4	1	31.70	36 382	33 134	2 056	1 192	3.77	93.93	96.23	90.66
25	西藏	72	39	0	0	0	39	—	1 312	777	24	511	34.46	95.83	65.54	62.81
26	重庆	40	40	32	7	0	1	30.10	14 438	13 422	700	316	2.19	95.04	97.81	92.26
27	陕西	106	77	70	0	0	7	29.80	23 681	22 632	694	355	1.91	96.79	98.09	95.07
28	甘肃	87	85	65	10	3	7	30.00	23 711	22 405	553	753	2.73	97.34	97.27	94.68
29	青海	46	46	32	13	1	0	28.98	13 112	9 253	737	3 122	16.14	93.12	83.86	78.34
30	宁夏	21	21	17	3	1	0	30.50	5 847	5 382	186	279	5.46	96.86	94.54	91.76
31	新疆	99	—	—	—	—	—	—	—	—	—	—	—	—	—	—
	合计	2 736	2 328	1 667	275	263	123	30.45	615 291	572 896	21 803	20 592	3.09	96.45	96.91	93.47

卫生部消除碘缺乏病国际合作项目技术指导中心

第八节　2005 年全国碘盐监测报告

一、概述

碘盐监测是对全民普及碘盐状况进行长期、动态的观察，了解居民碘盐覆盖情况和现存问题，是可持续消除碘缺乏病（IDD）的重要保证。2005 年是执行修订后《全国碘盐监测方案》（以下简称《方案》）的第二年，也是各省（区、市）将这项工作列入各级卫生部门常规工作内容，保证碘盐监测工作长期有效开展的关键性一年。2005 年，各省（区、市）于 3 月份开始陆续开展了碘盐监测工作。为了加强对碘盐监测的督导，NTTST 于 5 月向全国各省（区、市）卫生厅（局）和疾病控制中心下发了调查函，了解各省（区、市）的工作进展情况，以便及时发现问题并采取解决对策。截止到 6 月底，大部分省（区、市）完成了现场调查，并有 20 个省（区、市）表示能够按时报送数据。从各省反馈情况来看，绝大多数省份依据《方案》的要求按时完成了碘盐的监测任务。有的省（区、市）还针对2004 年监测实施中暴露的问题和不足之处，对本省监测方案实施细则进行了调整和完善；有的省加强了地市级的碘盐监测信息管理系统软件的培训工作，为 2005 年碘盐监测的顺利开展奠定了基础。大多数的县按照《方案》要求完成了规定的监测盐样份数，并正确使用碘盐监测的系统软件上报监测资料。总的来看，2005 年全国碘盐监测的完成情况和监测结果略好于上年，但依然存在一些问题，需要通过各级卫生行政部门和专业人员共同努力尽快解决。现将 2004 年 7 月至 2005 年 6 月全国碘盐监测工作报告如下。

二、碘盐监测软件修改情况

2005 年《全国碘盐监测信息管理系统》软件运行正常，除西藏外，30 个省（区、市）运用该软件向 NTTST 报送了碘盐监测数据。少数省（区、市）在软件使用中遇到了一些问题，为了解决这些问题，省级专业人员能够及时与软件设计者联系，河南省还专门举办了培训班，并邀请软件设计者进行讲解和辅导。

三、全国碘盐监测工作完成情况

从全国水平上来看，截至 2005 年 10 月底，26 个省（区、市）上报了 2004 年下半年（7—12 月）生产层次的碘盐监测数据；所有的省都上报 2005 年上半年（1—6 月）生产层次和居民户层次全年度的碘盐监测数据。

1. 生产层次碘盐监测工作完成情况　2004 年下半年，除山西、西藏、青海、宁夏和新疆 5 省（区）外，全国共监测 1492 家碘盐生产、批发、加工企业；2005 年上半年，全国（除西藏外）共监测 1725 家碘盐生产、批发、加工企业。各省监测及上报详细情况见本节后附表（表 2 - 37、表 2 - 38）。

2. 居民户层次碘盐监测工作完成情况　全国除去 56 个水源性高碘县（山东 40 个，山西 9 个、河北 7 个，其他省未报）外，应有 2729 个县参与碘盐监测，2005 年除西藏外，30

个省（区、市）的 2529 个县（区、旗）上报了居民层次的监测数据，占全国总县数的92.67%，见本节后附表（表2－39）。其中有 2203 个县按照《方案》要求完成了居民层次的采样量（每县监测不少于 288 份居民户盐样），占上报县的 87.11%（图2－41）。

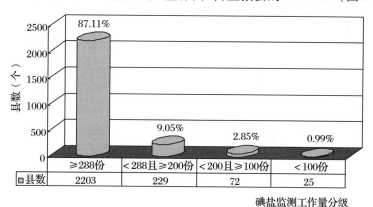

	≥288份	<288且≥200份	<200且≥100份	<100份
□县数	2203	229	72	25

碘盐监测工作量分级

图2－41　全国县级碘盐监测完成情况（2005.1—6）

（1）各省居民户碘盐监测资料上报率：根据各省实际开展并上报碘盐监测数据的县数和应开展碘盐监测县总数计算上报率见本节后附表（表2－40）。

① 上报率达 100% 的有 18 个省（区、市），分别是北京、天津、河北、内蒙古、吉林、上海、江苏、浙江、安徽、福建、河南、湖北、广东、海南、贵州、重庆、陕西和青海。

② 上报率未达到 100%，但超过 90% 的有 8 个省（区），分别是山西、辽宁、黑龙江、江西、山东、湖南、四川和宁夏。

③ 上报率为 60% ~ 90% 的有 4 个省（区），分别是广西、云南、甘肃和新疆。

（2）各省居民户碘盐监测采样量：《方案》规定：每个县居民户总样本量不低于 288份。各县（区、市、旗）完成 288 份（或以上）居民户盐样监测的县占实际上报数据县的比例见本节后附表（表2－40）。

① 完成 288 份（或以上）居民户盐样监测的县占实际上报数据县的比例 >95% 的有：北京、天津、辽宁、上海、江苏、安徽、河南、湖南、广西、海南、贵州、重庆和陕西 13个省（区、市）。

② 该比例为 90% ~ 95% 的有：黑龙江、福建、广东和宁夏 4 个省（区）。

③ 该比例为 80% ~ 90% 的有：河北、山西、内蒙古、吉林、浙江、江西、湖北、甘肃和青海 9 个省（区）。

④ 该比例为 60% ~ 80% 的有：山东和云南 2 个省。

⑤ 该比例 <60% 的有四川和新疆 2 个省（区）。

四、全国碘盐监测结果分析

1. 生产层次碘盐监测结果分析

（1）2004 年下半年（7—12 月）生产层次情况：除山西、西藏、青海、宁夏和新疆5 省（区）外，全国共检测盐样 7838 批，合格 7616 批，批质量合格率为 97.17%。全国共检测 70 469 份盐样，均值 33.27 mg/kg，标准差为 5.84 mg/kg，变异系数为 17.55%。其中不合格碘盐 482 份，占总盐样的 0.68%；非碘盐 54 份，占总盐样的 0.08%。

各省（区、市）生产层次的批质量合格率和加工均匀程度见本节后附表（表 2 – 37）。除山东省为 89.17%，湖北省为 84.32% 外，其余各省（区、市）（除山西、西藏、青海、宁夏和新疆外）批质量合格率均 >90%。变异系数 >20% 的有山东省。其余各省（区、市）（除西藏和新疆）均在 10% ~ 20%。

（2）2005 年上半年（1—6 月）生产层次情况：2005 年上半年，全国（除西藏）共检测盐样 8904 批，合格 8719 批，批质量合格率为 97.92%。全国共检测 80 055 份盐样，均值 33.49 mg/kg，标准差为 5.83 mg/kg，变异系数为 17.41%。其中不合格碘盐 429 份，占总盐样的 0.54%；非碘盐 18 份，占总盐样的 0.02%。

各省（区、市）生产层次的批质量合格率和加工均匀程度见本节后附表（表 2 – 38）。全国各省、区（除西藏）批质量合格率均 >90%。变异系数 >20% 的有河北、湖南、广西和贵州。其余各省（区、市）（除西藏）均在 10% ~ 20%。

2. 居民户层次碘盐监测结果分析

（1）全国居民户层次碘盐监测合格情况：全国（除西藏）共检测居民食用盐样 750 558 份，盐碘中位数为 30.60 mg/kg。检出非碘盐 18 220 份，不合格碘盐 21 197 份。非碘盐率 1.89 %、碘盐覆盖率 98.11%、碘盐合格率 97.07%、合格碘盐食用率 95.35%。见本节后附表（表 2 – 39，表 2 – 40）。

各省（区、市）监测结果详见表 2 – 39。居民户碘盐合格率除海南为 85.46% 外，其余各省（区、市）碘盐合格率均 >90%（图 2 – 42）。有 4 个省（区、市）居民户合格碘盐食用率 <90%，分别是海南 64.84%、广东 79.67%、新疆 82.35%、青海 83.75%（图 2 – 43）。

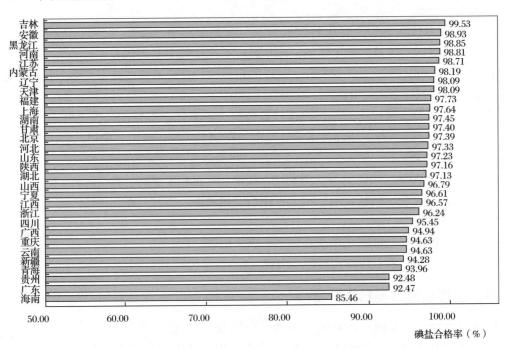

图 2 – 42　全国各省（区、市）碘盐合格率（2005.1—6）

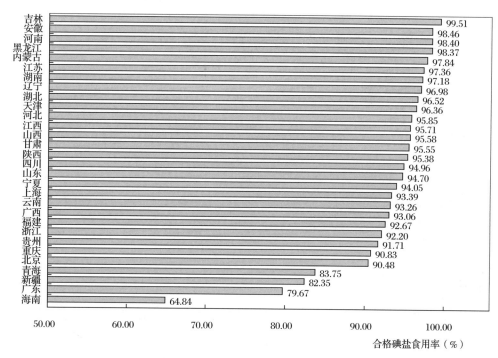

图 2 - 43　全国各省（区、市）合格碘盐食用率（2005.1—6）

（2）各省（区、市）非碘盐率情况：监测结果显示，在省级水平上，海南省非碘盐率达25.12%、广东省达14.68%、新疆达13.54%、青海省达12.02%，其余26个（区、市）非碘盐率均<10%，其中24个省（区、市）非碘盐率<5%见图2-44及本节后附表（表2-41）。

（3）非碘盐问题分析：以县为单位统计结果显示，全国有9个省（区、市）所有监测县的非碘盐率在10%以下，分别是内蒙古、辽宁、吉林、黑龙江、安徽、湖北、湖南、四川和贵州；其他省份发现了部分非碘盐率较高的县（区、市、旗），见本节后附表（表2-41）。其中一部分省的非碘盐问题由来已久，一直是近几年来干预的重点省（区、市），如青海、新疆、海南等西部和沿海省（区、市）；有的省（区、市）非碘盐问题比较严重，但是一直没有采取有效的干预措施，导致非碘盐率>10%的县比去年有所增加，如广东省；有的省份虽然省级水平上非碘盐率比去年有所下降，但非碘盐率>10%的县并没有减少，如浙江省；还有一些省、区由于今年的监测结果数据不全，没有真实、全面地反映出本省的问题，其非碘盐率较高的县应该比本次统计的结果多，如新疆。

以下是对一些重点省（区、市）的分析。见图2-45～图2-50。2004年，北京市四个城区没有开展碘盐监测工作，2005年，北京市克服城区没有专业人员的困难完成了所有区、县的碘盐监测工作。通过2004年下半年的消除碘缺乏病综合干预项目，北京市的非碘盐率明显下降，非碘盐率>10%的县从2004年的8个下降到2005年的3个。但北京市昌平区的非碘盐率仍然在30%以上，说明该地区非碘盐冲销仍然比较严重，需要采取有针对性的综合干预措施。

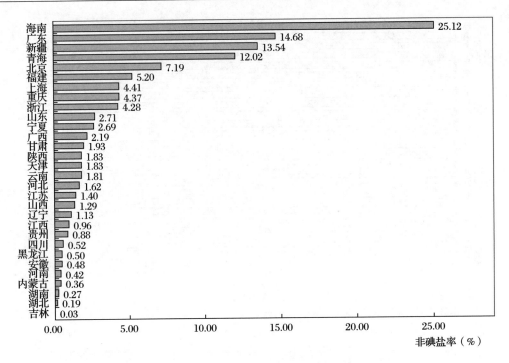

图 2 - 44　全国各省（区、市）非碘盐率（2005.1—6）

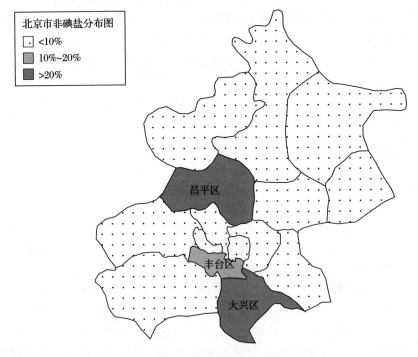

图 2 - 45　北京市非碘盐分布图（2005.1—6）

　　福建省碘盐监测工作的组织得当，培训及时，有效地保障了监测工作实施的质量。福建省是产盐大省，沿海小盐田一直是影响全省碘盐覆盖率的主要源头。近年来，特别是

2005 年，在省政府的重视和支持下，全省盐田废转进度快、力度大，消除碘缺乏病工作取得了显著成绩。但是 2005 年碘盐监测发现，非碘盐率＞10％的县比上年增加了 6 个，其中东山县的非碘盐率达到了 57.95％。说明其少数地区非碘盐冲销食盐市场的问题仍然存在。

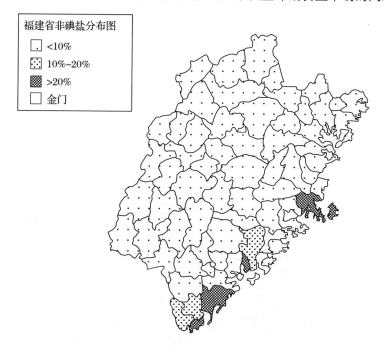

图 2 - 46　福建省非碘盐分布图（2005.1—6）

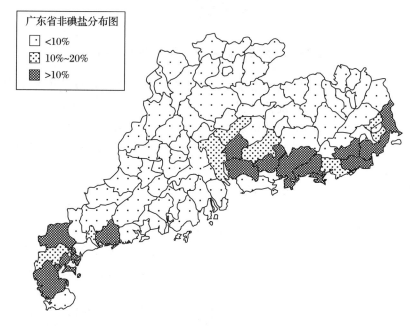

图 2 - 47　广东省非碘盐分布图（2005.1—6）

　　广东省卫生部门认真组织碘盐监测工作，连续两年以较高的质量完成了监测任务。广东省连续两年非碘盐率都较高，但广东省这种实事求是，勇于发现问题，暴露问题的态度和做法是值得其他省份学习的。从今年监测结果来看，广东省的非碘盐率从 2004 年的 11.89% 上升到 14.68%，非碘盐率 >10% 的县从 26 个增加到 30 个，主要集中在近、沿海地区。广东省的非碘盐问题早在 2002 年全国监测中已经突显，在 2004 年全国碘盐监测中，该省也位居几个非碘盐率高的省份之列，但这一问题并没有引起广东省相关部门的重视，致使其非碘盐问题不但未得到遏止反而愈加严重，甚至超过一些西部的问题省份。长此下去必然阻碍本省消除碘缺乏病目标进程，并影响全国 2010 年以县为单位实现消除碘缺乏病目标的实现。希望广东省各有关部门重视这一问题，并尽快采取有效对策。

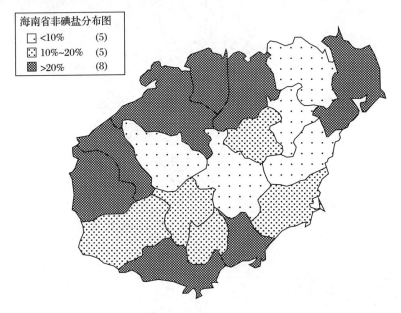

图 2-48　海南省非碘盐分布图（2005.1—6）

　　海南省卫生部门认真组织实施碘盐监测工作，监测结果真实地反映了海南省碘盐现状。结果显示，海南的非碘盐冲击情况依然没有改变，非碘盐率为 25.12%，比 2004 年上升了近 3 个百分点。非碘盐率 >10% 的县增加了近一倍，特别是沿海产盐县，非碘盐在食用盐市场上占据了主导。小盐田废转是从根本上解决非碘盐源头有效策略，但因缺乏政策、资金、技术支持而举步艰难，乡镇和个人承包的小盐田不断生产的私盐缺乏工业消化，从而泛滥于食用盐市场，与碘盐形成公开的、强烈的竞争。盐业市场监管无力，在东方、临高等县几近放任自流。卫生部门今年开展了全省重点人群的碘营养调查，结果显示海南省育龄妇女和儿童尿碘平均水平均不足 100 μg/L，这意味着尽管全民食盐加碘已经实行 10 年，但海南省大部分妇女和儿童仍然碘营养不足，正在遭受着碘缺乏带来的智力和身体健康的伤害。问题的严重程度警示海南省政府和各相关部门不能再姑息或拖延，应给予高度的重视，并尽快制定切实有效的措施，解决小盐田废转，从源头上铲除非碘盐的冲销。

　　作为西部经济欠发达，且地广人稀工作难度极大的省之一，青海省克服困难，高质量完成了所有县的碘盐监测工作，以突出的成绩为西部其他省树立了榜样。监测结果表明，青海省非碘盐率比 2004 年下降了 4 个百分点，非碘盐率 >20% 的县比去年减少了 7 个。虽

　　然与全国整体水平相比，青海仍然存在较大差距，但其消除碘缺乏病工作在艰难中稳步前进，工作成效是显著的。

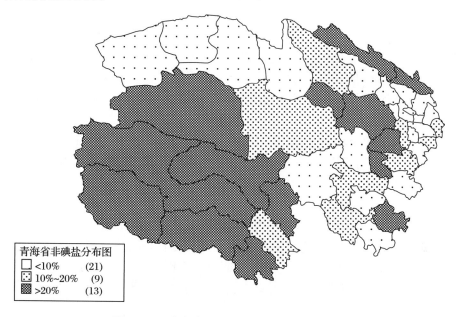

图 2 − 49　青海省非碘盐分布图（2005.1—6）

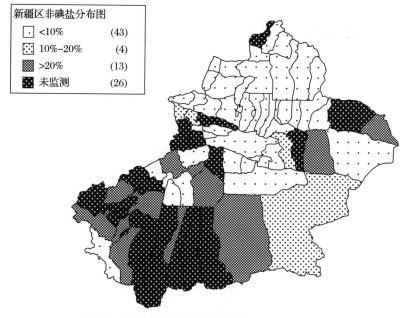

图 2 − 50　新疆区非碘盐分布图（2005.1—6）

　　2005 年，新疆较上年有明显进步，有 63 个县开展了碘盐监测，占其总县数的 2/3，并且是按照《方案》要求按时上报的数据。监测结果居民户合格碘盐食用率为 82.35%，有 17 个县的非碘盐率 >10%，这一结果还不能反映新疆的实际情况，因为 1/3 的县没有开展碘盐监测，而这些县大多是碘盐覆盖较低的地区。

（4）与"2010 年 95％的县达到消除碘缺乏病标准"目标的差距：根据我国消除碘缺乏病工作规划，到 2010 年 95％的县要达到消除碘缺乏病标准，其中居民合格碘盐食用率达到 90％以上是一项重要而艰巨的指标。从 2005 年的监测来看，共监测了 2529 个县，有 2202 个县居民合格碘盐食用率达到了 90％以上，占实际监测县数的 87.07％。在居民合格碘盐食用率一项指标上达到"95％的县实现消除碘缺乏病标准"的省有 5 个，分别是吉林、黑龙江、安徽、河南和陕西。接近实现这一目标（90％的县达到实现消除碘缺乏病标准）的省（区、市）有 8 个，分别是山西、内蒙古、辽宁、江苏、山东、湖北、湖南和四川。达到这一标准的比率不足 70％的省有广东、海南和青海。

（5）西藏自治区碘盐监测数据：西藏监测了一家碘盐生产加工企业，监测方法与《方案》要求的不一致，但从合格率上也能说明拉萨盐厂的碘盐质量存在严重问题，加工水平有待进一步提高。

西藏在拉萨和山南两个地区的 13 个项目县开展了碘盐监测。总的碘盐覆盖率（未进行人口加权计算）为 33.4％，远远低于西部其他省份的水平。除了扎囊县，其余 12 个项目县的碘盐覆盖率均很低。拉萨市的尼木县碘盐覆盖率为零。扎囊县主要是政府和盐业公司签了 3 年购买碘盐的合同，并采用强制的办法把碘盐销售给群众，因而该县的覆盖率较高。但合同到期后，该项目措施不一定能继续下去，因而要提高碘盐的覆盖率，还需采取其他的综合性措施。

西藏监测结果未列入全国统计数据之中，而是单独列表，见本节后附表（表 2 - 42，表 2 - 43）。

五、成绩、存在的问题及建议

1. 成绩

（1）领导重视，协调和支持力度大：2004 年年底卫生部将 2004 年上半年的碘盐监测结果通报到各省卫生厅（局）后，许多省卫生厅都对本省的监测情况进行了解、核实，并对监测结果进行了分析，对 2005 年的碘盐监测工作起到了极大的督促作用。由于 2004 年大多数省卫生厅或疾病控制中心根据各省的具体情况制定了碘盐监测的《实施细则》，并发文布置了监测工作，为此项工作的持续开展提供了保障。

（2）省级专业机构在监测实施中继续发挥了重要作用：在以往培训的基础上，省级专业部门根据去年监测实施中暴露的问题，开展了新的培训工作，包括对改进后的《实施细则》的贯彻和软件数据录入及上报的培训。省级专业部门继续加强现场和实验室质量控制，能够经常与县级单位沟通，了解监测进展情况和存在的问题，及时采取措施解决，为监测工作提供了有力的技术支持。

（3）监测覆盖面积继续增大：本次监测覆盖了全国 1725 个加工、批发企业，2529 个县的居民户。居民户的监测覆盖率由 2004 年的 85％上升到 93％，监测辐射面的增加，提高了数据的代表性。

（4）监测资料完整性和可靠性继续得到提升：在各级卫生行政主管部门和专业部门的努力下，有 30 个省（区、市）及时完成了碘盐监测，其中 18 个省（区、市）所有的县均上报了监测资料，绝大部分省（区、市）上报率超过了 90％。采样数量和质量及监测资料完整性和可靠性均好于上年。

2. 存在的问题

（1）领导协调和经费支持：碘盐监测已被纳入到每年的常规工作中，这项工作对于大多数专业部门都是一项繁复的工作，需要较多的人力和物力。目前，许多省（区、市）都没有相应的经费支持，为此项工作的长期和深入开展带来很多困难。另外，少数省（区、市）对这项工作重视和协调不够，有5个省（区、市）没能完成2004年下半年生产层次的监测工作，西藏没有按时完成2005年的监测任务。

（2）资料的反馈和利用：从2005年的监测结果看，多数省（区、市）加强了资料的反馈和利用工作，但在少数落后状况没有明显改变的省（区、市），依然存在反馈不及时、与盐业部门沟通不够、给行政主管部门的参谋作用不到位等问题，使监测发现的问题没有得到上级部门的足够重视，从而缺乏相应的跟进措施。

（3）培训和质量控制：少数省（区、市）2005年在使用软件上报数据时出现了一些问题，而导致无法利用和统计下级数据，这说明少数专业人员对软件的使用还不是十分熟练，需要NTTST和省级专业部门加强这方面的培训工作。目前，碘盐监测还没有完整的质量控制方案，因此需要尽快制定一套切实可行质控方案，完善碘盐监测的质量保障工作。

（4）2005年除西藏外，30个省（区、市）运用该软件向NTTST报送了碘盐监测数据。但该软件在实际应用中还存在一些无法解决的问题，需要探讨解决的具体方法并尽快完善。如跨年度生产层次数据无法合并的问题。

（5）监测结果反映的问题：①生产层次中，山东（2004下半年）、河北、湖南、广西和贵州碘盐生产、批发和加工企业的变异系数＞20%，说明少数企业碘盐加工的均匀程度不是很理想，存在质量问题。②在省级水平，全国（除西藏）有4个省（区）碘盐覆盖率和合格碘盐食用率没有达到90%。③在县级水平，2005年全国有7.33%的县未开展碘盐监测。在近93%已开展碘盐监测的县中，有87.07%的县居民合格碘盐食用率达到90%以上，距离2010年全国95%的县实现消除碘缺乏病目标相差约8个百分点（不包括未开展监测的县）。这一数字虽然比2004年上升了7个百分点，但由于西部有些2004年非碘盐率较高的县2005年并没有上报监测数据，例如西藏的部分县，所以我们还不能对这样的"上升"盲目乐观。西部省份和海南、广东等沿海省份与全国平均水平的差距依然很大，因而提高这些省份的居民合格碘盐食用率直接关系到全国2010年目标能否实现，加强西部和沿海省份碘缺乏病综合干预仍然是今后工作的重点。

3. 建议

（1）各省（区、市）要认真深入分析本省（区、市）碘盐监测资料，客观评价已经取得的成绩，对于目前存在的问题，要研究原因和影响因素，提出工作方向和建议；各省（区、市）要将监测结果上报政府和主管部门，通报各相关部门，尽快制定出针对性的策略和措施。山东、广西、云南等省2005年非碘盐率高的县比上年明显减少，是采取了有效措施还是监测不够准确，各省级专业部门应当在这些县开展一些调研，分析原因，总结经验，以利于下一步的工作。

（2）碘盐监测是实现消除碘缺乏病目标并建立可持续性工作机制的重要工作内容之一，各省（区、市）应该保证必要的常规经费的支持，以确保碘盐监测的长期有效开展。

（3）省级专业部门要按照国家碘盐监测方案和本省（区、市）实施细则，有重点的开展对下级专业人员的培训，并在今后的监测工作中加强对监测过程的督导和评估，不断提高本省（区、市）碘盐监测工作质量。

（4）各级卫生专业部门要充分利用监测资料，及时将监测结果反馈到盐业和其他相关部门，以提高监测的时效性，真正发挥碘盐监测的作用。

（5）NTTST将进一步加强与省级部门的信息沟通，改进碘盐监测的系统软件，完善软件的功能，更好地满足新《方案》的要求和今后工作的需要。

表 2 -37　　全国生产层次监测结果汇总（2004.7—12）

序号	省（区、市）	监测企业数（个）	检测批数（批）	合格批数（批）	批质量合格率（%）	均数（mg/kg）	标准差（mg/kg）	变异系数（%）	检测盐样份数（份）	合格盐样份数（份）	不合格盐样份数（份）	非碘盐份数（份）
1	北京	12	84	84	100.00	33.28	5.82	17.49	756	745	11	0
2	天津	10	60	59	98.33	33.27	6.06	18.21	538	529	9	0
3	河北	154	815	803	98.53	33.32	5.97	17.92	7 331	7 288	42	1
4	内蒙古	99	531	524	98.68	34.99	5.67	16.20	4 775	4 758	16	1
5	辽宁	76	346	333	96.24	35.47	5.79	16.32	3 111	3 081	29	1
6	吉林	54	237	237	100.00	30.94	4.26	13.77	2 133	2 132	1	0
7	黑龙江	82	568	549	96.65	34.53	5.86	16.97	5 108	5 074	34	0
8	上海	4	24	24	100.00	32.97	3.75	11.37	216	216	0	0
9	江苏	75	449	444	98.89	30.35	5.11	16.84	4 039	4 029	7	3
10	浙江	92	406	397	97.78	32.61	4.93	15.12	3 654	3 635	19	0
11	安徽	85	539	539	100.00	32.37	4.52	13.96	4 851	4 849	2	0
12	福建	15	89	89	100.00	32.27	3.70	11.47	801	801	0	0
13	江西	64	258	253	98.06	34.03	6.27	18.42	2 322	2 310	12	0
14	山东	53	120	107	89.17	31.58	6.44	20.39	1 079	1 007	71	1
15	河南	124	743	728	97.98	33.12	5.67	17.12	6 647	6 586	24	37
16	湖北	85	440	371	84.32	32.05	6.15	19.19	3 960	3 919	40	1
17	湖南	2	9	9	100.00	31.14	4.52	14.52	81	80	1	0

续表 2 – 37

序号	省（区、市）	监测企业数（个）	检测批数（批）	合格批数（批）	批质量合格率（%）	均数（mg/kg）	标准差（mg/kg）	变异系数（%）	检测盐样份数（份）	合格盐样份数（份）	不合格盐样份数（份）	非碘盐份数（份）
18	广东	48	263	251	95.44	31.96	5.80	18.15	2 366	2 331	34	1
19	广西	27	136	127	93.38	33.24	6.61	19.89	1 224	1 202	22	0
20	海南	18	102	102	100.00	36.14	5.82	16.10	918	917	1	0
21	四川	42	48	47	97.92	34.16	6.74	19.73	432	426	6	0
22	贵州	34	190	181	95.26	34.49	6.47	18.76	1 708	1 677	29	2
23	云南	22	120	117	97.50	35.61	5.41	15.19	1 079	1 072	7	0
24	重庆	38	240	238	99.17	33.66	5.01	14.88	2 157	2 154	1	2
25	陕西	101	606	599	98.84	33.28	5.94	17.85	5 451	5 414	37	0
26	甘肃	76	415	404	97.35	34.10	6.52	19.12	3 732	3 701	27	4
	合计	1 492	7 838	7 616	97.17	33.27	5.84	17.55	70 469	69 933	482	54

表 2 – 38 全国生产层次监测结果汇总（2005.1—6）

序号	省（区、市）	监测企业数（个）	检测批数（批）	合格批数（批）	批质量合格率（%）	均数（mg/kg）	标准差（mg/kg）	变异系数（%）	检测盐样份数（份）	合格盐样份数（份）	不合格盐样份数（份）	非碘盐份数（份）
1	北京	12	82	82	100.00	33.62	5.32	15.82	738	737	1	0
2	天津	10	60	60	100.00	32.78	5.45	16.69	540	538	2	0
3	河北	168	798	784	98.25	33.27	6.68	20.08	7 172	7 146	25	1
4	山西	13	63	59	93.65	30.68	5.52	17.99	567	555	12	0
5	内蒙古	95	548	541	98.72	35.46	5.77	16.27	4 922	4 900	22	0
6	辽宁	76	466	448	96.14	35.58	6.20	17.43	4 194	4 159	35	0
7	吉林	53	264	262	99.24	32.39	4.34	13.40	2 375	2 364	11	0
8	黑龙江	91	607	584	96.21	34.54	6.00	17.37	5 460	5 433	22	5
9	上海	4	28	28	100.00	36.67	4.54	12.38	252	252	0	0
10	江苏	74	441	432	97.96	29.98	5.20	17.34	3 968	3 958	9	1

续表 2 – 38

序号	省（区、市）	监测企业数（个）	检测批数（批）	合格批数（批）	批质量合格率（%）	均数（mg/kg）	标准差（mg/kg）	变异系数（%）	检测盐样份数（份）	合格盐样份数（份）	不合格盐样份数（份）	非碘盐份数（份）
11	浙江	73	435	426	97.93	32.18	4.85	15.07	3 911	3 889	21	1
12	安徽	85	537	536	99.81	32.50	4.72	14.52	4 833	4 828	5	0
13	福建	15	186	186	100.00	32.27	3.69	11.43	1 673	1 672	1	0
14	江西	66	274	270	98.54	32.98	5.73	17.37	2 466	2 447	16	3
15	山东	78	175	174	99.43	32.22	4.29	13.31	1 574	1 571	3	0
16	河南	125	741	730	98.52	33.12	4.81	14.52	6 666	6 644	22	0
17	湖北	89	514	508	98.83	32.25	5.48	16.99	4 619	4 599	20	0
18	湖南	2	11	10	90.91	31.93	10.32	32.32	99	94	5	0
19	广东	62	322	315	97.83	32.64	5.53	16.94	2 898	2 886	11	1
20	广西	22	130	126	96.92	33.81	6.86	20.29	1 170	1 155	15	0
21	海南	23	128	123	96.09	35.31	6.06	17.16	1 152	1 143	9	0
22	四川	79	157	151	96.18	36.74	6.15	16.74	1 387	1 370	17	0
23	贵州	34	203	188	92.61	34.14	7.01	20.62	1 826	1 771	53	2
24	云南	26	129	125	96.90	34.61	6.29	18.17	1 158	1 148	10	0
25	重庆	38	233	230	98.71	33.98	4.70	13.83	2 097	2 093	2	2
26	陕西	126	606	599	98.84	34.50	5.93	17.19	5 448	5 419	29	0
27	甘肃	73	414	407	98.31	34.27	6.08	17.74	3 725	3 708	17	0
28	青海	33	42	41	97.62	33.81	5.27	15.59	378	374	4	0
29	宁夏	18	86	82	95.35	33.75	6.13	18.16	774	767	7	0
30	新疆	62	224	212	94.64	34.53	6.55	18.97	2 013	1 988	23	2
	合计	1 725	8 904	8 719	97.92	33.49	5.83	17.41	80 055	79 608	429	18

表 2－39 各省(区、市)居民户碘盐监测结果汇总(2005.1—6)

序号	省(区、市)	所辖县数(个)	报送数据县数(个)	≥288份盐样县数(个)	<288,≥200份盐样县数(个)	<200,≥100份盐样县数(个)	<100份盐样县数(个)	盐碘中位数(mg/kg)	检测份数(份)	合格碘盐份数(份)	不合格碘盐份数(份)	非碘盐份数(份)	非碘盐率(%)	碘盐合格率(%)	碘盐覆盖率(%)	合格碘盐食用率(%)
1	北京	18	18	18	0	0	0	32.10	5 198	4 707	121	370	7.19	97.39	92.81	90.48
2	天津	18	18	18	0	0	0	30.50	5 193	4 936	114	143	1.83	98.09	98.17	96.36
3	河北	167	167	144	23	0	0	29.60	48 369	46 504	1 139	726	1.62	97.33	98.38	95.85
4	山西	110	103	87	13	2	1	30.70	29 709	28 511	805	393	1.29	96.79	98.71	95.58
5	内蒙古	101	101	84	15	0	2	32.00	29 245	28 531	611	103	0.36	98.19	99.64	97.84
6	辽宁	100	97	95	1	0	1	31.70	28 170	27 401	528	241	1.13	98.09	98.87	96.98
7	吉林	60	60	50	5	4	1	31.53	16 348	16 245	98	5	0.03	99.53	99.97	99.51
8	黑龙江	133	121	114	2	5	0	31.70	57 173	56 411	593	169	0.50	98.85	99.50	98.37
9	上海	19	19	19	0	0	0	31.20	5 628	5 212	135	281	4.41	97.64	95.59	93.39
10	江苏	107	107	107	0	0	0	29.40	31 026	30 174	457	395	1.40	98.71	98.60	97.36
11	浙江	90	90	76	6	8	0	30.50	24 866	22 906	864	1 096	4.28	96.24	95.72	92.20
12	安徽	81	81	81	0	0	0	31.50	25 889	25 507	306	76	0.48	98.93	99.52	98.46
13	福建	84	84	79	5	0	0	30.15	24 346	22 940	418	988	5.20	97.73	94.80	92.67
14	江西	101	98	86	11	0	0	30.87	27 870	26 627	950	293	0.96	96.57	99.04	95.71
15	山东	99	97	70	16	10	1	30.90	26 678	25 410	602	666	2.71	97.23	97.29	94.70
16	河南	153	153	153	0	0	0	29.00	44 277	43 488	594	195	0.42	98.81	99.58	98.40
17	湖北	76	76	67	7	2	0	29.00	21 331	20 607	691	33	0.19	97.13	99.81	96.52
18	湖南	123	120	116	4	0	0	31.30	34 744	33 749	908	87	0.27	97.45	99.73	97.18

续表 2 - 39

序号	省(市、区)	所辖县数(个)	报送数据县数(个)	≥288份盐样县数(个)	<288,≥200份盐样县数(个)	<200,≥100份盐样县数(个)	<100份盐样县数(个)	盐碘中位数(mg/kg)	检测份数(份)	合格碘盐份数(份)	不合格碘盐份数(份)	非碘盐份数(份)	非碘盐率(%)	碘盐合格率(%)	碘盐覆盖率(%)	合格碘盐食用率(%)
19	广东	114	114	105	8	0	1	29.60	33 201	28 410	1 664	3 127	14.68	92.47	85.32	79.67
20	广西	91	74	73	0	0	1	31.80	21 248	19 795	964	489	2.19	94.94	97.81	93.06
21	海南	18	18	18	0	0	0	25.70	8 050	5 392	657	2 001	25.12	85.46	74.88	64.84
22	四川	181	165	86	54	25	0	30.60	43 581	41 369	1 958	254	0.52	95.45	99.48	94.96
23	贵州	87	87	84	3	0	0	30.90	25 046	23 475	1 438	133	0.88	92.48	99.12	91.71
24	云南	128	112	81	16	3	12	32.00	29 197	27 410	1 343	444	1.81	94.63	98.19	93.26
25	西藏	73	—	—	—	—	—	—	—	—	—	—	—	—	—	—
26	重庆	40	40	39	0	0	1	29.90	14 590	13 316	674	600	4.37	94.63	95.63	90.83
27	陕西	107	107	106	1	0	0	30.10	34 176	33 062	843	271	1.83	97.16	98.17	95.38
28	甘肃	87	73	62	6	3	2	30.00	20 095	19 206	474	415	1.93	97.40	98.07	95.55
29	青海	46	46	37	8	1	0	30.70	12 956	10 376	462	2 118	12.02	93.96	87.98	83.75
30	宁夏	21	20	18	2	0	0	29.60	5 747	5 415	178	154	2.69	96.61	97.31	94.05
31	新疆	96	63	30	23	9	1	31.00	16 611	13 931	608	1 954	13.54	94.28	86.46	82.35
	合计	2 729	2 529	2 203	229	72	25	30.60	750 558	711 023	21 197	18 220	1.89	97.07	98.11	95.35

表2－40　各省（区、市）居民户县级碘盐监测完成情况和合格碘盐食用率情况（2005.1—6）

序号	省（区、市）	实际上报县数占应监测县数的比例（%）	完成288份（或以上）居民户盐样监测的县占实际上报数据的县数的比例（%）	合格碘盐食用率≥90%的县数（个）	合格碘盐食用率≥90%的县占实际监测县数的比例（%）	非碘盐率为10%～20%的县数（个）	非碘盐率＞20%的县数（个）
1	北京	100.00	100.00	15	83.33	1	2
2	天津	100.00	100.00	16	88.89	0	1
3	河北	100.00	86.23	149	89.22	3	2
4	山西	93.64	84.47	97	94.17	1	0
5	内蒙古	100.00	83.17	93	92.08	0	0
6	辽宁	97.00	97.94	91	93.81	0	0
7	吉林	100.00	83.33	60	100.00	0	0
8	黑龙江	90.98	94.21	118	97.52	0	0
9	上海	100.00	100.00	14	73.68	3	0
10	江苏	100.00	100.00	101	94.39	2	0
11	浙江	100.00	84.44	70	77.78	7	4
12	安徽	100.00	100.00	81	100.00	0	0
13	福建	100.00	94.05	73	86.90	4	5
14	江西	97.03	87.76	79	80.61	3	1
15	山东	97.98	72.16	88	90.72	4	1
16	河南	100.00	100.00	149	97.39	2	0
17	湖北	100.00	88.16	70	92.11	0	0
18	湖南	97.56	96.67	109	90.83	0	0

续表 2 - 40

序号	省(市、区)	实际上报县数占应监测县的比例(%)	完成288份(或以上)居民户盐样监测的县占实际上报数据县的比例(%)	合格碘盐食用率≥90%的县数(个)	合格碘盐食用率≥90%的县占实际监测县数的比例(%)	非碘盐率为10%~20%的县数(个)	非碘盐率>20%的县数(个)
19	广东	100.00	92.11	69	60.53	14	16
20	广西	81.32	98.65	58	78.38	5	0
21	海南	100.00	100.00	3	16.67	5	8
22	四川	91.16	52.12	154	93.33	0	0
23	贵州	100.00	96.55	74	85.06	0	0
24	云南	87.50	72.32	92	82.14	0	1
25	西藏	—	—	—	—	—	—
26	重庆	100.00	97.50	34	85.00	0	2
27	陕西	100.00	99.07	103	96.26	1	0
28	甘肃	83.91	84.93	64	87.67	3	0
29	青海	100.00	80.43	18	39.13	9	13
30	宁夏	95.24	90.00	15	75.00	1	0
31	新疆	65.63	47.62	45	71.43	4	13
合计		92.67	87.11	2 202	87.07	75	69

表 2 - 41　非碘盐率 > 10% 的县（区、市、旗）汇总表（2005.1—6）

省 （区、市）	非碘盐率 > 10%，< 20% 的 县（区、市、旗）	非碘盐率 > 20% 的 县（区、市、旗）	县数
北京	丰台区（19.44%）	昌平区（35.42%）、大兴区（24.31%）	3
天津	无	汉沽区（22.22%）	1
河北	晋州市（14.24%）、行唐县（15.63%）、临章县（16.32%）	正定县（16.32%）、怀来县（22.92%）	5
山西	昔阳县（13.28%）	无	1
内蒙古	无	无	0
辽宁	无	无	0
吉林	无	无	0
黑龙江	无	无	0
上海	奉贤县（13.89%）、松江区（12.50%）、金山区（11.46%）	无	3
江苏	新浦区（13.19%）、赣榆县（13.19%）		2
浙江	瓯海区（10.69%）、洞头县（12.41%）、永嘉县（11.11%）、苍南县（10.70%）、文成县（13.19%）、泰顺县（15.63%）、定海区（11.81%）	龙湾区（25.35%）、乐清（39.10%）、普陀区（29.86%）、岱山（72.92%）	11
安徽	无	无	0
福建	泉港区（10.42%）、南安市（11.11%）、云霄县（13.89%）、诏安县（10.76%）	福清市（26.39%）、平潭县（39.24%）、翔安区（25.83%）、漳浦县（28.82%）、东山县（57.95%）	9
江西	铅山县（13.07%）、横峰县（12.95%）、新干县（12.15%）	会昌县（22.92%）	4
山东	莱州市（15.28%）、坊子区（14.06%）、昌邑市（16.32%）、青州市（13.89%）	寿光市（33.33%）、	5
河南	金水区（10.07%）、封丘县（11.11%）	无	2
湖北	无	无	0
湖南	无	无	0

省（区、市）	非碘盐率 > 10%， < 20% 的县（区、市、旗）	非碘盐率 > 20% 的县（区、市、旗）	县数
广东	天河区（17.71%）、荔湾区（10.07%）、白云区（15.63%）、黄埔区（12.15%）、花都区（13.89%）、从化市（14.24%）、番禺区（13.19%）、汕头市区（17.04%）、三水区（10.40%）、遂溪县（18.40%）、茂南区（19.93%）、博罗县（10.34%）、陆丰市（11.81%）、潮安县（14.58%）	增城市（24.65%）、潮南区（78.12%）、澄海区（22.22%）、潮阳区（74.59%）、湛江市区（45.49%）、廉江市（46.18%）、雷州市（78.69%）、电白县（21.18%）、普宁市（32.18%）、惠来县（80.28%）、惠城区（31.86%）、惠东县（29.63%）、汕尾城区（21.87%）、海丰县（44.44%）、东莞市区（28.04%）、饶平县（30.90%）	30
广西	马山县（18.71%）、合浦县（10.42%）、钦州市辖区（11.11%）、玉州区（10.42%）、象州县（15.63%）	无	5
海南	五指山市（19.78%）、万宁县（15.81%）、屯昌县（18.00%）、乐东（16.04%）、保亭县（19.56%）	三亚市（31.80%）、文昌市（29.11%）、澄迈县（40.22%）、临高县（70.67%）、儋州市（22.60%）、昌江县（34.29%）、东方市（54.89%）、陵水县（47.78%）	13
四川	无	无	0
贵州	无	无	0
云南	无	永善县（36.79%）	1
西藏	—	—	—
重庆	无	涪陵区（45.96%）、丰都县（45%）	2
陕西	子州县（15.00%）	无	1
甘肃	景泰县（12.50%）、民勤县（10.07%）、古浪县（15.97%）	无	3
青海	民和县（15.63%）、循化县（10.07%）、泽库县（10.76%）、贵德县（14.58%）、玛沁县（10.84%）、达日县（14.74%）、玉树县（11.85%）、都兰（10.20%）、天峻县（14.58%）	门源县（22.22%）、祁连县（23.57%）、共和县（38.82%）、同德县（46.92%）、贵南县（40.97%）、久治县（25.00%）、杂多县（99.51%）、称多县（34.76%）、治多县（29.86%）、囊谦县（100.00%）、曲麻莱县（53.82%）、格尔木市（52.43%）、乌兰县（27.08%）、	22
宁夏	盐池县（19.44%）	无	1

续表 2 – 41

省 （区、市）	非碘盐率 >10%，<20% 的 县（区、市、旗）	非碘盐率 >20% 的 县（区、市、旗）	县数
新疆	托克逊县（10.06%）、若羌县（16.96%）、伊宁县（17.01%）、霍城县（12.50%）	鄯善县（47.65%）、伊吾县（40.40%）、且末县（47.73%）、温宿县（21.11%）、沙雅县（50.00%）、新和县（70.31%）、阿图什市（43.06%）、阿克陶县（72.82%）、莎车县（35.07%）、叶城县（38.89%）、巴楚县（66.81%）、洛浦县（24.92%）、伊宁市（23.21%）	17
合计	72	69	141 个

表 2 – 42 西藏居民户数据（2005）

地区	县名	检测份数（份）	碘盐覆盖率（%）
拉萨	尼木县	290	0.0
拉萨	堆龙德庆县	200	24.5
拉萨	达孜县	256	13.2
拉萨	当雄县	310	7.0
拉萨	曲水县	120	5.2
拉萨	墨竹贡卡县	87	35.6
拉萨	林周县	310	8.7
拉萨	城关区	213	48.3
山南	扎囊县	170	90.0
山南	曲松县	170	75.3
山南	加查县	220	57.3
山南	琼结县	160	15.6
山南	乃东县	270	86.3
	合计	2 776	33.4

表 2 – 43 西藏生产层次数据（2005）

企业	检测份数（份）	合格份数（份）	不合格份数（份）	合格率（%）	中位数（mg/kg）
拉萨食盐加碘厂	82	35	47	42.6	21.98

卫生部消除碘缺乏病国际合作项目技术指导中心

第九节　2006 年全国碘盐监测报告

食盐加碘是持续消除碘缺乏病的主导策略。为了全面、准确了解碘盐生产、销售和居民食用情况，及时发现问题并采取相应的干预措施，保证居民食用合格碘盐，必须长期、系统地开展碘盐监测工作。

2006 年，在卫生部和各级卫生行政部门的领导下，通过各级碘缺乏病防治专业人员的共同努力，各省（区、市）均已完成碘盐监测工作。通过本次监测，加强了全国县级碘盐日常监测体系，监测所获得的资料和信息为连续掌握各地的碘盐质量情况及非碘盐冲击情况提供了依据。根据本年度各省（区、市）上报的碘盐监测数据，经过汇总分析，现将 2005 年 7 月至 2006 年 6 月分三个部分即碘盐监测结果、碘盐监测数据质量分析以及重点人群碘营养监测结果总结如下。

一、碘盐监测结果

1. 碘盐监测覆盖情况

（1）生产层次：根据中盐总公司提供的数据，全国有定点碘盐加工厂 97 个，批发企业 2600 个。2005 年下半年，全国共监测 1507 家碘盐生产、批发、加工企业，2006 年上半年，全国共监测 1650 家碘盐生产、批发、加工企业，监测覆盖了 89.7% 的碘盐定点加工厂，约 60.1% 的碘盐批发企业，详见本节后附表（表 2 - 49，表 2 - 50）。有 10 家碘盐定点加工厂没有被监测覆盖，其中包括山东东岳精制盐厂、江西九二盐业有限责任公司（停产改造）、四川蓬莱盐化有限公司、新疆和布克赛尔蒙自治县宏达盐业有限责任公司、新疆哈密盐业有限责任公司、新疆奇台县环鹏盐业有限责任公司、新疆盐湖制盐有限责任公司、新疆精河县精河盐化有限责任公司、新疆温宿县银峰盐业有限责任公司、新疆盐业阿图什有限责任公司。

（2）居民户层次：全国除去已经上报的 61 个不参加碘盐监测的高碘县（山西 10 个、山东 40 个、河北 5 个、河南 4 个，江苏 2 个，其他省未报或由于高碘县未停供碘盐仍然开展碘盐监测）外，应监测县 2732 个。实际统计结果显示，全国 31 个省（区、市）的 2652 个县（市、区、旗）上报了居民层次的监测数据，监测覆盖了全国 97.07% 的县。根据 2004 年我国相关部门的统计数据计算，我国有 127 038 万人口，本次监测覆盖了 122 018 万人口，占全国总人口的 96.0%，详见本节后附表（表 2 - 51）。

监测盲区从上年度的 6.9% 缩小到 2.9%，盲区县共有 80 个，分布于 8 个省（区），分别是西藏 55 个县、广西 8 个县、青海 6 个县、吉林 3 个县、湖南 3 个县、广东 2 个县、甘肃 2 个县、宁夏 1 个县。93.8% 的盲区县为偏远、贫困县，西部地区盲区县占 90.0%，见图 2 - 51。

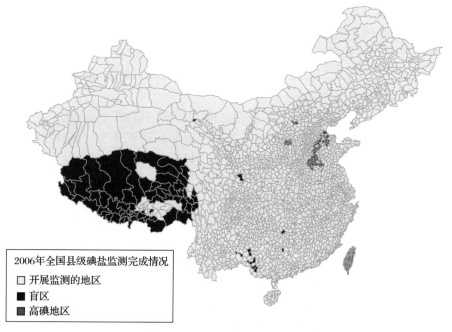

图2-51　全国碘盐监测盲区分布图（2006.1—6）

根据各省实际开展并上报碘盐监测数据的县数和应开展碘盐监测县总数计算上报率。详见本节后附表（表2-52）。

① 上报率达100%的有23个省（区、市），分别是北京、天津、河北、山西、内蒙古、辽宁、黑龙江、上海、江苏、浙江、安徽、福建、江西、山东、河南、湖北、海南、四川、贵州、云南、重庆、陕西和新疆。

② 上报率未达到100%，但超过90%的有5个省（区），分别是广东、甘肃、湖南、宁夏和吉林。

③ 上报率为80%～90%的有2个省（区），分别是广西和青海。

④ 西藏拉萨、山南和林芝地区上报了18个县的数据。

2. 碘盐监测结果及分析

（1）生产层次

① 2005年下半年（7—12月）生产层次情况：全国共监测盐样8260批，合格8090批，批质量合格率为97.94%。共监测74 301份盐样，均值33.34 mg/kg，标准差为5.68 mg/kg，变异系数为17.04%。其中不合格碘盐495份，占总盐样的0.67%；非碘盐17份，占总盐样的0.02%。

各省（区、市）生产层次的批质量合格率和加工均匀程度，详见文后附表（表2-49），除西藏为16.67%外，其余各省批质量合格率均＞90%。变异系数＞20%的有新疆（21.66%）、四川（22.58%）、贵州（22.92%）和西藏（62.01%）。其余各省均在10%～20%之间。

② 2006年上半年（1—6月）生产层次情况：2006年上半年，全国共监测盐样8791批，合格8647批，批质量合格率为98.36%。共监测79 144份盐样，均值33.19 mg/kg，标准差为5.46 mg/kg，变异系数为16.45%。其中不合格碘盐386份，占总盐样的0.49%；

非碘盐 5 份，占总盐样的 0.01%。

各省（区、市）生产层次的批质量合格率和加工均匀程度详见文后附表（表 2 - 50）：全国各省（区、市）批质量合格率均 >90%。变异系数 >20% 的有江西（20.36%）和山西（20.70%）。其余各省（区、市）均在 10% ~ 20% 之间。西藏 2006 年上半年对拉萨碘盐加工厂只监测了 1 次，结果合格。

（2）居民户层次：全国共监测居民食用盐样 795 292 份，其中非碘盐 25 695 份，不合格碘盐 22 233 份，盐碘中位数为 30.90 mg/kg。碘盐覆盖率 96.87%，非碘盐率 3.13%，合格碘盐食用率 93.75%，详见本节后附表（表 2 - 51）。

① 碘盐覆盖率：监测结果显示，在省级水平上，西藏（拉萨、山南和林芝地区）碘盐覆盖率为 34.33%，海南 75.99%，新疆 79.38%，广东 84.39%，其余 27 个省（区、市）的碘盐覆盖率均 >90%，其中 24 个省（区、市）碘盐覆盖率 >95%，见图 2 - 52。

在县级水平上，如果不包括监测盲区，目前全国有 185 个县碘盐覆盖率 <90%，占实际监测县的 7.0%。但监测盲区大多数是非碘盐冲击问题严重地区，如果把盲区估计在内，就有 9.7% 的县碘盐覆盖率 <90%。

根据 2004 年国家相关部门的统计数据，我国有 127 038 万人口，除去 61 个未开展碘盐监测的高碘地区（4162.8 万人）和监测盲区（857.4 万人）的人口，2006 年，全国有 118 200 万人口用碘盐，占全国应该食用碘盐总人口的 96.9%。有 3819 万人口食用无碘盐，占全国应该食用碘盐总人口的 3.1%，其中，西藏拉萨、山南地区 35.2 万人（西藏其他地区情况缺乏监测数据），海南 193.5 万人，新疆 395.8 万人，广东 1218.3 万人。

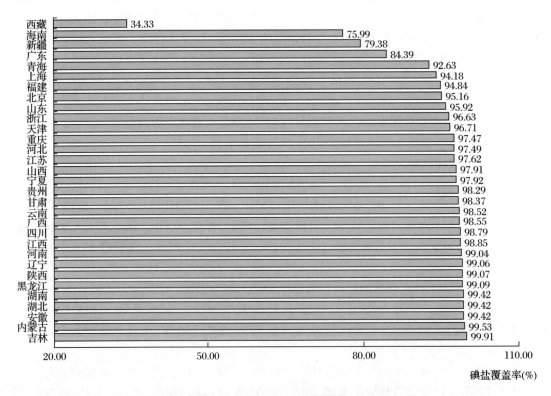

图 2 - 52　全国各省（区、市）碘盐覆盖率（2006.1—6）

②合格碘盐食用率：在省级水平上，全国有 26 个省的居民合格碘盐食用率＞90%，＜90% 有 5 个省（区），分别是西藏（拉萨、山南和林芝地区）30.17%，海南 71.98%，新疆 76.56%，广东 79.27%，青海 88.14%，见图 2 - 53。

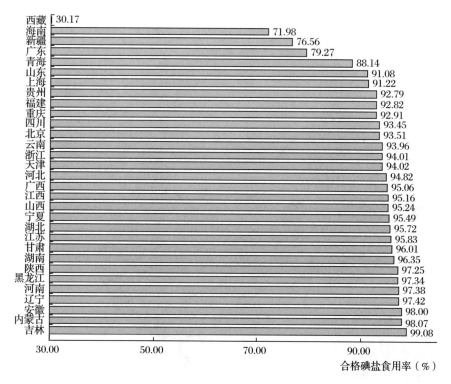

图 2 - 53　全国各省（区、市）合格碘盐食用率（2006.1—6）

在县级水平上，2006 年共监测了 2652 个县，有 2253 个县居民合格碘盐食用率达到了 90% 以上，占实际监测县数的 84.95%，占应监测县的 82.47%。详见本节后附表（表 2 - 52）。

根据我国消除碘缺乏病防治工作规划，到 2010 年 95% 的县要达到消除碘缺乏病标准，其中居民合格碘盐食用率达到 90% 以上是一项重要的指标。根据 2006 年的监测结果，如果不考虑监测盲区，全国距离"95% 的县实现消除碘缺乏病标准"的目标还相差 10.05 个百分点。如果把 2.9% 的监测盲区列为非碘盐问题地区，估计距离目标的差距约为 12.95 个百分点。

在居民合格碘盐食用率一项指标上达到"95% 的县实现消除碘缺乏病标准"的省（区）有 6 个，分别是内蒙古、辽宁、吉林、安徽、河南和陕西。接近实现这一目标（90% 的县达到实现消除碘缺乏病标准）的省（区）有 5 个，分别是黑龙江、江苏、湖北、甘肃和宁夏。达到这一标准的比率不足 70% 的省（区、市）有上海、广东、海南、青海、新疆、西藏（拉萨、山南和林芝地区），详见本节后附表（表 2 - 53）。

③非碘盐冲击状况：以县为单位统计结果显示，全国有 7 个省（区、市）所有监测县的非碘盐率均在 10% 以下，分别是北京、内蒙古、吉林、黑龙江、安徽、湖北和湖南；其他省份均发现了非碘盐率较高的县（区、市、旗），详见本节后附表（表 2 - 54），图 2 - 54。其中有的省非碘盐问题由来已久，一直是近几年来干预的重点省（区、市），如西藏、

新疆、海南等西部和沿海省份；有的省（区、市）虽然2000年评估时已经达到基本消除碘缺乏病的标准，但近年来发现一些县碘盐覆盖率出现下滑，2006年河北和山东非碘盐率＞10%的县有所增加；全国80个监测盲区县由于缺乏监测数据，其非碘盐冲销状况如何还不甚明了；盲区的存在也导致了一些省（区、市）的碘盐覆盖率和居民合格碘盐食用率估计的偏性，如西藏和青海2006年全区的总率还不能代表其全区的实际情况，由于盲区主要分布于非碘盐冲销严重地区，因此往往造成对全区总率的高估，详见本节后附表（表2-49）。

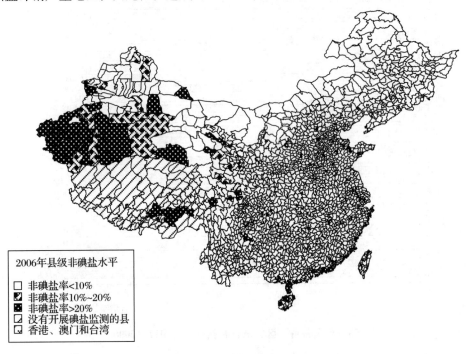

图2-54　全国县级非碘盐水平（2006.1—6）

（3）下面是几个重点省（区、市）的分析

①海南：海南省卫生部门认真完成了碘盐监测工作，数据真实地反映出海南省碘盐覆盖现状。2006年海南省的非碘盐率仅次于西藏。全省18个县中有10个县非碘盐率＞10%。这些县大多沿海岸线分布（图2-55），私有或集体小盐田无法转产以及盐业市场监管无力是导致海南省非碘盐长期冲销的主要原因。问题存在多年，但至今没有引起海南省政府和相关部门的重视，更缺乏针对非碘盐源头的解决办法。2006年海南对碘盐覆盖率较低的8个县的育龄妇女尿碘水平开展了监测。监测结果显示其中有5个县不足150 μg/L，临高县最低只有53.8 μg/L，其次是东方市91.4 μg/L。海南省尿碘监测结果说明其碘盐覆盖率较低地区的育龄妇女处于碘营养不足状态。

②广东：广东省的卫生行政部门重视碘盐监测工作，卫生专业人员认真实施监测工作，对于可疑数据均要求县里重新采样，监测结果真实地反映了全省碘盐覆盖现状。监测结果显示：2006年全省的碘盐覆盖率仍然呈小幅度下滑，非碘盐率＞10%的县比上年增加了1个，达到了31个，主要分布在沿海和近沿海地区，见图2-56。全省的非碘盐率已位列全国第四。广东省是2000年评估时达到消除碘缺乏病阶段目标的省份，但达标以后未能保持已经取得的成绩，碘盐覆盖率逐年滑坡。沿海人口密度高，现有2937.1万人口居住在

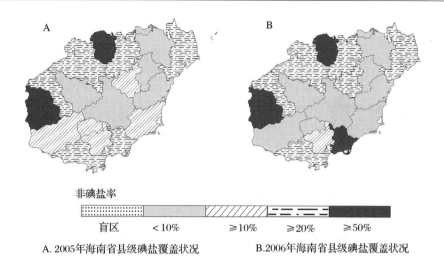

A.2005年海南省县级碘盐覆盖状况　　B.2006年海南省县级碘盐覆盖状况

图2-55　海南省县级碘盐覆盖状况（2005—2006）

非碘盐冲击严重的31个县。2006年国家和省卫生部门在31个县中抽检了5个县，对育龄妇女的碘营养水平进行了监测，结果4个县的尿碘中位数 <150 μg/L（其中3个县 <100 μg/L），处于碘营养缺乏状态。如果政府和相关部门再不采取有效措施解决非碘盐问题，长期、持续碘摄入不足将继续危害妇女和儿童的智力发育和身体健康，从而影响该地区的人口素质。

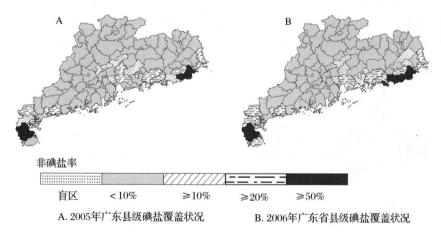

A.2005年广东县级碘盐覆盖状况　　B.2006年广东省县级碘盐覆盖状况

图2-56　广东省县级碘盐覆盖状况（2005—2006）

③ 新疆：2006年，新疆在中央转移支付经费的推动下，完成了全区96个县的碘盐监测，数据的完整性明显好于上年，见图2-57。监测结果碘盐覆盖率为79.38%，2005年南疆大部分地区为监测盲区，而2006年开展了监测工作，因此该结果较上年（86.46%）更真实地反映了全自治区的碘盐覆盖现状。新疆南疆地区经济欠发达、土盐资源丰富、碘盐价格高、销售网络不完善、居民生活习惯等多方面的因素，导致多年来碘盐覆盖率一直都比较低。本次监测南疆有11个县碘盐覆盖率不足50%。对于这些问题地区，迫切需要新疆自治区政府及相关部门加强对消除碘缺乏病工作的重视，出台具体措施解决南疆地区居民吃不到和买不起碘盐的问题。对于碘盐暂时还不能覆盖的地区，应该针对重点人群实施紧

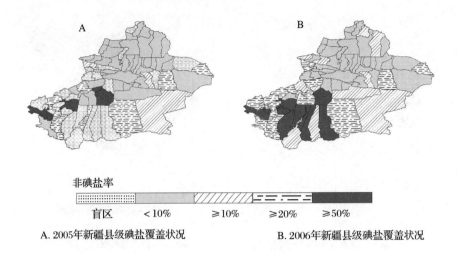

图 2 -57　　新疆县级碘盐覆盖状况（2005—2006）

急补碘措施，以阻断克汀病新发和儿童智力潜在性损伤。

④ 青海：青海省 2006 年的碘盐覆盖率达到 93%，这一结果不能反映青海的实际情况，玉树州所辖的 6 个县没有开展碘盐监测，见图 2 - 58。根据 2005 年的监测数据，这 6 个县非碘盐率均 >10%，其中 3 个县在 50% 以上。监测盲区造成青海省碘盐覆盖率的高估。但是，通过几年来碘缺乏病综合干预项目的实施，青海省的碘盐覆盖水平确实呈现逐年提高趋势，非碘盐率 >10% 的县由 2004 年的 27 个下降到 2006 年的 10 个。这一成绩的取得与政府部门重视，多部门配合，措施得当，卫生和其他部门专业人员的辛勤努力是分不开的。

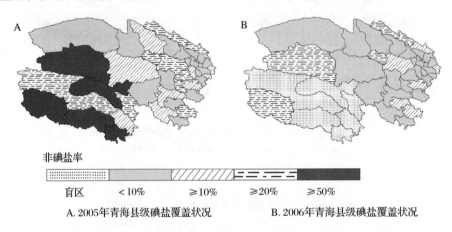

图 2 -58　　青海县级碘盐覆盖状况（2005—2006）

⑤ 西藏：西藏拉萨和山南两个地区的 18 个县开展了碘盐监测，见图 2 - 59。碘盐覆盖率为 34.33%，非碘盐率为 65.67%，合格碘盐食用率为 30.17%。碘盐覆盖率 >90% 的县有 2 个，均位于山南地区。拉萨市和林芝地区所有监测区、县的碘盐覆盖率均在 0 ~ 60% 之间。2006 年，国家和自治区对西藏 5 个县育龄妇女尿碘水平进行了监测，目前上报了 4 个县的数据，尿碘中位数均 <100 μg/L。日喀则市最低为 27.0 μg/L，墨竹工卡县为 30.3 μg/L，当雄县为 38.3 μg/L，说明这三个县育龄妇女处于严重缺碘状态。从碘盐覆盖状况看，西

藏与全国平均水平有较大差距。提高西藏的碘盐覆盖率，纠正人群碘营养缺乏状况面临着严峻挑战，目前还缺乏措施得当、保障有力的解决途径。另外，西藏在碘盐监测工作上明显滞后于全国其他省，存在大量监测盲区，不能为干预和决策提供依据。因此需要采取因地制宜、分类指导的方针和措施，扫除监测盲区，建立常规碘盐监测机制。

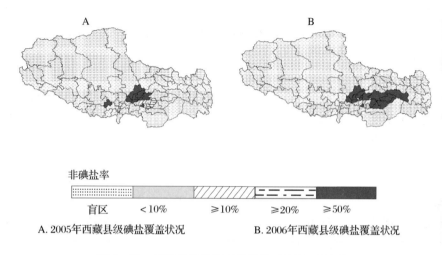

A. 2005年西藏县级碘盐覆盖状况   B. 2006年西藏县级碘盐覆盖状况

图2－59　西藏县级碘盐覆盖状况（2005—2006）

　　⑥北京：北京市2005年有3个县碘盐覆盖率在90%以下，分别是昌平、丰台和大兴，其中昌平区在70%以下。2006年北京市所有的区县碘盐覆盖率均达到90%以上，见图2－60。这主要是由于北京市政府重视并参与了消除碘缺乏病的工作。市商务局给各区县商务局下达任务，要求各盐业公司在碘盐覆盖率、合格碘盐食用率及计划完成率三项指标上均达标。对于达标的企业，市商务局给予50万元的奖励。这一措施大大促进了各盐业公司销售及配合工商等部门开展市场稽查的积极性。2006年各区县商务局联合质检、盐业等部门开展联合检查，另外还联合卫生部门开展大规模的健康宣传。

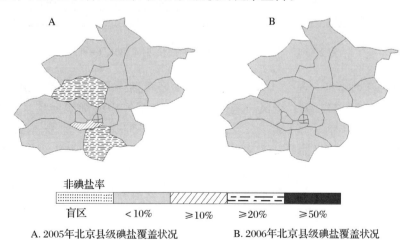

A. 2005年北京县级碘盐覆盖状况   B. 2006年北京县级碘盐覆盖状况

图2－60　北京县级碘盐覆盖状况（2005—2006）

二、碘盐监测数据质量分析

1. 样本量

（1）全国县级居民户碘盐监测采样量：每个监测县采集 288 份盐样是方案规定的最小采样量，各县只有采够有效样本量才能代表全县的碘盐覆盖水平。在开展了碘盐监测的 2652 个县中，有 2482 个县按照方案要求完成了居民层次的采样量（每县监测不少于 288 份居民户盐样），占上报县的 93.59%，这一数字比 2005 年增加了 6 个百分点，见图 2 - 61。

（2）各省县级居民户碘盐监测采样量

① 完成 288 份（或以上）居民户盐样监测的县占实际上报数据县的比例 >95% 的有：北京、上海、江苏、安徽、河南、湖北、海南、四川、陕西、黑龙江、湖南、宁夏、辽宁、贵州、福建、江西和重庆 17 个省（区、市）。

② 该比例为 90% ~95% 的有：广东、天津、浙江、吉林、河北、山西、广西和内蒙古 8 个省（区、市）。

③ 该比例为 80% ~90% 的有：甘肃、青海和山东 3 个省。

④ 该比例为 60% ~80% 的有：云南、新疆、西藏（拉萨、山南和林芝地区）3 个省（区）。

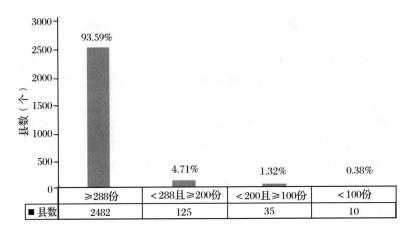

图 2 - 61　全国县级碘盐监测完成情况（2006.1—6）

2. 乡镇抽样点的分布　现行《方案》采用的是多级抽样的方法。乡、镇、街道是第一级；行政村、居委会是第二级；居民户是第三级。《方案》中明确规定乡（镇、街道）的采样办法是各县（市、区、旗）按东、西、南、北、中随机抽取 9 个乡（镇、街道），其中东、西、南、北片各随机抽取 2 个乡（镇、街道），中片随机抽取 1 个乡（镇、街道）。因此，抽样点在全县的分布基本上应该是均匀的。为了了解抽样的质量，NTTST 从全国 2640 个监测县中按地理方位随机抽取了 6 个县，将其乡镇的采样点标注到地图中，以复核其抽样分布的均匀程度，见图 2 - 62。这 6 个县分别来自黑龙江、浙江、湖北、广西和青海。结果发现 6 个县的乡级抽样均基本按照方案要求进行，虽然没有过于集中的现象，但还是有分布不均的现象，如浙江的泰顺县中部有 4 个乡，而西部没有，北部 1 个乡。如果不能按照《方案》规定的方法采样，有可能使数据产生偏性，影响数据的代表性。因此提醒各省加强对采样环节的质量控制，以保证数据的代表性。

3. 监测结果上报的及时性　《全国碘盐监测方案》规定各省（区、市）应于每年的7月底之前上报碘盐监测数据。2006年只有少数几个省按时上报了监测数据数据，大多数省份是在8、9月份上报数据。

2006年21个省（区、市）增加了尿碘的监测任务，其中一些省尿碘数据上报的时间明显晚于碘盐数据，如西藏、陕西。

4. 培训和质量控制　2006年全国大部分省（区、市）开展了碘盐监测培训工作，有力地保障了碘盐监测工作的顺利完成。但仍有一部分省（区、市）由于缺乏碘盐监测专项经费等原因，没有开展关于碘盐监测的培训工作。全国有9个省（市）上报了质量控制报表或报告，分别是山西、江苏、浙江、福建、河南、湖北、湖南、四川和重庆。这些省（市）通过加强质量控制工作，大大加强了碘盐数据的质量和可信度。

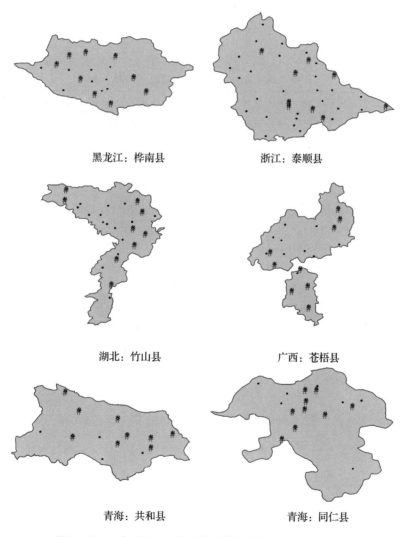

黑龙江：桦南县　　　　　　　　浙江：泰顺县

湖北：竹山县　　　　　　　　　广西：苍梧县

青海：共和县　　　　　　　　　青海：同仁县

图2-62　5省（区）6县乡镇采样点分布图（2006.1—6）

#采样乡、镇　·非采样乡、镇

三、重点人群碘营养监测结果

为了完善县级碘缺乏病监测工作，开展县级水平上重点人群碘营养状况监测，评估2010年全国95%的县实现消除碘缺乏病目标进程，经卫生部批准，NTTST在《全国碘盐监测方案（修订）》基础上，制订了重点人群尿碘的试点监测方法，并组织了方案的试行。

1. **完成情况**　结合2004和2005年的碘盐监测结果，NTTST从各省碘盐覆盖率＜80%县中抽取了21个省（区、市）的68个县（区、市）开展了育龄妇女的尿碘监测。目前，已有20个省的69个县上报了数据。

2. **结果分析**

（1）育龄妇女尿碘监测结果：全国69个县共上报了10 162份育龄妇女尿碘的监测结果，中位数为136.8 μg/L，平均尿碘水平未达到满足人体碘营养的适宜水平（150 μg/L）。其中36个县育龄妇女尿碘平均水平在150 μg/L以下，占所有尿碘监测县52.2%，见表2-44。

表2-44　各县育龄妇女尿碘中位数（2006.1—6）

序号	县（区）名	尿碘份数	中位数（μg/L）	序号	县（区）名	尿碘份数	中位数（μg/L）
1	丰台区	144	166.5	24	廉江市	144	146.9
2	昌平区	144	206.9	25	遂溪县	144	63.3
3	正定县	144	211.8	26	惠来县	144	78.1
4	泊头市	144	105.5	27	惠阳市	144	157.4
5	襄汾县	143	255.5	28	饶平县	144	86.3
6	南岗区	144	186.6	29	合浦县	144	110.5
7	松江县	180	129.2	30	贵港市辖区	144	418.4
8	连云区	141	110.0	31	钦州市辖区	144	244.3
9	瓯海区	144	186.4	32	三亚市	144	161.9
10	定海区	144	167.3	33	文昌市	144	185.6
11	岱山县	140	107.3	34	临高县	144	53.8
12	临海市	144	221.5	35	儋州市	146	119.8
13	温岭县	144	131.8	36	昌江县	144	179.7
14	福清市	139	115.5	37	东方市	144	91.4
15	平潭县	143	118.7	38	陵水县	144	103.0
16	翔安区	144	154.1	39	自流井区	146	182.0
17	漳浦县	144	148.0	40	贡井区	145	164.0
18	东山县	144	110.1	41	大安区	144	182.3
19	即墨市	144	186.1	42	罗江区	144	445.1
20	胶州市	143	158.0	43	广汉市	143	244.4
21	坊子区	128	143.5	44	涪陵区	167	197.6
22	寿光市	143	158.5	45	丰都县	180	158.9
23	青州市	144	138.5	46	伊宁县	140	93.5

续表2-44

序号	县（区）名	尿碘份数	中位数（μg/L）	序号	县（区）名	尿碘份数	中位数（μg/L）
47	昔阳县	143	188.2	59	祁连县	144	124.8
48	汾西县	143	181.7	60	共和县	144	197.5
49	澄迈县	151	120.3	61	同德县	144	151.1
50	永善县	146	309.2	62	乌兰县	144	76.6
51	寻甸县	142	289.1	63	盐池县	143	180.8
52	当雄县	151	38.3	64	西吉县	140	153.8
53	墨竹工卡县	144	30.3	65	沙雅县	148	136.1
54	左贡县	56	89.1	66	新和县	90	121.0
55	日喀则市	155	27.0	67	阿图什县	150	92.2
56	广河县	199	47.3	68	阿克陶县	150	81.7
57	东乡县	356	64.6	69	莎车县	148	136.5
58	门源县	144	140.1		合计	10 162	136.8

将69个县的10 162名育龄妇女的尿碘做频数分布显示，<150 μg/L的比例为54.0%，<100 μg/L的比例为37.0%，<50 μg/L的比例为16.5%，见表2-45。

表2-45　育龄妇女尿碘频数分布表（2006.1—6）

指标	尿碘含量（μg/L）							合计
	0~	50~	100~	150~	200~	250~	300~	
例数	1 681	2 082	1 723	1 327	1 030	699	1 620	10 162
百分比（%）	16.5	20.5	17.0	13.1	10.1	6.9	15.9	100

由于有些县的数据填写不完整，因此只有部分县的尿碘数据进行了下面几种分析。

（2）碘盐监测与尿碘结果的比较：本次监测县是以2004和2005年碘盐覆盖率<80%为线索确定的，其中一些县在2006年碘盐普及状况已经较前两年有明显的提高。69个县中有38个县碘盐覆盖率达到了80%以上。碘盐监测和尿碘监测结果见表2-46。统计数据表明碘盐覆盖率在80%以上的县，育龄妇女尿碘中位数达到了150 μg/L以上。而碘盐覆盖率在80%以下的县，尿碘中位数水平明显偏低。当碘盐覆盖率在70%以下时，育龄妇女的尿

表2-46　不同碘盐覆盖率水平的育龄妇女尿碘中位数及频数分布（2006.1—6）

监测县碘盐覆盖率分类	县数	育龄妇女尿碘监测结果（μg/L）		
		中位数（μg/L）	<50的百分频数（%）	<100的百分频数（%）
<50%	10	83.3	27.9	59.4
50%~60%	6	101.6	25.8	49.4
60%~70%	8	101.4	22.7	48.8
70%~80%	5	144.5	11.7	33.9
80%以上	38	176.5	9.8	25.2

碘中位数已经在 100 μg/L 或以下水平，此时，将近1/4 的妇女尿碘不足 50 μg/L，处于严重碘缺乏状态；约 1/2 的妇女尿碘不足 100 μg/L，呈现明显的碘营养不足。这一结果提示，70% 的碘盐覆盖率应作为界定碘缺乏高危地区的界值，即一旦某县碘盐覆盖率 <70%，就应该列为高危地区，从而采取重点监测，并根据重点监测结果启动应急补碘预案。

（3）碘盐组和非碘盐组尿碘比较：将各县监测对象按是否吃碘盐分成两组，两组的中位数见表 2 –47。两组中位数经非参数检验具有统计学差异（P < 0.001）。碘盐组处于比较理想碘营养状态，非碘盐组则处于碘缺乏状态。

表 2 –47　碘盐组和非碘盐组尿碘中位数（2006.1—6）

组别	尿碘份数（份）	中位数（μg/L）	非参数检验 P
非碘盐组	1 397	87.40	< 0.001
碘盐组	5 290	168.45	

（4）不同人群尿碘比较：将碘盐组和非碘盐组按不同人群分别分成 3 组，即育龄妇女、孕妇和哺乳期妇女组，见图 2 –63。非碘盐组三类人群均呈现碘营养缺乏，其中孕妇尿碘最低，其次是哺乳期妇女。碘盐组各类人群均能达到理想碘营养状态。

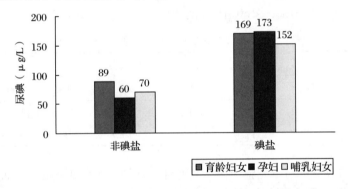

图 2 –63　不同人群尿碘比较（2006.1—6）

（5）不同类型地区育龄妇女尿碘结果比较：监测方案中按地理位置将监测地区划分为 7 种类型，即沿海地区（居民以渔业、海产养殖业为主，膳食结构中海产品摄入较多），近沿海区（靠近沿海地区，居民以农业为主，摄入海产品较少），内陆平原（以平原为主的农业区），内陆山区（以山区丘陵为主的农业区），牧区（以牧业为主地区），城市（大中城市），其他地区。按这 7 种地区类型分类统计，并根据育龄妇女家中食用盐的情况，分成吃碘盐组和吃非碘盐组。结果见表 2 –48。

碘盐组育龄妇女碘营养水平基本适宜，尿碘中位数以牧区和沿海组较低，但均介于 100～150 μg/L 之间。非碘盐组则除了牧区和大中城市外，其他地区育龄妇女尿碘中位数均 <100 μg/L，最低为内陆山区，其次是内陆平原、近沿海地区和沿海地区。这一结果证明在碘盐覆盖不到的内陆地区育龄妇女缺碘最严重，造成生育健康问题和智力损伤的风险最高。同时，监测结果也有力地证实了在碘盐覆盖不到的沿海地区，育龄妇女同样遭受碘缺乏的威胁。

表 2-48　不同类型地区尿碘中位数 (2006.1—6)

地区类型	尿样份数（份）	非碘盐组		碘盐组	
		尿样份数（份）	中位数（μg/L）	尿样份数（份）	中位数（μg/L）
沿海地区	1 602	518	97.8	1 084	148.9
近沿海地区	1 712	428	88.1	1 284	170.8
内陆平原	1 606	335	74.3	1 271	166.7
内陆山区	1 155	84	56.4	1 071	185.0
牧区	40	2	162.6	38	113.6
大中城市	532	29	110.3	503	174.8
其他地区	40	1	67.1	39	192.9

四、成绩、问题及建议

1. 成绩

（1）领导重视，协调和支持力度大：2005 年年底卫生部将当年全年的碘盐监测结果通报到各省卫生厅（局）后，许多省卫生厅都对本省的监测情况进行了解、核实，并对监测结果进行了分析，对 2006 年的碘盐监测工作起到了极大的督促作用。由于 2005 年大多数省卫生厅或疾病控制中心根据各省的具体情况制定了碘盐监测的《实施细则》，并发文布置了监测工作，为此项工作的持续开展提供了保障。

（2）省级专业机构在监测实施中继续发挥了重要作用：在以往培训的基础上，省级专业部门根据去年监测实施中暴露的问题，开展了新的培训工作，包括对改进后的《实施细则》的贯彻和软件数据录入及上报的培训。省级专业部门继续加强现场和实验室质量控制，能够经常与县级单位沟通，了解监测进展情况和存在的问题，及时采取措施解决，为监测工作提供了有力的技术支持。

（3）监测覆盖面积继续增大：本次监测覆盖了全国 1650 个加工、批发企业，2652 个县的居民户。居民户的监测覆盖率由 2005 年的 93.1% 上升到 97.1%，监测辐射面的增加，提高了数据的代表性。

（4）监测资料完整性和可靠性继续得到提升：在各级卫生行政主管部门和专业部门的努力下，全国 31 个省（区、市）时完成了碘盐监测，其中 23 个省（区、市）所有的县上均报了监测资料，绝大部分省（区、市）上报率超过了 90%。采样数量和质量及监测资料完整性和可靠性均好于去年。

2. 问题和建议

（1）预警：根据今年监测结果，全国碘盐覆盖率在 70% ~ 80% 之间的县有 30 个。请这些县所在省的政府和盐业等相关部门，认真分析原因，采取措施，尽快提高碘盐覆盖率。

全国碘盐覆盖率 < 70% 的县有 75 个，占实际监测县的 2.8%。分布在新疆（24 个）、广东（15 个）、西藏（15 个）、海南（7 个）、福建（3 个）、青海（3 个）、河北（2 个）、山东（2 个）、浙江（1 个）、四川（1 个）、贵州（1 个）、甘肃（1 个），2006 年非碘盐率 > 10% 的县（区、市、旗）汇总见文表附表（表 2-54）。另外还有 80 个盲区县，这些县的碘盐覆盖率大多也较低。在这些碘盐覆盖率 < 70% 的县和盲区县中，有些是历史克汀病

区。今年在新疆的 3 个历史克汀病县已经发现了小年龄组克汀病人，因此如果不采取措施尽快提高碘盐覆盖率，这些地区有可能出现新发克汀病儿童，同时发生儿童智力潜在性损伤的风险极高。各省相关部门应根据此预警信息制定对策并及时采取有效措施，防止新发克汀病和儿童广泛的智力损伤。

（2）监测盲区：由于中央转移支付项目和国际合作项目的支持，碘盐监测盲区从去年的 6.9% 缩小到 2.9%，但以上项目不能长期支持监测工作，因此盲区的缩小缺乏可持续性。另外，尽管有项目的支持，目前仍然有 2.9% 的监测盲区，其中 90.0% 集中在西部偏远、贫困地区。这些地区仅仅靠行政指令而没有持续的经费支持，这些盲区县没有能力开展监测工作。建议中央和地方共同努力扫除盲区。存在盲区省的相关部门领导要提高对监测工作的重视程度，把监测经费，尤其是困难县的监测经费列入财政预算，并加强专业机构的建设和专业队伍的培训，保障监测工作的有效开展。

（3）非碘盐问题：在省级水平上，西藏、海南、新疆、青海和广东的非碘盐问题仍很严重，其中海南和广东非碘盐源头的治理工作缺乏有效的政策和策略，盐业市场监管无力。西部三省的问题则更加复杂，除了非碘盐源头无法控制外，还有盐价、碘盐销售网络、地区经济状况、生活习惯、交通等问题共同制约着碘盐的普及。

在县级水平上，如果不包括监测盲区，目前全国有 7.0% 的县非碘盐率 >10%。如果把盲区估计在内，这个率就会由 7.0% 上升到 9.7%。

尽管西部和沿海情况有所不同，但是，无论是西部还是沿海，解决非碘盐的问题必须依靠政府行为。建议明确政府责任，加强高层领导动员，出台支持性政策，协调碘盐生产、销售、市场管理等部门齐抓共管，解决非碘盐冲击问题。

（4）碘盐质量：生产层次监测发现，2005 下半年有新疆（21.66%）、四川（22.58%）、贵州（22.92%）和西藏（62.01%），2006 年上半年有江西（20.36%）和山西（20.7%）碘盐生产、批发和加工企业的变异系数 >20%，说明少数企业碘盐加工不均匀，影响了碘盐的质量。尤其是西藏的碘盐加工厂，2005 年下半年共监测了 6 批碘盐就有5 批不合格。希望引起盐业主管部门重视，查明原因，采取纠正措施，保证合格碘盐的生产和供应。

（5）资料的反馈和利用：从 2006 年的监测结果看，多数省份加强了资料的反馈工作。但是，监测结果能否引起政府和相关部门的重视，从而采取有效的干预行动，却仍然是个问题。

各省要认真深入分析本省碘盐监测资料，客观评价已经取得的成绩，对于目前存在的问题，要研究原因和影响因素，提出工作方向和建议；各省要将监测结果上报政府和主管部门，通报各相关部门，尽快制定出针对性的策略和措施，提高碘盐覆盖率。

建议中央和各省卫生行政部门和盐业的主管部门联合通报碘盐监测结果，以引起各级政府和相关部门的重视，利于采取有效的干预行动。

（6）培训和质量控制：2006 年有些省份的上报数据中依然存在缺项、漏项等数据不完整的问题；有些省没有按照《碘盐监测质量控制方案》认真执行。建议各级专业部门加强监测培训和质量控制，不断提高碘盐监测工作质量。

表 2 - 49　全国生产层次监测结果汇总（2005.7—12）

序号	省（区、市）	监测企业数（个）	检测批数（批）	合格批数（批）	批质量合格率（%）	均数（mg/kg）	标准差（mg/kg）	变异系数（%）	检测盐样份数（份）	合格盐样份数（份）	不合格盐样份数（份）	非碘盐份数（份）
1	北京	13	90	89	98.89	33.61	5.79	17.23	810	805	5	0
2	天津	10	60	56	93.33	31.40	5.44	17.32	540	537	3	0
3	河北	156	802	789	98.38	33.21	5.71	17.19	7 215	7 192	23	0
4	山西	13	74	73	98.65	34.18	5.12	14.98	666	664	2	0
5	内蒙古	92	543	529	97.42	35.22	5.59	15.87	4 887	4 872	15	0
6	辽宁	72	406	392	96.55	34.05	5.78	16.98	3 654	3 598	56	0
7	吉林	53	266	266	100.00	32.60	4.79	14.69	2 393	2 392	1	0
8	黑龙江	84	599	591	98.66	35.41	5.71	16.13	5 391	5 364	27	0
9	上海	4	24	24	100.00	35.56	3.77	10.60	216	216	0	0
10	江苏	74	439	437	99.54	30.64	4.40	14.36	3 951	3 943	8	0
11	浙江	73	438	427	97.49	32.42	5.23	16.13	3 942	3 923	19	0
12	安徽	85	536	536	100.00	32.46	4.46	13.74	4 824	4 821	3	0
13	福建	15	88	88	100.00	31.79	3.80	11.95	791	791	0	0
14	江西	38	127	125	98.43	34.10	6.25	18.33	1 143	1 128	14	1
15	山东	70	300	277	92.33	31.88	5.81	18.22	2 698	2 641	56	1
16	河南	124	743	727	97.85	33.00	5.45	16.52	6 681	6 629	52	0
17	湖北	86	514	507	98.64	32.64	5.75	17.62	4 626	4 605	21	0
18	湖南	2	11	11	100.00	31.96	4.57	14.30	99	99	0	0
19	广东	55	301	298	99.00	32.64	5.05	15.47	2 709	2 698	11	0

续表 2 - 49

序号	省（区、市）	监测企业数（个）	检测批数（批）	合格批数（批）	批质量合格率（%）	均数（mg/kg）	标准差（mg/kg）	变异系数（%）	检测盐样份数（份）	合格盐样份数（份）	不合格盐样份数（份）	非碘盐份数（份）
20	广西	22	130	127	97.69	32.62	4.58	14.04	1 170	1167	3	0
21	海南	25	150	149	99.33	34.48	5.31	15.40	1 350	1 345	5	0
22	四川	52	89	83	93.26	34.45	7.78	22.58	781	753	15	13
23	贵州	34	204	187	91.67	34.78	7.97	22.92	1 836	1 784	52	0
24	云南	19	108	106	98.15	33.79	5.75	17.02	972	971	1	0
25	西藏	1	6	1	16.67	21.98	13.63	62.01	54	17	37	0
26	重庆	38	149	145	97.32	33.94	4.89	14.41	1 341	1 329	12	0
27	陕西	91	531	524	98.68	33.96	5.56	16.37	4 778	4 745	33	0
28	甘肃	75	444	441	99.32	33.60	6.06	18.04	3 991	3 978	11	2
29	青海	4	8	8	100.00	37.17	5.45	14.66	72	72	0	0
30	宁夏	15	66	64	96.97	34.11	6.35	18.62	594	590	4	0
31	新疆	12	14	13	92.86	33.52	7.26	21.66	126	120	6	0
合计		1 507	8 260	8 090	97.94	33.34	5.68	17.04	74 301	73 789	495	17

表 2 - 50　全国生产层次监测结果汇总（2006. 1—6）

序号	省（区、市）	监测企业数（个）	检测批数（批）	合格批数（批）	批质量合格率（%）	均数（mg/kg）	标准差（mg/kg）	变异系数（%）	检测盐样份数（份）	合格盐样份数（份）	不合格盐样份数（份）	非碘盐份数（份）
1	北京	13	90	90	100.00	33.86	6.22	18.37	810	807	3	0
2	天津	10	60	60	100.00	31.90	4.95	15.52	540	540	0	0
3	河北	149	790	773	97.85	33.34	5.33	15.99	7098	7084	12	2
4	山西	13	74	73	98.65	34.59	7.16	20.70	666	653	13	0
5	内蒙古	93	545	535	98.17	35.00	5.70	16.29	4905	4899	6	0
6	辽宁	73	511	499	97.65	33.96	5.24	15.43	4599	4567	32	0
7	吉林	50	257	256	99.61	31.76	4.07	12.81	2313	2312	1	0
8	黑龙江	67	449	437	97.33	34.59	5.63	16.28	4041	4000	41	0
9	上海	4	24	24	100.00	32.64	4.71	14.43	216	216	0	0
10	江苏	74	444	441	99.32	30.82	4.53	14.70	3996	3989	7	0
11	浙江	73	436	420	96.33	32.76	4.82	14.71	3924	3913	11	0
12	安徽	85	532	531	99.81	32.12	4.79	14.91	4788	4785	3	0
13	福建	15	168	167	99.40	31.62	4.12	13.03	1507	1498	9	0
14	江西	46	167	162	97.01	33.00	6.72	20.36	1503	1466	37	0
15	山东	82	278	271	97.48	32.13	5.92	18.43	2501	2467	34	0
16	河南	124	743	732	98.52	32.57	5.06	15.54	6687	6661	26	0
17	湖北	85	508	503	99.02	32.93	5.61	17.04	4626	4606	20	0
18	湖南	2	12	12	100.00	34.17	5.11	14.95	108	108	0	0
19	广东	59	328	326	99.39	32.66	5.38	16.47	2952	2940	12	0

序号	省（区、市）	监测企业数（个）	检测批数（批）	合格批数（批）	批质量合格率（%）	均数（mg/kg）	标准差（mg/kg）	变异系数（%）	检测盐样份数（份）	合格盐样份数（份）	不合格盐样份数（份）	非碘盐份数（份）
20	广西	28	168	166	98.81	32.84	4.63	14.10	1 512	1 491	20	1
21	海南	26	150	145	96.67	33.62	5.77	17.16	1 350	1 346	4	0
22	四川	133	272	265	97.43	34.50	5.96	17.28	2 448	2 427	21	0
23	贵州	34	204	193	94.61	33.93	6.76	19.92	1 836	1 818	17	1
24	云南	19	107	106	99.07	33.47	5.77	17.24	963	959	4	0
25	西藏	2	3	3	100.00	33.31	3.55	10.66	27	27	0	0
26	重庆	38	228	228	100.00	33.01	4.41	13.36	2 051	2 045	6	0
27	陕西	110	603	601	99.67	34.10	5.31	15.57	5 422	5 408	14	0
28	甘肃	83	484	476	98.35	33.49	5.79	17.29	4 352	4 328	23	1
29	青海	20	28	28	100.00	34.81	5.99	17.21	252	248	4	0
30	宁夏	18	106	103	97.17	33.66	5.85	17.38	953	947	6	0
31	新疆	22	22	21	95.45	33.60	4.98	14.82	198	198	0	0
合计		1 650	8 791	8 647	98.36	33.19	5.46	16.45	79 144	78 753	386	5

表 2-51 各省(区、市)居民户碘盐监测结果汇总(2006. 1—6)

序号	省(区、市)	所辖县数(个)	报送数据县数(个)	≥288份盐样县数(个)	<288,≥200份盐样县数(个)	<200,≥100份盐样县数(个)	<100份盐样县数(个)	盐碘中位数(mg/kg)	检测份数(份)	合格碘盐份数(份)	不合格碘盐份数(份)	非碘盐份数(份)	非碘盐率(%)	碘盐合格率(%)	碘盐覆盖率(%)	合格碘盐食用率(%)
1	北京	18	18	18	0	0	0	31.30	5 213	4 919	84	210	4.84	98.24	95.16	93.51
2	天津	18	18	17	1	0	0	29.19	5 194	4 821	141	232	3.29	97.15	96.71	94.02
3	河北	167	167	155	12	0	0	29.60	48 272	45 942	1 204	1 126	2.51	97.24	97.49	94.82
4	山西	109	109	101	8	0	0	31.20	31 693	30 271	774	648	2.09	97.23	97.91	95.24
5	内蒙古	101	101	92	8	1	0	32.70	29 787	29 292	357	138	0.47	98.53	99.53	98.07
6	辽宁	100	100	99	1	0	0	31.70	29 390	28 624	531	235	0.94	98.34	99.06	97.42
7	吉林	60	57	53	3	0	1	31.70	16 124	15 976	133	15	0.09	99.16	99.91	99.08
8	黑龙江	133	133	133	0	0	0	31.70	60 034	58 788	811	435	0.91	98.21	99.09	97.34
9	上海	19	19	19	0	0	0	30.50	5 651	5 175	170	306	5.82	96.86	94.18	91.22
10	江苏	107	107	107	0	0	0	31.50	31 660	30 389	598	673	2.38	98.13	97.62	95.83
11	浙江	90	90	85	4	1	0	31.00	26 114	24 517	693	904	3.37	97.25	96.63	94.01
12	安徽	81	81	81	0	0	0	31.53	25 925	25 500	337	88	0.58	98.58	99.42	98.00
13	福建	84	84	82	2	2	0	29.80	24 856	23 560	414	882	5.16	97.78	94.84	92.82
14	江西	100	100	95	5	0	0	30.90	29 136	27 736	1 086	314	1.15	96.01	98.85	95.16
15	山东	99	99	81	12	6	0	30.70	27 455	25 231	1 133	1 091	4.08	94.88	95.92	91.08
16	河南	154	154	154	0	0	0	28.90	44 739	43 429	795	515	0.96	98.31	99.04	97.38
17	湖北	76	76	76	0	0	0	30.66	21 937	21 039	765	133	0.58	96.26	99.42	95.72
18	湖南	123	120	120	0	0	0	31.10	34 580	33 381	989	210	0.58	96.89	99.42	96.35

续表 2–51

序号	省（区，市）	所辖县数（个）	报送数据县数（个）	≥288份盐样县数（个）	<288,≥200份盐样县数（个）	<200,≥100份盐样县数（个）	<100份盐样县数（个）	盐碘中位数（mg/kg）	检测份数（份）	合格碘盐份数（份）	不合格碘盐份数（份）	非碘盐份数（份）	非碘盐率（%）	碘盐合格率（%）	碘盐覆盖率（%）	合格碘盐食用率（%）
19	广东	114	112	106	5	0	1	30.60	33 135	28 262	1 373	3 500	15.61	93.35	84.39	79.27
20	广西	91	83	76	6	0	1	31.70	25 058	23 762	925	371	1.45	96.40	98.55	95.06
21	海南	18	18	18	0	0	0	28.20	5 184	3 747	168	1 269	24.01	94.00	75.99	71.98
22	四川	182	182	182	0	0	0	32.10	53 254	49 675	2 551	1 028	1.21	94.53	98.79	93.45
23	贵州	88	88	86	2	0	0	31.40	25 342	23 961	1 124	257	1.71	94.04	98.29	92.79
24	云南	129	129	93	25	10	1	31.70	34 973	33 029	1 495	449	1.48	95.31	98.52	93.96
25	西藏	73	18	13	4	1	0	0.00	5 332	1 584	230	3 518	65.67	90.28	34.33	30.17
26	重庆	40	40	39	0	0	1	30.30	14 253	13 305	613	335	2.53	95.27	97.47	92.91
27	陕西	107	107	107	0	0	0	30.60	34 229	33 331	600	298	0.93	98.16	99.07	97.25
28	甘肃	87	85	73	7	4	1	30.00	23 645	22 597	521	527	1.63	97.61	98.37	96.01
29	青海	46	40	34	6	0	0	31.50	11 519	10 002	628	889	7.37	95.02	92.63	88.14
30	宁夏	22	21	21	0	0	0	31.70	6 048	5 795	146	107	2.08	97.52	97.92	95.49
31	新疆	96	96	66	14	12	4	30.00	25 560	19 724	844	4 992	20.62	95.58	79.38	76.56
	合计	2 732	2 652	2 482	125	35	10	30.90	795 292	747 364	22 233	25 695	3.13	96.64	96.87	93.75

表 2-52　各省(区、市)不同省份居民户碘盐监测结果汇总(2006. 1—6)

序号	省(区、市)	实际上报县数占应监测县的比例(%)	完成 288 份(或以上)居民户盐样监测的县占实际上报数据县的比例(%)	合格碘盐食用率≥90%的县数(个)	合格碘盐使用率≥90%的县占实际监测县数的比例(%)	非碘盐率>10%，<20%的县数(个)	非碘盐率>20%的县数(个)
1	北京	100.00	100.00	15	83.33	0	0
2	天津	100.00	94.44	13	72.22	2	1
3	河北	100.00	92.81	146	87.43	7	2
4	山西	100.00	92.66	97	88.99	4	1
5	内蒙古	100.00	91.09	100	99.01	0	0
6	辽宁	100.00	99.00	96	96.00	1	0
7	吉林	95.00	92.98	56	98.25	0	0
8	黑龙江	100.00	100.00	126	94.74	0	0
9	上海	100.00	100.00	11	57.89	4	0
10	江苏	100.00	100.00	98	91.59	3	1
11	浙江	100.00	94.44	77	85.56	2	3
12	安徽	100.00	100.00	81	100.00	0	0
13	福建	100.00	97.62	75	89.29	2	4
14	江西	100.00	95.00	86	86.00	0	2
15	山东	100.00	81.82	74	74.75	4	5
16	河南	100.00	100.00	147	95.45	3	1
17	湖北	100.00	100.00	70	92.11	0	0
18	湖南	97.56	100.00	105	87.50	0	0

续表 2－52

序号	省 (区、市)	实际上报县数 占应监测县的 比例(%)	完成288份(或以上)居民 户盐样监测的县占实际上 报数据县的比例(%)	合格碘盐食用率≥90% 的县数(个)	合格碘盐使用率≥90% 的县占实际监测 县数的比例(%)	非碘盐率>10%, <20%的县数(个)	非碘盐率>20%的 县数(个)
19	广东	98.25	94.64	69	69.64	14	17
20	广西	91.21	91.57	70	84.34	0	1
21	海南	100.00	100.00	4	22.22	1	9
22	四川	100.00	100.00	149	81.87	3	3
23	贵州	100.00	97.73	77	87.50	0	1
24	云南	100.00	72.09	107	82.95	4	1
25	西藏	24.66	72.22	1	5.56	1	15
26	重庆	100.00	97.50	32	80.00	2	0
27	陕西	100.00	100.00	104	97.20	1	1
28	甘肃	97.70	85.88	79	92.94	2	1
29	青海	86.96	85.00	23	57.50	7	3
30	宁夏	95.45	100.00	19	90.48	2	0
31	新疆	100.00	68.75	46	47.92	11	33
合计		97.07	93.59	2 253	84.95	80	105

表 2-53　西藏居民户碘盐监测结果（2006.1—6）

序号	地区	县名	检测份数（份）	合格份数（份）	不合格份数（份）	非碘盐份数（份）	非碘盐率（%）	碘盐合格率（%）	碘盐覆盖率（%）	合格碘盐食用率（%）
1	拉萨	城关区	188	61	41	86	45.74	59.80	54.26	32.45
2	拉萨	尼木县	320	4	0	316	98.75	100.00	1.25	1.25
3	拉萨	曲水县	240	46	9	185	77.08	83.64	22.92	19.17
4	拉萨	堆龙德庆县	280	104	6	170	60.71	94.55	39.29	37.14
5	拉萨	达孜县	257	48	15	194	75.49	76.19	24.51	18.68
6	拉萨	墨竹工卡县	320	50	0	270	84.38	100.00	15.63	15.63
7	拉萨	当雄县	320	2	0	318	99.38	100.00	0.62	0.63
8	拉萨	林周县	356	33	5	318	89.33	86.84	10.67	9.27
9	山南	乃东县	288	251	24	13	4.51	91.27	95.49	87.15
10	山南	扎囊县	288	184	70	34	11.81	72.44	88.19	63.89
11	山南	琼结县	288	134	5	149	51.74	96.40	48.26	46.53
12	山南	曲松县	288	281	7	0	0.00	97.57	100.00	97.57
13	山南	加查县	288	74	14	200	69.44	84.09	30.56	25.69
14	林芝	林芝县	334	84	19	231	69.16	81.55	30.84	25.15
15	林芝	工布江达县	355	63	5	287	80.85	92.65	19.15	17.75
16	林芝	米林县	342	87	5	250	73.10	94.57	26.90	25.44
17	林芝	波密县	312	57	2	253	81.09	96.61	18.91	18.27
18	林芝	朗县	268	21	3	244	91.05	87.50	8.95	7.84
合计			5 332	1 584	230	3 518	65.67	90.28	34.33	30.17

表 2 - 54　非碘盐率 > 10% 的县（区、市、旗）汇总（2006. 1—6）

省（区、市）	非碘盐率为 > 10% ~ 20% 的县（区、市、旗）	非碘盐率为 20% ~ 30% 的县（区、市、旗）	非碘盐率 > 30% 的县（区、市、旗）	县数
北京	无	无	无	0
天津	西青区（15.63%）、武清县（13.54%）	汉沽区（26.04%）	无	3
河北	裕华区（14.24%）、正定（17.36%）、鹿泉市（14.24%）、大名县（10.76%）、青县（15.28%）、晋州市（10.76%）、大厂县（12.50%）	无	泊头市（51.04%）、东光县（35.07%）	7
山西	尖草坪区（15.97%）、灵邱县（11.46%）、广灵县（10.76%）、古县（10.76%）	霍州市（26.39%）	无	5
内蒙古	无	无	无	0
辽宁	朝阳县（11.81%）	无	无	1
吉林	无	无	无	0
黑龙江	无	无	无	0
上海	长宁区（10.42%）、普陀区（12.50%）、青浦县（12.81%）	无	无	3
江苏	松北区（13.84%）、海州区（11.46%）、赣榆县（18.06%）、响水县（15.63%）	连云区（21.05%）	无	5
浙江	安吉县（15.28%）、嵊泗县（11.81%）	乐清县（23.96%）、普陀区（25.35%）	岱山县（64.93%）	5
安徽	无	无	无	0
福建	泉港区（18.40%）、漳浦县（15.18%）	平潭县（21.43%）	秀屿区（34.58%）、荔城区（38.54%）、东山县（31.94%）	6

省（区、市）	非碘盐率 >10%、<20% 的县（区、市、旗）	非碘盐率 >20%、<30% 的县（区、市、旗）	非碘盐率 >30% 的县（区、市、旗）	县数
江西	南昌县(25.35%)、横峰县(21.53%)	无		2
山东	广饶县(14.11%)、莱州市(15.63%)、任城区(12.15%)、博兴县(11.46%)	历城区(22.22%)、即墨市(21.18%)、潍城区(28.91%)	寿光市(42.36%)	9
河南	北站区(12.85%)、台前县(11.81%)、夏邑县(10.73%)	封丘县(24.22%)	无	4
湖北	无	无	无	0
湖南	无	无	无	0
广东	天河区(15.63%)、白云区(16.32%)、黄埔区(11.46%)、从化市(16.67%)、增城市(10.76%)、番禺区(10.76%)、龙岗区(11.64%)、宝安区(12.80%)、汕头市区(19.81%)、茂南区(12.66%)、榕城区(10.83%)、惠城区(16.89%)、惠阳区(12.81%)、丰顺县(13.19%)	澄海区(27.08%)、海丰县(24.65%)	潮南区(51.59%)、潮阳区(58.72%)、湛江市区(36.27%)、廉江市(30.90%)、遂溪县(43.75%)、雷州市(77.08%)、徐闻县(38.54%)、电白县(36.81%)、普宁市(43.06%)、惠来县(89.58%)、惠东县(37.54%)、汕尾城区(52.08%)、陆丰市(72.57%)、东莞市区(36.11%)、饶平县(44.10%)	31
广西	无	钦南区(26.22%)	无	1
海南	保亭县(14.93%)	屯昌县(21.88%)、昌江县(25.00%)	三亚市(34.72%)、文昌市(40.28%)、澄迈县(37.15%)、临高县(78.13%)、儋州市(33.68%)、东方市(72.57%)、陵水县(52.43%)	10
四川	武侯区(12.15%)、金川县(18.00%)、红原县(13.33%)	黑水县(24.00%)、白玉县(20.93%)	理县(36.75%)	6

续表 2－54

省（区、市）	非碘盐率 >10%、<20% 的县（区、市、旗）	非碘盐率 >20%、<30% 的县（区、市、旗）	非碘盐率 >30% 的县（区、市、旗）	县数
贵州	无	无	威宁县(40.28%)	1
云南	鲁甸县(11.70%)、盐津县(12.50%)、沪西县(11.60%)、砚山县(14.58%)	水富县(29.69%)	无	5
西藏	扎囊县(11.81%)	无	城关区(45.74%)、尼木县(98.70%)、曲水县(77.08%)、堆龙德庆县(60.71%)、达孜县(75.49%)、墨竹工卡县(84.38%)、当雄县(99.38%)、林周县(89.33%)、琼结县(51.74%)、加查县(69.44%)、林芝县(69.16%)、工布江达县(80.85%)、米林县(73.10%)、波密县(81.09%)、朗县(91.05%)	16
重庆	涪陵区(13.45%)、丰都县(12.50%)	无	无	2
陕西	佳县(12.19%)、	子州县(21.25%)	无	2
甘肃	合作市(10.07%)、夏河县(14.24%)	无	东乡县(33.68%)	3
青海	城北区(10.14%)、民和县(11.46%)、门源县(18.40%)、泽库县(11.79%)、共和县(11.11%)、甘德县(11.03%)、久治县(15.97%)	无	祁连县(36.11%)、格尔木市(30.56%)、乌兰县(41.67%)	10
宁夏	盐池县(12.85%)、西吉县(13.19%)	无	无	2

续表 2－54

省（区,市）	非碘盐率 >10%, <20% 的县（区,市,旗）	非碘盐率 >20%, <30% 的县（区,市,旗）	非碘盐率 >30% 的县（区,市,旗）	县数
新疆	托克逊县（17.90%），精河县（12.15%），温泉县（17.13%），尉犁县（14.50%），若羌县（15.18%），温宿县（10.07%），新和县（15.28%），和田县（10.76%），于田县（16.67%），阿勒泰市（10.07%），富蕴县（10.76%）	鄯善县（26.30%），伊吾县（29.57%），阿克苏市（22.80%），乌什县（27.43%），喀什市（27.08%），莎车县（28.25%），岳普湖县（20.14%），察布查尔（29.86%），霍城县（21.88%）	且末县（31.22%），沙雅县（50.69%），拜城县（46.88%），阿瓦提县（31.01%），阿图什市（37.13%），阿克陶县（75.69%），阿合奇县（30.90%），乌恰县（39.93%），疏附县（43.75%），疏勒县（36.00%），英吉沙县（59.03%），叶城县（36.11%），麦盖提县（57.33%），伽师县（39.62%），巴楚县（58.33%），和田市（60.63%），皮山县（79.86%），墨玉县（79.00%），策勒县（82.99%），民丰县（80.56%），洛浦县（79.67%），伊宁市（40.28%），伊宁县（41.67%），塔什库尔县（38.08%）	44
合计	80	30	75	185

说明：本文中的 2732 个应测县比我国实际要监测的县（区、市、旗）少，这主要是由于，有的省把一个市的几个市辖区合并为一个区，即作为一个县级单位进行监测；有的省把较小的市辖区忽略没有进行监测。由于这两种情况导致文中的应监测县数少于国家公布县数的行政区划县级单位。

卫生部消除碘缺乏病国际合作项目技术指导中心

第十节　2007年全国碘盐监测报告

我国是世界上碘缺乏最严重国家之一，坚持普及碘盐是持续纠正人群碘缺乏的有效途径。为贯彻《2010年实现消除碘缺乏病目标行动方案》要求，确保各省（区、市）及95%以上的县（市）按期实现消除碘缺乏病目标，必须加强县级碘盐监测，长期、动态、全面、准确掌握居民碘盐覆盖及食用状况，发现防治措施落实中存在的问题，及时通报信息，采取相应对策，保证居民食用合格碘盐。

自2004年，卫生部颁布了《全国碘盐监测方案（修订）》（"卫办疾控发〔2004〕8号"文件）。四年来，全国县级碘盐监测工作全面展开，监测所获得的资料和信息为连续掌握各地的碘盐普及状况和高危地区调查提供了依据。同时，碘盐监测方法和内容也在实践中不断完善。2006年始，为掌握重点县重点人群的碘缺乏状况，在碘盐监测的基础上，增加碘盐覆盖率低地区育龄妇女的尿碘监测；2007年，又增加了高碘地区居民食用盐监测，从而充分利用已经搭建起的全国县级碘盐监测网络，实现了网络资源的整合，增强了监测功能，提高了监测效率。

2007年度，在卫生部的领导下，各有关部门积极配合，省、地市、县卫生行政部门大力支持，专业人员积极努力，较圆满完成了全国碘盐监测工作。现将本年度全国碘盐监测结果报告如下。

一、监测结果

1. 碘盐监测结果

（1）监测覆盖面

① 生产层次：尽管本年度监测方案对碘盐生产层次的监测未做要求，但2006年下半年全国仍有10个省（区、市）对535家碘盐生产、加工和批发企业进行了监测；2007年上半年全国有12个省（区、市）对527家碘盐生产、加工和批发企业进行了监测。

② 居民户层次：本年度监测覆盖了全国31省（区、市）的2737个县（区、市、旗）和新疆生产建设兵团的14个师。自2004年实施卫生部颁布的《全国碘盐监测方案（修订）》以来，首次实现了全国无监测盲区。

（2）监测结果

① 生产层次

a. 2006年下半年生产层次：全国10个省（区、市）上报了监测结果，共监测盐样2640批，合格2596批，批质量合格率为98.33%。共监测23 756份盐样，盐碘均值33.61 mg/kg，标准差为5.47 mg/kg，变异系数为16.27%。其中不合格碘盐154份，占0.65%；非碘盐5份，占0.02%。5份非碘盐分别来自内蒙古伊金霍洛旗盐业公司（1份）、四川南江县盐业公司（3份）和重庆綦江县盐务管理分局（1份）。

10省（区、市）批质量合格率在93.14%~100%之间；变异系数在8.96%~18.93%之间，见本节后附表（表2-61）。

　　b. 2007 年上半年生产层次：全国 12 个省（区、市）上报了监测结果，共监测盐样 2592 批，合格 2567 批，批质量合格率为 99.04%。共监测 23 205 份盐样，盐碘均值 33.58 mg/kg，标准差为 5.34 mg/kg，变异系数为 15.90%。其中不合格碘盐 62 份，占 0.27%；非碘盐 2 份，占 0.01%。2 份非碘盐分别来自江苏南京市盐业公司城南分公司（1 份）和宁夏海原县盐业公司（1 份）。

　　12 省（区、市）批质量合格率在 97.44% ~ 100% 之间；变异系数在 9.49% ~ 19.00% 之间，见本节后附表（表 2 - 62）。

　　② 居民户层次

　　a. 碘盐覆盖率：全国共监测 808 051 户居民家中食用盐，结果 770 883 户居民食用碘盐，碘盐覆盖率为 97.12%。

　　全国碘盐覆盖率虽然与 2006 年（96.87%）相比基本持平，但 2006 年有 80 个盲区县，其中西藏占 55 个，且碘盐覆盖率均不足 30%。因此，考虑盲区因素，今年全国碘盐覆盖率明显上升。

　　监测结果显示，在省级水平上，全国有 23 个省（区、市）和新疆生产建设兵团的碘盐覆盖率 >95%；有 4 个省（区、市）碘盐覆盖率在 90% ~ 95% 之间；有 4 个省（区）碘盐覆盖率 < 90%，分别是西藏（29.59%）、海南（78.13%）、新疆（83.91%）、广东（88.53%）。详见图 2 - 64。

　　全国只有吉林省所辖的所有县碘盐覆盖率均在 95% 以上，其他省份均有碘盐覆盖率

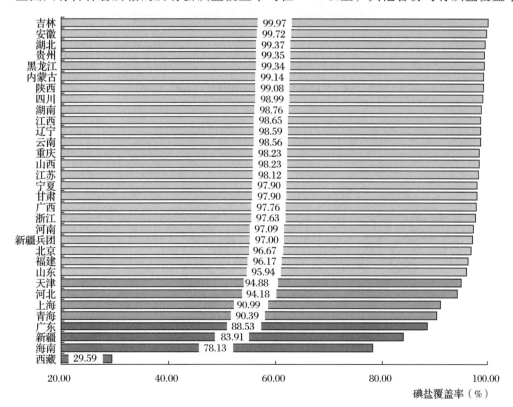

图 2 - 64　全国各省（区、市）碘盐覆盖率（2007.1—6）

<95% 的县（区、市、旗）。其中新疆、青海、西藏、广东、海南碘盐覆盖率低的问题依然突出，这 5 个省（区）碘盐覆盖率 <80% 的县（区、市）共有 111 个，占全国同类县（区、市）（144 个）的 77.08%。另外，河北有 26 个、河南有 11 个、上海有 9 个碘盐覆盖率 <90% 的县（区、市），比上年（分别是 9 个、4 个、3 个）明显增加。

　　本年度监测的 2737 个县（区、市、旗）和新疆生产建设兵团（下简称"兵团"）的 14 个师中，有 2323 个县（区、市、旗）和兵团师碘盐覆盖率 >95%，占总监测县（区、市、旗）的 84.44%；有 185 个县（区、市、旗）和兵团师碘盐覆盖率在 90%~95% 之间（不包括 95%），占总监测县（区、市、旗）的 6.73%；有 99 个县（区、市、旗）和兵团师碘盐覆盖率在 80%~90% 之间（不包括 90%），占 3.60%；有 70 个县（区、市、旗）碘盐覆盖率在 70%~80% 之间（不包括 80%），占 2.54%；有 74 个县（区、市、旗）和兵团师碘盐覆盖率在 70% 以下，占 2.69%。见图 2-65，图 2-66。

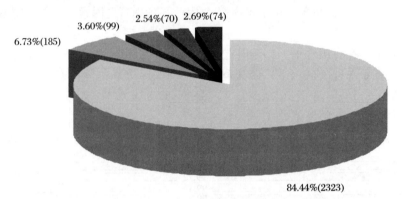
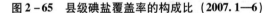

图 2-65　县级碘盐覆盖率的构成比（2007.1—6）

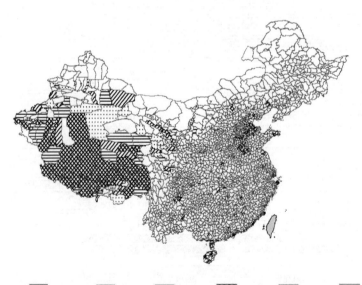

图 2-66　县级碘盐覆盖率（2007.1—6）

b. 合格碘盐食用率：全国共检测 808 051 户居民食用盐中，合格碘盐 749 312 户，经人口加权后，全国居民合格碘盐食用率为 94.31%，见本节后附表（表 2－63）。在国家水平上，居民合格碘盐食用率已经连续 4 年保持在 90% 以上。见图 2－67。

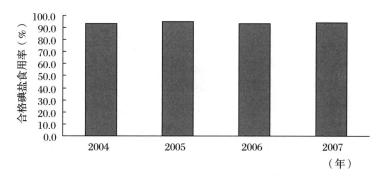

图 2－67　全国居民合格碘盐食用率（2004—2007）

全国有 25 个省（区、市）和新疆生产建设兵团的居民合格碘盐食用率 >90%，<90% 有 6 个省（区），分别是西藏（<29.59%）、海南（74.26%）、新疆（79.63%）、广东（85.24%）、青海（85.59%）和上海（88.28%），见图 2－68，图 2－69。

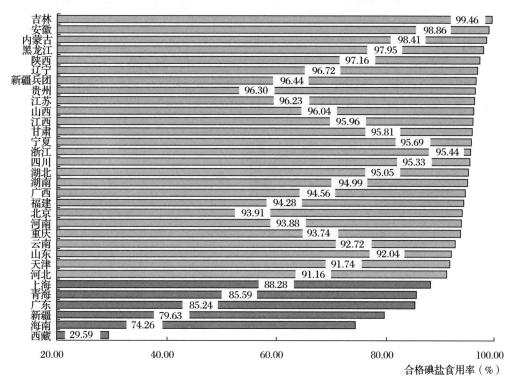

图 2－68　全国各省（区、市）居民合格碘盐食用率（2007.1—6）

居民合格碘盐食用率 <90% 的 6 个省（区）中，青海 2006—2007 年合格碘盐食用率在 85% ~ 88%；西藏 2007 年消除了监测盲区，其监测结果代表了目前西藏居民食用碘盐状况，即全区合格碘盐食用率不足 30%；海南 4 年中一直徘徊在 60% ~ 75%；新疆 2006—

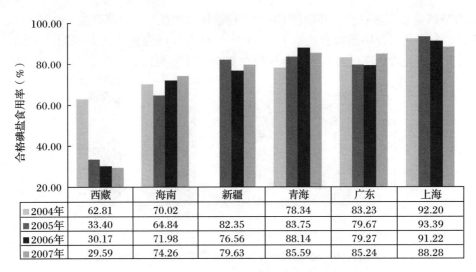

	西藏	海南	新疆	青海	广东	上海
2004年	62.81	70.02		78.34	83.23	92.20
2005年	33.40	64.84	82.35	83.75	79.67	93.39
2006年	30.17	71.98	76.56	88.14	79.27	91.22
2007年	29.59	74.26	79.63	85.59	85.24	88.28

图 2 - 69　6 省（区、市）居民合格碘盐食用率变化（2004—2007）

2007 年无监测盲区县，其居民合格碘盐食用率在 75% ~ 80%；广东和上海是 2000 年已经实现消除碘缺乏病阶段目标的省（市），但广东连续 4 年的碘盐监测显示，全省居民合格碘盐食用率始终 <90%，上海 2007 年居民合格碘盐食用率已下滑到 90% 以下。

在县级水平上，全国有 2309 个县（区、市、旗）和兵团师的居民合格碘盐食用率达到了 90% 以上，占总监测县数的 83.93%。246 个县（区、市、旗）和兵团师在 80% ~ 90% 之间，占 8.94%，59 个县（区、市、旗）和兵团师在 70% ~ 80% 之间，占 2.15%，137 个县（区、市、旗）和兵团师在 70% 以下，占 4.98%。见图 2 - 70。

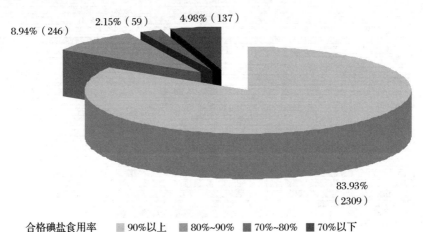

合格碘盐食用率　▨ 90%以上　▨ 80%~90%　▨ 70%~80%　■ 70%以下

图 2 - 70　县级居民合格碘盐食用率的构成比（2007.1—6）

c. 盐中碘含量的平均水平和变异程度：全国共定量检测 784 822 户居民家中食用盐，盐碘中位数为 30.90 mg/kg，四分位数间距为 7.53 mg/kg。其中检测碘盐 762 573 份，均数 31.29 mg/kg，标准差 6.64 mg/kg，变异系数 21.23%，四分位数间距 7.36 mg/kg。与本次生产水平盐碘平均水平（上半年 33.63 mg/kg、下半年 33.58 mg/kg）相差约 2 ~ 3 mg/kg。见图 2 - 71。

剔除非碘盐后，全国居民户食用盐碘频数基本呈对称分布，87.8%的食用盐盐碘含量在 20~40 mg/kg 之间。

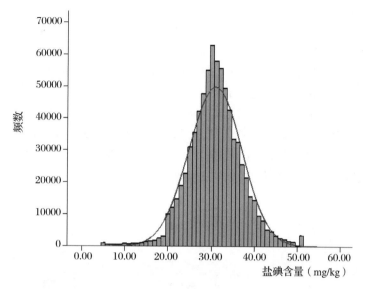

图 2-71 全国居民户盐碘含量分布 (2007.1—6)

各省（区、市）居民户盐碘中位数在 29.40~33.00 mg/kg 之间。将居民户监测中非碘盐剔除，仅统计碘盐的平均水平和变异程度，结果各省（区、市）碘盐盐碘含量均数在 29.45~33.49 mg/kg 之间，标准差在 4.67~12.42 mg/kg 之间，变异系数在 14.92%~39.65% 之间。剔除非碘盐后，各省（区、市）居民户盐碘平均水平变化不大，但变异程度缩小。

各省（区、市）居民户盐碘变异程度普遍高于本次监测生产层次的水平，个别省的变异系数甚至超过全国生产层次平均变异水平 2 倍以上，见本节后附表（表 2-64）。

d. 重点省份问题分析

西藏：2007 年，西藏自治区各级卫生部门克服交通不便、居民居住分散、专业人员短缺等困难，首次完成全区 73 个县（区、市）碘盐监测工作。通过此次监测，为评价西藏碘盐覆盖水平提供了较为可靠的数据，为客观评估西藏碘缺乏病工作现状提供了依据。监测数据显示西藏是全国非碘盐问题县最多的省（区）。全区有 61 个县（区、市）碘盐覆盖率 <90%，其中碘盐覆盖率在 10%~50%（不包括 50%）的县（区、市）有 21 个，<10% 的有 29 个县（区、市）见图 2-72 及本节后附表（表 2-65）。

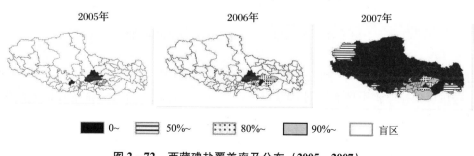

图 2-72 西藏碘盐覆盖率及分布 (2005—2007)

　　西藏自治区本年度实行了政府对碘盐价格的补贴政策和碘盐销售目标管理责任制，并且在部分地区取得了明显成效，有 12 个县碘盐覆盖率达到了 90% 以上，其中山南地区 10 个县、林芝和日喀则地区各 1 个县。但其余县（区、市）无进展或工作进展缓慢。

　　新疆：新疆连续 2 年完成全区 96 个县（区、市）的碘盐监测工作，实现了无监测盲区。本年度碘盐覆盖率明显提高，碘盐覆盖率 <90% 的县（区、市）有 33 个，比 2006 年减少了 11 个。33 个县中有 25 个位于南疆地区。新疆发现新发克汀病病例后，自治区政府积极采取应对措施，对南疆 4 个地州的贫困人群免费供应碘盐。这一政策推动了新疆消除碘缺乏病工作的开展，加之卫生部门近几年的健康宣传使得本年度南疆地区的碘盐覆盖率明显提高。但是，南疆地区土盐资源丰富，当地居民可支配收入普遍较低，加之生活习惯和健康知识水平等诸多因素的影响，如何加快南疆地区碘盐普及的进度并保持可持续性，仍然是自治区政府和各有关部门亟待解决的问题。见图 2－73。

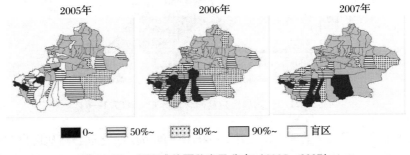

图 2－73　新疆碘盐覆盖率及分布（2005—2007）

　　青海：2006 年青海省玉树地区未开展监测，本年度在省级专业部门的协助下全省消除了监测盲区。青海省总体上碘盐覆盖率稳步上升，但中、西部地区非碘盐问题仍然较严重，还有 6 个县碘盐覆盖率 <70%，其中囊谦县、杂多县只有不到 5% 的居民户食用碘盐。原盐产区的非碘盐冲击问题是青海省碘盐普及的主要障碍。见图 2－74。

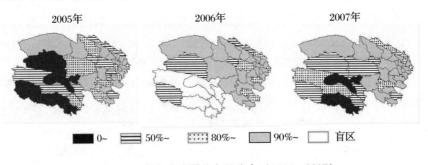

图 2－74　青海碘盐覆盖率及分布（2005—2007）

　　海南：本年度海南省 18 个监测县中，有 12 个县碘盐覆盖率 <90%，比 2006 年增加 2 个县，海口市碘盐覆盖率也下滑到 90% 以下，非碘盐问题地区有进一步蔓延和扩大的趋势，成为全国继西藏之后非碘盐问题最严重的省。见图 2－75。

　　近几年来，海南省以卫生部门牵头，多部门合作开展了以健康教育为主的碘缺乏病综合干预工作，在中部地区取得了一定成效，但是，沿海县小盐田不断生产非碘盐，占据了当地食用盐市场，并严重冲击到周边县。虽然海南碘缺乏病现状和小盐田问题也引起了省政府和相关部门的关注，海南省政府召开全省防治碘缺乏病工作电视电话会议，要求各市县抓紧建立强有力的协调机构，建立健全工作责任制，结合实际，制定贯彻落实的具体方案。会后有的县开始研究小盐田改造工作。但是，能否落实为有效的行动，突破瓶颈，解决非碘盐源头问题，是今后海南省实现消除碘缺乏病工作的关键（图2－75）。

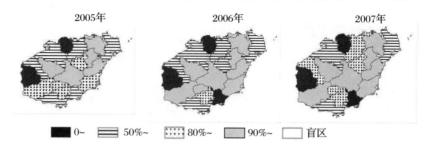

图2－75　海南碘盐覆盖率及分布（2005—2007）

广东：广东省碘盐覆盖率为88.53%，比上年度（84.39%）提高了4个百分点。有18个县（区、市）碘盐覆盖率<90%，比2006年减少了15个县（区、市）。2007年，广东省卫生和盐业部门联合在全省近沿海地区的小学开展了碘缺乏病的健康教育活动，并通过学生－家长的传播链影响家庭购买碘盐的行为。但是，沿海小盐田问题未能得到根本解决，近沿海县非碘盐问题仍然严重。见图2－76。

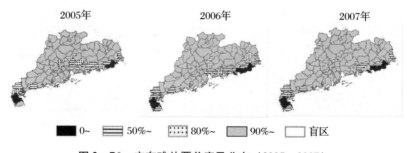

图2－76　广东碘盐覆盖率及分布（2005—2007）

河北：河北省2007年有26个县（区、市）碘盐覆盖率<90%，比上年增加了17个县（区、市）。非碘盐问题县（区、市）增加的原因主要有二：其一，一些县（如沧州地区）由于临近盐厂，部分居民从盐厂获得免费的非碘盐；其二，河北省的高碘地区较多，这些地区有一部分经卫生行政主管部门批准确认为高碘地区，并在本年度按高碘地区开展了监测。但还有一部分未经卫生行政主管部门批准，依然按非高碘地区监测方法开展碘盐监测。这些县中高碘乡和非高碘乡并存，有关部门虽然未批准停供碘盐，但市场上已经有部分无碘食盐销售，因此，在这些地区居民户往往是碘盐和无碘食盐混合食用。监测结果提出了在高碘和非高碘并存地区如何对食用盐销售进行管理的问题，要防止无碘食盐和碘盐的交叉冲销，使高碘地区居民能够食用无碘食盐，而非高碘地区居民食用碘盐，这是下一步针对高碘地区采取干预措施需要解决的问题。见图2－77。

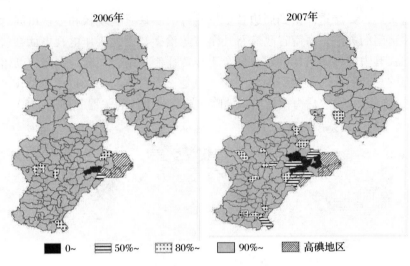

图 2 -77　河北碘盐覆盖率及分布（2006—2007）

河南：2007 年河南省非碘盐较高的县有增加的趋势，碘盐覆盖率 <90% 的县由上年的
4 个增加到 11 个。这些县大多属于高碘乡和非高碘乡并存的县。河南省盐业部门在高碘地
区是以乡为单位供应无碘食盐的，但是，高碘乡的无碘食盐对相邻的非高碘乡的冲击较大，
导致这些县非碘盐率上升。见图 2 -78。

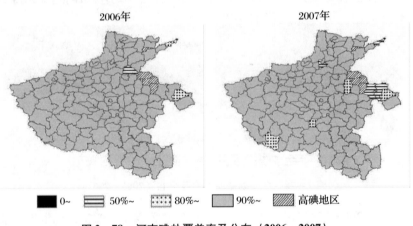

图 2 -78　河南碘盐覆盖率及分布（2006—2007）

上海：2007 年上海碘盐覆盖率在 90% 以下的县（区）从 2006 年的 3 个增加到 9 个。
全市共监测 5796 份盐样，查出非碘盐 515 份，占 8.9%，不合格碘盐 157 份，占 2.7%。非
碘盐属于精制盐和粉洗盐，从外观上与碘盐难以区别，使用的外包装多为碘盐包装，主要
来自零售店和小超市。希望相关部门认真分析监测结果，查明原因，采取必要的措施，防
止假冒伪劣盐流入上海食用盐市场。见图 2 -79。

e. 与 2010 年消除碘缺乏病目标的差距：根据我国消除碘缺乏病防治工作规划，到
2010 年 95% 的县（区、市、旗）要达到消除碘缺乏病标准，其中居民合格碘盐食用率达到
90% 以上是一项重要而艰巨的任务。本次监测显示，全国 83.93% 的县（区、市、旗）居
民合格碘盐食用率达到了 90% 以上，在碘盐一项指标上，距离"95% 的县（区、市、旗）

实现消除碘缺乏病标准"的目标还相差 11.07 个百分点。

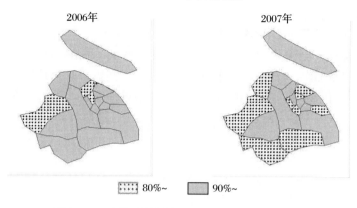

图 2 - 79 上海碘盐覆盖率及分布（2006—2007）

以省为单位统计，山西、内蒙古、吉林、黑龙江、安徽和重庆 6 省（区、市）有 95% 的县（区、市、旗）在碘盐一项指标已经率先达到 2010 年消除碘缺乏病目标；辽宁、江苏、浙江、广西、贵州、陕西和宁夏 7 省（区）接近实现这一目标，即有 90% ~ 95%（不包括 95%）的县（区、市、旗）达到 2010 年消除碘缺乏病标准；北京、河北、福建、江西、山东、河南、湖北、湖南、广东、四川、云南、甘肃 12 省（市）和新疆生产建设兵团有 70% ~ 90%（不包括 90%）的县达标；不足 70% 的县（区、市）达到 2010 年目标的省（区、市）有 6 个，分别是西藏（低于其覆盖率 16.44%）、海南（27.78%）、新疆（58.33%）、青海（46.51%）、天津（66.67%）和上海（42.11%）。

f. 碘盐覆盖率 <80% 的县：按照卫生部颁布的《全国碘缺乏病监测方案（试行）》（"卫办疾控发〔2007〕197 号"文件）要求，"历史上曾有地方性克汀病（以下简称地克病）流行，且本年度碘盐覆盖率 <80% 的县（市、区、旗）；或有确诊新发地克病病例的县（市、区、旗）"启动高危调查。本年度共监测出 144 个碘盐覆盖率 <80% 的县（区、市），其中西藏 56 个，新疆 25 个，广东 15 个，河北 11 个，青海 9 个，海南 6 个，河南 4 个，山东、四川、甘肃各 3 个，天津、福建各 2 个，浙江、广西、重庆、宁夏、新疆生产建设兵团各 1 个。

以上县（区、市）将根据其历史上有无克汀病流行或新发克汀病病例，确定 2008 年启动高危地区监测的县（区、市），见本节后附表（表 2 - 65）。

2. 高碘地区居民食用盐监测结果

（1）监测覆盖面：全国有 11 个省（区、市）存在高碘地区，涉及 123 个县（区、市、旗）。按照 2007 年全国碘盐监测方案要求，仅监测经省级卫生行政部门批准确定的高碘乡所在的县（区、市、旗）。

河北、山西、江苏、河南、山东 5 省的 78 个县（区、市）上报了监测结果，其中 49 个县（区、市）的辖区均为高碘地区，29 个县（区、市）为高碘与非高碘并存地区（表 2 - 66）。

（2）监测结果：共监测居民户盐样 21 321 份，无碘食盐 15 594 份，无碘食盐率为 73.14%。在省级水平，河北和江苏的无碘食盐率在 90% 以上，河南为 84.39%，山东为 65.04%，山西为 53.52%。

在县级水平，有 61 个县（区、市）居民户食用无碘食盐的比率超过了 50%，其中 8 个县（区、市）无碘食盐覆盖率为100%，已经完全停供了碘盐；17个县（区、市）居民户食用无碘食盐的比率不足50%。

　　3. 碘盐覆盖率低地区重点人群尿碘监测结果

　　（1）监测覆盖面：全国共计53个县（区、市）开展了育龄妇女、孕妇和哺乳妇女等重点人群的尿碘监测工作，分布在19个省（区、市），涵盖了6类地区，分别是沿海、近沿海、内陆平原、内陆山区、牧区和大中城市。其中青海9县，新疆、西藏、海南和广东各5县，福建、山东各4县，浙江、四川各3县，河北、江西各2县，天津、江苏、山西、广西、贵州、云南、陕西和甘肃各1县。

　　（2）监测结果

　　① 平均水平和频数分布：剔除服用碘油丸的甘肃省东乡县，共获得52县（区、市）的7727份重点人群的尿碘结果。尿碘结果中位数为127.91 μg/L（表2-67）。<100 μg/L的样品占40.26%，<50 μg/L的样品占18.82%。频数分布见表2-55。

表2-55　重点人群尿碘频数分布（2007.1—6）

指标	尿碘含量（μg/L）					合计
	0 ~	50 ~	100 ~	150 ~	300 ~	
例数	1 454	1 675	1 212	2 139	1 247	7 727
百分比（%）	18.82	21.68	15.69	27.68	16.14	100.0

　　其中16个县（区、市）重点人群尿碘中位数在100 μg/L以下，占所有监测县的30.8%。

　　② 碘盐组和非碘盐组重点人群的尿碘比较：将各县（区、市）监测对象按照食用碘盐和非碘盐分为两组，获得有效样本6833份。食用非碘盐组的人群尿碘中位数为66.20 μg/L，食用碘盐组的人群尿碘中位数为165.46 μg/L，两组经统计学检验差异具有显著性意义（$P<0.01$）（表2-56）。

表2-56　碘盐组和非碘盐组人群尿碘中位数（2007.1—6）

组别	尿碘份数	中位数（μg/L）	统计学检验
非碘盐组	2 007	66.20	$P<0.01$
碘盐组	4 826	165.46	

　　（3）不同类型地区人群尿碘比较：将调查地区按照地理特点划分为6种类型，分别统计碘盐组和非碘盐组人群的尿碘水平，获得有效样本6965份。各类型地区碘盐组的人群尿碘中位数均比非碘盐组高，且均>100 μg/L；非碘盐组除近沿海地区和大中城市外，其他地区人群尿碘中位数均<100 μg/L，其中牧区食用非碘盐的人群尿碘水平最低，中位数仅26.5 μg/L，说明这部分人群处于严重碘营养缺乏。见表2-57。

表 2 - 57　不同类型地区重点人群尿碘结果比较（2007.1—6）

地区类型	非碘盐组		碘盐组	
	样本量	中位数（μg/L）	样本量	中位数（μg/L）
沿海地区	499	92.98	975	138.40
近沿海地区	358	115.66	1 072	166.71
内陆平原	148	69.60	600	194.28
内陆山区	118	92.80	1 495	186.94
牧区	858	26.50	576	109.85
大中城市	26	190.64	108	281.02
合计	2007	66.20	4 958	162.47

（4）三种人群的尿碘比较：将碘盐组和非碘盐组按照育龄妇女、孕妇和哺乳妇女分为 3 种人群，获得有效样本 6528 份。非碘盐组中，3 种人群的尿碘均 < 100 μg/L；而碘盐组，3 种人群的尿碘均 > 100 μg/L。碘盐组和非碘盐组中，各人群以哺乳妇女的尿碘水平最低，三种人群尿碘经统计学检验差异具有显著性意义（$P < 0.01$）。见表 2 - 58。

表 2 - 58　碘盐组和非碘盐组各人群的尿碘中位数（2007.1—6）

组别	育龄妇女	孕妇	哺乳妇女	P 值
非碘盐组	67.40（1 583）	70.03（85）	56.28（324）	< 0.01
碘盐组	165.19（3 889）	149.10（201）	130.32（446）	< 0.01
合计	127.44（5 472）	114.69（286）	93.5（770）	< 0.01

注：表中括号内数据为样本例数。

（5）不同碘盐普及状况下人群尿碘比较：将各县按照碘盐覆盖率进行分层，随着碘盐覆盖率的升高，育龄妇女尿碘水平也相应提高。碘盐覆盖率 < 50% 的县中，育龄妇女尿碘中位数仅为 67.40 μg/L；碘盐覆盖率在 50% ~ 60% 时，育龄妇女尿碘中位数为 95.90 μg/L。表明碘盐覆盖率在 60% 以下时，育龄妇女尿碘中位数即 < 100 μg/L。见表 2 - 59。

表 2 - 59　不同碘盐覆盖率地区育龄妇女尿碘分布（2007.1—6）

监测县碘盐覆盖率（%）	监测县数	检测份数	中位数（μg/L）	< 50 μg/L		< 100 μg/L	
				份数	百分比（%）	份数	百分比（%）
< 50	11	1 563	67.40	644	41.20	1 034	66.15
50 ~	4	563	95.90	124	22.02	293	52.04
60 ~	7	1 027	122.30	191	18.60	413	40.21
70 ~	6	914	112.15	154	16.85	405	44.31
80 ~	7	1 048	139.25	175	16.70	405	38.65
90 ~	17	2 612	193.04	166	6.36	579	22.17
合计	52	7 727	127.91	1 454	18.82	3 129	40.49

对孕妇和哺乳妇女的尿碘水平进行分析，以世界卫生组织（WHO）推荐的孕妇、哺乳妇女尿碘中位数 150～249 μg/L 为适宜量的标准，仅有碘盐覆盖率在 80% 以上地区，尿碘中位数达到 150 μg/L 以上。表明在碘盐覆盖率 <80% 的地区，孕妇和哺乳妇女即可能存在碘营养不足。见表 2-60。

表 2-60　不同碘盐覆盖率地区孕妇、哺乳妇女尿碘分布（2007. 1—6）

监测县碘盐覆盖率（%）	监测县数	检测份数	中位数（μg/L）	<100 μg/L		<150 μg/L	
				份数	百分比（%）	份数	百分比（%）
<50	11	390	59. 98	269	68. 97	327	83. 85
50～	3	28	101. 08	13	46. 43	23	82. 14
60～	4	74	116. 75	24	32. 43	50	67. 57
70～	6	198	91. 00	113	57. 07	151	76. 26
80～	6	194	154. 02	70	36. 08	94	48. 45
90～	10	180	192. 19	49	27. 22	70	38. 89
合计	40	1 064	99. 00	538	50. 56	715	67. 20

二、质量控制

1. 监测数据上报的及时性　全国碘盐监测方案规定各省（区、市）应于每年的 7 月 31 日之前上报碘盐监测数据。2007 年度，北京、内蒙古、吉林、江苏、湖北、海南、重庆和甘肃 8 省（区、市）按时上报了监测数据库。有 22 个省（区、市）和新疆生产建设兵团陆续于 8～9 月份上报了结果。广东和云南两省上报最晚，广东省于 10 月 8 日才上报了全省监测数据，云南省于 11 月 1 日才将最后一个县的监测数据报上。

2. 监测的有效性　根据全国碘盐监测方案，每个监测县采集 288 份盐样是最小有效采样量。在开展了碘盐监测的 2737 个县（区、市、旗）和新疆生产建设兵团的 14 个师中，有 2682 个县（区、市、旗）和兵团师按照方案要求完成了居民层次的采样量，占上报县的 97.49% 比 2006 年（93.59%）增加约 4 个百分点，见图 2-80。

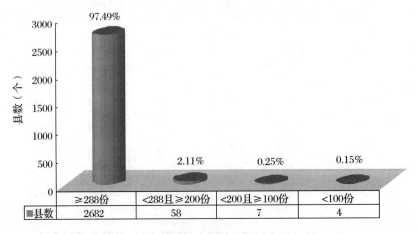

图 2-80　不同采样量的县数占监测总县数百分比（2007. 1—6）

（1）所有监测县（区、市、旗）均完成 288 份居民户盐样监测的有：北京、天津、河北、内蒙古、吉林、黑龙江、上海、江苏、安徽、福建、河南、湖北、湖南、广西、四川、贵州、陕西和甘肃 18 个省（区、市）。

（2）完成 288 份（或以上）居民户盐样监测的县占实际上报数据县的比例介于 90% 到 100%（不包括 100%）的有：山西、辽宁、浙江、江西、广东、西藏、重庆、宁夏和新疆 9 个省（区、市）。

（3）该比例介于 80% 到 90%（不包括 90%）的有：山东、海南、云南、青海 4 个省（区、市）和新疆生产建设兵团。

3. 监测的质量控制　2007 年度卫生部消除碘缺乏病国际合作项目技术指导中心（NTTST）对甘肃的 3 个县，青海的 3 个县、云南的 1 个县、广西的 2 个县、新疆的 4 个县、西藏的 4 个县的碘盐监测工作进行了现场督导。此外还结合卫生部－联合国儿童基金会碘缺乏病综合干预项目督导以及地方病中期评估，对中、西部一些县进行了督导。通过督导了解到各省对碘盐监测工作的重视程度有所提高，对 2006 年的监测盲区县组织开展监测工作。多数县均能够按照本年度的监测方案进行抽样，样品保存完好，记录表填写完整。但在督导中也发现一些问题，如部分省（区）未按要求执行质量控制方案；个别县未按监测方案要求进行现场抽样。

截至 2007 年 10 月 30 日，全国有 12 个省（区、市）上报了督导和质量控制报表或报告，分别是吉林、上海、北京、江西、重庆、江苏、广西、河北、天津、湖南、四川和贵州，其中吉林、上海、江苏、江西、重庆 5 省（市）对本省（市）的碘盐监测质量控制工作进行了认真总结，并对质量控制工作中存在的问题提出具体的建议和意见。

为了解县级监测的现场抽样情况，NTTST 从数据库中随机抽取了 6 个省，每省抽取 1 个县，采用 GIS 绘图，对抽样的乡镇分布情况进行描述（图 2 - 81）。从图中可以看到，被抽取县的乡级抽样点分布基本均匀，没有过于集中的现象。乡级抽样点分布的均匀程度直接影响监测数据的代表性，因此，各省（区、市）应继续加强该环节的质量控制。

三、主要成绩

1. 各级卫生行政部门重视，协调和支持力度大　卫生部领导十分关注碘盐监测工作，曾多次强调消除碘盐监测盲区，提高监测效率。各省（区、市）认真落实监测工作，黑龙江、上海、江苏、安徽、江西、山东、河南、湖南、广西、海南、四川、云南、西藏、重庆、甘肃、青海和新疆生产建设兵团以卫生厅（局）发文，河北、内蒙古、辽宁、吉林、福建、湖北、广东、贵州、陕西和宁夏以省疾病预防控制中心发文布置了各省（区、市）的碘盐监测工作，促进了 2007 年度该项工作的有效实施。

2. 各级专业机构认真组织实施监测工作　2007 年 3 月，NTTST 参加了新疆生产建设兵团和西藏自治区对专业人员开展的关于监测方案和专用软件的培训。天津、内蒙古、黑龙江、上海、江苏、江西、福建、山东、广东、海南、四川、重庆、青海和宁夏等省（区、市）举办了碘盐监测培训班。

本年度碘盐监测质量控制工作全面展开，多数省（区、市）通过质量控制加强了上级卫生部门对监测工作的监督管理和技术指导，提高了碘盐监测数据的真实性和可靠性。

3. 监测覆盖率达到 100%，消除监测盲区　本次监测覆盖了 31 个省（区、市）的 2737

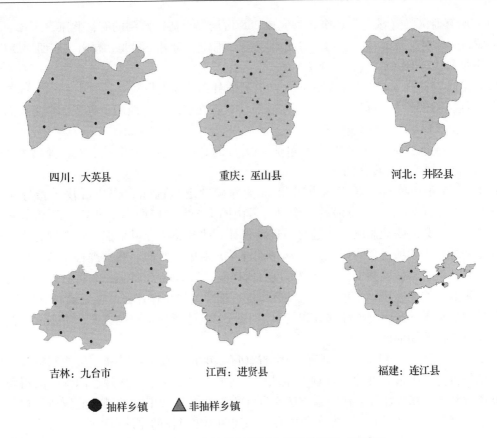

四川：大英县　　　　　　重庆：巫山县　　　　　　河北：井陉县

吉林：九台市　　　　　　江西：进贤县　　　　　　福建：连江县

● 抽样乡镇　　　▲ 非抽样乡镇

图 2 - 81　6 省（市）各县乡级抽样地图（2007）

个县（区、市、旗）和新疆生产建设兵团的 14 个师的居民户。监测覆盖率由 2006 年的 97.1% 上升到 100%，自 2004 年以来首次实现了监测无盲区的目标。监测辐射面的增加，提高了数据的代表性。

4. 监测资料的完整性和有效性继续得到提升　在各级卫生行政主管部门和专业部门的共同努力下，全国 31 个省（区、市）和新疆生产建设兵团完成了碘盐监测，其中 18 个省（区、市）所有监测县的碘盐监测份数均达到了 288 份，实现了有效监测，比 2006 年增加了 6 个省（区、市）。全国完成 288 份碘盐检测的县有 2682 个，比 2006 年增加了 200 个，有效监测率达到了 97.49%。采样数量和质量及监测资料完整性和有效性均好于去年。

5. 加强了监测结果反馈，部分省监测信息能够有效利用　各省（区、市）均能将监测结果反馈给盐业部门和各级卫生部门，为解决各地区非碘盐冲击问题提供了可靠的信息和依据。一些地区根据监测信息采取了干预行动。重庆市和陕西省的盐业部门根据 2006 年卫生部门提供的监测数据对非碘盐冲击比较严重的地区加强了管理，加大了非碘盐的查处和打击。河南省洛阳市卫生行政部门根据监测结果，会同盐业和新闻媒体针对洛龙区的非碘盐进行了专项调查、联合查处和专题报道。

四、存在问题

1. 非碘盐问题依然严重　目前，西藏、海南、新疆和广东 4 省（区）居民食用非碘盐的比例较高。虽然，西藏实行了碘盐价格补贴和碘盐销售目标管理责任制，但缺乏保障落实的配套措施和监督考核制度；新疆年内对南疆 4 个地州的贫困人群免费供应碘盐，但如何采取可持续性措施解决南疆地区群众普遍食用土盐问题，仍然是新疆消除碘缺乏病面临的主要挑战；海南和广东非碘盐源头问题还缺乏根本的解决措施。

在县级水平上，全国有 144 个县（区、市）非碘盐率 >20%，需要结合是否历史和新发克汀病区，开展高危地区监测，以便进一步了解、掌握该地区人群碘缺乏病状况。

2. 监测信息普遍缺乏有效利用　目前大多数县级监测单位都能将碘盐监测结果反馈到相关部门，但反馈信息的利用以及后续的干预行动的落实普遍欠缺。海南和广东省卫生部门连续几年将监测到的非碘盐问题反映到政府及有关部门，但非碘盐问题始终未得到有效解决；2007 年河北、上海等省（市）非碘盐率较高的县（区、市）明显增多，但目前还未见有关部门采取有效的行动。

3. 监测培训不足或不到位　2007 年有少数省（区、市）下发了监测方案，但未开展碘盐监测培训工作；有些省份虽然开展了培训，但对监测内容、现场操作、质量控制和数据录入及反馈等缺乏深入细致的讲解，基层专业人员未能真正领会和掌握监测工作要点。培训不到位导致一些县级单位在实施监测过程中与方案要求存在偏差，上报数据中存在缺项、漏项等现象，以及软件使用不熟练等问题。

4. 质量控制工作落实欠扎实　2007 年碘盐监测的质量控制工作已在全国各省开展，但个别省未按照监测方案要求执行质量控制工作；有些省虽然实施了质量控制，但未对质量控制工作中发现的问题及时纠正或认真总结分析。

五、建议

1. 各省（区、市）卫生行政部门，应会同盐业主管等部门，对碘盐监测信息进行综合分析，了解问题及其根源，提出解决的建议；会同发展和改革委员会（发展改革委）、财政、工商、质检和盐业主管等部门联合向政府和相关部门通报碘盐监测结果；追踪后续的干预行动及其效果，并将干预行动的落实情况及时反馈上级主管部门，提高监测信息的有效利用。

对碘盐覆盖率 <80% 的历史或新发克汀病区县，所在省的政府和卫生、盐业等相关部门要根据此预警信息，制定对策并及时干预，防止新发克汀病和儿童潜在性智力损伤。

2. 发展改革委、工商、质检和盐业主管等部门要认真研究监测通报，充分利用监测信息，对存在问题的地区分析原因，结合各自的监管职能，适时采取针对性措施，保证合格碘盐的稳定供应，并及时向有关部门反馈实施应对措施情况。

3. 省级卫生行政和业务部门要按照《全国碘缺乏病监测方案（试行）》要求，修改完善本省实施细则，开展对基层专业人员的培训，并在今后的监测工作中加强对监测过程的督导、评估和质量控制工作，不断提高本省碘盐监测工作质量和水平。

卫生部消除碘缺乏病国际合作项目技术指导中心（NTTST）要加快落实监测数据传输体系的建立和完善，实现监测数据的网络直报。

表2－61 全国生产层次监测结果汇总(2006.7—12)

序号	省(区,市)	监测企业数(个)	检测批数(批)	合格批数(批)	批质量合格率(%)	均数(mg/kg)	标准差(mg/kg)	变异系数(%)	检测盐样份数(份)	合格盐样份数(份)	不合格盐样份数(份)	非碘盐份数(份)
1	内蒙古	92	457	452	98.91	34.73	4.88	14.05	4 113	4 111	1	1
2	黑龙江	37	261	256	98.08	33.47	5.04	15.06	2 349	2 344	5	0
3	上海	4	24	24	100.00	30.89	4.17	13.50	216	216	0	0
4	安徽	84	525	525	100.00	32.23	4.66	14.46	4 725	4 722	3	0
5	福建	11	64	62	96.88	30.81	2.76	8.96	575	575	0	0
6	湖南	2	12	12	100.00	31.17	4.83	15.50	108	108	0	0
7	四川	124	269	263	97.77	34.76	6.58	18.93	2 420	2 365	52	3
8	贵州	34	204	190	93.14	33.65	6.12	18.19	1 835	1 794	41	0
9	重庆	38	228	226	99.12	31.99	4.58	14.32	2 052	2 051	0	1
10	陕西	109	596	586	98.32	34.57	5.92	17.12	5 363	5 311	52	0
	合计	535	2 640	2 596	98.33	33.61	5.47	16.27	23 756	23 597	154	5

表 2-62　全国生产层次监测结果汇总 (2007.1—6)

序号	省(区、市)	监测企业数(个)	检测批数(批)	合格批数(批)	批质量合格率(%)	均数(mg/kg)	标准差(mg/kg)	变异系数(%)	检测盐样份数(份)	合格盐样份数(份)	不合格盐样份数(份)	非碘盐份数(份)
1	河北	143	803	797	99.25	33.75	5.18	15.35	7 224	7 210	14	0
2	内蒙古	95	554	547	98.74	34.48	5.00	14.50	4 955	4 955	0	0
3	辽宁	5	20	20	100.00	36.27	5.08	14.01	180	180	0	0
4	上海	4	24	24	100.00	29.97	4.09	13.65	216	216	0	0
5	江苏	73	431	429	99.54	30.74	4.64	15.09	3 879	3 877	1	1
6	福建	11	79	78	98.73	30.88	3.92	12.69	710	702	8	0
7	湖南	2	10	10	100.00	31.27	5.94	19.00	90	89	1	0
8	广西	14	45	45	100.00	33.11	6.13	18.51	405	397	8	0
9	西藏	1	2	2	100.00	36.66	3.48	9.49	18	18	0	0
10	陕西	103	309	306	99.03	34.62	5.21	15.05	2 779	2 763	16	0
11	宁夏	8	39	38	97.44	34.65	5.65	16.31	351	350	0	1
12	新疆	68	276	271	98.19	35.50	5.71	16.08	2 398	2 384	14	0
合计		527	2 592	2 567	99.04	33.58	5.34	15.90	23 205	23 141	62	2

表 2 - 63　各省(区、市)居民户碘盐合格率监测结果汇总(2007.1—6)

序号	省(区、市)	所辖县数(个)	报送数据县数(个)	≥288份盐样县数(个)	<288,≥200份盐样县数(个)	<200,≥100份盐样县数(个)	<100份盐样县数(个)	盐碘中位数(mg/kg)	检测份数(份)	合格碘盐份数(份)	不合格碘盐份数(份)	非碘盐份数(份)	非碘盐率(%)	碘盐合格率(%)	碘盐覆盖率(%)	合格碘盐食用率(%)
1	北京	18	18	18	0	0	0	30.50	5 187	4 867	142	178	3.33	97.14	96.67	93.91
2	天津	18	18	18	0	0	0	29.40	5 229	4 661	219	349	5.12	96.41	94.88	91.74
3	河北	167	167	167	0	0	0	30.16	48 674	44 857	1 408	2 409	5.82	96.36	94.18	91.16
4	山西	119	119	113	6	0	0	31.83	35 039	33 717	726	596	1.77	97.75	98.23	96.04
5	内蒙古	101	101	101	0	0	0	32.10	29 985	29 485	262	238	0.86	99.25	99.14	98.41
6	辽宁	100	100	98	0	2	0	31.20	29 239	28 293	591	355	1.41	98.07	98.59	96.72
7	吉林	60	60	60	0	0	0	31.67	17 365	17 272	87	6	0.03	99.49	99.97	99.46
8	黑龙江	132	132	132	0	0	0	32.00	38 596	37 963	444	189	0.66	98.59	99.34	97.95
9	上海	19	19	19	0	0	0	29.60	5 796	5 124	157	515	9.01	96.99	90.99	88.28
10	江苏	106	106	106	0	0	0	30.90	31 039	29 883	564	592	1.88	98.07	98.12	96.23
11	浙江	90	90	89	1	0	0	31.00	26 396	25 142	570	684	2.37	97.74	97.63	95.44
12	安徽	81	81	81	0	0	0	31.10	23 424	23 154	208	62	0.28	99.12	99.72	98.86
13	福建	84	84	84	0	0	0	30.00	25 052	23 924	435	693	3.83	98.05	96.17	94.28
14	江西	99	99	90	9	0	0	32.80	28 490	27 412	722	356	1.35	97.20	98.65	95.96
15	山东	102	102	91	9	2	0	30.70	29 661	27 446	1 055	1 160	4.06	95.91	95.94	92.04
16	河南	153	153	153	0	0	0	29.60	44 457	41 622	1 642	1 193	2.91	96.48	97.09	93.88
17	湖北	76	76	76	0	0	0	30.00	21 900	20 886	886	128	0.63	95.64	99.37	95.05
18	湖南	123	123	123	0	0	0	30.00	35 576	34 008	1 190	378	1.24	96.06	98.76	94.99

续表 2 - 63

序号	省（区、市）	所辖县数（个）	报送数据县数（个）	≥288份盐样县数（个）	<288,≥200份盐样县数（个）	<200,≥100份盐样县数（个）	<100份盐样县数（个）	盐碘中位数（mg/kg）	检测份数（份）	合格碘盐份数（份）	不合格碘盐份数（份）	非碘盐份数（份）	非碘盐率（%）	碘盐合格率（%）	碘盐覆盖率（%）	合格碘盐食用率（%）
19	广东	114	114	110	2	0	2	30.20	33 559	29 737	939	2 883	11.47	95.97	88.53	85.24
20	广西	90	90	90	0	0	0	31.30	26 482	25 256	763	463	2.24	96.48	97.76	94.56
21	海南	18	18	16	2	0	0	29.70	5 230	3 901	190	1 139	21.87	94.83	78.13	74.26
22	四川	182	182	182	0	0	0	32.01	53 347	50 249	2 211	887	1.01	96.29	98.99	95.33
23	贵州	88	88	88	0	0	0	31.10	25 416	24 612	684	120	0.65	96.88	99.35	96.30
24	云南	129	129	115	11	2	1	30.84	37 426	35 047	1 893	486	1.44	94.04	98.56	92.72
25	西藏	73	73	71	2	0	0	—	22 077	<7 932	—	14 145	70.41	—	29.59	<29.59
26	重庆	40	40	38	1	1	0	29.80	14 079	13 255	601	223	1.77	95.37	98.23	93.74
27	陕西	107	107	107	0	0	0	31.44	33 239	32 281	677	281	0.92	98.04	99.08	97.16
28	甘肃	87	87	87	0	0	0	30.20	25 265	24 129	500	636	2.10	97.86	97.90	95.81
29	青海	43	43	37	6	0	0	31.80	12 465	<10 033	*623	1 809	9.61	94.60	90.39	85.59
30	宁夏	22	22	20	2	0	0	33.00	6 282	5 980	139	163	2.10	97.75	97.90	95.69
31	新疆	96	96	90	5	0	1	30.80	27 950	23 257	1 019	3 674	16.09	94.26	83.91	79.63
32	新疆兵团	14	14	12	2	0	0	30.00	4 129	3 927	24	178	3.00	99.43	97.00	96.44
	合计	2 751	2 751	2 682	58	7	4	30.90	808 051	749 312	21 571	37 168	2.88	96.88	97.12	94.31

一：表示无数据。

表2-64 各省(区、市)居民户县级碘盐监测完成、合格碘盐食用率及碘盐质量情况(2007.1—6)

序号	省(区、市)	实际上报县数占应据县数的比例(%)	完成288份(或以上)居民户盐样监测的县占实际上报县数的比例(%)	合格碘盐食用率≥90%的县数(个)	合格碘盐食用率≥90%的县占实际监测县数的比例(%)	非碘盐率10%~20%的县数(个)	非碘盐率>20%的县数(个)	所有盐样的均数(mg/kg)	所有盐样的标准差(mg/kg)	所有盐样的变异系数(%)	碘盐的均数(mg/kg)	碘盐的中位数(mg/kg)	碘盐的标准差(mg/kg)	碘盐的变异系数(%)
1	北京	100.00	100.00	15	83.33	0	0	29.78	8.03	26.95	30.83	30.70	5.92	19.20
2	天津	100.00	100.00	12	66.67	2	2	28.69	10.62	37.00	30.71	29.88	7.74	25.19
3	河北	100.00	100.00	127	76.05	15	11	29.29	9.35	31.90	30.79	30.70	6.79	22.06
4	山西	100.00	94.96	114	95.80	1	0	31.61	7.54	23.86	32.15	32.00	6.38	19.86
5	内蒙古	100.00	100.00	99	98.02	1	0	32.02	6.16	19.23	32.28	32.10	5.49	17.00
6	辽宁	100.00	98.00	94	94.00	2	0	31.13	6.52	20.94	31.51	31.30	5.62	17.83
7	吉林	100.00	100.00	60	100.00	0	0	31.75	4.98	15.70	31.76	31.67	4.95	15.58
8	黑龙江	100.00	100.00	128	96.97	0	0	32.03	6.01	18.77	32.18	32.00	5.60	17.41
9	上海	100.00	100.00	8	42.11	9	0	27.65	10.12	36.61	30.31	30.20	5.73	18.89
10	江苏	100.00	100.00	99	93.40	5	0	30.53	6.74	22.07	31.11	31.00	5.33	17.14
11	浙江	98.89	98.89	85	94.44	1	1	30.34	7.22	23.78	31.14	31.00	5.39	17.32
12	安徽	100.00	100.00	80	98.77	0	0	31.24	4.92	15.76	31.32	31.10	4.67	14.92
13	福建	100.00	100.00	75	89.29	4	2	29.38	6.79	23.11	30.21	30.20	4.76	15.77
14	江西	90.91	90.91	89	89.90	4	0	32.50	7.27	22.38	32.90	32.80	6.37	19.35
15	山东	89.22	89.22	76	74.51	6	3	30.11	13.55	45.00	31.32	31.00	12.42	39.65
16	河南	100.00	100.00	128	83.66	7	4	28.66	7.43	25.92	29.45	29.61	5.82	19.78
17	湖北	100.00	100.00	67	88.16	0	0	30.17	7.04	23.33	30.34	30.00	6.69	22.06

续表 2－64

序号	省(区、市)	实际上报县数占应监测县数的比例(%)	完成288份(或以上)居民户盐样监测的县占实际上报县数的比例(%)	合格碘盐食用率≥90%的县数(个)	合格碘盐使用率≥90%的县占实际监测县数的比例(%)	非碘盐率10%~20%的县数(个)	非碘盐率>20%的县数(个)	所有盐样的均数(mg/kg)	所有盐样的标准差(mg/kg)	所有盐样的变异系数(%)	碘盐的均数(mg/kg)	碘盐的中位数(mg/kg)	碘盐的标准差(mg/kg)	碘盐的变异系数(%)
18	湖南	100.00	100.00	105	85.37	2	0	29.83	6.82	22.86	30.14	30.01	6.15	20.42
19	广东	100.00	96.49	86	75.44	3	15	28.28	10.51	37.18	30.90	30.80	6.39	20.68
20	广西	100.00	100.00	84	93.33	3	1	30.69	7.18	23.40	31.23	31.40	6.05	19.38
21	海南	100.00	88.89	5	27.78	6	6	25.26	14.49	57.35	32.07	31.70	7.41	23.10
22	四川	100.00	100.00	154	84.62	1	3	31.65	8.23	26.00	32.16	32.15	7.28	22.64
23	贵州	100.00	100.00	83	94.32	1	0	31.00	6.44	20.78	31.14	31.10	6.12	19.65
24	云南	100.00	89.15	102	79.07	3	0	30.63	7.86	25.66	31.02	30.99	7.11	22.93
25	西藏	100.00	97.26	<12	16.44	5	56	—	—	—	—	—	—	—
26	重庆	100.00	95.00	38	95.00	0	1	29.17	7.18	24.63	29.63	29.90	6.28	21.20
27	陕西	100.00	100.00	99	92.52	1	0	31.34	6.45	20.59	31.61	31.54	5.81	18.37
28	甘肃	100.00	100.00	77	88.51	2	3	29.82	7.42	24.90	30.57	30.40	5.81	19.01
29	青海	100.00	86.05	20	46.51	7	8	29.37	11.84	40.32	32.31	32.80	7.74	23.97
30	宁夏	100.00	90.91	20	90.91	0	1	32.62	8.13	24.92	33.49	33.10	6.25	18.66
31	新疆	100.00	93.75	56	58.33	8	25	28.40	13.74	48.38	32.67	32.00	8.87	27.14
32	新疆兵团	100.00	85.71	12	85.71	1	1	31.76	8.96	28.22	33.19	30.00	6.04	18.21
	合计	100.00	97.49	2309	83.93	99	144	30.42	8.31	27.32	31.29	31.12	6.64	21.23

表 2 - 65　碘盐覆盖率 <95% 的县(区、市、旗)汇总(2007.1—6)

省(区、市)	合计县数(个)	碘盐覆盖率≥90%, <95%的县(区、市、旗) 县名	个数	碘盐覆盖率≥80%, <90%的县(区、市、旗) 县名	个数	碘盐覆盖率≥70%, <80%的县(区、市、旗) 县名	个数	碘盐覆盖率<70%的县(区、市、旗) 县名	个数
北京	6	东城区(94.10%)、门头沟区(94.79%)、房山区(90.97%)、昌平区(93.75%)、大兴区(93.75%)、延庆县(94.79%)	6		0		0		0
天津	6	西青区(94.95%)、宁河县(91.67%)	2	津南区(89.93%)、武清县(85.76%)	2	大港区(78.33%)	1	汉沽区(65.00%)	1
河北	42	长安区(94.44%)、新华区(94.10%)、鹿泉市(93.75%)、晋州市(92.01%)、无极县(92.71%)、赞皇县(94.10%)、东矿区(94.10%)、开平区(94.79%)、迁西县(93.40%)、遵化市(93.75%)、魏县(93.40%)、磁县(93.06%)、涉县(93.06%)、吴桥县(90.28%)、三河市(93.40%)、大城县(90.97%)	16	井陉矿(85.67%)、深泽(82.64%)、赵县(88.19%)、行唐县(89.58%)、路南区(89.33%)、玉田县(86.46%)、邯郸县(85.76%)、丘县(84.67%)、肥乡县(89.93%)、广平县(81.33%)、望都县(89.74%)、固安县(88.19%)、文安县(88.54%)、大厂县(89.97%)、武邑县(88.89%)	15	裕华区(78.47%)、献县(78.82%)、景县(77.78%)	3	泊头市(35.76%)、沧县(45.83%)、大名县(64.93%)、青县(61.81%)、河间市(34.03%)、东光县(65.97%)、安平县(67.67%)、阜城县(63.19%)	8

续表 2 - 65

省 (区、市)	合计县 数(个)	碘盐覆盖率 ≥ 90%， <95% 的县（区、市、旗） 县名	个数	碘盐覆盖率 ≥ 80%， <90% 的县（区、市、旗） 县名	个数	碘盐覆盖率 ≥ 70%， <80% 的县（区、市、旗） 县名	个数	碘盐覆盖率 <70% 的 县（区、市、旗） 县名	个数
山西	10	迎泽区(94.67%)、 阳高县(92.71%)、 灵邱县(93.03%)、 广灵县(90.28%)、 岚县(94.57%)、 方山县(94.79%)、 昔阳县(93.75%)、 寿阳县(94.79%)、 太谷县(94.79%)	9	尖草坪区(83.52%)	1		0		0
内蒙古	5	宁城县(94.44%)、 乌审旗(92.67%)、 临河区(91.32%)、 太仆寺旗(94.79%)	4	兴和县(88.10%)	1		0		0
辽宁	5	庄河市(92.36%)、 清河门区(93.31%)、 龙城区(94.44%)	3	新民县（89.58%）、 朝阳县(85.07%)	2		0		0
吉林	0		0		0		0		0
黑龙江	3	平房区(90.67%)、 松北区(91.33%)、 北安市(94.10%)	3		0		0		0

续表 2 –65

省(区,市)	合计县数(个)	碘盐覆盖率≥95%的县(区,市,旗)		碘盐覆盖率≥90%,<95%的县(区,市,旗)		碘盐覆盖率≥80%,<90%的县(区,市,旗)		碘盐覆盖率≥70%,<80%的县(区,市,旗)		碘盐覆盖率<70%的县(区,市,旗)	
		县名	个数	县名	个数	县名	个数	县名	个数	县名	个数
上海	14	普陀区(90.31%)、闵行区(93.75%)、宝山区(92.71%)、南汇县(93.75%)、松江县(94.79%)	5			徐汇区(86.46%)、静安区(87.00%)、闸北区(89.24%)、虹口区(87.15%)、嘉定区(85.00%)、浦东新区(87.50%)、奉贤县(89.24%)、金山县(83.33%)、青浦县(85.62%)	9		0		0
江苏	11	沧浪区(91.80%)、连云区(92.67%)、赣榆县(94.10%)、东海县(93.06%)、东台市(94.44%)、泗洪县(92.01%)	6			金阊区(88.04%)、开发区(88.67%)、海州区(88.00%)、灌南县(89.93%)、响水县(84.37%)	5		0		0

续表 2－65

省(区、市)	合计县数(个)	碘盐覆盖率≥90%,<95%的县(区、市、旗)		碘盐覆盖率≥80%,<90%的县(区、市、旗)		碘盐覆盖率≥70%,<80%的县(区、市、旗)		碘盐覆盖率<70%的县(区、市、旗)	
		县名	个数	县名	个数	县名	个数	县名	个数
浙江	16	鹿城区(94.26%)、瓯海区(92.01%)、洞头县(93.06%)、永嘉县(92.71%)、文成县(92.36%)、乐清县(93.31%)、平湖市(94.79%)、桐乡市(92.90%)、安吉县(94.46%)、绍兴县(94.79%)、定海区(93.40%)、嵊泗县(90.28%)、路桥区(94.79%)、玉环县(91.32%)	14	普陀区(82.99%)	1		0	岱山县(57.48%)	1
安徽	1	利辛县(94.44%)	1		0		0		0
福建	11	翔安区(90.10%)、涵江区(91.67%)、惠安县(94.10%)、南安市(90.28%)、石狮市(94.44%)	5	平潭县(85.07%)、秀屿区(86.86%)、泉港区(87.15%)、漳浦县(83.41%)	4	荔城区(77.08%)	1	东山县(65.86%)	1
江西	6	铅山县(92.68%)	1	宁都县(87.15%)、会昌县(80.21%)、横峰县(83.33%)、新干县(80.20%)	5		0		0

续表 2 – 65

省 (区、市)	合计县数(个)	碘盐覆盖率≥90%，<95%的县(区、市、旗)		碘盐覆盖率≥80%，<90%的县(区、市、旗)		碘盐覆盖率≥70%，<80%的县(区、市、旗)		碘盐覆盖率<70%的县(区、市、旗)	
		县名	个数	县名	个数	县名	个数	县名	个数
山东	25	长清县(92.71%)、张店区(91.89%)、博山区(94.79%)、山亭区(93.75%)、滕州市(93.40%)、牟平区(90.63%)、龙口市(92.01%)、坊子区(91.33%)、任城区(94.90%)、鱼台县(94.77%)、金乡县(91.64%)、曲阜市(94.44%)、环翠区(93.06%)、沂水县(94.44%)、蒙阴县(92.73%)、钢城区(93.00%)	16	莱州市(81.94%)、奎文区(88.89%)、乳山市(88.19%)、文登市(88.19%)、沾化县(84.03%)、岚山区(89.00%)	6	历城区(79.24%)、临邑县(78.82%)	2	寿光市(65.28%)	1

续表 2 - 65

省(区、市)	合计县数(个)	碘盐覆盖率 ≥ 90%，<95% 的县(区、市、旗) 县名	个数	碘盐覆盖率 ≥ 80%，<90% 的县(区、市、旗) 县名	个数	碘盐覆盖率 ≥ 70%，<80% 的县(区、市、旗) 县名	个数	碘盐覆盖率 <70% 的县(区、市、旗) 县名	个数
河南	23	金水区(90.28%)、荥阳市(94.44%)、新华区(94.79%)、卫东区(93.43%)、叶县(90.63%)、淇县(93.40%)、红旗区(94.33%)、辉县市(92.36%)、博爱县(90.97%)、濮阳县(94.10%)、宛城区(93.75%)、睢阳区(91.67%)	12	卫滨区(89.27%)、凤泉区(85.76%)、邓州市(89.58%)、夏邑县(85.42%)、杞县(87.15%)、洛龙区(89.69%)、舞钢市(89.24%)	7	新乡县(79.33%)、台前县(73.00%)、虞城县(70.53%)	3	梁园区(42.67%)	1
湖北	1	枣阳市(93.06%)	1		0		0		0
湖南	9	宁乡县(93.06%)、君山区(91.55%)、桑植县(92.71%)、临武县(94.79%)、汝城县(93.06%)、凤凰县(94.44%)、永顺县(91.32%)	7	桃源县(85.76%)、南县(89.24%)	2		0		0

续表 2 – 65

省(区、市)	合计县数(个)	碘盐覆盖率≥90%,<95%的县(区、市、旗) 县名	个数	碘盐覆盖率≥80%,<90%的县(区、市、旗) 县名	个数	碘盐覆盖率≥70%,<80%的县(区、市、旗) 县名	个数	碘盐覆盖率<70%的县(区、市、旗) 县名	个数
广东	37	白云区(94.44%)、南沙区(93.40%)、增城市(94.44%)、番禺区(92.71%)、盐田区(94.48%)、宝安区(90.98%)、汕头市区(91.22%)、澄海区(90.94%)、禅城区(93.33%)、南海区(93.00%)、高明区(93.00%)、新会区(92.71%)、吴川市(94.79%)、茂南区(93.21%)、惠阳区(93.69%)、大埔县(93.40%)、海丰县(90.97%)、阳西县(90.97%)、市辖区(92.01%)	19	萝岗区(82.64%)、花都区(88.19%)、龙岗区(89.59%)	3	电白县(76.04%)、徐闻县(76.04%)、惠东县(73.55%)、惠城区(79.28%)、饶平县(72.22%)	5	潮南区(47.55%)、潮阳区(36.33%)、湛江市区(69.37%)、廉江市(67.36%)、遂溪县(51.39%)、雷州市(42.01%)、普宁市(61.81%)、惠来县(17.71%)、汕尾城区(28.82%)、陆丰市(17.71%)	10
广西	5	灵山县(94.10%)	1	无北海市(86.46%)、钦南区(88.54%)、浦北县(84.72%)	3		0	合浦县(59.72%)	1

续表 2-65

省(区、市)	合计县数(个)	碘盐覆盖率≥90%,<95%的县(区、市、旗) 县名	个数	碘盐覆盖率≥80%,<90%的县(区、市、旗) 县名	个数	碘盐覆盖率≥70%,<80%的县(区、市、旗) 县名	个数	碘盐覆盖率<70%的县(区、市、旗) 县名	个数
海南	14	万宁县(94.01%)、乐东县(94.10%)	2	海口市(89.93%)、五指山市(87.85%)、屯昌县(86.55%)、澄迈县(84.72%)、昌江县(82.58%)、保亭县(82.29%)	6		0	三亚市(62.50%)、文昌市(54.51%)、临高县(37.50%)、儋州市(69.44%)、东方市(39.58%)、临水县(48.61%)	6
四川	14	金牛区(93.40%)、高新区(91.67%)、温江区(94.44%)、双流区(92.71%)、郫县(93.06%)、沿滩区(94.44%)、汶川县(92.67%)、理县(92.33%)、小金县(94.33%)、红原县(92.67%)	10	马尔康县(83.33%)	1	金川县(76.33%)、黑水县(76.33%)	2	金阳县(60.67%)	1
贵州	2	都匀市(94.79%)	1	兴义市(83.68%)	1		0		0
云南	11	寻甸县(91.67%)、昭阳区(91.67%)、永善县(91.73%)、江城县(91.64%)、临翔区(94.08%)、祥云县(90.20%)、兰坪县(94.39%)、德钦县(90.06%)	8	鲁甸县(88.89%)、大关县(87.85%)、彝良县(89.93%)	3		0		0

续表 2－65

省 (区、市)	合计县 数(个)	碘盐覆盖率≥90%, <95%的县(区、市、旗) 县名	个数	碘盐覆盖率≥80%, <90%的县(区、市、旗) 县名	个数	碘盐覆盖率≥70%, <80%的县(区、市、旗) 县名	个数	碘盐覆盖率<70%的 县名(区、市、旗)	个数
西藏	65	乃东县(94.00%)、 林芝县(93.70%)、 措美县(92.70%)、 错那县(92.00%)	4	米林县(89.30%)、 堆龙德庆(85.30%)、 隆子县(81.00%)、 工布江达县(80.70%)、 亚东县(80.30%)	5	贡嘎县(77.00%)、 吉隆县(79.00%)	2	康马县（65.50%）、察隅县（62.70%）、岗巴县（61.70%）、日土县（59.90%）、城关区（49.00%）、波密县（46.40%）、墨脱县（40.00%）、达孜县（36.70%）、昌都县（34.70%）、朗县（34.70%）、萨嘎县（33.70%）、曲水县（32.00%）、贡觉县（27.40%）、白朗县（25.50%）、定结县（21.00%）、昂仁县（19.70%）、嘉黎县（17.70%）、左贡县（16.30%）、那曲县（16.00%）、边坝县（14.70%）、葛尔县（14.70%）、察雅县（13.30%）、八宿县（12.30%）、尼玛县（11.00%）、安多县（9.30%）、拉孜县（8.00%）、聂拉木县（8.00%）、林周县（7.30%）、札达县（7.00%）、日喀则市（6.00%）、定日县（6.00%）、墨竹工卡（5.70%）、革吉县（5.70%）、洛隆县（5.70%）、类乌齐县（5.00%）、江孜县（3.70%）、南木林县（3.70%）、江达县（3.30%）、比如县（2.30%）、谢通门县（2.00%）、当雄县（1.70%）、尼木县（0.70%）、巴青县（0.30%）、改则县（0.30%）、申扎县（0.30%）、蒉来县（0）、索县（0）、班戈县（0）、丁青县（0）、芒康县（0）、萨迦县（0）、仲巴县（0）、普兰县（0）、措勤县（0）	54
重庆	1		0		0	丰都县(78.33%)	1		0

续表 2 – 65

省（区、市）	合计县数（个）	碘盐覆盖率≥95%的县（区、市、旗）		碘盐覆盖率≥90%，<95%的县（区、市、旗）		碘盐覆盖率≥80%，<90%的县（区、市、旗）		碘盐覆盖率≥70%，<80%的县（区、市、旗）		碘盐覆盖率＜70%的县（区、市、旗）	
		县名	个数	县名	个数	县名	个数	县名	个数	县名	个数
陕西	5			扶风县（94.79%）、杨陵区（93.71%）、洛南县（94.06%）、绥德县（90.94%）	4	吴堡县（81.13%）	1		0		0
甘肃	10			七里河区（92.36%）、敦煌市（93.06%）、民乐县（94.10%）、徽县（92.36%）、临潭县（92.01%）	5	夏河县（84.37%）、合作市（89.24%）	2	古浪县（75.69%）、东乡县（74.65%）	2	广河县（54.51%）	1
青海	27			城东区（94.10%）、湟源县（93.06%）、平安县（93.75%）、循化县（94.76%）、海安县（93.40%）、泽库县（90.28%）、共和县（92.01%）、兴海县（94.79%）、贵南县（93.43%）、班玛县（91.96%）、甘德县（91.32%）、德令哈市（94.79%）	12	冶多（80.90%）、民和县（89.93%）、互助县（87.50%）、门源县（87.15%）、祁连县（89.12%）、玛沁县（83.68%）	6	格尔木市（76.39%）、乌兰县（78.82%）、都兰县（76.38%）	3	曲麻莱（46.53%）、囊谦（0.35%）、杂多（3.47%）、久治县（68.15%）、玉树县（52.40%）、称多县（65.19%）	6
宁夏	2			西吉县（91.32%）	1		0		0	盐池县（58.87%）	1

续表 2－65

省（区、市）	合计县数（个）	碘盐覆盖率 ≥ 90%，<95%的县（区、市、旗）		碘盐覆盖率 ≥ 80%，<90%的县（区、市、旗）		碘盐覆盖率 ≥ 70%，<80%的县（区、市、旗）		碘盐覆盖率 <70%的县（区、市、旗）	
		县名	个数	县名	个数	县名	个数	县名	个数
新疆	39	尉犁县（91.09%）、若羌县（92.36%）、温宿县（94.10%）、霍城县（94.12%）、尼勒克县（92.01%）、布尔津县（92.76%）	6	达坂城区（88.89%）、鄯善县（84.37%）、托克逊县（89.58%）、新和县（86.16%）、阿合奇县（83.33%）、岳普湖县（82.29%）、于田县（87.85%）、昭苏县（84.03%）	8	阿克苏市（75.35%）、乌什县（74.31%）、阿图什市（70.14%）、喀什市（75.69%）、莎车县（75.17%）、洛浦县（73.61%）、伊宁县（75.09%）	7	吐鲁番市（60.76%）、伊吾县（62.50%）、且末县（44.57%）、库车县（56.60%）、沙雅县（64.58%）、阿克陶县（47.92%）、乌恰县（56.60%）、疏勒县（51.74%）、英吉沙县（60.14%）、叶城县（62.72%）、麦盖提县（48.78%）、巴楚县（50.00%）、和田市（34.95%）、和田县（34.03%）、墨玉县（48.26%）、皮山县（59.72%）、策勒县（7.99%）、伊宁市（69.79%）	18
新疆兵团	3	农一师师直（91.67%）	1	农三师师直（88.89%）	1		0	农十四师师直（67.74%）	1
合计	429		185		100		32		112

表2－66 高碘地区碘盐监测数据（2007.1—6）

省（区、市）	县 名	检测份数（份）	碘盐份数（份）	无碘食盐份数（份）	无碘食盐率（％）
河北	海兴县	300	0	300	100.00
	盐山县	288	3	285	98.95
	孟村自治县	300	25	275	90.91
	黄骅市	288	33	255	87.06
	南皮县	288	0	288	100.00
	合计	1 464	61	1 403	95.65
山西	汾阳市	300	179	121	40.33
	介休市	60	7	53	88.33
	祁县	120	8	112	93.33
	平遥县	300	8	292	97.33
	清徐县	300	245	55	18.33
	小店区	300	148	152	50.67
	山阴县	300	12	288	96.00
	应县	360	350	10	2.78
	文水县	300	45	255	85.00
	孝义市	300	225	75	25.00
	合计	2 640	1 227	1 413	53.52
江苏	丰县	288	18	270	93.75
	沛县	288	55	233	80.90
	邳州市	288	13	275	95.49
	睢宁县	300	2	298	99.33
	铜山县	300	0	300	100.00
	合计	1 464	88	1 376	93.99
河南	龙亭区	289	126	163	56.40
	顺河区	330	206	124	37.58
	禹王台区	235	71	164	69.79
	开封县	288	0	288	100.00
	杞县	288	50	238	82.64
	通许县	627	115	512	81.66
	兰考县	288	0	288	100.00
	濮阳市	300	47	253	84.33
	睢阳区	288	35	253	87.85
	民权县	288	9	279	96.88

省（区、市）	县名	检测份数（份）	碘盐份数（份）	无碘食盐份数（份）	无碘食盐率（%）
	虞城县	287	6	281	97.91
	睢县	288	14	274	95.14
	宁陵县	288	0	288	100.00
	梁园区	288	19	269	93.40
	夏邑县	288	101	187	64.93
	柘城县	288	0	288	100.00
	永城市	300	24	276	92.00
	封丘县	300	77	223	74.33
	原阳县	60	0	60	100.00
	长垣县	368	33	335	91.03
	合计	5 976	933	5 043	84.39
山东	滨城区	300	141	159	53.00
	博兴县	300	238	62	20.67
	曹县	288	5	283	98.26
	成武县	313	47	266	84.98
	茌平县	288	152	136	47.22
	单县	289	24	265	91.70
	德城区	288	131	157	54.51
	定陶县	287	6	281	97.91
	东阿县	300	35	265	88.33
	东昌府区	291	104	187	64.26
	东明县	288	26	262	90.97
	高青县	299	64	235	78.60
	高唐县	65	59	6	9.23
	冠县	288	65	223	77.43
	惠民县	301	248	53	17.61
	嘉祥县	180	34	146	81.11
	巨野县	286	28	258	90.21
	鄄城县	180	175	5	2.78
	乐陵市	288	31	257	89.24
	梁山县	300	80	220	73.33
	临清市	288	54	234	81.25
	陵县	288	118	170	59.03

续表 2－66

省（区、市）	县 名	检测份数（份）	碘盐份数（份）	无碘食盐份数（份）	无碘食盐率（%）
	牡丹区	288	4	284	98.61
	宁津县	288	179	109	37.85
	平原县	120	57	63	52.50
	齐河县	120	71	49	40.83
	庆云县	120	18	102	85.00
	商河县	300	70	230	76.67
	微山县	120	82	38	31.67
	无棣县	300	44	256	85.33
	武城县	288	257	31	10.76
	夏津县	288	84	204	70.83
	莘县	302	71	231	76.49
	阳谷县	300	300	0	0.00
	阳信县	300	208	92	30.67
	禹城市	60	44	16	26.67
	郓城县	288	10	278	96.53
	邹平县	300	54	246	82.00
	合 计	9 777	3 418	6 359	65.04
总 计		21 321	5 727	15 594	73.14

表 2－67 各县级育龄妇女尿碘中位数和县级碘盐覆盖率（2007.1—6）

序号	地区编码	县 名	盐碘		尿碘		县级碘盐覆盖率（%）
			样本量	盐碘均数（mg/kg）	样本量	尿碘中位数（μg/L）	
1	120108	汉沽区	116	28.26	149	134.60	65.00
2	130905	泊头市	144	10.58	144	114.35	35.76
3	130926	东光县	144	21.63	144	300.00	65.97
4	142626	霍州市	145	35.16	145	190.79	96.53
5	320703	连云区	150	33.31	150	141.15	92.67
6	330323	乐清县	151	27.45	151	195.76	93.31
7	330921	岱山县	144	18.09	144	92.60	57.48
8	350128	平潭县	146	25.85	146	93.74	85.07
9	350305	秀屿区	144	25.65	144	171.35	86.86
10	350321	荔城区	165	24.02	165	131.60	77.08
11	350626	东山县	144	22.76	144	128.15	65.63
12	360121	南昌县	144	29.35	144	258.81	98.26

序号	地区编码	县名	盐碘		尿碘		县级碘盐覆盖率（%）
			样本量	盐碘均数（mg/kg）	样本量	尿碘中位数（μg/L）	
13	362325	横峰县	144	31.11	144	281.18	83.33
14	370112	历城区	143	24.85	143	257.07	79.24
15	370222	即墨市	144	37.04	144	164.26	97.92
16	370702	潍城区	144	33.57	144	124.94	98.33
17	370703	寒亭区	154	28.34	154	151.57	98.13
18	440801	湛江市区	144	15.74	144	160.50	69.38
19	440824	雷州市	144	14.57	144	180.50	42.01
20	440825	徐闻县	144	23.19	144	89.00	76.04
21	441021	惠来县	144	4.52	144	90.50	17.71
22	441901	东莞市区	214	29.50	214	229.10	92.01
23	450702	钦南区	144	22.93	144	200.05	88.54
24	460501	文昌市	138	18.69	138	130.00	54.51
25	461001	澄迈县	142	28.46	143	153.23	84.72
26	461101	临高县	142	14.03	144	67.60	37.5
27	461501	东方市	135	13.15	137	106.39	39.58
28	461701	陵水县	142	15.34	143	101.53	48.61
29	513222	理县	171	31.17	171	191.50	92.33
30	513228	黑水县	164	21.36	164	78.20	76.33
31	513331	白玉县	160	33.43	159	188.10	98.34
32	522427	威宁县	144	31.15	144	243.10	100.00
33	530630	水富县	145	305.70		98.66	
34	540121	林周县	181	*	181	23.10	7.30
35	540127	墨竹工卡	179	*	179	13.30	5.67
36	612732	子洲县	144	34.67	144	249.28	100.00
37	632222	祁连县	159	*	159	135.50	89.12
38	632721	玉树县	137	*	137	56.90	52.4
39	632722	杂多县	102	*	131	25.50	3.47
40	632723	称多县	153	*	153	60.30	65.19
41	632724	治多县	168	*	168	58.80	80.90
42	632725	囊谦县	103	*	103	25.50	0.35
43	632726	曲麻莱县	113	*	113	77.50	46.53
44	632801	格尔木市	144	*	144	110.50	76.39

续表 2 – 67

序号	地区编码	县 名	盐碘		尿碘		县级碘盐覆盖率（％）
			样本量	盐碘均数（mg/kg）	样本量	尿碘中位数（μg/L）	
45	632 821	乌兰县	154	*	154	138.60	78.82
46	652 924	沙雅县	149	122.17	64.58		
47	652 926	拜城县	93	180.50	98.61		
48	653 123	英吉沙县	144	48.91	60.14		
49	653 129	伽师县	150	115.24	100.00		
50	653 130	巴楚县	144	88.13	50.00		
51	542 229	加查县	180	*	180.00	195.25	97.30
52	542 225	琼结县	179	*	180.00	142.80	97.00
合计			6 834	24.67＊＊	7 727	127.91	—

＊：为碘盐采用半定量测定。 ＊＊：总体盐碘均数为定量测定 4882 份数据结果。

卫生部消除碘缺乏病国际合作项目技术指导中心

第十一节 2008 年全国碘盐监测报告

为进一步建立和加强消除碘缺乏病的长效工作机制，完善碘缺乏病监测体系，2007 年底卫生部会同国家发展和改革委员会、工商总局、质检总局印发了《全国碘缺乏病监测方案（试行）》（卫办疾控发 ［2007］ 197 号）。该方案调整了全国碘盐监测的部分内容，细化了抽样方法，增加了重点地区监测，强化了监测和干预措施的有机结合。为适应新方案需要，在卫生部领导下，中国疾控中心组织有关专家对碘盐监测信息管理系统进行了修订，建立了网络直报信息管理平台。

2008 年是新方案实施和平台启用的第一年，各省（自治区、直辖市）高度重视监测工作，结合各地的具体情况，制定或转发了监测实施方案。通过各省卫生行政部门和专业人员的共同努力，相关部门的积极配合，大部分省（自治区、直辖市）的监测工作组织有序、进展顺利。尽管 2008 年我国遭遇到四川地震和南方冰雪灾等特大自然灾害，给监测工作带来诸多困难，但绝大多数的县（区、旗）工作人员认真执行监测方案，正确使用信息管理平台上报监测资料，较圆满地完成了全国碘盐监测工作。通过 2008 年全国碘盐监测，初步建立了监测信息化管理机制，实现了中央、省、市、县四级疾病预防控制中心对碘盐监测信息的实时动态监测，形成了监测信息的一体化管理和共享。监测所获得的资料和信息为及时、连续掌握全国碘盐普及状况及重点地区非碘盐问题情况提供了科学依据。现将 2008 年度全国碘盐监测结果报告如下。

一、监测结果

1. 随机抽样碘盐监测结果

（1）监测范围

① 生产层次：新的监测方案对生产层次的碘盐监测未做要求，各省根据本地情况自行决定是否开展生产厂家的监测。2007 年下半年，全国有 5 个省（区、市）对 277 家碘盐生产、加工和批发企业进行了监测；2008 年上半年，有 6 个省（区、市）对 271 家碘盐生产、加工和批发企业进行了监测。

②居民层次：据资料统计，全国各省（区、市）共有 2863 个县级监测单位。2008 年度，全国 31 个省（区、市）的 2848 个县（区、市、旗）及新疆生产建设兵团的 14 个师开展了随机抽样碘盐监测，监测覆盖率达到 99.97%。

监测盲区：全国未开展碘盐监测的县仅有 1 个，为西藏阿里地区的札达县。

（2）监测结果

①生产层次

a. 2007 年下半年（7—12 月）碘盐生产质量：全国有江苏、河北、河南、湖南和上海 5 个省（市）共监测 1539 批盐样，合格 1523 批，批质量合格率为 98.96%。共检测 13 847 份盐样，盐碘均值为 32.50 mg/kg，标准差为 5.16 mg/kg，变异系数为 15.88%。其中不合格碘盐 39 份，占 0.28%。各省（区、市）碘盐生产批质量合格率在 97.23%～100% 之间，变异系为 14.43%～21.30%，见本节后附表（表 2 - 74）。

b. 2008 年上半年（1—6 月）碘盐生产质量：全国有江苏、河北、河南、湖南、上海和福建 6 个省（市）共监测 1414 批盐样，合格 1409 批，批质量合格率为 99.65%。共检测 12 726 份盐样，盐碘均值为 32.38 mg/kg，标准差为 5.12 mg/kg，变异系数为 15.81%。其中不合格碘盐 9 份，占 0.07%。各省（区、市）碘盐生产批质量合格率在 99.03%～100% 之间，变异系数为 14.49%～25.11%，见本节后附表（表 2 - 75）。湖南只有湘澧盐矿和湘衡盐矿 2 家加碘盐厂，但湖南省生产层次的变异系数明显高于其他几个省份，甚至高于全国居民户碘盐的变异系数。

2007 年下半年和 2008 年上半年，上述各省的生产层次监测均未检出非碘盐。

② 居民层次

a. 居民户碘盐质量：全国共定量检测 804 017 户非高碘地区居民家中食用盐，盐碘中位数为 31.18 mg/kg。碘盐 786 436 份，盐碘频数分布图显示全国居民户食用碘盐基本呈对称分布（图 2 - 82），均数 31.51 mg/kg，标准差 6.36 mg/kg，变异系数 20.18%。其中不合格碘盐 20 270 份，经人口加权全国碘盐合格率 97.48%，各省碘盐合格率均在 90% 以上，变异系数在 15.09%～23.79% 之间，其中 >20% 的有 14 个省（区、市），见本节后附表（表 2 - 76）。

在不合格碘盐中，16 582 份盐样的盐碘含量 <20 mg/kg，占 81.81%；同时，有 3688 份盐样的盐碘含量 >50 mg/kg，其中 >100 mg/kg 的盐样有 62 份，分布于广东、四川、江西、山东和重庆等省（市）。

b. 居民户碘盐覆盖情况：全国共监测 826 968 户居民家中食用盐，其中碘盐 798 725 份，非碘盐 28 243 份，经人口加权全国碘盐覆盖率为 97.48%，与 2007 年（97.12%）基本持平, 见本节后附表 (表2-76)。

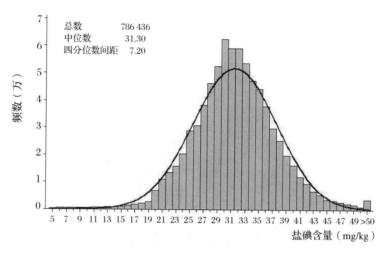

图2-82 全国定量监测碘盐频数分布图 (2008.1—6)

监测结果显示, 在省级水平上, 全国有24个省 (区、市) 和新疆生产建设兵团的碘盐覆盖率 >95%; 有5个省 (区、市) 碘盐覆盖率在90%~95%; 有2个省 (区) 碘盐覆盖率 <90%, 即西藏和海南, 分别为53.08%和83.78%。新疆和广东自2004年以来, 碘盐覆盖率首次上升到90%以上 (图2-83)。

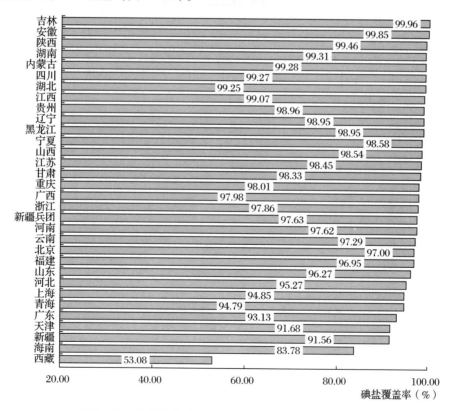

图2-83 全国各省 (区、市) 碘盐覆盖率 (2008.1—6)

在县级水平，全国碘盐覆盖率＜80%的有104个县（区、市、旗）和新疆生产建设兵团的1个师，其中46个县（区、市、旗）碘盐覆盖率＜50%，主要集中在西藏、广东、新疆、河北等省（区、市）（图2-84）。

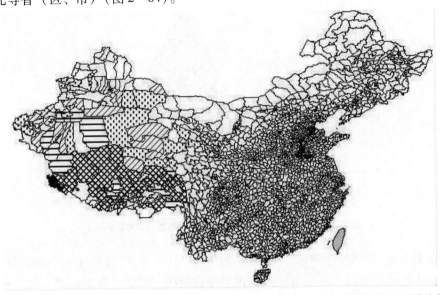

0~　50%~　80%~　90%~　95%~　高碘地区　盲区　港澳台

图2-84　全国各县级碘盐覆盖率（2008.1—6）

c. 居民户合格碘盐食用情况：全国共检测826 968户居民食用盐，合格碘盐778 455户，经人口加权后，全国居民合格碘盐食用率为94.79%。自2004年以来，在国家水平上，居民合格碘盐食用率已经连续5年保持在90%以上（图2-85）。2005年西藏大部分地区和新疆南疆地区为监测盲区，因此合格碘盐食用率高于其他年份。

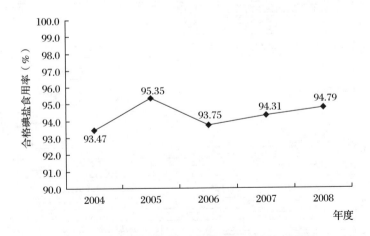

图2-85　全国居民合格碘盐食用率（2004—2008）

在省级水平，全国有27个省（区、市）和新疆生产建设兵团的居民合格碘盐食用率＞90%，新疆（88.37%）、天津（88.36%）、海南（80.41%）和西藏（＜53.08%）4个省（区、市）的合格碘盐食用率<90％。与2007年相比，除天津的合格碘盐食用率有所下降，其余3省（区）均有不同程度的提高。此外，青海、上海和广东的合格碘盐食用率由2007年的85.59％、88.28％和85.24％分别上升到91.33％、92.67％和90.05％（图2－86）。

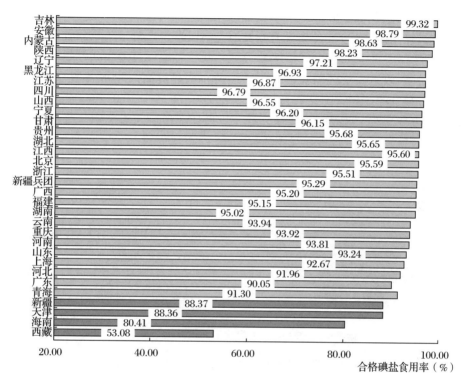

图2－86　全国各省（区、市）合格碘盐食用率（2008.1—6）

在县级水平，有2487个县的居民合格碘盐食用率达90％以上，占实际监测非高碘县的87.85％，比2007年（83.93％）提高了3.92个百分点。有190个县（区、市、旗）和兵团师合格碘盐食用率在80％～90％（不包括90％），占6.73％；有50个县（区、市、旗）和兵团师合格碘盐食用率在70％～80％（不包括80％），占1.77％；有104个县（区、市、旗）合格碘盐食用率在70％以下，占3.69％（图2－87）。

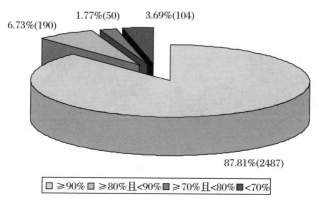

图2－87　全国县级居民合格碘盐食用率的构成比（2008.1—6）

全国有 4 个省（市）所有监测县的合格碘盐食用率均在 90% 以上，分别是吉林、陕西、安徽和北京，其他省份均有合格碘盐食用率 <90% 的县（区、市、旗）。其中西藏、新疆、河北、山东、广东、河南、云南 7 省（区）县级合格碘盐食用率 <90% 的县数较多，共有 205 个，占全国同类县（区、市）（344 个）的 59.59%，见本节后附表（表 2 - 77）。

d. 部分重点省份的问题分析

新疆：新疆自治区自 2006 年查证有新发地克病以来，出台了一系列政策，政府多方筹集资金，近两年每年对南疆地区投入 1800 万元，吐鲁番地区自筹 300 万元，对贫困农牧民实行碘盐价格补贴政策，全区碘盐覆盖率连续两年明显提高，2008 年首次达到 90% 以上（91.56%）。非碘盐率 >10% 的县数为 23 个，比 2007 年减少了 10 个。今后，探讨碘盐价格补贴政策的可持续性，巩固防治成果，进一步提高南疆地区居民碘盐覆盖率，仍然是新疆实现消除碘缺乏病的重要任务。见图 2 - 88。

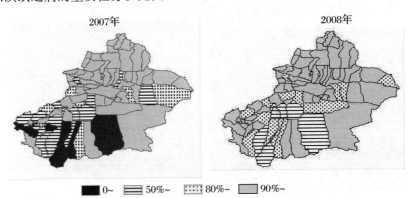

图 2 - 88　新疆碘盐覆盖率分布（2007—2008）

西藏：全区有 52 个县（区、市）碘盐覆盖率 <90%，比 2007 年减少了 9 个。其中碘盐覆盖率 <50% 的有 37 个县，<10% 的有 15 个县，较 2007 年也有明显减少（50 和 29 个）。20 个碘盐覆盖率达到 90% 的县，集中在山南、日喀则地区，其中 9 个县碘盐覆盖率已经达到 100%。这些成绩的取得和近年来当地政府实施碘盐价格补贴政策和落实碘盐销售目标管理责任制等措施密切相关。但是，由于自然条件恶劣，经济状况落后，仍然有相当多县（区、市）工作进展缓慢或基本停滞，目前西藏防治工作进程远远落后于全国，实现 2010 年规划目标任务非常艰巨，亟须加大力度，保持并进一步扩大防治成果。见图 2 - 89。

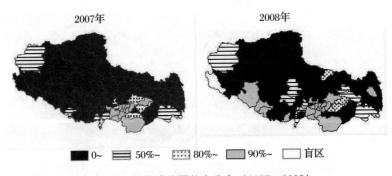

图 2 - 89　西藏碘盐覆盖率分布（2007—2008）

海南：海南省是目前除西藏以外非碘盐问题最突出的省份。近年来的碘盐监测结果表明，自2005年海南省碘盐覆盖率和合格碘盐食用率每年有小幅度提高，但进展仍然缓慢。2007年海南省政府召开工作会议，临高、东方、儋州等重点市县政府领导承诺要落实具体方案，力争如期实现规划目标。2008年全省碘盐覆盖率为83.78%，比2007年提高5.65个百分点。但海南省沿海小盐田众多，对小盐田进行改造虽已提上各级政府政绩考核工作日程，但因涉及到资金、人员安置、地方保护、部分领导思想意识等诸多方面的问题，小盐田非碘盐冲击问题目前尚未得到根本性解决。见图2-90。

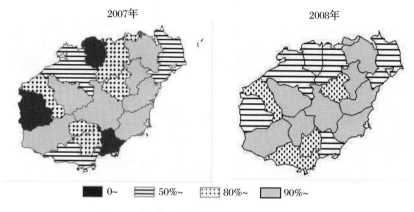

2007年 2008年

0~ 50%~ 80%~ 90%~

图2-90 海南碘盐覆盖率分布（2007—2008）

青海：青海省近年来通过开展多渠道、多形式的健康教育和加强盐业市场的管理，其碘盐普及水平呈逐年提高的趋势。总体上碘盐覆盖率已连续3年保持在90%以上，其碘盐覆盖率<90%的县数由2007年的15个减少到7个，非碘盐问题严重的地区集中在西部的玉树州，其中3个县的碘盐覆盖率<70%，分别是囊谦（5.26%）、杂多（11.94%）和玉树县（67.00%）。由于当地土盐资源丰富和碘盐供应网络的不健全，玉树州已成为青海省碘缺乏病防治工作的重点和难点地区。如何保证这部分边远贫困地区的居民买得到和买得起碘盐，是青海省实现消除碘缺乏病目标的攻坚工作。见图2-91。

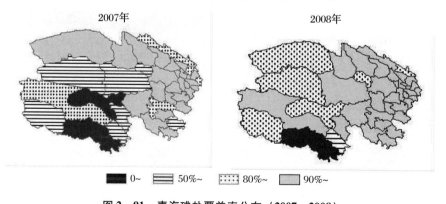

2007年 2008年

0~ 50%~ 80%~ 90%~

图2-91 青海碘盐覆盖率分布（2007—2008）

广东：近年来广东省卫生部门在继续做好监测工作同时，和盐业部门联手，在近沿海地区开展了大量以学校为核心的健康教育活动，极大地推动了全省碘盐覆盖率的稳步提高。

2008 年全省碘盐覆盖率和合格碘盐食用率自 2004 年以来首次上升到 90% 以上，达到 93.13% 和 90.05%，分别比 2007 年提高 4.60 和 4.81 个百分点。非碘盐率 >20% 的县为 10 个，比 2007 年减少了 5 个。但广东沿海小盐场的非碘盐源头问题仍未得到全面彻底解决，并且在珠江三角洲一带还存在着非碘盐和假冒碘盐的冲销现象。因此，今后沿海小盐场非典盐的管理和盐业市场的监管是广东省可持续消除碘缺乏病工作中的关键问题。见图 2 - 92。

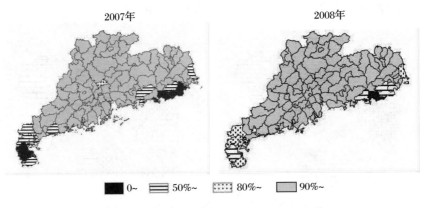

图 2 - 92　广东碘盐覆盖率分布（2007—2008）

　　河北：2008 年非碘盐率 >10% 的县仍有 19 个，占总县数的 11.37%。其中，沧州、邢台和石家庄地区分别有 7 个、4 个和 3 个县市。沧州市黄骅、海兴两县小盐场众多、工业盐产大于销、缺乏统一管理，因此非碘盐流入邻近地区冲销食盐市场。另外，邢台市个别县主要是受到来自邻近省份的非碘盐的冲击。以上原因使得近 2 年来河北省非碘盐率 >10% 的县数增多。这些地区成为河北省实现可持续消除碘缺乏病工作中所面临的新问题。提醒河北省相关部门应加强盐业市场管理，并针对本省和邻近省份的工业盐冲销食盐市场采取进一步控制措施。见图 2 - 93。

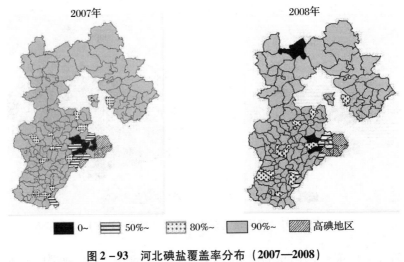

图 2 - 93　河北碘盐覆盖率分布（2007—2008）

　　天津：自 2004 年以来天津市的碘盐覆盖率和合格碘盐食用率呈逐年下降趋势，2008 年合格碘盐食用率下降到90%以下（88.4%）。随机监测结果显示其非碘盐率＞10%的县为5个，比2004年增加了4个，其中静海县、汉沽区、大港区和津南区情况最严重，非碘盐率分别为53.47%、31.67%、29.67%和19.10%；合格碘盐食用率＜90%的县比2004年增加了5个。碘盐覆盖水平下滑的原因主要是天津市汉沽盐场非碘盐外流和河北黄骅、海兴产盐区的工业盐通过非法贩运和假冒碘盐冲击食盐市场，提示天津市相关部门应堵塞本地区盐场的管理漏洞，并加强食盐流通领域的监管，防止邻省工业盐和假冒碘盐的冲击，及时遏止居民合格碘盐食用率的进一步下滑。见图2-94，图2-95。

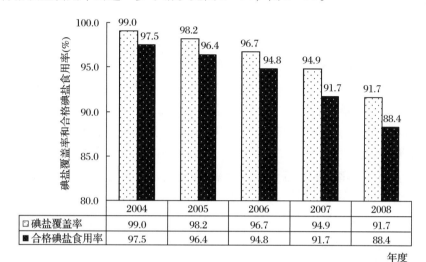

图2-94　天津市碘盐监测数据（2004—2008）

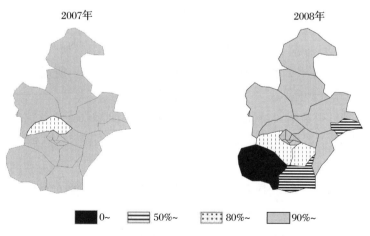

图2-95　天津市碘盐覆盖率分布（2007—2008）

　　e. 2008年监测结果与2010年消除碘缺乏病目标的差距：根据我国消除碘缺乏病防治工作规划，到2010年95%的县（区、市、旗）要达到消除碘缺乏病标准，居民合格碘盐食用率达到90%以上是其中的重要指标之一。本次监测显示，全国有87.81%的县（区、市、旗）居民合格碘盐食用率达到了90%以上，在碘盐一项指标上，距离"95%的县（区、市、旗）实现消除碘缺乏病标准"的目标还相差7.19个百分点，比2007年减少了3.88个百分点。

　　以省为单位统计，在碘盐一项指标上，吉林、陕西、安徽、北京、山西、内蒙古、四川、广西、和江苏9省（区、市）有95%的县（区、市、旗）已经率先达到2010年消除碘缺乏病目标的要求，其中吉林、山西、内蒙古、安徽省（区）已连续3年达标；贵州、甘肃、辽宁、福建、黑龙江、重庆和浙江7省接近实现这一目标，即有90%~95%（不包括95%）的县（区、市、旗）达到2010年消除碘缺乏病目标；江西、上海、湖北、云南、湖南、河南、宁夏、河北、广东9省（区、市）有80%~90%（不包括90%）的县达标；山东省和新疆生产建设兵团有70%~80%（不包括80%）的县和兵团师达标；不足70%的县（区、市）达标的省（区、市）有5个，分别是西藏（<27.40%）、海南（38.10%）、天津（66.67%）、新疆（68.09%）和青海（69.77%）。

　　f. 碘盐覆盖率<80%的县分布情况：按照《全国碘缺乏病监测方案（试行）》要求，历史上曾有地方性克汀病流行，且本年度碘盐监测覆盖率<80%的县（市、区、旗）启动高危调查。本年度共监测出105个碘盐覆盖率<80%的县（区、旗），较2007年（144个）有明显减少。其中，西藏47个，广东10个，新疆、河北各7个，海南6个，山东、广西、福建各4个，青海、河南、天津各3个，云南、浙江、四川、甘肃、黑龙江、江西和新疆生产建设兵团各1个，见本节后附表（表2－78）。

　　各省（区、市）应根据以上县（区、市）历史上有无克汀病流行或新发克汀病病例，确定2008年启动高危地区监测。

　　2. 重点抽样碘盐监测结果

　　（1）监测范围：全国除西藏以外的30个省（自治区、直辖市）的415个县（区、市、旗）和新疆生产建设兵团14个师开展了重点抽样碘盐监测。未实现和基本实现消除碘缺乏病阶段目标的7个省（区、市）（除西藏），重点监测覆盖县数的比例达到25.50%。

　　（2）监测结果：共检测140 770份居民家中食用盐，其中碘盐为130 928份，碘盐覆盖率93.01%。在省级水平，广西、青海、广东和海南4省（区）所反映出的非碘盐问题较为突出，碘盐覆盖率<80%，见本节后附表（表2－79）。

　　① 不同类型地区碘盐覆盖情况：对不同类型地区碘盐覆盖率进行统计，碘盐供销网络不健全地区和原盐产区的碘盐覆盖率最低（81.74%和86.53%），其他地区碘盐覆盖率均>90%，见表2－68。

表2－68　不同类型地区重点抽样碘盐覆盖率（2008.6—8）

地区类型	样本量（份）	碘盐（份）	非碘盐（份）	碘盐覆盖率（%）
原盐产区	19 759	17 098	2 661	86.53
碘盐供销网络不健全地区	6 090	4 978	1 112	81.74
工业盐冲销地区	7 470	7 102	368	95.07
边远地区	38 434	36 235	2 199	94.28
贫困地区	29 479	27 656	1 823	93.82
其他	39 538	37 859	1 679	95.75
合计	14 0770	130 928	9 842	93.01

各省（区、市）原盐产区和碘盐供销网络不健全地区进行统计，全国有20个省（区、市）和新疆生产建设兵团对原盐产区进行了重点抽样监测，其中广东、广西、海南、河南、江西、青海和浙江7省（区）的原盐产区碘盐覆盖率＜80%；全国有15个省（区、市）和新疆生产建设兵团对碘盐供销网络不健全地区进行了重点抽样监测，其中广东、河北、河南和青海4省碘盐覆盖率＜80%。以上结果显示，原盐产区和碘盐供销网络不健全在一些省仍然是碘盐普及的主要障碍因素。见表2-69，表2-70。

表2-69　各省（区、市）原盐产区碘盐覆盖情况（2008.6—8）

省（区、市）	样本量（份）	碘盐（份）	碘盐覆盖率（%）
福建	3 211	2 748	85.58
甘肃	15	15	100.00
广东	795	504	63.40
广西	435	269	61.84
海南	1 065	693	65.07
河北	900	881	97.89
河南	405	305	75.31
湖北	1 200	1 173	97.75
江苏	1 380	1 319	95.58
江西	300	210	70.00
辽宁	915	912	99.67
内蒙古	285	283	99.30
青海	648	467	72.07
山东	1 200	1 124	93.67
陕西	420	420	100.00
四川	360	346	96.11
天津	1 200	1 020	85.00
新疆生产建设兵团	2 445	2 323	95.01
新疆	2 220	1 886	84.95
云南	60	58	96.67
浙江	300	142	47.33
合计	19 759	17 098	86.53

表 2 – 70　各省碘盐供销网络不健全地区碘盐覆盖情况（2008.6—8）

省（区、市）	样本量（份）	碘盐（份）	碘盐覆盖率（%）
福建	75	71	94.67
甘肃	45	44	97.78
广东	315	237	75.24
海南	645	519	80.47
河北	1 680	1 255	74.70
河南	480	375	78.13
江苏	120	110	91.67
江西	300	244	81.33
内蒙古	375	364	97.07
宁夏	60	60	100.00
青海	120	7	5.83
陕西	240	240	100.00
上海市	30	29	96.67
新疆兵团	600	566	94.33
新疆	645	536	83.10
浙江	360	321	89.17
合计	6 090	4 978	81.74

② 几个省份重点抽样监测结果：广东、福建、广西、海南和浙江 5 省（区）均属于沿海产盐省（区），其近沿海地区目前仍有部分或个别碘盐覆盖率较低的县。重点监测结果显示，这 5 个省（区）被抽取的原盐产区均受到非碘盐的冲击，除福建省外其余 4 省（区）的冲击状况比较严重，碘盐覆盖率均＜70%。此外，广东和海南在其他 5 类地区也受到非碘盐的冲击，广西在边远和其他地区有非碘盐的冲击，福建和浙江在原盐产区以外的抽样地区基本没有非碘盐的冲击。

2007 年评估时，宁夏是基本达标省，甘肃和青海是未达标省。统计结果显示宁夏和甘肃的重点抽样地区基本不存在非碘盐的冲击，青海除贫困地区外，其他地区仍存在不同程度的非碘盐冲击，以碘盐供应网络不健全地区最为严重。

新疆本年度由于采取对贫困农牧民实行碘盐价格补贴政策，使得贫困地区的碘盐覆盖率明显提高。在重点监测中这一政策的效果也得到了体现，贫困地区的覆盖率达到了 90%。但新疆在其他 4 类地区还存在不同程度非碘盐的冲销（表 2 – 71）。

表 2 - 71　几个省份重点抽样监测结果（2008.6—8）

省 （区、市）	原盐产区		碘盐供应网络 不健全地区		工业盐冲销 地区		边远地区		贫困地区		其他地区	
	样本量 （份）	覆盖率 （%）	样本量 （份）	覆盖率 （%）	样本量 （份）	覆盖率 （%）	样本量 （份）	覆盖率 （%）	样本量 （份）	覆盖率 （%）	样本量 （份）	覆盖率 （%）
广东	795	63.40	315	75.24	645	83.57	450	84.44	390	64.36	405	73.33
福建	2 748	85.58	71	94.67	—	—	—	—	—	—	74	92.50
广西	435	61.84	—	—	—	—	300	71.67	—	—	285	45.26
海南	1 065	65.07	645	80.47	15	46.67	936	83.76	284	67.96	361	73.96
浙江	300	47.33	360	89.17	—	—	404	96.78	300	97.00	435	96.78
甘肃	15	100.00	45	97.78	240	94.17	3 061	90.62	2 056	96.69	586	98.63
宁夏	—	—	60	100.00	360	98.89	480	95.63	1 740	95.86	60	98.33
青海	648	72.07	120	5.83	—	—	1 392	71.41	493	90.47	45	80.00
新疆	2 220	84.95	645	83.10	—	—	1 170	83.42	7 590	90.30	375	82.93

3. 高碘地区居民食用盐监测结果

（1）监测范围：全国有北京、河北、山西、江苏、安徽、福建、山东和河南 8 个省（市）的 84 个县（区、市、旗）开展了高碘地区食用盐监测。其中 31 个县（区、市）的辖区均为高碘地区，53 个县（区、市）为高碘与非高碘并存地区（表 2 - 80，表 2 - 81）。

（2）监测结果：共监测居民户盐样 19 462 份，其中无碘食盐 16 113 份，无碘食盐率为 82.79%。在省级水平，河北、江苏和河南 3 省的无碘食盐率在 90% 以上；安徽和山东的无碘食盐率在 70%~90% 之间，分别为 78.43%、80.14%；北京和福建的无碘食盐率 <50%，仅为 25.00% 和 22.67%。

在县级水平，有 45 个县（区、市）居民户食用无碘食盐的比率达到 90% 以上，其中 16 个县（区、市）无碘食盐覆盖率为 100%，已经完全停供了碘盐。12 个县（区、市）居民户食用无碘食盐的比率 <50%。

（3）高碘地区停供碘盐对毗邻县的冲击：对河北、河南两省停供碘盐的高碘地区毗邻县的碘盐覆盖率与其他非高碘地区进行比较，结果显示河北省高碘地区毗邻县碘盐覆盖率明显低于其他非高碘地区（表 2 - 72）。但进一步的现场调查发现，毗邻县居民的食盐并非高碘地区供应的无碘食盐，而是原盐产区的工业盐直接倾销或假冒碘盐包装销售。河南省高碘缺碘混杂县的碘盐覆盖率也低于其他非高碘地区（表 2 - 73）。是否由于高碘地区的无碘食盐冲击造成还有待于进一步调查。

表 2 - 72　　河北省高碘地区毗邻县和其他非高碘地区碘盐覆盖率比较（2008.6—8）

地区种类	盐样种类（份）		总计（份）	碘盐覆盖率（%）	x^2	P 值
	非碘盐	碘盐				
高碘地区毗邻县	485	957	1 442	66.4		
其他非高碘地区	1 351	45 655	47 006	97.1	3 630.69	< 0.001
合计	1 836	46 612	48 448	96.2		

表 2 - 73　　河南省高碘缺碘混杂县和其他非高碘地区碘盐覆盖率比较（2008.6—8）

地区种类	盐样种类（份）		总计（份）	碘盐覆盖率（%）	x^2	P 值
	非碘盐	碘盐				
高碘缺碘混杂县	415	4 405	4 820	91.4		
其他非高碘地区	587	39 398	4 655	98.5	1 003.52	< 0.001
合计	1 002	43 803	44 805	97.8		

二、碘盐监测管理

1. 全国碘缺乏病信息管理平台建立和运行情况　2008 年根据《全国碘缺乏病监测方案（试行）》的要求，为保证监测数据准确、及时上报，NTTST 组织有关软件专家对碘盐监测信息系统进行了修订，建立了新的全国碘缺乏病监测信息管理平台。该平台采用实时数据传输，实现了以地市级为单位，对县级数据的网络直报。经过软件试运行和进一步修改完善，全国碘盐监测信息管理平台于 5 月 6 日正式启用，运行基本稳定。2008 年 5 月上旬在北京举办了全国碘盐监测信息管理平台软件培训班，来自全国省、地市级专业人员 240 余人参加此次培训。通过培训，使全国大部分省、地市级专业人员掌握该平台的使用办法，确保了数据的及时、准确报送。

2008 年全国 31 个省（区、市）和新疆生产建设兵团均采用该平台进行了数据的报送，总体情况基本良好。但个别省份和地区在使用中仍然存在一定问题，如监测乡镇数选择和录入数据不符，高碘地区监测数据录入到非高碘表格中，表明各级专业人员对新方案和软件的熟悉程度仍然有待提高。

通过 2008 年监测信息管理平台的运行，实现不同级别部门对监测数据的信息共享，较往年更加强了信息传达的顺畅与及时性，提高了信息的管理化水平，同时也利于增强监测 - 反馈 - 预警 - 行动各环节功能。

2. 监测数据报送的及时性　按照新的监测方案规定，各省（区、市）应于每年的 6 月

15 日和 8 月 15 日之前分别上报随机抽样和重点抽样碘盐监测数据。由于南方多省份的冰雪灾害和四川地震的严重灾难，众多省份的监测工作受到不同程度的影响，因此经卫生部批准，NTTST 适当放宽了监测上报的时限。全国除西藏外的 30 个省（区、市）和新疆生产建设兵团均及时上报了随机监测数据；有 17 个省（区、市）按期上报了重点监测数据。西藏于 9 月底上报了 72 个县的随机抽样监测数据。

3. **监测数据报送的有效性**　在开展监测的 2862 个县（市、区、旗）和新疆生产建设兵团师中，有 2779 个县（市、区、旗）和兵团师达到了要求的采样量，占上报县的 97.10%，与 2007 年基本持平。其中，北京、河北、内蒙古、辽宁、黑龙江、江苏、安徽、福建、湖南、广东、重庆、贵州、云南、陕西、甘肃、宁夏、海南、吉林、湖北、上海、新疆和新疆生产建设兵团 22 个省（区、市）的所有监测县（市、区、旗）均按要求完成了采样量；山西、江西、广西、河南、天津、浙江和四川 7 个省（区、市）有 90% 以上的县（区、市）按要求完成了采样量；而山东、湖北、北京和西藏完成采样量的县（区、市）不足 90%；青海完成采样量的县（区、市）不足 80%。

4. **监测的质量控制**　新的监测方案中对质量控制工作提出了明确要求，要求各省组织开展相应培训，并需抽取至少 10% 的县市开展现场督导，对督导县市抽取 5% 的盐样进行实验室复核测定。

2008 年，全国各省（区、市）和新疆生产兵团都组织了与碘盐监测有关的技术培训或工作会议。除新疆、西藏外的 29 个省（区、市）和新疆生产建设兵团均通过软件上报了培训信息表。

北京、天津、河北、山西、内蒙古、辽宁、吉林、黑龙江、上海、江苏、浙江、安徽、福建、河南、湖北、湖南、广东、广西、四川、贵州、云南、甘肃、宁夏和新疆生产建设兵团 24 个省（区、市）开展了省级现场督导工作，并通过软件上报了督导检查记录表。其中，北京、天津、山西、辽宁、吉林、上海、江苏、浙江、安徽、福建、河南、湖北、四川、贵州、云南、甘肃、宁夏和新疆生产建设兵团 18 个省（区、市）督导县数占总县数的百分比达到 10% 以上。山东、陕西以电话或函调形式进行了督导。

实验室复核方面，全国有 29 个省（区、市）开展盐样的实验室复核检测工作，并上报了留样复核记录表。西藏和新疆生产建设兵团没有开展此项工作。北京、天津、山西、辽宁、吉林、上海、江苏、浙江、安徽、福建、江西、山东、河南、湖北、广东、广西、海南、重庆、四川、云南、青海、宁夏和新疆 22 省（区、市）进行盐样复核的县占各省碘盐监测总县数的 10% 以上，即按照《方案》要求完成了实验室环节的质量控制任务。其中，辽宁和上海的盐样复核县的比例明显高于其他省份，分别为 88.12% 和 78.95%。各省复核差值绝对值的标准差在 0.34 ~ 5.99 mg/kg 之间，相对误差 ≤10% 样品数占总复核样品数的百分比在 38.33% ~ 100% 之间，相对误差 ≤20% 样品数占总复核样品数的百分比在 58.93% ~ 100% 之间。

2008 年，NTTST 分别对广东和湖南省（区）开展了碘盐监测的督导工作，并结合中央转移支付项目督导对广西、河南省（区）开展了督导。通过督导了解到，大多数县能够按照监测方案认真实施，碘盐监测资料保存较好，数据较完整、信息可靠性较高。但督导中也发现一些问题，个别县在监测执行的具体技术环节上，和方案要求相比还存在一定问题。

如未按监测方案要求进行现场抽样；现场未开展半定量检测；相关表格填写不完整；实验室编号和现场采样编号不一致；留样保存不当等。建议各省业务部门还要继续加强培训，规范管理，严格技术要求，将监测工作做得更加细致、到位。

三、成绩与经验

1. 政府重视，部门协作，强化碘盐监测工作的力度　为了加强全国碘盐监测工作的力度，卫生部、发展改革委、工商总局、质检总局联合印发的《全国碘缺乏病监测方案（试行）》。新《方案》调整了全国碘盐监测的部分内容，细化了抽样方法，增加了重点抽样监测，进一步明确了各相关部门的职责。各省（区、市）根据《方案》要求，结合当地实际，制定或转发了监测实施方案，按照中央转移支付地方病防治项目资金下达了监测经费，各相关部门相互配合，发展改革委、盐业等部门保证合格碘盐的供应，质监、工商部门加强对食盐生产、流通环节的监管，卫生部门继续提高监测质量，加大对重点地区碘盐监测工作的指导和扶持力度。

2. 卫生部门克服困难，圆满完成碘盐监测工作　在各级政府的领导与支持下，卫生部门克服地震和冰雪等特大自然灾害带来的困难，认真执行监测方案，圆满完成了2008年全国碘盐监测工作。全国99.97%的县（市、区、镇）及新疆生产建设兵团师按时按质按量完成了全国碘盐监测工作，有效监测率达97.10%。

3. 碘盐普及工作进一步深化，全国居民合格碘盐食用率保持较高水平　监测结果显示，全国居民户合格碘盐食用率持续提高，从2004年的93.47%上升到2008年的94.79%。合格碘盐食用率>90%的县（市、区、旗）由2004年的80.46%上升到2008年的87.88%。在实现消除碘缺乏病阶段目标的23个省（区、市）中，22个省（区、市）2008年居民户合格碘盐食用率在90%以上，其中21个省连续5年保持在90%以上。

4. 未实现消除碘缺乏病目标的省份碘盐覆盖率明显提高　新疆、西藏、青海和海南4个未实现消除碘缺乏病目标的省（区），通过当地政府和各有关部门的一系列举措，碘盐覆盖率得到明显提高。西藏通过实施和落实碘盐价格补贴政策和碘盐销售目标管理责任制，碘盐覆盖率较2007年提高了23.49个百分点。新疆自治区出台政策对南疆贫困农牧民发放免费碘盐，2008年碘盐覆盖率首次达到90%以上。青海省通过加强盐业供销和市场管理，在部分地区对贫困户免费发放碘盐，全省碘盐覆盖率连续三年保持在90%以上。海南省政府自2006年以来，每年召开电视电话会议，落实各项防治措施，加大教育宣传力度，全省碘盐覆盖率逐年提高，从2005年的67.5%上升到2008年的83.78%。

5. 建立了全国碘缺乏病监测信息管理平台，形成了监测信息的一体化管理　全国碘缺乏病监测信息管理平台采用县级碘盐监测数据网络直报系统，实现了各级疾控部门对监测信息的共享，确保了信息交流顺畅，增强了数据传输的及时性和准确性，提高了信息管理水平，加强了监测－反馈－预警－干预各环节的功能。

6. 加强监测质量控制、培训和督导工作　按照《方案》要求，各省（区、市）和新疆生产兵团组织开展了与碘盐监测有关的技术培训或工作会议，大多数省（区、市）进行了现场督导和样品的复核工作。国家对广东、湖南、广西和河南等省（区、市）开展了现场督导。国家碘缺乏病参照实验室对全国县级实验室开展了碘盐外质控样考核工作。

四、存在问题

1. 实现消除碘缺乏病目标时间紧迫，防治任务艰巨　全国有 22 个省（区、市）合格碘盐食用率达到 90% 的县（市、区、旗）的比例 <95%。有 344 个县（区、市、旗）居民户合格碘盐食用率 <90%，占全国监测县数的 12.15%，距要求目标还差 7.15 个百分点。

4 个未达标省（区）问题依然存在，西藏自治区仍有 42 个县（区、市）碘盐覆盖率 <70%，阿里地区碘盐覆盖率 <20%。新疆南部地区土盐资源丰富，分布广泛，政府碘盐价格补贴资金还有限，保持和提高碘盐覆盖率还需继续努力。青海省玉树州非碘盐问题仍然严重，由于地处偏远，碘盐供应网络不健全，囊谦和杂多县碘盐覆盖率只有 5.26% 和 11.94%。海南省小盐田关停并转工作还面临重重困难，尚未有实质性进展。

部分实现阶段目标的省（区、市）出现波动或滑坡现象，天津市自 2004 年以来，碘盐覆盖率和居民合格碘盐食用率逐年下降，2008 年居民户合格碘盐食用率下滑到 90% 以下。河北、河南省部分高碘和非高碘并存地区碘盐覆盖率和居民合格碘盐食用率仍然处于较低水平。

2. 局部地区居民层次碘盐质量有待提高　尽管全国碘盐合格率 >90%，但变异系数达 20.18%，有 14 个省份变异系数 >20%。全国 95% 碘盐的碘含量波动在 19.06~43.96 mg/kg 之间，上下限相差 24.9 mg/kg，表明盐碘含量的变动幅度较大，碘盐浓度的均匀性还有待进一步提高。

在全国检出的 48 513 份不合格碘盐和非碘盐中，不合格碘盐的比例近半（41.78%），其中大部分为碘含量 <20 mg/kg（81.81%），另有部分 >50 mg/kg（18.19%）。这些不合格碘盐，分布既有西部省份，也广泛分布在中东部省市中。监测结果表明，碘盐质量问题已成为影响居民合格碘盐食用率的一个重要因素。

3. 部分地区非碘盐冲击严重，市场缺乏有效监管　2008 年碘盐随机监测结果显示，海南、新疆、天津、广东、上海和河北 6 省（区、市）的非碘盐率较高。重点监测结果显示，碘盐供销网络不健全地区和原盐产区的碘盐覆盖率最低，这些地区主要分布在福建、海南、山东、天津、河北和新疆 6 省（区、市）。总的来看，碘盐销售网络不健全地区、原盐产区和高碘地区毗邻地区和高碘非高碘混杂地区的非碘盐冲击严重，对非碘盐源头缺乏有效管理和市场监管不力的问题十分突出。

4. 部门间信息双向沟通不畅和反馈利用不足　碘盐监督、监测和管理涉及的生产、流通和食用各环节，各部门应在各自职责范围内开展工作。卫生部门通常将监测信息通报到相关部门，但相关部门的信息很少反馈到卫生部门。相关部门之间双向信息沟通存在障碍，且不能及时向当地政府上报监测发现的问题，造成碘盐监督、监测与管理信息缺失或不能得到充分地利用，监测与防治干预措施脱节。

5. 数据录入质量有待提高　在 2008 年上报的原始数据中，发现一些盐碘含量的异常数值，经和各省（区、市）核实，有的是因为检测试剂存在问题导致盐碘检测值过大，有的是因为录入了错误的数据。另外，有个别地区由于软件使用不熟练把高碘地区的数据录入到了重点监测数据库中。

6. 部分省或地区的碘盐监测实施方法与国家的《方案》不一致　国家《方案》规定重

点监测各省应在 6 月 15 日至 8 月 15 日之间开展，但福建省将重点监测抽样量分为四个季度完成，因此 2008 年到省级上报数据的截止日期，福建省仍未完成重点监测。湖南省由于监测经费不足，未按《方案》要求在开展随机抽样监测的同时用半定量试剂进行盐样检测。广东省在市辖区用学校学生带盐作为随机抽样监测的方法。

五、建议

1. 总结经验，分析问题，加强重点地区防治工作　各省要认真总结、分析碘盐监测结果，学习借鉴先进省份的防治经验，针对重点、难点问题，采取切实有效的措施，加大防治力度，确保按期实现消除碘缺乏病目标。

2. 部门合作，齐抓共管，提高居民食用碘盐质量　各相关部门各尽其责，加强碘盐生产、流通和居民各环节全方位的监管。强化碘盐生产的内部质量控制，提高碘盐质量；建立健全碘盐销售网络，加强原盐产区、高碘非高碘混杂地区的碘盐市场管理，严厉打击私盐、劣质碘盐、假冒碘盐冲击市场的违法行为，保证合格碘盐的稳定供应，提高碘盐覆盖率和合格碘盐食用率。

3. 沟通信息，强化监测信息与反馈干预功能　各部门要及时通报监督、监测结果，建立健全信息发布和沟通机制，针对工作中发现的问题，查找原因，积极会商，适时采取相应防治措施，努力做到监测有序、信息通畅、及时响应、措施到位。

4. 继续做好碘盐监测工作，为碘缺乏病防治工作提供可靠信息　各级卫生部门要严格按照《方案》要求，认真做好 2009 年的碘盐监测工作。加强对基层工作培训和指导，进一步提高监测质量。严格质量管理，提高监测信息的准确性、时效性和有效性。

5. 各级卫生专业人员要提高数据录入的质量　各级卫生专业人员特别是数据的录入和管理人员一要提高监测信息管理平台使用的熟练程度，减少因使用不熟练而录错数据的问题；二要加强对数据的核对和管理，对异常数据要与实验室人员共同进行复核，以确保录入数据的准确性。

6. 各省要尽量克服困难保证实施方案和国家《方案》一致　各省应学习其他省份的经验和做法，尽量克服困难保证监测方法与国家《方案》一致，以确保监测数据的代表性和统一性。

表 2-74 全国生产层次碘盐监测结果汇总(2007.7—12)

序号	省(市)	监测企业数(个)	监测批数(批)	合格批数(批)	批质量合格率(%)	均数(mg/kg)	标准差(mg/kg)	变异系数(%)	检测盐样份数(份)	合格盐样份数(份)	不合格盐样份数(份)	非碘盐份数(份)
1	河北	143	826	825	99.88	33.72	4.99	14.80	7 433	7 422	11	0
2	上海	4	24	24	100.00	30.82	4.65	15.09	216	216	0	0
3	江苏	72	427	419	98.13	30.76	4.44	14.43	3 842	3 838	4	0
4	河南	56	253	246	97.23	31.63	5.72	18.08	2 275	2 251	24	0
5	湖南	2	9	9	100.00	31.88	6.79	21.30	81	81	0	0
	合计	277	1 539	1 523	98.96	32.50	5.16	15.88	13 847	13 808	39	0

表 2-75 全国生产层次碘盐监测结果汇总(2008.1—6)

序号	省(市)	监测企业数(个)	监测批数(批)	合格批数(批)	批质量合格率(%)	均数(mg/kg)	标准差(mg/kg)	变异系数(%)	检测盐样份数(份)	合格盐样份数(份)	不合格盐样份数(份)	非碘盐份数(份)
1	河北	145	810	809	99.88	33.46	5.23	15.63	7 290	7 285	5	0
2	上海	4	24	24	100.00	30.12	4.54	15.07	216	216	0	0
3	江苏	72	411	407	99.03	30.78	4.46	14.49	3 699	3 698	1	0
4	福建	5	31	31	100.00	30.96	4.76	15.37	279	278	1	0
5	河南	43	131	131	100.00	31.55	4.64	14.71	1 179	1 178	1	0
6	湖南	2	7	7	100.00	31.62	7.94	25.11	63	62	1	0
	合计	271	1 414	1 409	99.65	32.38	5.12	15.81	12 726	12 717	9	0

表 2－76 随机监测各省(区、市)居民户碘盐监测结果汇总(2008.1—6)

省(区、市)	应上报县数(个)	实际上报县数(个)	上报率(%)	有效监测率(%)	检测份数(份)	合格份数(份)	不合格份数(份)	非碘盐份数(份)	非碘盐率(%)	碘盐覆盖率(%)	碘盐合格率(%)	合格碘盐食用率(%)	中位数(mg/kg)	变异系数(%)
北京	18	18	100.00	100.00	5 301	5 072	80	149	3	97.00	98.56	95.59	30.70	17.96
天津	18	18	100.00	94.44	5 232	4 487	189	556	8.32	91.68	94.66	88.36	29.30	20.52
河北	167	167	100.00	100.00	48 448	45 194	1 418	1 836	4.73	95.27	96.13	91.96	29.70	20.66
山西	119	119	100.00	99.16	34 757	33 595	685	477	1.46	98.54	97.97	96.55	32.80	18.73
内蒙古	101	101	100.00	100.00	29 892	29 407	228	257	0.72	99.28	99.35	98.63	32.10	16.90
辽宁	101	101	100.00	100.00	29 574	28 800	504	270	1.05	98.95	98.23	97.21	32.30	17.26
吉林	60	60	100.00	100.00	17 400	17 284	106	10	0.04	99.96	99.36	99.32	31.40	15.09
黑龙江	132	132	100.00	100.00	38 502	37 280	794	428	1.05	98.95	97.89	96.93	32.15	18.95
上海	19	19	100.00	100.00	6 101	5 660	136	305	5.15	94.85	97.66	92.67	31.50	18.55
江苏	107	107	100.00	100.00	31 231	30 380	454	397	1.55	98.45	98.38	96.87	31.30	16.16
浙江	90	90	100.00	95.56	26 383	25 141	637	605	2.14	97.86	97.58	95.51	30.80	18.62
安徽	104	104	100.00	100.00	30 050	29 591	405	54	0.15	99.85	98.94	98.79	29.82	15.95
福建	84	84	100.00	100.00	24 248	23 219	391	638	3.05	96.95	98.13	95.15	30.60	16.22
江西	99	99	100.00	92.93	28 520	27 309	943	268	0.93	99.07	96.45	95.6	32.60	23.28
山东	120	120	100.00	80.83	35 392	32 951	1 045	1 396	3.73	96.27	96.78	93.24	30.10	20.92
河南	156	156	100.00	92.95	44 805	41 900	1 903	1 002	2.38	97.62	96.01	93.81	29.60	20.58
湖北	83	83	100.00	100.00	24 084	23 062	864	158	0.75	99.25	96.37	95.65	32.00	22.03
湖南	122	122	100.00	100.00	35 399	33 805	1 353	241	0.69	99.31	95.66	95.02	30.70	21.19
广东	123	123	100.00	100.00	36 427	33 316	1 059	2 052	6.87	93.13	96.57	90.05	30.00	21.72

续表 2 - 76

省（区、市）	应上报县数（个）	实际上报县数（个）	上报率（%）	有效监测率（%）	检测份数（份）	合格份数（份）	不合格份数（份）	非碘盐份数（份）	非碘盐率（%）	碘盐覆盖率（%）	碘盐合格率（%）	合格碘盐食用率（%）	中位数（mg/kg）	变异系数（%）
广西	109	109	100.00	91.74	30 905	29 532	790	583	2.02	97.98	96.89	95.2	31.50	20.06
海南	21	21	100.00	100.00	6 120	5 103	175	842	16.22	83.78	95.73	80.41	31.30	20.03
重庆	40	40	100.00	100.00	14 039	13 226	573	240	1.99	98.01	95.8	93.92	29.60	23.79
四川	182	182	100.00	98.35	52 549	50 544	1 441	564	0.73	99.27	97.49	96.79	32.60	22.56
贵州	88	88	100.00	100.00	25 488	24 623	684	181	1.04	98.96	96.62	95.68	31.60	21.14
云南	129	129	100.00	100.00	37 985	36 100	1 112	773	2.71	97.29	96.5	93.94	30.00	20.92
西藏	73	72	98.63	87.50	21 107	<11 203	—	9 904	46.92	53.08	—	<53.08	—	—
陕西	107	107	100.00	100.00	31 192	30 675	385	132	0.54	99.46	98.76	98.23	32.17	18.14
甘肃	87	87	100.00	100.00	24 977	23 977	465	535	1.67	98.33	97.75	96.15	30.60	18.70
青海	43	43	100.00	76.74	12 811	<11 237	391	1183	5.21	94.41	<96.77	<91.33	30.70	21.92
宁夏	22	22	100.00	100.00	6 432	6 190	144	98	1.42	98.58	97.6	96.2	32.20	19.44
新疆	94	94	100.00	100.00	27 528	24 764	798	1 966	8.44	91.56	96.25	88.37	31.89	21.09
新疆兵团	14	14	100.00	100.00	4 089	3 828	118	143	2.37	97.63	97.52	95.29	32.60	19.61
合计	2 832	2 831	99.96	97.10	826 968	778 455	20 270	28 243	2.52	97.48	97.15	94.79	31.18	20.18

表2-77 随机监测各省(区、市)居民户户县级非碘盐率和合格碘盐食用率情况(2008.1—6)

省(区、市)	非碘盐率>10%和≤20%的县数(个)	非碘盐率>20%和≤30%的县数(个)	非碘盐率>30%的县数(个)	碘盐覆盖率≥90%的县数	碘盐覆盖率≥95%的县数(个)	合格碘盐食用率≥90%的县数(个)	合格碘盐食用率>90%的县数占总县数百分比(%)
北京	0	0	0	18	15	18	100.00
天津	2	1	2	13	10	12	66.67
河北	12	2	5	148	135	137	82.04
山西	0	0	0	119	111	117	98.32
内蒙古	2	0	0	99	97	98	97.03
辽宁	0	0	0	101	95	95	94.06
吉林	0	0	0	60	60	60	100.00
黑龙江	1	1	0	130	124	123	93.18
上海	2	0	0	17	10	17	89.47
江苏	1	0	0	106	102	102	95.33
浙江	2	0	1	87	81	83	92.22
安徽	0	0	0	104	103	104	100.00
福建	0	2	2	80	75	79	94.05
江西	1	1	0	97	95	89	89.90
山东	4	3	1	112	93	93	77.50
河南	5	2	1	148	140	133	85.26
湖北	1	0	0	82	81	74	90.24
湖南	0	0	0	122	119	105	86.07

续表 2 - 77

省（区，市）	非碘盐率 > 10%和 ≤20%的县数（个）	非碘盐率 > 20%和 ≤30%的县数（个）	非碘盐率 > 30%的县数（个）	碘盐覆盖率 ≥90%的县数	碘盐覆盖率 ≥95%的县数（个）	合格碘盐食用率 ≥90%的县数（个）	合格碘盐食用率 > 90%的县数占总县数的百分比（%）
广东	7	2	8	106	93	100	81.30
广西	1	2	2	104	103	104	95.41
海南	6	2	4	9	8	8	38.10
重庆	1	0	0	39	38	37	92.50
四川	2	1	0	179	174	174	95.60
贵州	3	0	0	85	84	83	94.32
云南	6	1	0	122	116	109	84.50
西藏	5	5	42	20	18	<20	<27.40
陕西	0	0	0	107	107	107	100.00
甘肃	2	0	1	84	79	82	94.25
青海	4	0	3	36	29	30	69.77
宁夏	1	0	0	21	21	19	86.36
新疆	16	2	5	71	56	64	68.09
新疆兵团	0	1	0	13	11	11	78.57
合计	87	28	77	2 639	2 483	<2 487	87.82

表 2－78　碘盐覆盖率 <95% 的县（区、市、旗）汇总表（2008.1—6）

省（区、市）	合计县数（个）	碘盐覆盖率≥90%，<95% 的县（区、市、旗）县名	个数	碘盐覆盖率≥80%，<90% 的县（区、市、旗）县名	个数	碘盐覆盖率≥70%，<80% 的县（区、市、旗）县名	个数	碘盐覆盖率 <70% 的县（区、市、旗）县名	个数
北京	3	东城区（94.44%）、大兴区（94.1%）、朝阳区（94.72%）	3		0		0		0
天津	8	塘沽区（90.97%）、红桥区（91.32%）、东丽区（93.67%）	3	津南区（80.90%）、西青区（87.15）	2	汉沽区（70.33%）	1	大港区（68.33%）、静海县（46.53%）	2
河北	32	行唐县（94.10%）、遵化市（92.36%）、古冶区（94.44%）、丰润区（94.44%）、唐海县（94.44%）、深县（94.79%）、昌黎县（90.97%）、徐水县（92.01%）、蠡县（92.71%）、怀来县（93.40%）、大城县（91.32%）、文安县（92.71%）、香河县（93.33%）	13	深泽县（85.33%）、晋州市（86.11%）、藁城市（87.15%）、裕华区（87.50%）、玉田县（86.81%）、肥乡县（89.67%）、邢台县（85.07%）、内丘县（85.33%）、威县（87.15%）、献县（84.72%）、吴桥县（88.19%）、固安县（87.00%）	12	临西县（78.82%）、南宫市（79.17%）	2	河间市（29.86%）、泊头市（37.85%）、沧县（56.60%）、青县（69.66%）、东光县（67.71%）	5
山西	8	尖草坪区（93.06%）、阳高县（94.44%）、灵丘县（92.01%）、浑源县（94.1%）、左权县（94.79%）、蒲县（92.33）、交城县（94.44%）、交口县（94.33%）	8		0		0		0
内蒙古	4	凉城县（92.67%）、多伦县（94%）	2	鄂托克前旗（81.25%）、兴和县（82.38%）	2		0		0

省(区、市)	合计县(区)数(个)	碘盐覆盖率≥90%，<95%的县(区、市、旗) 县名	个数	碘盐覆盖率≥80%，<90%的县(区、市、旗) 县名	个数	碘盐覆盖率≥70%，<80%的县(区、市、旗) 县名	个数	碘盐覆盖率<70%的县(区、市、旗) 县名	个数
辽宁	6	东陵区(92.36%)、于洪区(94.79%)、庄河市(94.1%)、台安县(93.06%)、抚顺县(93.4%)、东港市(92.44%)	6		0		0		0
吉林	0		0		0		0		0
黑龙江	8	南岗区(94.79%)、松北区(94.33%)、拜泉县(93.06%)、向阳区(90.13%)、兴山区(90.78%)、肇州县(93.4%)	6	平房区(88.19%)	1	兴安区(71.43%)	1		0
上海	9	静安区(94.67%)、虹口区(94.38%)、闵行区(94.01%)、浦东新区(93.06%)、金山区(91.76%)、松江区(92.01%)、青浦区(93.13%)	7	嘉定区(89.66%)、奉贤区(87.5%)	2		0		0
江苏	5	锡山区(94.67%)、新浦区(92.71%)、灌云县(93.44%)、响水县(91.67%)	4	邳州市(84.46%)	1		0		0

续表 2 - 78

省(区、市)	合计县数(个)	碘盐覆盖率≥90%,<95%的县(区、市、旗)		碘盐覆盖率≥80%,<90%的县(区、市、旗)		碘盐覆盖率≥70%,<80%的县(区、市、旗)		碘盐覆盖率<70%的县(区、市、旗)	
		个数	县名	个数	县名	个数	县名	个数	县名
浙江	9	6	永嘉县(90.28%)、平阳县(93.75%)、苍南县(93.75%)、文成县(94.1%)、定海区(92.36%)、嵊泗县(90.63)	2	普陀区(89.9%)、玉环县(82.7%)	0		1	岱山县(65.33%)
安徽	1	1	宣州区(93.06%)	0		0		0	
福建	9	5	福清市(91.32%)、翔安区(92.33%)、秀屿区(91%)、泉港区(92.67%)、诏安县(94.44)	0		2	平潭县(76.74%)、漳浦县(79.17%)	2	荔城区(62.67)、东山县(69%)
江西	4	2	贵溪市(93.75%)、樟树市(94.44%)	1	横峰县(86.81%)、	1	会昌县(77.08%)	0	

续表 2-78

省（区、市）	合计县数（个）	碘盐覆盖率≥90%，<95%的县（区、市、旗）县名	个数	碘盐覆盖率≥80%，<90%的县（区、市、旗）县名	个数	碘盐覆盖率≥70%，<80%的县（区、市、旗）县名	个数	碘盐覆盖率<70%的县（区、市、旗）县名	个数
山东	27	历城区（90.97%）、商河县（91.67%）、沂源县（94.44%）、薛城区（94.98%）、台儿庄区（90.24%）、滕州市（90.97%）、奎文区（93.75%）、昌乐县（91.61%）、微山县（90.28%）、金乡县（92.2%）、宁阳县（91.67%）、文登市（90.63）、乳山市（90.63%）、岚山区（94.97%）、阳谷县（91.67%）、高唐县（94.1%）、惠民县（92.71%）、阳信县（90%）、沾化县（91.32%）	19	莱州市（87.85%）、齐河县（88.19%）、东昌府区（88.89%）、东阿县（87.07%）	4	坊子区（74.67%）、寿光市（75.96%）、成武县（70.75%）	3	庆云县（45.97%）	1
河南	16	顺河回族区（94.65%）、鲁山县（90.28%）、淇滨区（94.33%）、获嘉县（93.75%）、博爱县（93.75%）、南乐县（94.79%）、台前县（93.33%）、夏邑县（93.4%）	8	凤泉区（88.33%）、长葛市（89.58%）、睢阳区（82.49%）、虞城县（89.33%）、永城市（88.89%）	5	叶县（78.82%）、梁园区（70.67%）	2	开封县（57%）	1
湖北	2	枣阳市（93.75%）	1	襄阳市（89.93%）	1		0		0

续表 2 – 78

省(区、市)	合计县数(个)	碘盐覆盖率≥90%，<95%的县(区、市、旗)		碘盐覆盖率≥80%，<90%的县(区、市、旗)		碘盐覆盖率≥70%，<80%的县(区、市、旗)		碘盐覆盖率<70%的县(区、市、旗)	
		县名	个数	县名	个数	县名	个数	县名	个数
湖南	3	安乡县(93.75%)、沅江市(90.63%)、临武县(94.1%)	3		0		0		0
广东	30	天河区(92.36%)、萝岗区(91.67%)、白云区(92.36%)、番禺区(92.01%)、宝安区(90.82%)、龙岗区(94.29%)、金平区(94.43%)、禅城区(94.72%)、赤坎区(94%)、惠东县(93.75%)、东莞市辖区(93.06%)、榕城区(93.65%)、揭西县(94.44%)	13	南澳县(86%)、坡头区(88.67%)、遂溪县(87.15%)、徐闻县(87.15%)、廉江市(80.21%)、茂南区(82%)、饶平县(80.56%)	7	潮南区(72.81%)、普宁市(79.86%)	2	濠江区(63.81%)、潮阳区(67.67%)、麻章区(53.33%)、雷州市(67.01%)、城区(66.32%)、海丰县(69.1%)、陆丰市(23.26%)、惠来县(55.9%)	8
广西	6	港口区(91.67%)	1	海城区(82.99%)	1	银海区(70%)、钦南区(76.39%)	2	铁山港区(38.33%)、合浦县(52.78%)	2
海南	13	琼山区(92.67%)	1	秀英区(89.33%)、龙华区(89.58%)、三亚市辖区(82%)、屯昌县(87.85%)、昌江黎族自治县(89%)、保亭黎族苗族自治县(86.33%)	6	澄迈县(76.04)、陵水黎族自治县(73.96%)	2	儋州市(67.71%)、文昌市(65.97%)、东方市(58.68%)、临高县(69.79%)	4

续表 2-78

省（区、市）	合计县数（个）	碘盐覆盖率≥90%，<95%的县（区、市、旗）		碘盐覆盖率≥80%，<90%的县（区、市、旗）		碘盐覆盖率≥70%，<80%的县（区、市、旗）		碘盐覆盖率<70%的县（区、市、旗）	
		县名	个数	县名	个数	县名	个数	县名	个数
四川	8	金川县（91.67%），平昌县（93.06%），丹巴县（94.1%），得荣县（94.1%），美姑县（92.01%）	5	富顺县（88.89%），乡城县（87.04%）	2	黑水县（72.57%）	1		0
贵州	4	兴义市（94.44%）	1	都匀市（89.24%），兴仁县（84.38%），威宁彝族苗族自治县（86.81%）	3		0		0
云南	13	禄劝彝族苗族自治县（93.06%），麒麟区（90.28%），沾益县（93.67%），宣威市（92.36%），澄江市（92%），砚山县（91.32%）	6	马龙县（89%），昭阳区（87.15%），鲁甸县（83.68%），大关县（86.46%），永善县（80.21%），兰坪白族普米族自治县（87%）	6	彝良县（71.88%）	1		0

省(区,市)	合计县数(个)	碘盐覆盖率≥90%，<95%的县(区,市,旗)		碘盐覆盖率≥80%，<90%的县(区,市,旗)		碘盐覆盖率≥70%，<80%的县(区,市,旗)		碘盐覆盖率<70%的县(区,市,旗)	
		个数	县名	个数	县名	个数	县名	县名	个数
西藏	54	2	定结县(93.33%)，堆龙德庆县(90%)	5	米林县(87.33%)，聂荣县(84.67%)，朗县(83.44%)，城关区(81.33%)，林芝县(80.88%)	5	亚东县(78.67%)，白朗县(78.33%)，谢通门县(78%)，察隅县(73%)，尼木县(71.52%)	波密县（69.71%），申扎县(62.12%)，江孜县(61%)，日土县(55.9%)，边坝县(50.67%)，萨迦县(47.33%)，康马县(39.67%)，南木林县（39.47%），隆子县(39.33%)，尼玛县(37.33%)，那曲县(33%)，岗巴县(32.28%)，贡觉县（31.33%），巴青县(30.67%)，曲水县(28%)，墨脱县(27.9%)，日喀则市(27.33%)，类乌齐县（26.32%），比如县(25.9%)，嘎尔县(24.66%)，拉孜县(23.33%)，索县(21.5%)，左贡县(20.67%)，定日县(18.33%)，昌都县（16.67%），革吉县(16.16%)，八宿县(11.33%)，普兰县(9.95%)，林周县(9.67%)，聂拉木县(9.67%)，洛隆县(8%)，墨竹工卡县(7.62%)，江达县(5.31%)，措勤县(4.38%)，安多县(2.7%)，昂仁县(2.33%)，当雄县(1.67%)，芒康县(1.67%)，丁青县(1%)，班戈县(0.33%)，改则县(0.33%)，嘉黎县(0.3%)	42

续表 2-78

省（区、市）	合计县数（个）	碘盐覆盖率≥90%，<95%的县（区、市、旗）		碘盐覆盖率≥80%，<90%的县（区、市、旗）		碘盐覆盖率≥70%，<80%的县（区、市、旗）		碘盐覆盖率<70%的县（区、市、旗）	
		个数	县名	个数	县名	个数	县名	个数	县名
重庆	2	1	綦江县（93.06%）	1	丰都县（84.44%）	0		0	
陕西	0	0		0		0		0	
甘肃	8	5	永登县（90.34%）、古浪县（94.79%）、和政县（94.44%）、临潭县（94.1%）、卓尼县（90.63%）	2	东乡族自治县（84.72%）、夏河县（86.11%）	0		1	广河县（60%）
青海	14	7	平安县（94.44%）、海晏县（94%）、共和县（93.06）、班玛县（94.1%）、甘德县（92.36%）、都兰县（92.67%）、天峻县（94.33%）	4	门源回族自治区（89.24%）、格尔木市（80.67%）、乌兰县（87%）、曲麻莱（85.0%）	0		3	囊谦县（5.26%）、杂多县（11.94%）、玉树县（67.0%）
宁夏	1	0		1	盐池县（81%）	0		0	

续表 2-78

省（区、市）	合计县数（个）	碘盐覆盖率≥90%，<95%的县（区、市、旗）		碘盐覆盖率≥80%，<90%的县（区、市、旗）		碘盐覆盖率≥70%，<80%的县（区、市、旗）		碘盐覆盖率<70%的县（区、市、旗）	
		县名	个数	县名	个数	县名	个数	县名	个数
新疆	38	鄯善县（93.06%）、哈密市（94.44%）、精河县（93%）、温泉县（90%）、若羌县（93.67%）、温宿县（94.44%）、新和县（93%）、阿克陶县（94.1%）、阿合奇县（93.67%）、乌恰县（94.79%）、喀什市（92.37%）、英吉沙县（93.06%）、莎车县（90.97%）、于田县（93.4%）、霍城县（91.32%）	15	达坂城区（89%）、吐鲁番市（83.33%）、托克逊县（82%）、伊吾县（86%）、尉犁县（89%）、库车县（80.21%）、拜城县（88.54%）、乌什县（80.67%）、阿图什市（89.67%）、叶城县（85.42%）、巴楚县（89.93%）、墨玉县（82.29%）、洛浦县（81.67%）、策勒县（82.33%）、伊宁市（84.72%）、伊宁县（84.03%）	16	阿克苏市（71.18%）、阿瓦提县（79.51%）	2	且末县（61.11%）、沙雅县（53.33%）、和田市（42.36%）、和田县（50.69%）、皮山县（66.67%）	5
新疆兵团	3	农一师师直（94.1%）、农三师师直（91.32%）	2		0	农十四师师直（75.42%）	1		0
合计	348		156		87		28		77

表 2-79　全国重点抽样碘盐监测居民户碘盐覆盖率（2008.6—8）

省（区、市）	上报县数	检测份数	非碘盐份数	非碘盐率（%）	碘盐覆盖率（%）
北京	1	300	31	10.33	89.67
天津	4	1 200	180	15.00	85.00
河北	33	9 900	742	7.49	92.51
山西	11	3 300	82	2.48	97.52
内蒙古	40	11 968	235	1.96	98.04
辽宁	21	6 300	96	1.52	98.48
吉林	4	1 200	1	0.08	99.92
黑龙江	11	3 300	155	4.70	95.30
上海	19	5 780	541	9.36	90.64
江苏	25	7 500	174	2.32	97.68
浙江	6	1 799	233	12.95	87.05
安徽	3	904	16	1.77	98.23
福建	12	3 366	473	14.05	85.95
江西	3	900	152	16.89	83.11
山东	4	1 200	76	6.33	93.67
河南	18	5 400	309	5.72	94.28
湖北	4	1 200	27	2.25	97.75
湖南	2	600	10	1.67	98.33
广东	10	3 000	792	26.40	73.60
广西	4	1 020	407	39.90	60.10
海南	11	3 306	843	25.50	74.50
重庆	8	2 400	88	3.67	96.33
四川	38	11 401	207	1.82	98.18
贵州	5	1 500	58	3.87	96.13
云南	26	7 868	217	2.76	97.24
陕西	14	4 200	49	1.17	98.83
甘肃	20	6 003	378	6.30	93.70
青海	9	2 698	748	27.72	72.28
宁夏	9	2 700	98	3.63	96.37
新疆	40	12 000	1 437	11.98	88.03
新疆兵团	14	16 557	987	5.96	94.04
合计	429	140 770	9 842	6.99	93.01

表 2 - 80　各省（区、市）高碘地区居民食用盐监测结果（2008.1—6）

省（市）	无碘食盐份数（份）	检测份数（份）	无碘食盐率（%）	县数（个）	上报县数（个）	有效监测率（%）	上报率（%）
北京	15	60	25.00	1	1	100.00	100.00
河北	1 367	1 466	93.25	5	5	100.00	100.00
山西	1 129	1 846	61.16	10	10	100.00	100.00
江苏	1 266	1 296	97.69	5	5	100.00	100.00
安徽	640	816	78.43	4	4	100.00	100.00
福建	17	75	22.67	1	1	100.00	100.00
山东	7 010	9 002	77.87	38	38	100.00	100.00
河南	4 465	4 901	91.10	20	20	100.00	100.00
合计	15 909	19 462	81.74	84	84	100.00	100.00

表 2 - 81　高碘地区居民户无碘食盐率（2008.1—6）

省（区、市）	县名	无碘食盐份数（份）	检测份数（份）	无碘食盐率（%）	省（区、市）	县名	无碘食盐份数（份）	检测份数（份）	无碘食盐率（%）
北京	大兴区	22	60	36.67	江苏	丰县	282	288	97.92
河北	海兴县	297	300	99.00		沛县	265	288	92.01
	盐山县	288	288	100.00		铜山县	300	300	100.00
	南皮县	288	290	99.31		睢宁县	119	120	99.17
	孟村县	269	300	89.67		邳州市	300	300	100.00
	黄骅市	225	288	78.13	安徽	杜集区	60	60	100.00
山西	小店区	118	120	98.33		砀山县	218	288	75.69
	清徐县	152	180	84.44		萧县	194	288	67.36
	山阴县	82	226	36.28		灵璧县	168	180	93.33
	应县	19	300	6.33	福建	翔安区	17	75	22.67
	祁县	120	120	100.00	山东	商河县	275	300	91.67
	平遥县	281	300	93.67		高青县	540	540	100.00
	介休市	58	60	96.67		微山县	84	134	62.69
	文水县	153	180	85.00		嘉祥县	172	180	95.56
	孝义市	78	120	65.00		梁山县	290	290	100.00
	汾阳市	68	240	28.33		德城区	196	288	68.06

省 （区、市）	县名	无碘食盐 份数（份）	检测份 数（份）	无碘食 盐率（%）	省 （区、市）	县名	无碘食盐 份数（份）	检测份 数（份）	无碘食 盐率（%）
山东	陵县	153	287	53.31	山东	巨野县	277	288	96.18
	宁津县	202	287	70.38		郓城县	288	288	100.00
	庆云县	97	119	81.51		鄄城县	26	293	8.87
	齐河县	81	120	67.50		定陶县	284	288	98.61
	平原县	92	120	76.67		东明县	287	287	100.00
	夏津县	251	288	87.15					
	武城县	43	288	14.93	河南	龙亭区	60	60	100.00
	乐陵市	250	288	86.81		顺河区	60	60	100.00
	禹城市	29	60	48.33		禹王台区	9	60	15.00
	东昌府区	237	237	100.00		杞县	257	288	89.24
	阳谷县	279	300	93.00		通许县	50	60	83.33
	莘县	204	286	71.33		开封县	288	288	100.00
	茌平县	261	288	90.63		兰考县	288	288	100.00
	东阿县	161	162	99.38		原阳县	299	300	99.67
	冠县	230	288	79.86		封丘县	270	300	90.00
	高唐县	2	64	3.13		长垣县	288	288	100.00
	临清市	288	288	100.00		台前县	274	300	91.33
	滨城区	116	120	96.67		梁园区	210	288	72.92
	惠民县	85	298	28.52		睢阳区	229	289	79.24
	阳信县	71	180	39.44		民权县	262	288	90.97
	无棣县	48	60	80.00		睢县	269	288	93.40
	博兴县	68	118	57.63		宁陵县	261	288	90.63
	邹平县	101	118	85.59		柘城县	277	300	92.33
	牡丹区	282	288	97.92		虞城县	275	280	98.21
	曹县	284	287	98.95		夏邑县	275	288	95.49
	单县	283	288	98.26		永城市	264	300	88.00
	成武县	297	299	99.33		合计	16 113	19 462	82.79

表 2 -82　全国各省盐样复核统计表（2008.1—6）

省 （区、市）	县数	复核 县数	复核县 数的比例	复核盐 样份数	复核差值绝 对值的标准 差（mg/kg）	相对误差≤10% 样品数占总复核 样品数的百分比	相对误差≤20% 样品数占总复核 样品数的百分比
北京	18	3	16.67	92	0.34	98.91	98.91
天津	18	4	22.22	60	2.45	38.33	75.00
河北	167	14	8.38	212	3.20	62.26	82.55
山西	119	23	19.33	350	4.08	62.57	87.43
内蒙古	101	2	1.98	30	1.12	100.00	100.00
辽宁	101	89	88.12	1 510	4.17	60.93	81.85
吉林	60	9	15.00	129	4.09	41.09	77.52
黑龙江	132	13	9.85	214	2.96	66.82	87.85
上海	19	15	78.95	225	3.18	83.56	87.11
江苏	107	13	12.15	390	3.22	67.18	86.67
浙江	90	19	21.11	591	3.26	55.33	79.70
安徽	104	15	14.42	227	3.42	43.61	77.09
福建	84	11	13.10	333	1.87	81.68	94.89
江西	99	11	11.11	165	1.02	95.76	98.79
山东	120	13	10.83	390	2.81	71.28	89.23
河南	156	20	12.82	295	4.39	49.49	73.56
湖北	83	14	16.87	70	3.55	64.29	81.43
湖南	122	12	9.84	186	2.50	75.81	90.32
广东	123	37	30.08	717	2.55	80.75	92.75
广西	109	12	11.01	180	3.35	67.22	88.33
海南	21	3	14.29	54	0.85	92.59	98.15
重庆	40	6	15.00	90	1.30	85.56	96.67
四川	182	25	13.74	375	4.39	40.00	58.93
贵州	88	5	5.68	150	3.85	44.67	74.00
云南	129	13	10.08	215	5.99	53.49	76.28
陕西	107	9	8.41	288	5.65	39.58	74.31
甘肃	87	5	5.75	85	4.90	57.65	78.82
青海	43	8	18.60	145	4.03	72.41	86.90
宁夏	22	6	27.27	158	3.33	60.76	82.28
新疆	94	13	13.83	196	3.12	59.18	86.73
合计	2 745	442	16.10	8 122	14.47	63.64	83.60

卫生部消除碘缺乏病国际合作项目技术指导中心

第十二节　2009 年全国碘盐监测报告

　　为准确、及时、连续掌握全国碘盐普及状况及重点地区的非碘盐冲销情况，了解高碘地区停供碘盐现状，各级卫生行政和专业部门共同努力，按照《全国碘缺乏病监测方案（试行）》（以下简称《方案》）的要求，完成了 2009 年度碘盐监测工作。现将监测结果报告如下。

一、监测结果

　　1. 随机抽样碘盐监测结果

　　（1）监测范围

　　①生产层次：因生产层次碘盐质量监督归口质检部门，非卫生部门必须监测项目，但部分省仍然延续了该项工作。本年度河北、上海、江苏、山东、河南和重庆 6 个省（市）对碘盐生产、加工和批发企业开展了监测，其中，2008 年下半年监测了 307 家企业，2009年上半年监测了 303 家企业，见本节后附表（表 2 - 86，表 2 - 87）。

　　②居民层次：本年度全国应开展碘盐监测 2883 个县级单位，实际开展监测 2882 个，其中包括 2868 个县（市、区、旗）和 14 个新疆生产建设兵团师，监测覆盖率达到 99.97%。

　　监测盲区：全国未开展碘盐监测的县仅有 1 个，为西藏日喀则地区的定日县。

　　（2）监测结果

　　①生产层次

　　a. 2008 年下半年碘盐监测结果：河北、上海、江苏、山东、河南和重庆 6 个省（市）共监测盐样 1695 批，合格 1677 批，批质量合格率为 98.94%。共检测 15 255 份盐样，盐碘均值为 32.2 mg/kg，标准差为 5.0 mg/kg，变异系数为 15.6%。其中不合格碘盐 42 份，占 0.28%，非碘盐 2 份，占 0.01%。这两份非碘盐来自重庆市的綦江县和璧山县。各省（市、区）碘盐生产批质量合格率在 96.94% ~ 100% 之间，变异系数范围为 10.4% ~ 18.0%，见文后附表（表 2 - 86）。

　　b. 2009 年上半年碘盐监测结果：河北、上海、江苏、山东、河南和重庆 6 个省（市）共监测盐样 1610 批，合格 1598 批，批质量合格率为 99.25%。共检测 14 490 份盐样，盐碘均值为 31.6 mg/kg，标准差为 5.0 mg/kg，变异系数为 15.8%。其中不合格碘盐 30 份，占 0.21%。各省（市、区）碘盐生产批质量合格率在 98.66% ~ 100 % 之间，变异系数范围为 10.1% ~ 16.0%，见文后附表（表 2 - 87）。

　　②居民层次：全国共检测非高碘地区居民户食用盐 830 966 份，其中定量检测 808 707份，半定量检测 22 259 份，半定量检测盐样来自西藏各监测县和青海的称多县。

　　a. 居民户碘盐质量：全国共定量检测非高碘地区居民户食用盐 808 707 份，其中碘盐

796 957 份，非碘盐 11 750 份，盐碘中位数为 31.3 mg/kg。

在 796 957 份碘盐中，合格碘盐 781 345 份，经人口加权全国碘盐合格率 97.92%，除西藏外，各省碘盐合格率均在 96% 以上。频数分布图显示盐碘含量呈基本对称分布（图 2 - 96），盐碘均值 31.3 mg/kg，标准差 8.1 mg/kg，变异系数 25.9%。各省（市、区）变异系数在 14.3% ~ 68.8% 之间，其中 > 20% 的有 23 个省（市、区）和新疆生产建设兵团，见本节后附表（表 2 - 88）。湖北、贵州、河南、四川、湖南、山西、江西、福建、宁夏、甘肃、重庆、河北、广东、云南、广西、浙江、上海、北京、新疆 19 个省（市、区）和新疆生产建设兵团的变异系数在 20% ~ 30% 之间，天津、青海和海南 3 省（市）变异系数在 30% ~ 40% 之间，山东省变异系数最大为 68.8%。

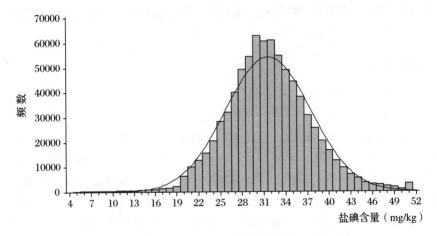

图 2 - 96　全国碘盐碘含量频数分布图（2009. 1—6）

不合格碘盐有 15 612 份，其中盐碘含量 < 20 mg/kg 的盐样 12 302 份，占 78.80%，主要分布于河南、湖南、河北、四川、广西、云南和山东 7 省（区）；盐碘含量 > 50 mg/kg 的盐样 3310 份，占 21.20%，主要分布在江西、宁夏和海南 3 个省（区），其中 > 100 mg/kg 的盐样 33 份。

b. 居民户碘盐覆盖情况：全国共检测居民户食用盐 830 966 份，检出碘盐 813 556 份，非碘盐 17 410 份，经人口加权全国碘盐覆盖率为 98.42%，与 2008 年（97.48%）基本持平，见本节后附表（表 2 - 88，表 2 - 89）。

监测结果显示，在省级水平上，全国有 27 个省（市、区）和新疆生产建设兵团的碘盐覆盖率 > 95%；3 个省（市、区）碘盐覆盖率在 90% ~ 95%，其中海南自 2004 年以来，碘盐覆盖率首次上升到 90% 以上；西藏碘盐覆盖率 < 90%，为 73.54%（图 2 - 97）。

在县级水平，碘盐覆盖率 < 80% 的有 56 个县（市、区、旗），其中 25 个县（市、区、旗）碘盐覆盖率不足 50%，西藏占 19 个（图 2 - 98），见本节后附表（表 2 - 90）。

c. 居民户合格碘盐食用情况：全国共检测 830 966 份居民户食用盐，其中合格碘盐 797 942 份，经人口加权后，全国居民合格碘盐食用率为 96.40%。自 2004 年以来，在国家水平上，居民合格碘盐食用率已经连续 6 年保持在 90% 以上（图 2 - 99）。

2005 年西藏大部分地区和新疆南疆地区为监测盲区，因此合格碘盐食用率高于其他年份。

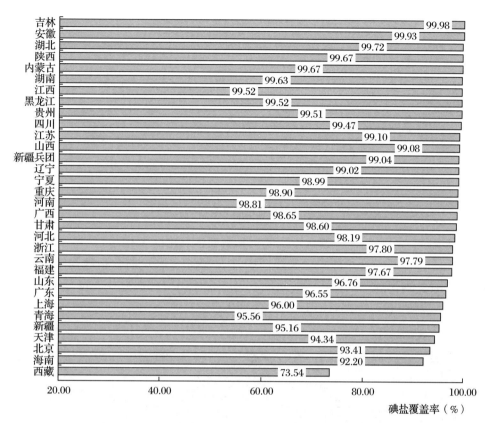

图 2 - 97　全国各省（市、区）碘盐覆盖率（2009.1—6）

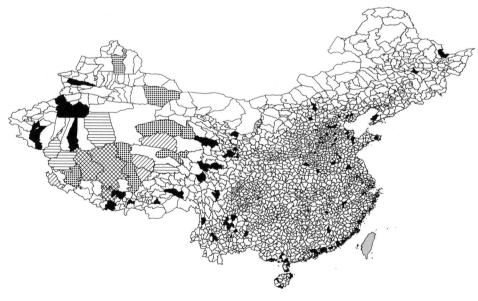

图 2 - 98　全国各县（市、区、旗）碘盐覆盖率示意图（2009.1—6）

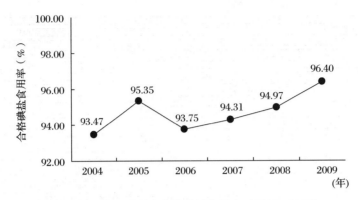

图 2 - 99　全国居民户合格碘盐食用率（2004—2009）

在省级水平，全国有 29 个省（市、区）和新疆生产建设兵团的居民户合格碘盐食用率 > 90%，海南（88.76%）和西藏（< 73.54%）2 个省（区）的合格碘盐食用率 < 90%。与 2008 年相比，海南和西藏 2 省（区）的合格碘盐食用率分别上升了 8.35 和 20.46 个百分点。新疆自 2004 年以来，合格碘盐食用率首次上升到 90% 以上。此外，天津的合格碘盐食用率由 2008 年的 88.36% 上升到 92.85%（图 2 - 100）。

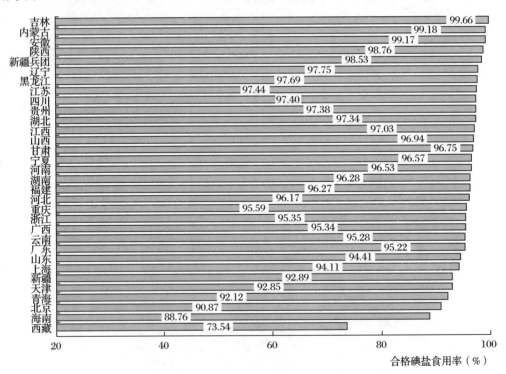

图 2 - 100　全国各省（市、区）居民户合格碘盐食用率（2009.1—6）

在县级水平，全国有 2720 个县的居民户合格碘盐食用率达 90% 以上，占实际监测非高碘县的 95.41%，比 2008 年（87.85%）提高了 7.56 个百分点。66 个县（市、区、旗）和兵团师合格碘盐食用率为 80% ~ 90%（不包括 90%），占 2.31%；19 个县（市、区、旗）和兵团师合格碘盐食用率为 70% ~ 80%（不包括 80%），占 0.67%；46 个县（市、区、旗）

合格碘盐食用率在70%以下，占1.61%（图2-101）。

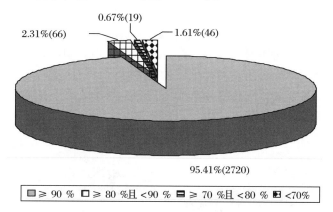

图2-101　全国县级居民户合格碘盐食用率的构成比（2009.1—6）

全国有11个省（区）所有监测县的合格碘盐食用率均在90%以上，分别是河北、山西、内蒙古、辽宁、吉林、安徽、江西、湖北、重庆、贵州和陕西，其他省份均有合格碘盐食用率＜90%的县（市、区、旗）。其中西藏、新疆、山东、青海、云南、海南6省（区）县级合格碘盐食用率＜90%的县数较多，共有95个，占全国同类县（市、区）（131个）的72.52%，见文后附表（表2-89）。

d. 重点省份碘盐覆盖率提升原因分析

新疆：新疆自治区自2007年开始由自治区政府每年投入1800万元对南疆4地区贫困人口农牧民实行碘盐价格补贴政策。2009年这项经费投入增加到2140多万元，且覆盖的地区和人口的比例也有所增加。作为碘盐价格补贴政策的配套措施，2009年卫生部门对南疆地区碘盐覆盖率在80%以下的高危县开展了入户健康教育工作。2007年以来新疆碘盐普及水平稳步提高，到2009年合格碘盐食用率首次达到90%以上，碘盐覆盖率在90%以下的县从2008年的23个减少到12个。在这12个县中有10个分布在南疆地区，因此今后仍然需要进一步加强南疆地区的综合防治工作。见图2-102。

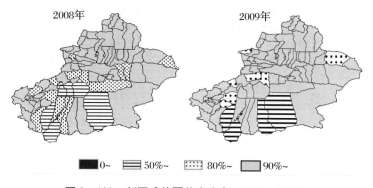

图2-102　新疆碘盐覆盖率分布（2008—2009）

西藏：2009年，西藏碘盐覆盖率为73.54%，比2008年提高20.46个百分点；碘盐覆盖率＞90%的县为37个，比2008年增加17个。分布地区不再局限于拉萨、山南和日喀则地区，西、北部的阿里和那曲地区2009年度部分县的碘盐覆盖率也达到了90%以上。2009

年度西藏碘盐覆盖率的提高一方面是由于碘盐价格补贴政策的落实地区进一步扩大，所有地区和县基本实现了碘盐配送，在农牧区碘盐价格降到了0.5元/千克；另一方面西藏的大骨节病项目为34个病区县免费发放硒碘盐，也提高这些地区碘盐的覆盖水平。西藏2009年仍然有一个监测盲区，此外阿里地区采样点基本分布在县中心地区附近，因此，今后西藏仍需要进一步提高监测覆盖面及抽样地区的代表性。目前西藏碘盐普及程度与全国水平的差距仍十分明显，需要继续认真贯彻落实与消除碘缺乏病有关的政策和措施，进一步巩固和扩大取得的防治成果。见图2-103。

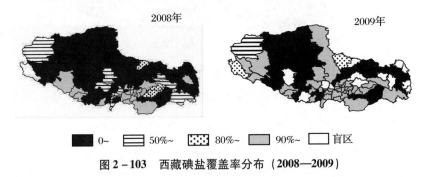

图2-103　西藏碘盐覆盖率分布（2008—2009）

海南：2009年，海南碘盐覆盖率为92.2%，比2008年提高了8.42个百分点，自2004年开展监测以来首次上升到90%以上。碘盐覆盖率>90%的县由2008年的9个增加到2009年的16个。2008年，海南省由省卫生、盐务、公安、工商、质检5个部门共同组成了打击涉盐违法犯罪联合检查组，清理整顿食盐市场，加大对非碘盐的稽查和打击力度。各级卫生专业人员加强对群众进行健康教育，在开展现场监测的同时入户宣传碘缺乏病知识，发放宣传材料。通过加强食盐市场管理和健康教育这两方面的工作，海南省的碘盐覆盖水平明显提高。但是，小盐田改造步伐缓慢，非碘盐源头问题尚未得到根本解决。见图2-104。

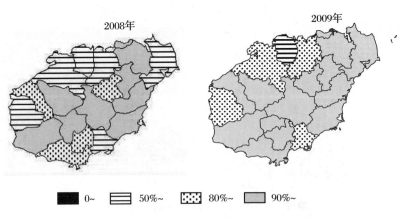

图2-104　海南碘盐覆盖率分布（2008—2009）

河北：2009年，河北省碘盐覆盖率98.19%，合格碘盐食用率96.17%。2008年有30个居民合格碘盐食用率<90%的县，2009年度所辖县合格碘盐食用率全部达到90%以上。根据监测和现场调研结果，河北省碘盐普及工作较往年取得明显成效，主要采取了以下措

施：省卫生厅和省供销社盐业管理办公室、省盐业集团公司共同开展创建食盐安全工程。为落实"食盐安全村"工作，各级政府和各级盐业公司均签订责任书；严格执行《食品安全法》，生产用盐企业和零售商户拒绝购进无检验报告和供货者许可文件的产品；盐业公司对专营单位主要负责人开展培训，做到统一配送，包片访销，送盐进村到点和定期检测；各级盐政与工商、卫生、公安、质检、新闻等部门配合，共同开展食盐市场清理整顿工作；卫生部门联合盐业、教育、广电等部门，加大碘缺乏病健康教育宣传力度。见图 2 - 105。

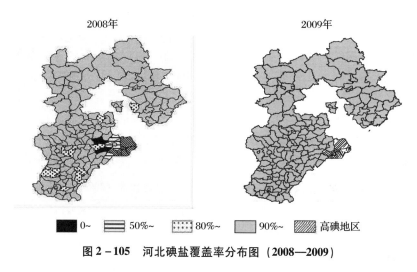

图 2 - 105　河北碘盐覆盖率分布图（2008—2009）

e. 与 2010 年消除碘缺乏病目标的差距：根据《全国重点地方病防治规划（2004—2010年）》的要求，到 2010 年 95% 的县（市、区、旗）要达到消除碘缺乏病目标，居民合格碘盐食用率达到 90% 以上是其中的重要指标之一。本次监测显示，全国有 95.41% 的县（市、区、旗）和新疆生产建设兵团师居民合格碘盐食用率达到了 90% 以上，比 2008 年提高了 7.56 个百分点。在碘盐这一项指标上，2009 年已达到《规划》的要求。

以省为单位统计，在碘盐一项指标上，河北、山西、内蒙古、辽宁、吉林、安徽、江西、湖北、重庆、贵州、陕西、黑龙江、江苏、四川、广东、河南、湖南、浙江、甘肃、广西和宁夏 21 省（市、区）已经率先达到 2010 年消除碘缺乏病目标的要求；天津、福建、云南、山东 4 省（市）和新疆生产建设兵团接近实现这一目标，即有 90%~95%（不包括95%）的县（市、区、旗）和兵团师达到 2010 年消除碘缺乏病目标；上海和北京有 80%~90%（不包括 90%）的县（市、区）达标；新疆和青海有 70%~80%（不包括 80%）的县（市、区）达标；不足 70% 的县（市、区）达标的省（市、区）有海南（66.67%）和西藏（<50.68%）。

f. 碘盐覆盖率 <80% 的县分布情况：按照《全国碘缺乏病监测方案（试行）》要求，历史上曾有地方性克汀病流行，且 2009 年度监测碘盐覆盖率 <80% 的县（市、区、旗）启动高危调查。2009 年度共监测出 56 个碘盐覆盖率 <80% 的县（区、旗），较 2008 年（105个）明显减少。其中，西藏 30 个，新疆 5 个，山东 4 个，广西、青海各 3 个，广东、云南各 2 个，北京、天津、浙江、福建、河南、海南、甘肃各 1 个。

各省（市、区）应根据以上县（市、区）历史上有无克汀病流行或新发克汀病病例，确定 2009 年高危地区监测范围。

2. 重点抽样碘盐监测结果

（1）监测范围：全国除安徽、江西、西藏和新疆生产建设兵团以外的 28 个省（区、市）的 393 个县（市、区、旗）开展了重点抽样碘盐监测。未实现和基本实现消除碘缺乏病阶段目标的 7 个省（市、区）（除西藏），重点监测覆盖率达到 24.50%，见节后附表（表 2 – 91）。

（2）监测结果：共检测 115 551 份居民家中食用盐，其中碘盐为 110 813 份，碘盐覆盖率 95.90%。在省级水平，青海、福建、海南和浙江 4 省（区）碘盐覆盖率 < 90%，其中青海最低为 70.77%。

对不同类型地区碘盐覆盖率进行统计，单纯原盐产区、原盐产区合并贫困地区及原盐产区合并边远地区碘盐覆盖率较低，分别为 89.84%、81.42% 和 15.63%，其他地区碘盐覆盖率均 > 90%（表 2 – 83）。

全国有 19 个省（市、区）在单纯原盐产区进行了重点抽样监测，其中广西、浙江、海南和河南 4 省（区）的原盐产区碘盐覆盖率 < 80%；全国有 3 个省（市、区）在原盐产区合并贫困地区进行了重点抽样监测，其中青海碘盐覆盖率 < 80%，为 6.25%。另外，青海

表 2 – 83　重点抽样监测不同类型地区碘盐覆盖率（2009.6—8）

地区类型	样本量（份）	碘盐（份）	非碘盐（份）	碘盐覆盖率（%）
原盐产区	9 644	8 664	980	89.84
碘盐供应覆盖不健全地区	2 216	2 067	149	93.28
工业盐冲销地区	4 573	4 436	137	97.00
边远地区	24 715	23 959	756	96.94
贫困地区	28 009	26 876	1 133	95.95
其他地区	32 884	32 023	861	97.38
原盐产区 + 边远地区	32	5	27	15.63
原盐产区 + 边远地区 + 贫困地区	45	44	1	97.78
原盐产区 + 工业盐冲销地区	60	54	6	90.00
原盐产区 + 贫困地区	452	368	84	81.42
碘盐供应覆盖不健全地区 + 边远地区	247	235	12	95.14
碘盐供应覆盖不健全地区 + 边远地区 + 贫困地区	827	805	22	97.34
碘盐供应覆盖不健全地区 + 工业盐冲销地区	45	43	2	95.56
碘盐供应覆盖不健全地区 + 工业盐冲销地区 + 边远地区	32	29	3	90.63
碘盐供应覆盖不健全地区 + 工业盐冲销地区，边远地区 + 贫困地区	64	62	2	96.88
碘盐供应覆盖不健全地区 + 贫困地区	720	673	47	93.47
工业盐冲销地区 + 边远地区	165	152	13	92.12
工业盐冲销地区 + 贫困地区	392	378	14	96.43
边远地区 + 贫困地区	10 384	9 895	489	95.29
边远地区 + 其他地区	45	45	0	100.00
合计	115 551	110 813	4 738	95.90

在原盐产区合并边远地区进行了重点抽样监测，碘盐覆盖率为 15.63% 。以上结果显示，原盐产区的非碘盐冲击是部分省碘盐普及的主要障碍因素（表 2 - 84）。

表 2 - 84　各省原盐产区碘盐覆盖情况（2009.6—8）

地区类型	省（区、市）	样本量（份）	碘盐（份）	碘盐覆盖率（%）
原盐产区	广西	240	100	41.67
	浙江	600	408	68.00
	海南	150	109	72.67
	河南	300	222	74.00
	福建	1 725	1 424	82.55
	青海	599	537	89.65
	天津	300	271	90.33
	新疆	1 050	983	93.62
	河北	300	281	93.67
	江苏	1 020	998	97.84
	辽宁	435	426	97.93
	湖南	180	177	98.33
	山东	300	296	98.67
	内蒙古	135	134	99.26
	四川	720	715	99.31
	湖北	900	895	99.44
	陕西	660	658	99.70
	甘肃	15	15	100.00
	宁夏	15	15	100.00
原盐产区 + 贫困地区	广东	60	53	88.33
	青海	32	2	6.25
	新疆	360	313	86.94
原盐产区 + 边远地区	青海	32	5	15.63

　　在重点监测中青海、福建、海南和浙江 4 省（区）碘盐覆盖率 <90% 。对其结果进一步分析表明，青海省在边远、贫困地区受非碘盐冲销比较严重，碘盐覆盖率均 <70% ，浙江和福建主要在原盐产区受非碘盐冲销，海南原盐产区和其他地区非碘盐冲销较严重，碘盐覆盖率均 <80%（表 2 - 85）。

表 2 - 85　青海、福建、海南和浙江 4 省重点抽样碘盐监测结果（2009.6—8）

省（区、市）	地区类型	样本量（份）	碘盐（份）	碘盐覆盖率（%）
青海	原盐产区	599	537	89.65
	原盐产区 + 边远地区	32	5	15.63
	原盐产区 + 贫困地区	32	2	6.25
	碘盐供应覆盖不健全地区 + 边远地区 + 贫困地区	495	484	97.78
	碘盐供应覆盖不健全地区 + 贫困地区	75	71	94.67
	边远地区	480	227	47.29
	边远地区 + 贫困地区	300	169	56.33
	贫困地区	673	406	60.33
福建	原盐产区	1 725	1 424	82.55
	其他地区	45	40	88.89
海南	原盐产区	150	109	72.67
	边远地区	510	483	94.71
	边远地区 + 贫困地区	30	28	93.33
	贫困地区	362	320	88.40
	其他地区	451	313	69.40
浙江	原盐产区	600	408	68.00
	工业盐冲销地区	15	14	93.33
	边远地区	60	60	100.00
	其他地区	1 125	1 106	98.31

3. 高碘地区居民食用盐监测结果

（1）监测范围：全国有北京、河北、山西、江苏、安徽、福建、山东和河南 8 个省（市）的 84 个县（市、区、旗）开展了高碘地区食用盐监测。其中 31 个县（市、区）的辖区均为高碘乡，53 个县（市、区）高碘与非高碘乡并存，见节后附表（表 2 - 92）。

（2）监测结果：共监测居民户盐样 19 062 份，其中无碘食盐 17 262 份，无碘食盐率为 90.56%。在省级水平，河北、江苏、安徽和河南 4 省的无碘食盐率在 90% 以上；山西和山东的无碘食盐率在 60% ~ 90% 之间，分别为 68.27% 和 89.35%；北京和福建的无碘食盐率 <50%，分别为 36.67% 和 37.33%，见节后附表（表 2 - 93）。

在县级水平，有 65 个县（市、区）居民户无碘食盐率达到 90% 以上，其中 26 个县（市、区）无碘食盐率为 100%，已经完全停供了碘盐。其他 19 个县仅部分停供了碘盐，其中 8 个县（市、区）居民户无碘食盐率 <50%。

二、碘盐监测管理

1. 监测数据报送的及时性　按照《方案》规定，各省（市、区）应于每年的 6 月 15 日和 8 月 15 日之前分别上报随机抽样和重点抽样碘盐监测数据。全国有北京、天津、河北、山西、辽宁、吉林、黑龙江、上海、江苏、浙江、安徽、福建、河南、湖南、广东、海南、重庆、四川、云南、陕西、宁夏、新疆 22 个省（市、区）和新疆建设兵团按时上报了随机监测数据，随机监测及时上报比率为 71.9%；有辽宁、吉林、黑龙江、上海、江苏、浙江、福建、山东、河南、湖北、湖南、广东、海南、重庆、四川、甘肃、青海和宁夏 18 个省（区、市）按期上报了重点监测数据，重点监测及时上报比率为 64.3%。安徽、江西、西藏和新疆生产建设兵团经请示上级相关主管部门未开展重点监测工作。

2. 监测数据报送的有效性　在非高碘地区开展随机监测的 2851 个县（市、区、旗）和新疆生产建设兵团师中，2830 个县（市、区、旗）和兵团师达到了要求的采样量，有效监测率为 99.26%，比 2008 年增加 2.16 个百分点。其中，北京、天津、河北、内蒙古、辽宁、吉林、黑龙江、上海、江苏、浙江、安徽、福建、江西、河南、湖北、湖南、广东、广西、重庆、四川、贵州、陕西、甘肃、宁夏和新疆 25 个省（市、区）有效监测率达到 100%；山西、山东、海南、云南和青海 5 个省（市、区）和新疆生产建设兵团有 90% 以上的县（市、区）和兵团按要求完成了采样量；西藏完成采样量的县（市、区）<90%。

在高碘地区开展随机监测的 84 个县（市、区）中，79 个县（市、区）达到了要求的采样量，有效监测率为 94.05%。其中北京、河北、山西、江苏、安徽和福建 6 省（市）有效监测率达到 100%；河南有效监测率为 95.00%，山东为 89.47%。

3. 监测的质量控制　监测方案中对质量控制工作提出了明确要求，要求各省组织开展相应培训，并需抽取至少 10% 的县市开展现场督导，对督导县市抽取 5% 的盐样进行实验室复核测定。

（1）培训工作：2009 年，全国各省（市、区）和新疆生产兵团都组织了与碘盐监测有关的技术培训或工作会议，开展监测培训比率达 100%。除北京、天津、江西、湖北、广西、贵州和西藏外的 24 个省（市、区）和新疆生产建设兵团均通过软件上报了培训信息表，通过信息平台上报比率为 78.13%。

（2）督导工作：全国 31 个省（市、区）和新疆生产建设兵团开展了省级现场督导工作，并除北京、湖北、湖南、广西、西藏、甘肃、新疆和新疆生产建设兵团外均通过软件上报了督导检查记录表，通过信息平台上报比率为 75.0%。其中，北京、天津、河北、山西、内蒙古、辽宁、吉林、上海、江苏、福建、江西、河南、湖北、海南、重庆、四川、贵州、云南、青海、宁夏、新疆 21 个省（市、区）和新疆建设兵团督导县数占总县数的百分比达到 10% 以上。

（3）实验室复核工作：在实验室复核方面，除湖北、西藏和新疆生产建设兵团外，全国有 29 个省（市、区）开展盐样的实验室复核检测工作，并上报了留样复核记录表，实验室复核比率为 90.6%。除海南省外，其他各省复核盐样份数均达到 5% 以上，即按照《方案》要求完成了实验室环节的质量控制任务。从复核结果上看，相对误差≤10% 的样品数占总复核样品数的 68.19%（2008 年 63.71%），重庆、青海、上海、江西、北京、福建、广西、广东、山东、内蒙古、海南、河北、辽宁、天津、湖南、黑龙江、河南、云南、贵州、浙江和江苏 21 省（区、市）复核盐样相对误差 ≤20% 的样品比例 >80%。

（4）国家级督导工作：2008 年，NTTST 对河北、山东和海南省开展了碘盐监测的督导工作。通过督导了解到，各县能够按照监测方案认真实施，监测资料保存较好，数据较完整、信息可靠性较高。但督导中发现个别县在开展随机抽样监测时没有完全按照随机的原则进行抽样。各省业务部门应该继续加强培训，规范管理，严格抽样原则，使监测工作做得更加细致，数据更具有代表性。

三、成绩与经验

1. 政府重视，碘盐监测工作经费得到有效保障　卫生部对碘盐监测工作高度重视，2009 年通过中央转移支付地方病防治项目为全国所有县的碘盐监测提供了必要的工作经费，同时也支持了省、地两级监测培训和督导经费。各级政府和卫生行政部门加强了对监测工作的领导，保证了监测工作的顺利完成。

2. 各级卫生专业部门共同努力，碘盐监测工作质量进一步加强　各级卫生专业部门认真按照监测方案要求开展监测工作，同时加强了培训、督导和质量控制工作。全国 99.97% 的县（市、区、镇）及新疆生产建设兵团完成了全国碘盐监测工作，在非高碘地区开展随机监测的有效监测率达 99.26%，在高碘地区开展随机监测的有效监测率达 94.05%。省级监测培训和督导比率均达到 100%，实验室复核比率达到 90.6%。国家对部分省开展了现场督导，对全国省、地市和 1838 个县级实验室开展了盐碘检测外质控考核工作。

3. 居民户合格碘盐食用率显著提高，已提前达到我国 2010 年规划目标　监测结果显示，已经实现消除碘缺乏病阶段目标的省（市、区）居民户合格碘盐食用率持续巩固，未实现和基本实现消除碘缺乏病阶段目标的省（市、区）2009 年度居民户合格碘盐食用率明显提高。全国有 95.41% 的县（市、区、旗）居民合格碘盐食用率达到了 90% 以上，在碘盐这一项指标上，已经提前达到了 2010 年 95% 的县（市、区、旗）消除碘缺乏病目标。

4. 重点难点省份防治措施效果明显　新疆、西藏、青海和海南 4 个未实现消除碘缺乏病目标的省（区），近几年通过当地政府和各有关部门开展一系列的有效措施，碘盐覆盖率得到逐年提高。西藏随着碘盐价格补贴政策和碘盐销售目标管理责任制在全自治区范围的逐步落实，碘盐覆盖率在 2008 年基础上继续提高了 20.46 个百分点。2009 年新疆自治区继续为南疆贫困农牧民免费发放碘盐，并扩大了覆盖地区和人口数量，碘盐覆盖率和合格碘盐食用率首次均达到 90% 以上。青海省通过加强盐业供销和市场管理，在部分地区对贫困户免费发放碘盐，全省碘盐覆盖率连续四年保持在 90% 以上。海南省政府加强多部门配合，加强食盐市场管理，加大教育宣传力度，全省碘盐覆盖率自 2004 年以来首次达到 90% 以上。

5. 全国碘缺乏病监测信息管理平台运行顺畅　2008 年根据卫生部 2007 年颁布的《全国碘缺乏病监测方案》（试行）建立了全国碘缺乏病监测信息管理平台，采用县级碘盐监测数据网络直报系统。经过 2008 年的地区级培训、试运行、运行和 2009 年的完善，该信息平台保证了监测数据及时准确上报，节省了人力、物力资源，实现了各级疾控部门对监测信息的共享及数据的信息化管理。2009 年度监测数据通过信息平台上报比率达到 100%。

四、存在问题和建议

1. 重点地区问题依然严重　在碘盐这一项指标上，全国水平上虽然初步实现了《规划》目标的要求，但以省为单位统计，仍有10个省（市、区）未达到这一目标；在县级水平上，有131个县（市、区、旗）居民户合格碘盐食用率＜90%，56个县（市、区、旗）的非碘盐率＞20%，原盐产区是非碘盐冲击最严重的地区。

4个未达标省（区）问题依然存在，西藏自治区仍有23个县（市、区）碘盐覆盖率＜70%，昌都地区碘盐覆盖率还不足50%；新疆南部地区土盐资源丰富，分布广泛，政府碘盐价格补贴资金尚不能覆盖所有的贫困地区及人口，且远期看政策可持续性需进一步探讨；青海省玉树州非碘盐问题仍然严重，由于地处边远，碘盐供应网络不健全，囊谦县碘盐覆盖率仍然只有7.81%；海南省小盐田关停并转工作还面临重重困难，缺乏配套措施，进展缓慢。

部分实现阶段目标的省（市、区）仍然存在碘盐覆盖率＜70%的县，如山东、广西等。部分高碘地区的无碘食盐覆盖率较低，如北京、福建和山西的部分地区。

因此，各省要认真总结、分析碘盐监测结果，在保持已取得的成绩基础上，针对重点、难点问题，采取切实有效的措施，加大防治力度，缩小地区之间防治水平上的差距。

2. 碘盐质量有待提高　根据2009年度部分省份对生产层次碘盐生产质量的监测结果，生产环节的变异系数介于10%~18%之间，盐碘含量变异程度较大，不能适应即将颁布的国家食盐加碘新标准的要求，此外还发现两个批次盐样中存在非碘盐。

从居民户碘盐监测结果看，尽管全国碘盐合格率＞90%，但变异系数达25.87%，有24个省份变异系数＞20%，表明盐碘含量的变动幅度较大。在全国检出的33 022份不合格碘盐和非碘盐中，不合格碘盐的比例近半（47.28%），其中大部分碘含量＜20 mg/kg（78.80%），另有部分＞50 mg/kg（21.20%）。居民户环节的碘盐中不排除有少部分假冒碘盐，但多数为主渠道碘盐。这些不合格碘盐的分布既有西部省份，也有众多的中东部省市。

以上监测结果表明，盐碘的均匀性还存在一定问题，盐业生产部门必须进一步加强质量管理，把好源头质量关，提高碘盐质量；质检和工商部门要加强碘盐生产环节的监督和流通环节的监管。

3. 监测效率需进一步提升　在督导中发现部分县抽样的乡镇或村几年之内均未更换；有些地市专业人员对《方案》理解不透导致实施过程中发生偏差，因此各省要继续加强监测培训，特别是关于抽样方法和网络直报技术的培训。

全国有9个省（市、区）未按时上报随机抽样监测数据，有10省（市、区）未按时上报重点抽样监测数据。监测辅助信息通过信息平台上报比率不足80%，其中7个省（市、区）未通过软件平台填报监测培训记录表和省级督导记录表，1个省未上报盐样复核记录表。由于部分省未按时完整报送数据和资料，导致全国数据统计时间的延迟。因此，各省要认真总结本省监测工作中的不足，采取措施严格监测质量管理，加强监测信息上报的及时性、准确性，提高监测效率。

表 2 - 86　全国生产层次监测结果汇总 (2008. 7—12)

序号	省(市)名	监测企业数(个)	监测批数(批)	合格批数(批)	批质量合格率(%)	均数(mg/kg)	标准差(mg/kg)	变异系数(%)	检测盐样份数(份)	合格盐样份数(份)	不合格盐样份数(份)	非碘盐份数(份)
1	河北	139	788	783	99.37	33.48	4.85	14.49	7 092	7 089	3	0
2	上海	4	22	22	100.00	30.14	3.66	12.14	198	198	0	0
3	江苏	70	420	418	99.52	30.30	4.11	13.56	3 780	3 775	5	0
4	山东	8	8	8	100.00	37.82	3.95	10.44	72	72	0	0
5	河南	48	229	222	96.94	31.81	5.71	17.95	2 061	2 035	26	0
6	重庆	38	228	224	98.25	31.86	5.17	16.23	2 052	2 042	8	2
	合计	307	1 695	1 677	98.94	32.22	5.03	15.61	15 255	15 211	42	2

表 2 - 87　全国生产层次监测结果汇总 (2009. 1—6)

序号	省(市)名	监测企业数(个)	监测批数(批)	合格批数(批)	批质量合格率(%)	均数(mg/kg)	标准差(mg/kg)	变异系数(%)	检测盐样份数(份)	合格盐样份数(份)	不合格盐样份数(份)	非碘盐份数(份)
1	河北	144	787	781	99.24	32.72	4.97	15.19	7 083	7 076	7	0
2	上海	4	24	24	100.00	30.64	4.24	13.84	216	216	0	0
3	江苏	69	414	411	99.28	29.59	4.74	16.02	3 726	3 712	14	0
4	山东	8	8	8	100.00	33.14	3.34	10.08	72	72	0	0
5	河南	40	149	147	98.66	31.21	4.50	14.42	1 341	1 335	6	0
6	重庆	38	228	227	99.56	31.60	4.75	15.03	2 052	2 049	3	0
	合计	303	1 610	1 598	99.25	31.59	4.99	15.80	14 490	14 460	30	0

表 2-88 随机监测各省(区、市)居民户碘盐监测结果汇总(2009.1—6)

省(区、市)	应上报县数(个)	实际上报县数(个)	上报率(%)	有效监测率(%)	检测份数(份)	合格份数(份)	不合格份数(份)	非碘盐份数(份)	非碘盐率(%)	碘盐覆盖率(%)	碘盐合格率(%)	合格碘盐食用率(%)	中位数(mg/kg)	变异系数(%)
北京	18	18	100.00	100.00	5 246	4 891	129	226	6.59	93.41	97.26	90.87	31.03	28.97
天津	18	18	100.00	100.00	5 256	4 839	86	331	5.66	94.34	98.27	92.85	30.30	31.59
河北	167	167	100.00	100.00	48 756	46 983	973	800	1.81	98.19	97.94	96.17	30.00	22.92
山西	119	119	100.00	98.32	34 808	33 805	716	287	0.92	99.08	97.83	96.94	31.55	21.60
内蒙古	101	101	100.00	100.00	29 724	29 438	185	101	0.33	99.67	99.51	99.18	31.80	16.42
辽宁	101	101	100.00	100.00	29 426	28 801	357	268	0.98	99.02	98.72	97.75	31.70	19.22
吉林	60	60	100.00	100.00	17 412	17 345	65	2	0.02	99.98	99.68	99.66	31.87	14.30
黑龙江	132	132	100.00	100.00	38 527	37 811	555	161	0.48	99.52	98.16	97.69	31.30	19.02
上海	19	19	100.00	100.00	6 132	5 782	112	238	4.00	96.00	98.02	94.11	31.20	27.16
江苏	107	107	100.00	100.00	31 199	30 462	469	268	0.90	99.10	98.31	97.44	29.82	19.41
浙江	90	90	100.00	100.00	26 305	25 024	663	618	2.20	97.80	97.49	95.35	30.50	25.29
安徽	104	104	100.00	100.00	29 998	29 693	289	16	0.07	99.93	99.24	99.17	31.10	19.00
福建	84	84	100.00	100.00	24 267	23 450	313	504	2.33	97.67	98.57	96.27	29.60	21.78
江西	99	99	100.00	100.00	28 656	27 798	709	149	0.48	99.52	97.49	97.03	32.70	21.65
山东	120	120	100.00	98.33	34 759	32 636	767	1 356	3.24	96.76	97.43	94.41	30.50	68.79
河南	156	156	100.00	100.00	44 764	43 173	1 113	478	1.19	98.81	97.69	96.53	30.00	21.36
湖北	102	102	100.00	100.00	29 712	28 950	676	86	0.28	99.72	97.61	97.34	31.80	20.27
湖南	122	122	100.00	100.00	35 332	34 147	1 066	119	0.37	99.63	96.64	96.28	30.70	21.52
广东	123	123	100.00	100.00	35 847	34 515	476	856	3.45	96.55	98.63	95.22	30.60	23.13

续表 2-88

省(区,市)数	应上报县数(个)	实际上报县数(个)	上报率(%)	有效监测率(%)	检测份数(份)	合格份数(份)	不合格份数(份)	非碘盐份数(份)	非碘盐率(%)	碘盐覆盖率(%)	碘盐合格率(%)	合格碘盐食用率(%)	中位数(mg/kg)	变异系数(%)
广西	109	109	100.00	100.00	30 775	29 420	911	444	1.35	98.65	96.54	95.34	32.10	23.99
海南	21	21	100.00	90.48	5 248	4 712	161	375	7.80	92.20	96.24	88.76	33.10	33.90
重庆	40	40	100.00	100.00	14 217	13 634	453	130	1.10	98.90	96.66	95.59	30.30	22.86
四川	182	182	100.00	100.00	52 501	50 997	1 073	431	0.53	99.47	97.91	97.40	33.80	21.52
贵州	88	88	100.00	100.00	25 488	24 840	543	105	0.49	99.51	97.85	97.38	31.70	20.85
云南	129	129	100.00	97.67	37 983	36 459	820	704	2.21	97.79	97.39	95.28	31.44	23.68
西藏	74	73	98.65	87.67	21 959	16 313	0	5 646	26.46	73.54	—	<73.54	—	—
陕西	107	107	100.00	100.00	30 972	30 596	292	84	0.33	99.67	99.09	98.76	32.57	18.46
甘肃	87	87	100.00	100.00	24 977	24 158	397	422	1.40	98.60	98.10	96.75	29.96	22.56
青海	43	43	100.00	95.35	12 669	11 406	418	845	4.44	95.56	96.27	92.12	32.78	33.34
宁夏	22	22	100.00	100.00	6 432	6 204	152	76	1.01	98.99	97.55	96.57	33.50	22.06
新疆	94	94	100.00	100.00	27 516	25 659	653	1 204	4.84	95.16	97.58	92.89	32.80	29.61
新疆兵团	14	14	100.00	92.86	4 103	4 003	20	80	0.96	99.04	99.49	98.53	33.42	21.98
合计	2 852	2 851	99.96	99.26	830 966	797 944	15 612	17 410	1.58	98.42	97.92	96.40	31.30	25.87

表 2 - 89 随机监测各省（区、市）居民户县级非碘盐率和合格碘盐食用率情况（2009.1—6）

省（区、市）	非碘盐率>10%和≤20%的县数（个）	非碘盐率>20%和≤30%的县数（个）	非碘盐率>30%的县数（个）	碘盐覆盖率≥90%的县数	碘盐覆盖率≥95%的县数（个）	合格碘盐食用率≥90%的县数（个）	合格碘盐食用率>90%的县数占总县数的百分比（%）
北京	0	1	0	17	14	16	88.89
天津	0	0	1	17	11	17	94.44
河北	0	0	0	167	151	167	100.00
山西	0	0	0	119	118	119	100.00
内蒙古	0	0	0	101	100	101	100.00
辽宁	0	0	0	101	97	101	100.00
吉林	0	0	0	60	60	60	100.00
黑龙江	0	0	0	132	129	131	99.24
上海	1	0	0	18	14	17	89.47
江苏	0	0	0	107	106	106	99.07
浙江	2	0	1	87	83	87	96.67
安徽	0	0	0	104	104	104	100.00
福建	2	0	1	81	75	79	94.05
江西	0	0	0	99	95	99	100.00
山东	5	0	4	111	103	108	90.00
河南	0	1	0	155	150	152	97.44
湖北	0	0	0	102	102	102	100.00
湖南	0	0	0	122	122	118	96.72

续表 2 - 89

省（区、市）	非碘盐率>10%和≤20%的县数（个）	非碘盐率>20%和≤30%的县数（个）	非碘盐率>30%的县数（个）	碘盐覆盖率≥90%的县数	碘盐覆盖率≥95%的县数（个）	合格碘盐食用率≥90%的县数（个）	合格碘盐食用率>90%的县数占总县数的百分比（%）
广东	0	0	2	121	107	121	98.37
广西	0	1	2	106	103	105	96.33
海南	4	1	0	16	13	14	66.67
重庆	0	0	0	40	40	40	100.00
四川	2	0	0	180	176	180	98.90
贵州	0	0	0	88	86	88	100.00
云南	3	2	0	124	115	120	93.02
西藏	6	7	23	37	31	37	50.68
陕西	0	0	0	107	107	107	100.00
甘肃	0	0	1	86	81	84	96.55
青海	1	0	3	39	33	32	74.42
宁夏	1	0	0	21	21	21	95.45
新疆	7	3	2	82	70	74	78.72
新疆兵团	1	0	0	13	13	13	92.86
合计	35	16	40	2 760	2 630	<2 720	95.41

表2－90 碘盐覆盖率<90%的县（市、区、旗）汇总（2009.1—6）

省（区、市）	合计县（区、市、旗）数（个）	碘盐覆盖率≥80%，<90%的县（区、市、旗）		碘盐覆盖率≥70%，<80%的县（区、市、旗）		碘盐覆盖率<70%的县（区、市、旗）	
		县名	个数	县名	个数	县名	个数
北京	1		0	海淀区（79.47%）	1		0
天津	1		0		0	静海县（47.57%）	1
上海	1	嘉定区（89.90%）	1		0		0
浙江	3	普陀区（88.00%），嵊泗县（89.33%）	2		0	岱山县（67.00%）	1
福建	3	翔安区（86.67%），秀屿区（87.33%）	2		0	东山县（59.37%）	1
山东	9	商河县（86.33%），临邑县（89.24%），齐河县（89.58%），阳谷县（84.38%），高唐县（89.24%）	5		0	庆云县（36.67%），阳信县（38.67%），无棣县（40.28%），成武县（65%）	4
河南	1		0	叶县（79.51%）	1		0
广东	2		0		0	陆丰市（58.68%），惠来县（68.75%）	2
广西	3		0	合浦县（78.47%）	1	银海区（69.58%），铁山港区（41.67%）	2
海南	5	儋州市（81.25%），东方市（86.81%），澄迈县（84.38%），陵水县（88.19%）	4	临高县（70.14%）	1		0
四川	2	甘孜县（84.72%），色达县（89.93%）	2		0		0
云南	5	昭阳区（89.93%），大关县（89.97%），泸水县（89.67%）	3	永善县（79.51%），彝良县（74.31%）	2		0

续表 2-90

省（区、市）	合计县（个）数	碘盐覆盖率≥80%，<90%的县（区、市、旗）		碘盐覆盖率≥70%，<80%的县（区、市、旗）		碘盐覆盖率<70%的县（区、市、旗）	
		个数	县名	个数	县名	个数	县名
西藏	36	6	札达县（84.67%）、昌都（85.4%）、安多县（85.76%）、隆子县（87.33%）、白朗县（88.33%）、比如县（89.21%）	7	尼木县（71%）、聂荣县（71.54%）、洛隆县（72.67%）、工布江达县（72.67%）、八宿县（75%）、南木林县（77.67%）、芒康县（78.33%）	23	昂仁县（0.33%）、改则县（11%）、当雄县（12.33%）、贡觉县（14.67%）、索县（15.67%）、丁青县（18.73%）、聂拉木县（19.26%）、边坝县（21.33%）、仲巴县（22.81%）、岗巴县（29.33%）、类乌齐县（32.33%）、双湖区（38.1%）、尼玛县（38.33%）、左贡县（38.89%）、那曲县（40.62%）、巴青县（40.67%）、墨脱县（45.93%）、萨迦县（49%）、察雅县（49.17%）、江达县（57.14%）、日土县（57.33%）、措勤县（60.67%）、嘉黎县（62%）
甘肃	1	0		0		1	广河县（66.11%）
青海	4	1	格尔木市（87.33%）	0		3	囊谦县（7.81%）、杂多县（54.95%）、玉树县（57%）
宁夏	1	1	盐池县（86%）	0		0	
新疆	12	7	巴里坤哈萨克自治县（89.58%）、温泉县（85.33%）、库车县（81.25%）、乌什县（88.89%）、拜城县（83.67%）、麦盖提县（84.72%）、巴楚县（88.54%）	3	和田市（77.08%）、皮山县（70.83%）、民丰县（78.33%）	2	且末县（65.63%）、和田县（63.19%）
新疆兵团	1	1	农十四师（80.13%）	0		0	
合计	91	35		16		40	

表 2 – 91　全国重点抽样碘盐监测居民户碘盐覆盖率（2009.6—8）

省（区、市）	上报县数	检测份数	非碘盐份数	非碘盐率（%）	碘盐覆盖率（%）
北京	1	300	1	0.33	99.67
天津	1	300	29	9.67	90.33
河北	18	5 400	167	3.09	96.91
山西	12	3 588	86	2.40	97.6
内蒙古	40	11 972	118	0.99	99.01
辽宁	15	4 500	59	1.31	98.69
吉林	4	1 200	0	0.00	100.00
黑龙江	3	900	21	2.33	97.67
上海	19	5 780	382	6.61	93.39
江苏	27	8 398	162	1.93	98.07
浙江	6	1 800	212	11.78	88.22
福建	12	1 770	306	17.29	82.71
山东	1	300	4	1.33	98.67
河南	22	6 444	179	2.78	97.22
湖北	4	1 200	10	0.83	99.17
湖南	4	924	10	1.08	98.92
广东	5	1 500	29	1.93	98.07
广西	17	4 860	192	3.95	96.05
海南	5	1 503	250	16.63	83.37
重庆	8	2 402	82	3.41	96.59
四川	37	11 100	118	1.06	98.94
贵州	2	588	10	1.70	98.30
云南	27	8 232	381	4.63	95.37
陕西	29	8 401	48	0.57	99.43
甘肃	20	6 003	322	5.36	94.64
青海	9	2 686	785	29.23	70.77
宁夏	5	1 500	66	4.40	95.60
新疆	40	12 000	709	5.91	94.09
合计	393	115 551	4 738	4.10	95.90

表 2 - 92　各省（市、区）高碘地区居民食用盐监测结果（2009.1—6）

省 （区、市）	无碘食盐 份数（份）	检测份 数（份）	无碘食盐 率（%）	县数 （个）	上报县 数（个）	有效监测 率（%）	上报率 （%）
北京	22	60	36.67	1	1	100.00	100.00
河北	1 385	1 476	93.83	5	5	100.00	100.00
山西	1 147	1 680	68.27	10	10	100.00	100.00
江苏	1 261	1 296	97.3	5	5	100.00	100.00
安徽	801	816	98.16	4	4	100.00	100.00
福建	28	75	37.33	1	1	100.00	100.00
山东	8 184	9 159	89.35	38	38	89.47	100.00
河南	4 434	4 500	98.53	20	20	95.00	100.00
合计	17 262	19 062	90.56	84	84	94.05	100.00

表 2 - 93　高碘地区居民户无碘食盐率（2009.1—6）

省 （区、市）	县名	无碘食盐 份数（份）	检测份 数（份）	无碘食 盐率（%）	省 （区、市）	县名	无碘食盐 份数（份）	检测份 数（份）	无碘食 盐率（%）
北京	大兴区	22	60	36.67	江苏	铜山县	300	300	100.00
河北	海兴县	300	300	100.00		睢宁县	116	120	96.67
	盐山县	288	288	100.00		邳州市	297	300	99.00
	南皮县	300	300	100.00	安徽	杜集区	60	60	100.00
	孟村县	271	300	90.33		砀山县	285	288	98.96
	黄骅市	226	288	78.47		萧县	285	288	98.96
山西	小店区	117	120	97.50		灵璧县	171	180	95.00
	清徐县	138	180	76.67	福建	翔安区	28	75	37.33
	山阴县	60	60	100.00	山东	商河县	242	300	80.67
	应县	14	300	4.67		高青县	356	359	99.16
	祁县	118	120	98.33		微山县	23	120	19.17
	平遥县	285	300	95.00		嘉祥县	173	180	96.11
	介休市	56	60	93.33		梁山县	277	288	96.18
	文水县	162	180	90.00		德城区	232	288	80.56
	孝义市	88	120	73.33		陵县	252	288	87.50
	汾阳市	109	240	45.42		宁津县	143	288	49.65
江苏	丰县	271	288	94.10		庆云县	115	120	95.83
	沛县	277	288	96.18		齐河县	98	120	81.67

省 （区、市）	县名	无碘食盐 份数（份）	检测份 数（份）	无碘食 盐率（%）	省 （区、市）	县名	无碘食盐 份数（份）	检测份 数（份）	无碘食 盐率（%）
山东	平原县	113	120	94.17	山东	鄄城县	323	323	100.00
	夏津县	278	288	96.53		定陶县	285	288	98.96
	武城县	132	300	44.00		东明县	288	288	100.00
	乐陵市	279	288	96.88	河南	龙亭区	60	60	100.00
	禹城市	60	60	100.00		顺河区	58	60	96.67
	东昌府区	300	300	100.00		禹王台区	58	60	96.67
	阳谷县	259	300	86.33		杞县	281	288	97.57
	莘县	288	288	100.00		通许县	58	60	96.67
	茌平县	261	288	90.63		开封县	288	288	100.00
	东阿县	127	179	70.95		兰考县	288	288	100.00
	冠县	269	288	93.40		原阳县	297	300	99.00
	高唐县	55	120	45.83		封丘县	299	300	99.67
	临清市	276	286	96.50		长垣县	288	288	100.00
	滨城区	113	120	94.17		台前县	290	300	96.67
	惠民县	300	300	100.00		梁园区	261	288	90.63
	阳信县	118	180	65.56		睢阳区	288	288	100.00
	无棣县	55	60	91.67		民权县	281	288	97.57
	博兴县	120	120	100.00		睢县	288	288	100.00
	邹平县	289	300	96.33		宁陵县	285	288	98.96
	牡丹区	285	288	98.96		柘城县	60	60	100.00
	曹县	288	288	100.00		虞城县	288	288	100.00
	单县	288	288	100.00		夏邑县	298	300	99.33
	成武县	264	300	88.00		永城市	120	120	100.00
	巨野县	272	272	100.00	合计		17 262	19 062	90.56
	郓城县	288	288	100.00					

卫生部消除碘缺乏病国际合作项目技术指导中心

第十三节　2010 年全国碘盐监测报告

为准确、及时、连续掌握全国碘盐普及状况及重点地区的非碘盐冲销情况，了解高碘地区停供碘盐现状，各级卫生行政和专业部门共同努力，按照《全国碘缺乏病监测方案（试行）》（以下简称《方案》）的要求，完成了 2010 年度碘盐监测工作。现将监测结果报告如下。

一、监测结果

1. 随机抽样碘盐监测结果

（1）监测范围

①生产层次：自生产层次碘盐质量监督归口质检部门之后，多数省不再开展该层次的监测，但部分省仍然延续了该项工作。2010 年度河北、上海、江苏、河南和重庆 5 个省（市）对碘盐生产、加工和批发企业开展了监测，其中，2009 年下半年监测了 295 家企业，2010 年上半年监测了 275 家企业。

②居民层次：2010 年度全国应开展碘盐监测 2882 个县级单位，实际开展监测 2876 个，其中包括 2862 个县（区、市、旗）和 14 个新疆生产建设兵团师，监测覆盖率达到 99.79%。

监测盲区：青海玉树地区所辖的 6 个县本年度未开展碘盐监测。

（2）监测结果

①生产层次

a. 2009 年下半年碘盐监测结果：河北、上海、江苏、河南和重庆 5 个省（市）共监测盐样 1588 批，合格 1564 批，批质量合格率为 98.49%。共检测 14 282 份盐样，盐碘均值为 31.3 mg/kg，标准差为 5.0 mg/kg，变异系数为 16.0%。其中不合格碘盐 23 份，占 0.16%，非碘盐 2 份，占 0.01%。这两份非碘盐来自河北的饶阳县和江苏的仪征市。各省（区、市）碘盐生产批质量合格率在 95.21% ~ 100% 之间，变异系数范围为 12.7% ~ 16.5%，见本节后附表（表 2 - 97）。

b. 2010 年上半年碘盐监测结果：河北、上海、江苏、河南和重庆 5 个省（市）共监测盐样 1539 批，合格 1527 批，批质量合格率为 99.22%。共检测 13 842 份盐样，盐碘均值为 31.3 mg/kg，标准差为 5.1 mg/kg，变异系数为 16.3%。其中不合格碘盐 39 份，占 0.28%。各省（区、市）碘盐生产批质量合格率在 97.36% ~ 100% 之间，变异系数范围为 11.6% ~ 16.9%，见本节后附表（表 2 - 98）。

②居民层次：全国共监测非高碘地区居民户食用盐 826 696 份，其中定量检测 804 381 份，半定量检测 22 315 份，半定量检测盐样来自西藏各监测县。

a. 居民户碘盐质量：全国共定量检测非高碘地区居民户食用盐 804 381 份，其中碘盐

794 875 份，非碘盐 9506 份，盐碘中位数为 31.0 mg/kg。

在 794 875 份碘盐中，合格碘盐 780 150 份，经人口加权全国碘盐合格率 97.95%，除西藏外，各省碘盐合格率均在 95% 以上。频数分布图显示盐碘含量呈基本对称分布（图2－106），盐碘均值 31.1 mg/kg，标准差 6.7 mg/kg，变异系数 21.5%。各省（区、市）变异系数在 15.8% ~ 35.3% 之间，其中 > 20% 的有 22 个省（区、市），见本节后附表（表2－99）。四川、湖南、江西、贵州、宁夏、甘肃、云南、福建、山西、重庆、广西、广东、河南、河北、青海、新疆、浙江、山东、海南和北京 20 个省（区、市）的变异系数在 20% ~ 30% 之间，天津和上海 2 市变异系数在 30% ~ 40% 之间。

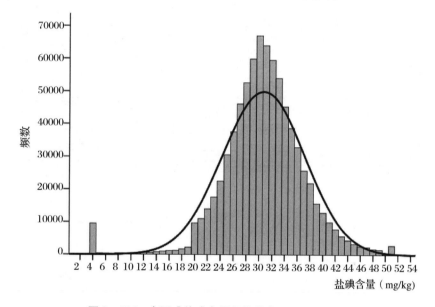

图 2－106　全国碘盐碘含量频数分布（2010. 1—6）

不合格碘盐有 14 721 份，其中盐碘含量 < 20 mg/kg 的盐样 11 856 份，占 80.54%，其中河北 1063 份，河南 903 份，湖南 741 份，四川 665 份，广西 664 份，山东 657 份；盐碘含量 > 50 mg/kg 的盐样 2865 份，占 19.46%，其中 > 100 mg/kg 的盐样 17 份，主要分布在河南、四川、云南、江西和湖南等省。

b. 居民户碘盐覆盖情况：全国共检测居民户食用盐 826 696 份，检出碘盐 814 297 份，非碘盐 12 399 份，经人口加权全国碘盐覆盖率为 98.63%，与 2009 年（98.42%）基本持平，见本节后附表（表2－99，表2－100）。

监测结果显示，在省级水平上，全国有 27 个省（市）和新疆生产建设兵团的碘盐覆盖率 > 95%；3 个省（市）碘盐覆盖率 > 90% 且 < 95%，分别是海南（94.45%）、天津（93.18%）和上海（92.87%）；西藏碘盐覆盖率 < 90%，为 88.19%（图 2－107，图 2－108）。

在县级水平，碘盐覆盖率 < 80% 的有 33 个县（区、市、旗），其中 9 个县（区、市、旗）碘盐覆盖率 < 50%，西藏占 6 个，见图 2－108 及本节后附表（表 2－101）。

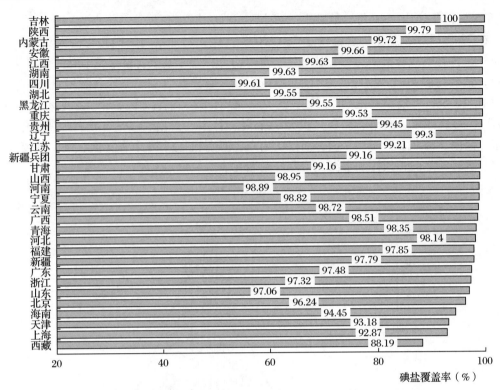

图 2 - 107　全国各省（区、市）碘盐覆盖率（2010.1—6）

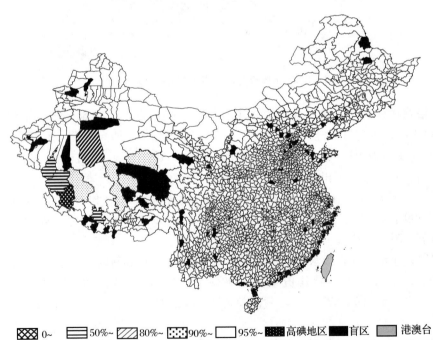

图 2 - 108　全国各县（区、市、旗）碘盐覆盖率示意图（2010.1—6）

c. 居民户合格碘盐食用情况：全国共检测 826 696 份居民户食用盐，其中合格碘盐 799 576 份，经人口加权后，全国居民合格碘盐食用率为 96.63%。自 2004 年以来，在国家水平上，居民合格碘盐食用率已经连续 7 年保持在 90% 以上，连续 2 年保持在 95% 以上（图 2 - 109）。

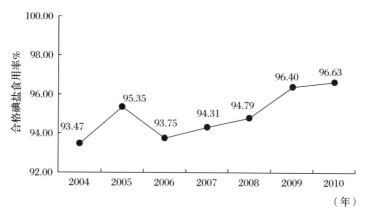

图 2 - 109　全国居民户合格碘盐食用率（2004—2010）

2005 年西藏大部分地区和新疆南疆地区为监测盲区，因此合格碘盐食用率高于其他年份。

在省级水平，全国有 29 个省（区、市）和新疆生产建设兵团的居民户合格碘盐食用率 >90%，其中海南从 2004 年以来合格碘盐食用首次达到 90% 以上，上海（88.75%）和西藏（<88.19%）2 个省（区）的合格碘盐食用率 <90%。与 2009 年相比，西藏的合格碘盐食用率上升了 14.65 个百分点；上海的合格碘盐食用率下降了 5.36 百分点（图 2 - 110）。

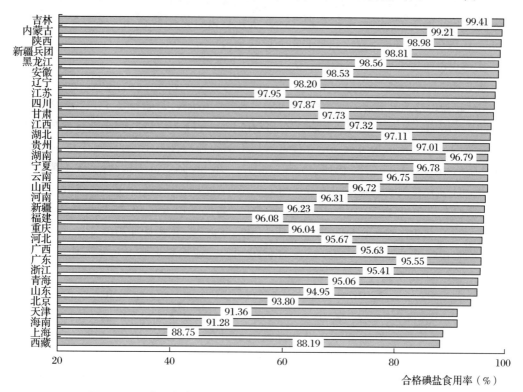

图 2 - 110　全国各省（区、市）居民户合格碘盐食用率（2010.1—6）

在县级水平，全国有2755个县的居民户合格碘盐食用率达90%以上，占实际监测非高碘县的96.84%，比2009年（95.41%）提高了1.43个百分点。46个县（区、市、旗）合格碘盐食用率为80%～90%（不包括90%），占1.62%；21个县（区、市、旗）合格碘盐食用率在70%～80%（不包括80%），占0.73%；23个县（区、市、旗）合格碘盐食用率在70%以下，占0.81%（图2-111）。

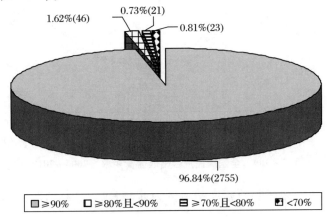

图2-111　全国县级居民户合格碘盐食用率的构成比（2010.1—6）

全国有12个省（区、市）和新疆建设兵团所有监测县和兵团师的合格碘盐食用率均在90%以上，12个省（区、市）分别是内蒙古、辽宁、吉林、黑龙江、江苏、安徽、江西、湖北、广东、重庆、四川和宁夏，其他省份均有合格碘盐食用率<90%的县（区、市、旗）。其中西藏、山东、上海、新疆、河北5省（区、市）县级合格碘盐食用率<90%的县数较多，共有55个，占全国同类县（区、市）（90个）的61.11%。

d. 重点省份碘盐覆盖率提升原因分析

新疆：新疆自治区自2007年开始由自治区政府每年投入1800万元对南疆4地区贫困人口农牧民实行碘盐价格补贴政策。从2009年这项经费投入增加到2140多万元，且覆盖的地区和人口数也有所增加。另外，自治区政府在南疆地区积极开展有特色的健康教育宣传工作，如2009年、2010年由自治区地方病防治办公室（以下简称地病办）组织，自治区疾控中心派出碘缺乏病防治知识专家宣讲团在巴州、克州、和田、喀什、阿克苏五地州的35个碘缺乏病重点县（市）巡回开展碘缺乏病防治政策和相关知识宣讲活动。经过近几年各级政府和专业人员的努力新疆合格碘盐食用率从2007年的79.63%提高到2010年的96.23%，并且已连续两年达到90%以上。碘盐覆盖率在90%以下的县从2007年的33个减少到2010年的3个。新疆消除碘缺乏病工作取得了显著的成绩，今后如何巩固这一成果是新疆下一步工作的核心内容。见图2-112及本节后附表（表2-100）。

西藏：继2007年后，2010年是第二次监测覆盖率达到100%。2010年，西藏碘盐覆盖率为88.19%，比2009年提高14.65个百分点；碘盐覆盖率>90%的县为51个，比2009年增加14个。西藏碘盐覆盖率提升迅速，原因主要是西藏碘盐价格补贴政策的落实由拉萨、山南、林芝、日喀则等地区进一步扩大到全自治区；全区统一盐价，政府碘盐价格补贴的力度由原来的1.5元/千克降低到0.5元/千克，在与土盐的市场竞争中占据了明显的价格优势；所有地区和县基本实现了碘盐配送；另外，西藏的大骨节病项目为病区县免费发放硒碘盐，也提高了部分地区碘盐的覆盖水平。见图 2 - 113。

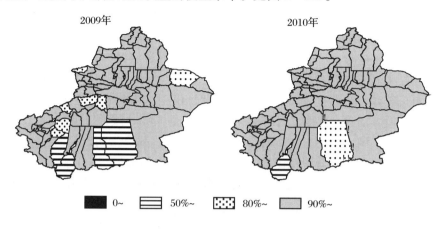

图 2 - 112　新疆碘盐覆盖率分布（2009—2010）

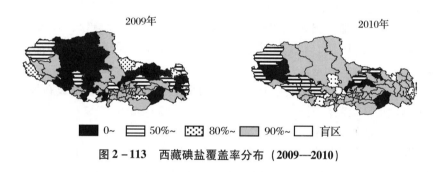

图 2 - 113　西藏碘盐覆盖率分布（2009—2010）

海南：海南省碘盐覆盖水平稳步提高，2010 年海南省合格碘盐食用率首次达到 90% 以上，碘盐覆盖率也连续 2 年达 90% 以上。随着海南省国际旅游岛建设上升为国家战略，其旅游和房地产业迅速发展，加速了海南小盐田转产的步伐，此外，为加速海南省消除碘缺乏病工作，由省卫生、盐务、公安、工商、质检 5 个部门共同组成了打击涉盐违法犯罪联合检查组，清理整顿食盐市场，加大对非碘盐的稽查和打击力度；各级卫生专业人员加强对群众进行健康教育，在开展现场监测的同时入户宣传碘缺乏病知识，发放宣传材料。以上原因促进了海南省碘盐覆盖率的迅速提升。见图 2 - 114。

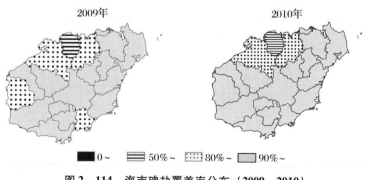

图 2 - 114　海南碘盐覆盖率分布（2009—2010）

e. 与 2010 年消除碘缺乏病目标的差距：根据《全国重点地方病防治规划（2004—2010年）》的要求，到 2010 年 95% 的县（区、市、旗）要达到消除碘缺乏病目标，居民合格碘盐食用率达到 90% 以上是其中的重要指标之一。本次监测显示，全国有 96. 63% 的县（区、市、旗）和新疆生产建设兵团师居民合格碘盐食用率达到了 90% 以上，比 2009 年提高了 1. 22 个百分点。在碘盐这一项指标上，全国已连续两年达到《规划》的要求。

以省为单位统计，在碘盐一项指标上，河北、山西、内蒙古、辽宁、吉林、黑龙江、江苏、浙江、安徽、福建、江西、河南、湖北、重庆、贵州、陕西、黑龙江、江苏、四川、广东、河南、湖北、湖南、广东、广西、重庆、四川、贵州、云南、陕西、甘肃、宁夏 21 个省（区、市）和新疆生产建设兵团已经达到 2010 年消除碘缺乏病目标的要求；山东、新疆、天津 3 省（区、市）接近实现这一目标，即有 90% ~ 95%（不包括95%）的县（区、市、旗）达到 2010 年消除碘缺乏病目标；海南和北京有 80% ~ 90%（不包括90%）的县（区、市）达标；不足 80% 的县（区、市）达标的省（区、市）有上海（50.00%）、西藏（< 68.92%）和青海（79.07%）。

f. 碘盐覆盖率 < 80% 的县分布情况：按照《全国碘缺乏病监测方案（试行）》要求，历史上曾有地方性克汀病流行，且本年度监测碘盐覆盖率 < 80% 的县（区、市、旗）启动高危调查。2010 年度共监测出 33 个碘盐覆盖率 < 80% 的县（区、旗），较 2009 年（56 个）明显减少。其中，西藏 19 个，山东 4 个，广西 3 个，河北、天津、浙江、福建、海南、新疆、甘肃各 1 个。

各省（区、市）应根据以上县（区、市）历史上有无克汀病流行或新发克汀病病例，确定 2010 年高危地区监测范围。

2. 重点抽样碘盐监测结果

（1）监测范围：全国除吉林、黑龙江、安徽、江西、山东、湖南、西藏和新疆生产建设兵团以外的 24 个省（自治区、直辖市）的 363 个县（区、市、旗）开展了重点抽样碘盐监测。未实现和基本实现消除碘缺乏病阶段目标的 7 个省（区、市）（除西藏），重点监测覆盖率达到 24%（表 2 - 102）。

（2）监测结果：共检测 106 793 份居民家中食用盐，其中碘盐为 103 753 份，碘盐覆盖率 97. 15%。在省级水平，福建和上海 2 省（市）碘盐覆盖率 < 90%，分别为 84. 46% 和 89. 40%。

对不同类型地区碘盐覆盖率进行统计，原盐产区合并边远地区碘盐覆盖率较低，为 71. 76%，其他地区碘盐覆盖率均 > 90%（表 2 - 94）。

表 2 - 94　重点抽样监测不同类型地区碘盐覆盖率（2010.6—8）

地区类型	样本量（份）	碘盐数	非碘盐数	碘盐覆盖率（%）
原盐产区	8 008	7 402	606	92. 43
碘盐供应覆盖不健全地区	1 815	1 746	69	96. 20
工业盐冲销地区	5 205	5 048	157	96. 98
边远地区	23 465	23 103	362	98. 46
贫困地区	22 947	22 498	449	98. 04

地区类型	样本量（份）	碘盐数	非碘盐数	碘盐覆盖率（%）
其他地区	31 822	30 832	990	96.89
原盐产区，边远地区	255	183	72	71.76
原盐产区，边远地区，贫困地区	75	73	2	97.33
原盐产区，工业盐冲销地区	15	15	0	100.00
原盐产区，工业盐冲销地区，其他地区	45	44	1	97.78
原盐产区，贫困地区	300	279	21	93.00
碘盐供应覆盖不健全地区，边远地区，贫困地区	375	375	0	100.00
碘盐供应覆盖不健全地区，工业盐冲销地区	165	154	11	93.33
碘盐供应覆盖不健全地区，贫困地区	360	358	2	99.44
工业盐冲销地区，边远地区	765	718	47	93.86
工业盐冲销地区，其他地区	180	173	7	96.11
边远地区，贫困地区	10 981	10 737	244	97.78
贫困地区，其他地区	15	15	0	100.00
合计	106 793	103 753	3 040	97.15

有 4 个省（区、市）在原盐产区合并边远地区进行了重点抽样监测，其中广西的碘盐覆盖率最低为 14.67%（表 2 - 95），其次是云南为 86.67%。以上结果显示，广西和云南两省在原盐产区合并边远地区存在非碘盐冲击，是今后保持碘盐普及工作的重点地区。

表 2 - 95　各省原盐产区合并边远地区碘盐覆盖情况（2010.6—8）

省（区）	样本量（份）	碘盐数	碘盐覆盖率（%）
广西	75	11	14.67
江苏	60	58	96.67
新疆	90	88	97.78
云南	30	26	86.67
合计	255	183	71.76

在重点监测中福建和上海两省（市）碘盐覆盖率 <90%。对其结果进一步分析表明，福建主要在原盐产区受非碘盐冲销；上海居民 2010 年在 1300 多家便利店里无需任何证明可以买到无碘食盐，食用无碘食盐的家庭增多，居民合格碘盐食用率呈下降趋势（表 2 - 96）。

3. 高碘地区居民食用盐监测结果

（1）监测范围：全国有天津、河北、山西、江苏、安徽、福建、山东和河南 8 个省（市）的 110 个县（区、市、旗）开展了高碘地区食用盐监测。其中 31 个县（区、市）的辖区均为高碘乡，79 个县（区、市）高碘与非高碘乡并存，见节后附表（表 2 - 103，表 2 - 104）。

表 2-96　福建和上海重点抽样碘盐监测结果（2010.6—8）

省（市）	地区类型	样本量（份）	碘盐数	碘盐覆盖率（%）
福建	原盐产区	1 343	1 604	83.73
	其他地区	75	75	100.00
上海	其他地区	5 480	4 899	89.40

（2）监测结果：共监测居民户盐样 24 692 份，其中无碘食盐 19 343 份，无碘食盐率为 78.34%。在省级水平，江苏、安徽、山东和河南 4 省的无碘食盐率在 90% 以上；天津和山西的无碘食盐率在 50% ~ 90% 之间，分别为 59.77% 和 68.17%；福建和河北的无碘食盐率 <50%，分别为 5.33% 和 41.18%。其中福建高碘地区的范围只有一个乡，并且已经实行了改水，新的饮用水不再是高碘水，因此福建省在该地区供应了碘盐。

在县级水平，有 69 个县（区、市）居民户无碘食盐率达到 90% 以上（包括 90%），其中 30 个县（区、市）无碘食盐率为 100%，已经完全停供了碘盐。其他 41 个县仅部分停供了碘盐，其中 24 个县（区、市）居民户无碘食盐率 <50%，详见本节后附表（表 2-102 ~ 表 2-104）。

（3）监测结果分析：天津和河北 2 省市均有 2010 年首次开展高碘监测的县，两省卫生部门虽已将停供碘盐的乡镇名单报给盐业部门，但 2010 年的监测数据显示，盐业部门停供碘盐、改供无碘食盐的工作还未全面落实。山西部分县由于盐业部门人员缺乏，在高碘和非高碘混杂县供应无碘食盐工作难以落实到位，导致这些县的无碘食盐率较低。

二、碘盐监测管理

1. 监测数据报送的及时性　按照《方案》规定，各省（区、市）应于每年的 6 月 15 日和 8 月 15 日之前分别上报随机抽样和重点抽样碘盐监测数据。全国有北京、天津、河北、山西、内蒙古、辽宁、吉林、黑龙江、上海、江苏、浙江、安徽、福建、江西、河南、湖北、湖南、广东、广西、海南、重庆、四川、云南、陕西、甘肃、宁夏、青海、新疆 28 个省（区、市）和新疆生产建设兵团按时上报了随机监测数据，随机监测及时上报比率为 90.63%（29/32），比 2009 年（71.9%）有明显提高；北京、天津、河北、山西、内蒙古、辽宁、上海、江苏、浙江、福建、河南、湖北、广东、广西、海南、重庆、四川、贵州、云南、陕西、甘肃、青海、宁夏和新疆 24 个省（区）按期上报了重点监测数据，重点监测及时上报比率为 100%（24/24），同样比 2009 年（64.3%）有明显提高。吉林、黑龙江、安徽、江西、山东、湖南、西藏和新疆生产建设兵团经请示上级相关主管部门未开展重点监测工作。未开展重点监测工作的原因包括：有的省所辖县碘盐覆盖率较高，大多 >95%，认为不存在问题地区；重点监测国家没有给予专项经费支持；重点监测与随机监测时间间隔短，无法完成。

2. 监测数据报送的有效性　在非高碘地区开展随机监测的 2845 个县（区、市、旗）和新疆生产建设兵团师中，2830 个县（区、市、旗）和兵团师达到了要求的采样量，有效监测率为 98.00%，比 2009 年下降了 1.26 个百分点。其中，北京、河北、内蒙古、辽宁、吉林、黑龙江、上海、江苏、浙江、福建、江西、河南、湖北、广东、海南、四川、陕西、甘肃、宁夏和新疆20个省（区、市）有效监测率达到100%；天津、山西、安徽、山东、湖南、贵州、云南和西藏8个省（区、市）有90%以上（不包括100%）的县（区、市）按要求完成了采样量；广西、重庆、青海3个省（区、市）和新疆生产建设兵团有80% ~ 90%（不包括90%）的县（区、市）和兵团师按要求完成了采样量。

在高碘地区开展随机监测的110个县（区、市）中，104个县（区、市）达到了要求的采样量，有效监测率为94.55%。其中天津、山西、江苏、安徽、福建和河南6省（市）有效监测率达到100%；河北有效监测率为96.67%，山东为86.84%。

3. 监测的质量控制　监测方案中对质量控制工作提出了明确要求，要求各省组织开展相应培训，并需抽取至少10%的县市开展现场督导，对督导县市抽取5%的盐样进行实验室复核测定。

（1）培训工作：2010年，全国除江西和贵州外，有29省（区、市）和新疆生产兵团组织了与碘盐监测有关的技术培训或工作会议，开展监测培训比率达93.75%（30/32）。除天津和西藏外的27个省（区、市）和新疆生产建设兵团均通过软件上报了培训信息表，通过信息平台上报比率为93.33%（28/30）。各省均未上报书面培训报告。

（2）督导工作：全国31个省（区、市）和新疆生产建设兵团均开展了碘盐监测督导工作。其中30个省（区、市）和新疆生产建设兵团进行了现场督导，青海通过函调和电话形式开展了督导。除西藏外均通过信息平台上报了督导检查记录表，通过信息平台上报比率为96.9%（31/32），比2009年（75.0%）明显提高。其中，北京、天津、河北、内蒙古、辽宁、吉林、黑龙江、上海、江苏、浙江、福建、江西、河南、湖北、广西、海南、重庆、四川、贵州、云南、宁夏、新疆22个省（区、市）和新疆生产建设兵团督导县数占总县数的百分比达到10%以上。

（3）实验室复核工作：除西藏外，全国30个省（区、市）和新疆生产建设兵团开展了盐样的实验室复核检测工作，并上报了留样复核记录表，实验室复核比率为96.88%（31/32）。各省（区、市）复核盐样份数均达到5%以上，即按照《方案》要求完成了实验室环节的质量控制任务。从复核结果上看，相对误差≤10%的样品数占总复核样品数的68.75%（2009年为68.19%），海南、上海、北京、江西、广东、新疆、湖北、福建、河北、辽宁、山东、天津、湖南、云南、重庆、广西、内蒙古、河南、浙江、江苏、宁夏、四川和青海23个省（区、市）和新疆生产建设兵团复核盐样相对误差≤20%的样品比例>80%（包括80%）。

（4）国家级督导工作：2010年，NTTST对山西和河南2省开展了碘盐监测的督导工作。通过督导了解到山西、河南两省均能严格按照国家《方案》要求认真组织监测工作，定期开展培训和督导工作。两省地市级疾控中心（CDC）资料归档保存完好，严格按照方案要求选取乡、村两级抽样点。县级CDC实验记录表和原始记录表填写完整，盐样保留完好，按照地市级提供的抽样点入户采集居民盐样。山西省个别高水碘地区改水后由于要收取水费，部分农村居民不接受，因此导致个别地区存在居民吃碘盐同时还在喝高碘水的问题。河南在个别非高碘地区督导组发现销售的营养盐是不加碘的食盐。

三、成绩与经验

1. 政府重视，碘盐监测工作经费得到持续、有效保障　卫生部对碘盐监测工作高度重视，2010 年通过中央转移支付地方病防治项目为全国所有县的碘盐监测提供了必要的工作经费，同时也支持了省、地两级监测培训和督导经费。各级政府和卫生行政部门加强了对监测工作的领导，保证了监测工作的顺利完成。

2. 各级卫生专业部门共同努力，碘盐监测工作质量保持在较高水平　各级卫生专业部门认真按照监测方案要求开展监测工作，同时加强了培训、督导和质量控制工作。全国99.79%（2876/2882）的县（区、市、镇）及新疆生产建设兵团师完成了全国碘盐监测工作，在非高碘地区开展随机监测的有效监测率达 98.00%，在高碘地区开展随机监测的有效监测率达 94.55%。省级监测培训比率均达到 93.75% 和督导比率达到 100%，实验室复核比率达到 96.88%（31/32）。国家对部分省开展了现场督导，对全国省、地市和 1838 个县级实验室开展了盐碘检测外质控考核工作。

3. 居民户合格碘盐食用率维持在较高水平，达到我国 2010 年规划目标　监测结果显示，除上海外，已经实现消除碘缺乏病阶段目标的省（区、市）居民户合格碘盐食用率均保持在 90% 以上，未实现和基本实现消除碘缺乏病阶段目标的省（区、市）2010 年度居民户合格碘盐食用率均有不同程度的提高。全国有 96.84% 的县（区、市、旗）居民合格碘盐食用率达到了 90% 以上，比 2009 年（95.41%）略有提高，在碘盐这一项指标上，已经连续 2 年达到 2010 年 95% 的县（区、市、旗）消除碘缺乏病目标。

4. 重点难点省份防治措施效果持续、明显　新疆、西藏、青海和海南 4 个未实现消除碘缺乏病目标的省（区），近几年通过当地政府和各有关部门开展一系列的有效措施，碘盐覆盖率得到逐年提高。西藏随着碘盐价格补贴政策和碘盐销售目标管理责任制在全自治区范围的逐步落实，碘盐覆盖率在 2009 年基础上继续提高了 14.65 个百分点。2010 年新疆自治区继续为南疆贫困农牧民免费发放碘盐，并积极开展有特色的健康教育宣传工作，碘盐覆盖率和合格碘盐食用率连续 2 年达到 90% 以上。青海省通过加强盐业供销和市场管理，在部分地区对贫困户免费发放碘盐，全省碘盐覆盖率连续五年保持在 90% 以上。海南省旅游和房地产经济飞速发展，加速了小盐田的关停并转，政府加强多部门配合，加强食盐市场管理，加大教育宣传力度，全省合格碘盐食用率自 2004 年以来首次达到 90%以上。

5. 全国碘盐监测效率进一步提升　2010 年度随机监测及时上报比率为 93.75%，碘盐监测有关的技术培训通过软件平台上报比率达 93.33%（28/30），全国 31 个省（区、市）和新疆生产建设兵团均开展了督导，31 个省级单位开展了盐样的实验室复核检测工作，复核比率为 96.88%。以上指标均好于往年。同时，NTTST 对全国碘缺乏病监测信息管理平台进行了修改和完善，目前，除个别边远省份当地网络有时会出现问题外，该信息平台在大多数省和地区运行基本顺畅，2010 年全国所有的碘盐监测数据和绝大部分的质量控制数据是通过该平台报送的，其使用率的提高进一步提升了监测效率。

四、存在问题和建议

1. 重点地区问题依然存在　在碘盐这一项指标上，全国水平上虽然实现了《规划》目标的要求，但以省为单位统计，仍有 8 个省（区、市）未达到这一目标；在县级水平上，有 90 个县（区、市、旗）居民户合格碘盐食用率 <90%，33 个县（区、市、旗）的非碘盐率 >20%，原盐产区是非碘盐冲击最严重的地区。

4个未达标省（区）问题依然存在，西藏自治区仍有19个县（区、市）碘盐覆盖率<80%，阿里地区碘盐覆盖率还不足70%；新疆近几年碘盐覆盖水平明显提高，依靠的主要措施是进行碘盐价格补贴，但南疆地区土盐资源丰富，分布广泛，加之新疆对南疆贫困人口实施的碘盐价格补贴政策，居民尚未形成正确的购盐行为，因此今后如何巩固新疆消除碘缺乏病成果还需进一步探讨；青海省玉树州非碘盐问题仍然严重，由于地处边远，碘盐供应网络不健全，碘盐覆盖率仍然很低；海南省还有部分小盐田关停并转工作尚未完成，还需进一步落实。

部分实现阶段目标的省（区、市）仍然存在碘盐覆盖率<70%的县，如山东、广西等。部分高碘地区的无碘食盐覆盖率较低，如天津、河北和山西的部分地区。

因此，各省要认真总结、分析碘盐监测结果，在保持已取得的成绩基础上，针对重点、难点问题，采取切实有效的措施，加大防治力度，缩小地区之间防治水平上的差距。

2. 碘盐质量、生产及市场监管有待提高 根据2010年度部分省份对生产层次碘盐生产质量的监测结果，发现2个批次盐样中存在非碘盐。

从居民户碘盐监测结果看，尽管全国碘盐合格率>90%，但变异系数达到21.54%，有12个省份变异系数>20%，表明盐碘含量的变动幅度较大。在全国检出的27 120份不合格碘盐和非碘盐中，不合格碘盐的比例近半（54.28%），其中大部分碘含量<20 mg/kg（80.54%），另有部分>50 mg/kg（19.46%）。居民户环节的碘盐中不排除有少部分假冒碘盐，但多数为主渠道碘盐。这些不合格碘盐的分布既有西部省份，也有众多的中东部省市。

目前绝大多数省份质检部门对碘盐生产加工环节的监管都是委托给盐业内部的质监站完成，没有真正履行自己的职责。另外，部分省工商部门也未定期开展盐业市场的监管工作。质检和工商部门的监督和管理信息缺乏与卫生部门的沟通，信息交流不畅的问题依然存在。

以上情况表明，盐碘的均匀性还存在一定问题，盐业生产部门必须进一步加强质量管理，把好源头质量关，提高碘盐质量；质检和工商部门要加强碘盐生产环节的监督和流通环节的监管，并将信息及时通报给卫生部门。

3. 监测方案需要进一步完善

（1）重点人群碘营养监测尚未纳入常规监测：目前碘缺乏病监测方案中只有碘盐一项指标为常规监测内容，而缺乏重点人群尿碘的常规动态监测数据，使各地在制定和调整科学适宜的碘盐浓度工作中普遍感觉困难和缺乏依据。

（2）新形势下重点监测尤为必要：近年来，由于东、中部地区碘盐覆盖率普遍较高，所选择的重点监测地区的监测结果与随机监测基本相同；而西部省份尽管碘盐覆盖率逐年上升，问题地区仍然存在，但由于人力、物力、交通的限制，这些省往往不能按照监测方案的要求真正到问题地区实施监测工作，因此也难以发现问题。

（3）高碘地区划定、干预措施落实和监测工作还相对滞后：多数省高碘地区的范围还比较模糊；一些实际的高碘地区还未划入高碘地区范围；一些已经划定为高碘地区的乡、村还未能及时供应无碘食盐；部分高碘地区至今未实施高碘地区监测；所有的高碘地区均缺乏人群碘营养状况和水碘含量的动态监测，水碘的变化情况不明；现有的高碘地区监测内容还需要补充和完善。

表 2 - 97　全国生产层次监测结果汇总（2009. 7—12）

序号	省（市）	监测企业数（个）	监测批数（批）	合格批数（批）	批质量合格率（%）	均数（mg/kg）	标准差（mg/kg）	变异系数（%）	检测盐样份数（份）	合格盐样份数（份）	不合格盐样份数（份）	非碘盐份数（份）
1	河北	141	734	725	98.77	32.17	5.32	16.54	6 606	6 596	9	1
2	上海	4	24	24	100.00	32.48	4.12	12.68	216	216	0	0
3	江苏	70	414	409	98.79	29.66	4.13	13.92	3 726	3 723	2	1
4	河南	42	188	179	95.21	31.77	4.92	15.49	1 683	1 675	8	0
5	重庆	38	228	227	99.56	30.75	4.69	15.25	2 051	2 047	4	0
	合计	295	1 588	1 564	98.49	31.27	5.00	15.99	14 282	14 257	23	2

表 2 - 98　全国生产层次监测结果汇总（2010. 1—6）

序号	省（市）	监测企业数（个）	监测批数（批）	合格批数（批）	批质量合格率（%）	均数（mg/kg）	标准差（mg/kg）	变异系数（%）	检测盐样份数（份）	合格盐样份数（份）	不合格盐样份数（份）	非碘盐份数（份）
1	河北	124	675	672	99.56	32.05	5.42	16.91	6 066	6 054	12	0
2	上海	4	20	20	100.00	31.36	3.63	11.58	180	180	0	0
3	江苏	71	420	419	99.76	29.91	3.95	13.21	3 780	3 772	8	0
4	河南	38	197	195	98.98	32.35	5.46	16.88	1 773	1 766	7	0
5	重庆	38	227	221	97.36	30.55	5.12	16.76	2 043	2 031	12	0
	合计	275	1 539	1 527	99.22	31.27	5.10	16.31	13 842	13 803	39	0

表2-99 随机监测各省(区、市)居民户碘盐监测结果汇总(2010.1—6)

省(市、区)	应上报县数(个)	实际上报县数(个)	上报率(%)	有效监测率(%)	检测份数(份)	合格份数(份)	不合格份数(份)	非碘盐份数(份)	非碘盐率(%)	碘盐覆盖率(%)	碘盐合格率(%)	合格碘盐食用率(%)	中位数(mg/kg)	变异系数(%)
北京	18	18	100.00	100.00	5 232	4 940	114	178	3.76	96.24	97.44	93.80	30.30	26.75
天津	18	18	100.00	94.44	5 269	4 768	106	395	6.82	93.18	97.45	91.36	30.40	33.58
河北	167	167	100.00	100.00	47 828	45 913	1 138	777	1.86	98.14	97.46	95.67	29.20	23.25
山西	119	119	100.00	99.16	34 817	33 784	694	339	1.05	98.95	97.74	96.72	31.08	22.29
内蒙古	101	101	100.00	100.00	29 556	29 326	145	85	0.28	99.72	99.48	99.21	31.60	16.33
辽宁	101	101	100.00	100.00	29 530	29 068	286	176	0.7	99.3	98.89	98.20	30.90	16.38
吉林	60	60	100.00	100.00	17 400	17 272	128	0	0	100	99.41	99.41	31.12	15.79
黑龙江	132	132	100.00	100.00	36 046	35 590	315	141	0.45	99.55	99.01	98.56	31.33	17.41
上海	18	18	100.00	100.00	6 004	5 312	226	466	7.13	92.87	95.53	88.75	29.20	35.28
江苏	107	107	100.00	100.00	31 078	30 473	389	216	0.79	99.21	98.72	97.95	30.90	17.96
浙江	90	90	100.00	100.00	26 217	24 982	499	736	2.68	97.32	98.02	95.41	29.60	25.53
安徽	104	104	100.00	98.08	30 012	29 566	373	73	0.34	99.66	98.86	98.53	31.35	17.43
福建	84	84	100.00	100.00	24 264	23 334	443	487	2.15	97.85	98.19	96.08	29.20	21.76
江西	99	99	100.00	100.00	28 657	27 849	697	111	0.37	99.63	97.67	97.32	31.70	20.38
山东	120	120	100.00	94.17	34 723	32 821	706	1 196	2.94	97.06	97.66	94.95	31.05	25.63
河南	156	156	100.00	100.00	44 807	43 112	1 199	496	1.11	98.89	97.38	96.31	31.30	23.25
湖北	102	102	100.00	100.00	29 715	28 925	685	105	0.45	99.55	97.55	97.11	31.82	19.66
湖南	122	122	100.00	94.26	35 425	34 404	903	118	0.37	99.63	97.15	96.79	31.70	20.29
广东	123	123	100.00	100.00	35 617	34 312	670	635	2.52	97.48	98.03	95.55	30.90	22.85
广西	109	109	100.00	88.07	30 898	29 718	769	411	1.49	98.51	96.95	95.63	31.48	22.77

续表 2 - 99

省(市,区)	应上报县数(个)	实际上报县数(个)	上报率(%)	有效监测率(%)	检测份数(份)	合格份数(份)	不合格份数(份)	非碘盐份数(份)	非碘盐率(%)	碘盐覆盖率(%)	碘盐合格率(%)	合格碘盐食用率(%)	中位数(mg/kg)	变异系数CV(%)
海南	21	21	100.00	100.00	6 150	5 720	176	254	5.55	94.45	96.5	91.28	32.90	26.74
重庆	40	40	100.00	80.00	14 203	13 685	464	54	0.47	99.53	96.49	96.04	29.20	22.44
四川	182	182	100.00	100.00	52 539	51 284	955	300	0.39	99.61	98.25	97.87	32.20	20.03
贵州	88	88	100.00	97.73	25 488	24 830	547	111	0.55	99.45	97.56	97.01	31.94	20.48
云南	129	129	100.00	96.90	37 922	36 877	646	399	1.28	98.72	98.01	96.75	31.72	21.63
西藏	74	74	100.00	95.95	22 315	19 422	0	2 893	11.81	88.19	—	<88.19	—	—
陕西	107	107	100.00	100.00	30 972	30 644	277	51	0.21	99.79	99.19	98.98	32.60	18.57
甘肃	87	87	100.00	100.00	25 010	24 402	324	284	0.84	99.16	98.55	97.73	30.03	20.94
青海	43	37	86.05	81.08	10 999	10 525	269	205	1.65	98.35	96.65	95.06	31.70	23.32
宁夏	22	22	100.00	100.00	6 432	6 222	126	84	1.18	98.82	97.94	96.78	33.30	20.77
新疆	94	94	100.00	100.00	27 504	26 493	430	581	2.21	97.79	98.39	96.23	32.45	23.86
新疆兵团	14	14	100.00	85.71	4 067	4 003	22	42	0.84	99.16	99.64	98.81	33.10	19.46
合计	2 851	2 845	99.79	98.00	826 696	799 576	14 721	12 399	1.37	98.63	97.95	96.63	31.00	21.54

表 2－100 随机监测各省（区、市）居民户县级非碘盐率和合格碘盐率和合格碘盐食用率情况（2010.1—6）

省（市，区）	非碘盐率>10% 和≤20%的 县数（个）	非碘盐率>20% 和≤30%的 县数（个）	非碘盐率 >30%的 县数（个）	碘盐覆盖率 ≥90%的 县数	碘盐覆盖率 ≥95%的 县数（个）	合格碘盐食用率 ≥90%的 县数（个）	合格碘盐食用率 >90%的县数占总 县数的百分比（%）
北京	0	0	0	18	13	16	88.89
天津	0	0	1	17	11	17	94.44
河北	2	1	0	164	152	162	97.01
山西	1	0	0	118	116	116	97.48
内蒙古	0	0	0	101	100	101	100.00
辽宁	0	0	0	101	99	101	100.00
吉林	0	0	0	60	60	60	100.00
黑龙江	0	0	0	132	129	132	100.00
上海	0	0	0	15	4	9	50.00
江苏	0	0	0	107	107	107	100.00
浙江	1	0	1	88	77	87	96.67
安徽	0	0	0	104	103	104	100.00
福建	1	0	1	82	75	80	95.24
江西	0	0	0	99	98	99	100.00
山东	6	1	3	110	104	108	90.00
河南	0	0	0	156	149	153	98.08
湖北	0	0	0	102	102	102	100.00
湖南	0	0	0	122	122	119	97.54
广东	0	0	0	123	113	123	100.00

续表 2 – 100

省(市、区)	非碘盐率>10%和≤20%的县数(个)	非碘盐率>20%和≤30%的县数(个)	非碘盐率>30%的县数(个)	碘盐覆盖率≥90%的县数	碘盐覆盖率≥95%的县数(个)	合格碘盐食用率≥90%的县数(个)	合格碘盐食用率>90%的县数占总县数的百分比(%)
广西	0	1	2	106	103	105	96.33
海南	2	1	0	18	17	17	80.95
重庆	0	0	0	40	40	40	100.00
四川	0	0	0	182	180	182	100.00
贵州	0	0	0	88	88	87	98.86
云南	0	0	0	129	124	128	99.22
西藏	4	10	9	51	41	<51	<68.92
陕西	0	0	0	107	107	106	99.07
甘肃	0	0	1	86	85	85	97.70
青海	0	0	0	37	34	34	79.07
宁夏	0	0	0	22	21	22	100.00
新疆	2	1	0	91	84	88	93.62
新疆兵团	0	0	0	14	13	14	100.00
合计	22	15	18	2 790	2 671	<2 755	<96.63

表2-101 碘盐覆盖率<90%的县（市、区、旗）汇总（2010.1—6）

省（市、区）	合计县数（个）	碘盐覆盖率≥80%，<90%的县（区、市、旗）		碘盐覆盖率≥70%，<80%的县（区、市、旗）		碘盐覆盖率<70%的县（区、市、旗）	
		县名	个数	县名	个数	县名	个数
天津	1		0		0	静海县（32.00%）	1
河北	3	南宫市（80.33%），泊头市（89.93%）	2	临西县（79.33%）	1		0
山西	1	太谷县（89.33%）	1		0		0
上海	3	普陀区（85.31%），闸北区（89.00%），虹口区（84.38%）	3		0		0
浙江	2	平阳县（83.68%）	1		0	岱山县（51.67%）	1
福建	2	漳浦县（87.33%）	1		0	东山县（61.33%）	1
山东	10	微山县（85.37%），临邑县（89.58%），齐河县（81.60%），阳谷县（86.81%），东阿县（85.00%），阳信县（89.33%）	6	成武县（70.00%）	1	庆云县（59.67%），无棣县（39.24%），高唐县（69.10%）	3
广西	3		0	银海区（73.75%）	1	合浦县（62.85%），铁山港区（41.67%）	2
海南	3	儋州市（82.99%），澄迈县（89.58%）	2	临高县（78.82%）	1		0
西藏	23	芒康县（80.42%），定日县（81.33%），岗巴县（86.67%），申扎县（89.19%）	4	仲巴县（70.20%），日土县（71.00%），江孜县（73.33%），南木林县（74.33%），那曲县（74.75%），类乌齐县（76.00%），札达县（76.08%），拉孜县（77.00%），尼木县（77.67%），昂仁县（79.67%）	10	当雄县（17.36%），噶尔县（12.67%），嘉黎县（19.00%），革吉县（41.06%），墨脱县（42.19%），索县（46.33%），巴青县（54.67%），聂荣县（63.11%），措勤县（65.92%）	9
甘肃	1		0		0	广河县（62.00%）	1
新疆	3	和田市（81.25%），且末县（87.85%）	2	和田县（79.17%）	1		0
合计	55		22		15		18

表 2 - 102　　全国重点抽样碘盐监测居民户碘盐覆盖率（2010. 6—8）

省（区、市）	上报县数	检测份数（份）	非碘盐份数（份）	非碘盐率（%）	碘盐覆盖率（%）
北京	1	301	14	4. 65	95. 35
天津	4	1 199	43	3. 59	96. 41
河北	18	5 220	58	1. 11	98. 89
山西	12	3 600	54	1. 50	98. 50
内蒙古	28	8 400	74	0. 88	99. 12
辽宁	14	4 200	46	1. 10	98. 90
上海	18	5 480	581	10. 60	89. 40
江苏	27	8 100	160	1. 98	98. 02
浙江	5	1 505	61	4. 05	95. 95
福建	12	1 679	261	15. 54	84. 46
河南	20	6 004	128	2. 13	97. 87
湖北	4	1 201	25	2. 08	97. 92
广东	5	1 500	45	3. 00	97. 00
广西	17	4 970	226	4. 55	95. 45
海南	6	1 817	56	3. 08	96. 92
重庆	8	2 415	51	2. 11	97. 89
四川	38	11 400	86	0. 75	99. 25
贵州	4	1 200	7	0. 58	99. 42
云南	26	7 800	184	2. 36	97. 64
陕西	27	8 100	30	0. 37	99. 63
甘肃	20	6 002	223	3. 72	96. 28
青海	6	1 800	88	4. 89	95. 11
宁夏	3	900	59	6. 56	93. 44
新疆	40	12 000	480	4. 00	96. 00
合计	363	106 793	3 040	2. 85	97. 15

表 2 - 103　　各省（区、市）高碘地区居民食用盐监测结果（2010. 6—8）

省（区、市）	无碘食盐份数（份）	检测份数（份）	无碘食盐率（%）	县数（个）	上报县数（个）	有效监测率（%）	上报率（%）
天津	208	348	59. 77	2	2	100. 00	100. 00
河北	2 782	6 756	41. 18	30	30	96. 67	100. 00
山西	1 146	1 681	68. 17	10	10	100. 00	100. 00

省 （区、市）	无碘食盐 份数（份）	检测份 数（份）	无碘食盐 率（%）	县数 （个）	上报县 数（个）	有效监 测率（%）	上报率 （%）
江苏	1 280	1 296	98.77	5	5	100.00	100.00
安徽	802	816	98.28	4	4	100.00	100.00
福建	4	75	5.33	1	1	100.00	100.00
山东	8 675	9 220	94.09	38	38	86.84	100.00
河南	4 446	4 500	98.80	20	20	100.00	100.00
合计	19 343	24 692	78.34	110	110	94.55	100.00

表 2－104　高碘地区居民户无碘食盐率（2010.1—6）

省 （区、市）	县名	无碘食盐 份数（份）	检测份 数（份）	无碘食 盐率（%）	省 （区、市）	县名	无碘食盐 份数（份）	检测份 数（份）	无碘食 盐率（%）
北京	大港区	32	60	53.33	河北	盐山县	288	288	100.00
	静海县	176	288	61.11		南皮县	300	300	100.00
河北	邯郸县	24	240	10.00		吴桥县	50	300	16.67
	临漳县	24	240	10.00		孟村县	276	300	92.00
	成安县	16	300	5.33		黄骅市	262	288	90.97
	大名县	0	288	0.00		永清县	0	120	0.00
	肥乡县	5	60	8.33		大城县	0	60	0.00
	永年县	0	120	0.00		文安县	0	60	0.00
	邱县	12	180	6.67		枣强县	0	180	0.00
	广平县	3	60	5.00		故城县	0	288	0.00
	馆陶县	0	240	0.00		景县	48	300	16.00
	魏县	23	288	7.99	山西	小店区	120	120	100.00
	威县	248	288	86.11		清徐县	155	180	86.11
	清河县	300	300	100.00		山阴县	58	60	96.67
	临西县	68	300	22.67		应县	18	300	6.00
	南宫市	300	300	100.00		祁县	113	120	94.17
	运河区	3	60	5.00		平遥县	287	300	95.67
	沧县	175	288	60.76		介休市	59	60	98.33
	青县	27	120	22.50		文水县	160	180	88.89
	东光县	30	300	10.00		孝义市	93	120	77.50
	海兴县	300	300	100.00		汾阳市	83	241	34.44

省 （区、市）	县名	无碘食盐 份数（份）	检测份 数（份）	无碘食 盐率（%）	省 （区、市）	县名	无碘食盐 份数（份）	检测份 数（份）	无碘食 盐率（%）
江苏	丰县	288	288	100.00	山东	巨野县	288	288	100.00
	沛县	277	288	96.18		郓城县	288	288	100.00
	铜山县	300	300	100.00		鄄城县	298	298	100.00
	睢宁县	119	120	99.17		定陶县	295	296	99.66
	邳州市	296	300	98.67		东明县	288	288	100.00
安徽	杜集区	60	60	100.00		商河县	300	300	100.00
	砀山县	288	288	100.00		高青县	297	300	99.00
	萧县	288	288	100.00		微山县	95	122	77.87
	灵璧县	166	180	92.22		嘉祥县	172	180	95.56
山东	梁山县	287	288	99.65	河南	龙亭区	60	60	100.00
	德城区	281	288	97.57		顺河区	55	60	91.67
	陵县	234	288	81.25		禹王台区	58	60	96.67
	宁津县	224	288	77.78		杞县	281	288	97.57
	庆云县	112	120	93.33		通许县	56	60	93.33
	齐河县	108	120	90.00		开封县	288	288	100.00
	平原县	96	120	80.00		兰考县	288	288	100.00
	夏津县	285	288	98.96		原阳县	296	300	98.67
	武城县	227	300	75.67		封丘县	280	300	93.33
	乐陵市	286	288	99.31		长垣县	288	288	100.00
	禹城市	60	60	100.00		台前县	300	300	100.00
	东昌府区	292	299	97.66		梁园区	286	288	99.31
	阳谷县	277	300	92.33		睢阳区	284	288	98.61
	莘县	253	288	87.85		民权县	288	288	100.00
	茌平县	277	288	96.18		睢县	288	288	100.00
	东阿县	164	177	92.66		宁陵县	286	288	99.31
	冠县	274	289	94.81		柘城县	60	60	100.00
	高唐县	103	122	84.43		虞城县	288	288	100.00
	临清市	278	285	97.54		夏邑县	296	300	98.67
	滨城区	178	240	74.17		永城市	120	120	100.00
	惠民县	294	300	98.00	福建	翔安区	4	75	5.33
	阳信县	178	180	98.89					
	无棣县	49	60	81.67	合计		19 343	24 692	78.34
	博兴县	120	120	100.00					
	邹平县	288	300	96.00					
	牡丹区	287	288	99.65					
	曹县	288	288	100.00					
	单县	288	288	100.00					
	成武县	266	300	88.67					

第十四节　2011 年全国碘盐监测报告

为准确、及时、连续掌握全国碘盐普及状况及重点地区的非碘盐冲销情况，了解高碘地区停供碘盐现状，各级卫生行政和专业部门共同努力，按照《全国碘缺乏病监测方案（试行）》（以下简称《方案》）的要求，完成了 2011 年度碘盐监测工作。现将监测结果报告如下。

一、监测结果

1. 随机抽样碘盐监测结果

（1）监测范围

①生产层次：自生产层次碘盐质量监督归口质检部门之后，多数省不再开展该层次的监测，但部分省仍然延续了该项工作。2011 年度河北、上海、江苏、河南和重庆 5 个省（市）对碘盐生产、加工和批发企业开展了监测，其中，2010 年下半年监测了 238 家企业，2011 年上半年监测了 232 家企业。

②居民层次：2011 年度全国 2882 个县级单位均开展了碘盐监测工作，其中包括 2868 个县（区、市、旗）和 14 个新疆生产建设兵团师，监测覆盖率达到 100%。

（2）监测结果

①生产层次

a. 2010 年下半年碘盐监测结果：河北、上海、江苏、河南和重庆 5 个省（市）共监测盐样 1360 批，合格 1348 批，批质量合格率为 99.12%。共检测 12 240 份盐样，盐碘均值为 30.8 mg/kg，标准差为 4.9 mg/kg，变异系数为 15.7%。其中不合格碘盐 21 份，占 0.17%。各省（区、市）碘盐生产批质量合格率在 95.35% ~ 100% 之间，变异系数范围为 11.6% ~ 19.6%，见本节后附表（表 2 – 107）。

b. 2011 年上半年碘盐监测结果：河北、上海、江苏、河南和重庆 5 个省（市）共监测盐样 1294 批，合格 1288 批，批质量合格率为 99.54%。共检测 11 646 份盐样，盐碘均值为 30.3 mg/kg，标准差为 4.9 mg/kg，变异系数为 16.1%。其中不合格碘盐 13 份，占 0.28%。各省（区、市）碘盐生产批质量合格率在 99.10% ~ 100% 之间，变异系数范围为 13.3% ~ 16.5%，见本节后附表（表 2 – 108）。

②居民层次：全国共监测非高碘地区居民户食用盐 827 028 份，其中定量检测 804 325 份，半定量检测 22 703 份，半定量检测盐样来自西藏各县和青海的囊谦县。

a. 居民户碘盐质量：全国共定量检测非高碘地区居民户食用盐 804 325 份，其中碘盐 795 328 份，非碘盐 8997 份，盐碘中位数为 30.9 mg/kg。

在 795 328 份碘盐中，合格碘盐 781 032 份，经人口加权全国碘盐合格率 97.99%，除上海和西藏外，各省碘盐合格率均在 95% 以上。频数分布图显示盐碘含量呈基本对称分布

（图 2 - 115），盐碘均值 30.6 mg/kg，标准差 6.5 mg/kg，变异系数 21.2%。各省（区、市）变异系数在 16.0%～36.6% 之间，其中 >20% 的有 20 个省（区、市），见文后附表（表 2 - 109）。浙江、北京、山东、天津、河南、海南、新疆、河北、广西、山西、重庆、云南、宁夏、贵州、四川、广东、甘肃 17 个省（区、市）和新疆建设兵团的变异系数在 20%～30% 之间，上海和青海 2 省（市）变异系数在 30%～40% 之间。

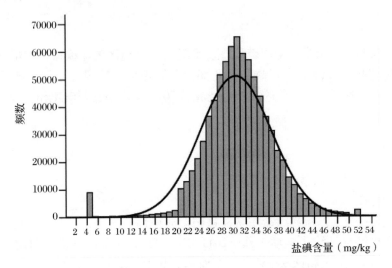

图 2 - 115　全国碘盐碘含量频数分布（2011.1—6）

不合格碘盐有 14 296 份，其中盐碘含量 <20 mg/kg 的盐样 11 903 份，占 83.26%，其中河南 1247 份，河北 918 份，山东 778 份，四川 644 份，山西 613 份，湖南 607 份；盐碘含量 >50 mg/kg 的盐样 2393 份，占 16.74%，其中 >100 mg/kg 的盐样 13 份，主要分布在河南、四川、湖南和湖北等省。

b. 居民户碘盐覆盖情况：全国共检测居民户食用盐 827 028 份，检出碘盐 816 692 份，非碘盐 10 336 份，经人口加权全国碘盐覆盖率为 98.72%，与 2010 年（98.63%）基本持平，见本节后附表（表 2 - 109，表 2 - 110）。

监测结果显示，在省级水平上，全国有 30 个省（区、市）和新疆生产建设兵团的碘盐覆盖率 >95%；只有上海碘盐覆盖率 <95%，为 92.19%。（图 2 - 116，图 2 - 117）。

在县级水平，碘盐覆盖率 <80% 的有 18 个县（区、市、旗），其中 6 个县（区、市、旗）碘盐覆盖率不足 50%，见本节后附表（表 2 - 111）。

c. 居民户合格碘盐食用情况：全国共检测 827 028 份居民户食用盐，其中合格碘盐 802 396 份，经人口加权后，全国居民合格碘盐食用率为 96.77%。自 2004 年以来，在国家水平上，居民合格碘盐食用率已经连续 8 年保持在 90% 以上，连续 3 年保持在 95% 以上（图 2 - 118）。

在省级水平，全国有 30 个省（区、市）和新疆生产建设兵团的居民户合格碘盐食用率 >90%，上海合格碘盐食用率 <90%，为 87.35%（图 2 - 119）。

在县级水平，全国有 2768 个县的居民户合格碘盐食用率达 90% 以上，占实际监测非高碘县的 97.09%，比 2010 年（96.84%）提高了 0.25 个百分点。53 个县（区、市、旗）合格碘盐食用率在 80%～90%（不包括 90%），占 1.86%；16 个县（区、市、旗）合格碘盐食用率在 70%～80%（不包括 80%），占 0.56%；14 个县（区、市、旗）合格碘盐食用率

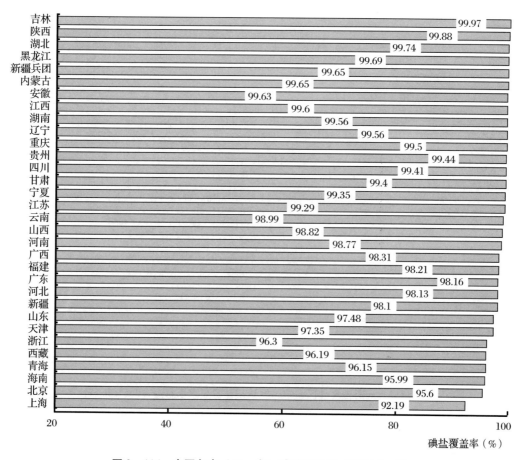

图 2 -116 全国各省（区、市）碘盐覆盖率（2011.1—6）

在 70% 以下，占 0.49%。

全国有 12 个省（区、市）所有监测县的合格碘盐食用率均在 90% 以上，12 个省（区、市）分别是天津、河北、内蒙古、吉林、黑龙江、江苏、安徽、江西、湖北、重庆、陕西和宁夏，其他省份和新疆生产建设兵团均有合格碘盐食用率 <90% 的县（区、市、旗）。其中西藏、浙江、上海、山东、河南、青海 6 省（区、市）县级合格碘盐食用率 <90% 的县数较多，共有 52 个，占全国同类县（区、市）（83 个）的 62.65%，见本节后附表（表 2 - 111）。

d. 重点省份碘盐覆盖率提升原因分析

新疆：新疆自治区自 2007 年开始对南疆地区贫困人口农牧民实行碘盐价格补贴政策。从 2009 年这项经费投入增加到 2140 多万元，覆盖 6 个地区的 36 个高危县。另外，自治区政府在南疆地区积极开展有特色的健康教育宣传工作，如 2009 年、2010 年由自治区地病办组织，自治区疾控中心派出碘缺乏病防治知识专家宣讲团在巴州、克州、和田、喀什、阿克苏五地州的 35 个碘缺乏病重点县（市）巡回开展碘缺乏病防治政策和相关知识宣讲活动。经过近几年各级政府和专业人员的努力，新疆合格碘盐食用率从 2007 年的 79.63% 提高到 2011 年的 96.23%，并且已连续 2 年达到 90% 以上。碘盐覆盖率在 90% 以下的县从 2007 年的 33 个减少到 2010 年的 3 个。新疆消除碘缺乏病工作取得了显著的成绩，今后如

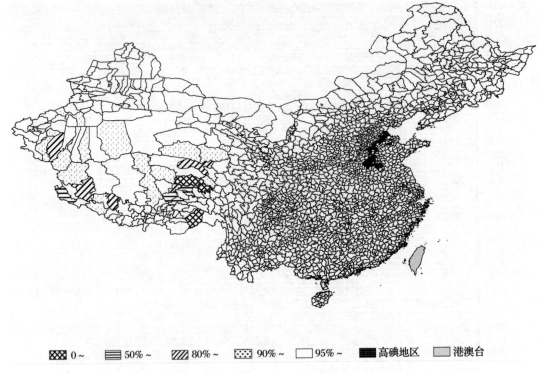

图 2 - 117　全国各县（区、市、旗）碘盐覆盖率示意图（2011.1—6）

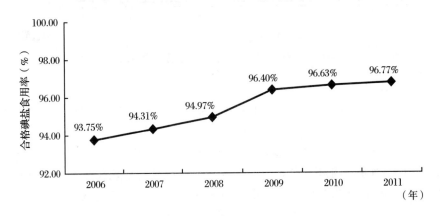

图 2 - 118　全国居民户合格碘盐食用率（2006—2011）

何巩固这一成果是新疆下一步工作的核心内容。见图 2 - 120。

西藏：2011 年西藏碘盐监测覆盖率达到 100%。2011 年，西藏碘盐覆盖率为 96.19%，比 2010 年提高 8 个百分点；碘盐覆盖率 >90% 的县为 64 个，比 2010 年增加 13 个。西藏碘盐覆盖率连续 4 年显著提升，从 2008 年的 53.08% 提高到 2011 年的 96.19%，平均每年提高 10 个百分点以上。西藏碘盐价格补贴政策的实施是其碘盐覆盖率提高最主要的原因。目前，全西藏的农区和牧区碘盐价格统一补贴到 0.5 元/千克，在与土盐的市场竞争中占据了明显的价格优势，并且绝大部分地区和县实现了碘盐配送。见图 2 - 121。

海南：海南省合格碘盐食用率已连续 2 年保持在 90% 以上。2010 年，海南省达到了消

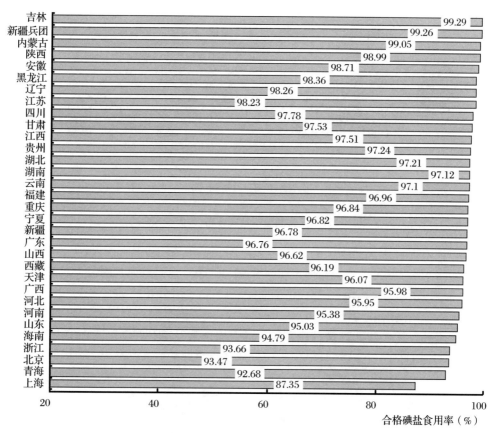

图 2 - 119 全国各省（区、市）居民户合格碘盐食用率（2011.1—6）

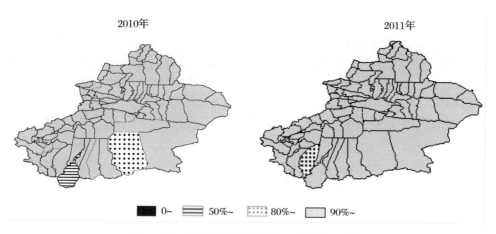

图 2 - 120 新疆碘盐覆盖率分布（2010—2011）

除碘缺乏病的阶段目标。近几年，海南各级政府重视消除碘缺乏病工作，加速和促进了集体和私有盐田的转产。此外，省卫生、盐务、公安、工商、质检 5 个部门共同组成了打击涉盐违法犯罪联合检查组，清理整顿食盐市场，加大对非碘盐的稽查和打击力度；各级卫生专业人员加强对群众进行健康教育，在重点地区开展形式多样的宣传活动。以上措施促进了海南省碘盐覆盖率的迅速提升。见图2-122。

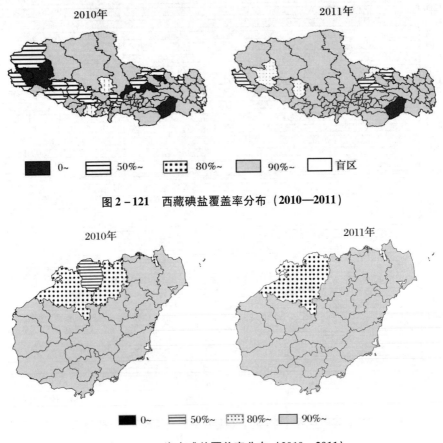

图2-121　西藏碘盐覆盖率分布（2010—2011）

图2-122　海南碘盐覆盖率分布（2010—2011）

e. 与"十二五"碘缺乏病防治目标的差距：根据"十二五"全国地方病防治工作目标的要求，新疆、西藏、青海、海南4省（区）85%以上的县（区、市）达到消除碘缺乏病标准，其他省（区、市）95%以上的县（区、市）保持消除碘缺乏病状态。居民合格碘盐食用率达到90%以上是其中的重要指标之一。本次监测显示，全国有97.09%的县（区、市、旗）和新疆生产建设兵团师居民合格碘盐食用率达到了90%以上，比2010年提高了0.25个百分点。

以省为单位统计，在碘盐一项指标上，天津、河北、内蒙古、吉林、黑龙江、江苏、安徽、江西、湖北、重庆、陕西、宁夏、云南、四川、甘肃、广东、山西、辽宁、新疆、贵州、广西、福建和湖南23个省（区、市）有95%以上的县（区、市、旗）合格碘盐食用率达标；河南、北京、山东、海南4省（市）和新疆生产建设兵团有90%~95%（不包括95%）的县（区、市）和兵团师达标；浙江（88.89%）、西藏（86.49%）和青海（83.72%）有80%~90%（不包括90%）的县（区、市）达标；上海仅有50.00%的县（区、市）达标。因此，河南、北京、山东、浙江、青海、上海和新疆生产建设兵团2011年度没有达到"十二五"的防治目标。

f. 碘盐覆盖率<80%的县分布情况：按照《全国碘缺乏病监测方案（试行）》要求，历史上曾有地方性克汀病流行，且2011年度监测碘盐覆盖率<80%的县（区、市、旗）启

动高危调查。2011 年度共监测出 18 个碘盐覆盖率<80%的县（区、旗），较 2009 年（33 个）明显减少。其中，西藏 7 个，山东、广西各 3 个，青海 2 个，浙江、福建和甘肃各 1 个。

各省（区、市）应根据以上县（区、市）历史上有无克汀病流行或新发克汀病病例，确定 2011 年高危地区监测范围。

2. 重点抽样碘盐监测结果

（1）监测范围：全国除山西、吉林、黑龙江、安徽、江西和西藏以外的 25 个省（自治区、直辖市）和新疆生产建设兵团的 365 个县（区、市、旗）和兵团师开展了重点抽样碘盐监测。未实现和基本实现消除碘缺乏病阶段目标的新疆和青海重点监测覆盖率分别为42.55%和 18.6%。

（2）监测结果：共检测 113 714 份居民家中食用盐，其中碘盐为 110 814 份，碘盐覆盖率 97.45%。在省级水平，福建、北京、浙江、海南和上海 5 省（区）碘盐覆盖率<90%，分别为 79.56%、85.67%、85.95%、88.83%和 89.70%，见本节后附表（表 2 – 112）。

对不同类型地区碘盐覆盖率进行统计，绝大部分地区碘盐覆盖率均在 90%以上（表 2 – 105）。

表 2 – 105　重点抽样监测不同类型地区碘盐覆盖率（2011.6—8）

地区类型	样本量（份）	碘盐数	非碘盐数	碘盐覆盖率（%）
原盐产区，边远地区，其他地区	15	10	5	66.67
原盐产区，碘盐供应覆盖不健全地区	15	13	2	86.67
碘盐供应覆盖不健全地区，边远地区	30	27	3	90.00
碘盐供应覆盖不健全地区，其他地区	60	54	6	90.00
原盐产区，碘盐供应覆盖不健全地区，边远地区	30	27	3	90.00
原盐产区	7 321	6 734	587	91.98
原盐产区，边远地区，贫困地区	90	84	6	93.33
原盐产区，边远地区	1 080	1 013	67	93.80
原盐产区，贫困地区	1 635	1 540	95	94.19
工业盐冲销地区，其他地区	105	101	4	96.19
贫困地区，其他地区	240	231	9	96.25
碘盐供应覆盖不健全地区	2 130	2 051	79	96.29
其他地区	28 570	27 555	1 015	96.45
边远地区，贫困地区，工业盐冲销地区	60	58	2	96.67
原盐产区，贫困地区，其他地区	60	58	2	96.67
原盐产区，其他地区	75	73	2	97.33
碘盐供应覆盖不健全地区，边远地区，贫困地区	765	751	14	98.17
工业盐冲销地区	4 844	4 764	80	98.35
贫困地区	20 191	19 892	299	98.52
边远地区，贫困地区	15 836	15 606	230	98.55
边远地区	29 645	29 256	389	98.69
工业盐冲销地区，边远地区	360	359	1	99.72
边远地区，贫困地区，其他地区	197	197	0	100.00
工业盐冲销地区，贫困地区	360	360	0	100.00
合计	113 714	110 814	2 900	97.45

在重点监测中福建、北京、浙江、海南和上海 5 省（市）碘盐覆盖率 <90%。对其结果进一步分析表明，北京今年重点监测的采样地区为丰台区的城乡结合部，那里流动人口较多，购买的非碘盐大都来自附近的菜市场；上海居民从 2010 开始可以在 1300 多家便利店里无需任何证明购买到无碘食盐，食用无碘食盐的家庭增多，居民合格碘盐食用率呈下降趋势；浙江、福建和海南主要在原盐产区受非碘盐冲销（表 2 - 106）。

表 2 - 106 福建、北京、浙江、海南和上海 5 重点抽样碘盐监测结果（2011.6—8）

省（市）	地区类型	样本量（份）	碘盐数	碘盐覆盖率（%）
北京	其他地区	300	257	85.67
上海	其他地区	5 420	4 862	89.70
浙江	原盐产区	138	300	46.00
福建	原盐产区	405	313	77.28
海南	原盐产区	300	252	84.00
	其他地区	960	831	86.56

3. 高碘地区居民食用盐监测结果

（1）监测范围：全国有天津、河北、山西、江苏、安徽、山东和河南 7 个省（市）的 109 个县（区、市、旗）开展了高碘地区食用盐监测。其中 31 个县（区、市）的辖区均为高碘乡，78 个县（区、市）高碘与非高碘乡并存。

（2）监测结果：共监测居民户盐样 24 492 份，其中无碘食盐 22 245 份，无碘食盐率为 90.83%。在省级水平，江苏、安徽、山东和河南 4 省的无碘食盐率在 90% 以上；河北、山西和天津的无碘食盐率 <90%，分别为 76.92%、83.81% 和 87.93%，见本节后附表（表 2 - 113）。

在县级水平，有 90 个县（区、市）居民户无碘食盐率达到 90% 以上（包括 90%），其中 33 个县（区、市）无碘食盐率为 100%，已经完全停供了碘盐。其他 19 个县仅部分停供了碘盐，其中 8 个县（区、市）居民户无碘食盐率不足 50%，见本节后附表（表 2 - 114）。

（3）监测结果分析：2011 年全国高碘地区无碘食盐率为 90.83%，明显 >2010 年的 78.34%。无碘食盐率明显提高的省有天津、山西和河北 3 省（市）（图 123）。说明这些省（市）在高碘地区供应无碘食盐的工作在逐步落实。但在这 3 个省（市）中还存个别无碘食盐率 <50% 的县，有的县无碘食盐率甚至为 0，因此需要这几个省继续加快高碘地区无碘食盐供应的落实工作。

二、碘盐监测管理

1. 监测数据报送的及时性　按照《方案》规定，各省（区、市）应于每年的 6 月 15 日和 8 月 15 日之前分别上报随机抽样和重点抽样碘盐监测数据。除西藏外，全国有 30 个省（区、市）和新疆生产建设兵团按时上报了随机监测数据，随机监测及时上报比率为 96.9%（31/32）。西藏于 10 月 10 日上报了随机监测数据。北京、天津、河北、内蒙古、辽宁、上海、江苏、浙江、福建、山东、河南、湖北、湖南、广东、广西、海南、重庆、四川、贵州、云南、陕西、甘肃、青海、宁夏、新疆 25 个省（区、市）和新疆生产建设兵团按期上报了重点监测数据，重点监测及时上报比率为 100%（26/26）。山西、吉林、黑

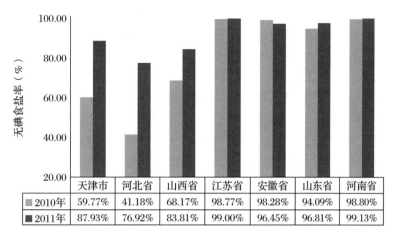

	天津市	河北省	山西省	江苏省	安徽省	山东省	河南省
■2010年	59.77%	41.18%	68.17%	98.77%	98.28%	94.09%	98.80%
■2011年	87.93%	76.92%	83.81%	99.00%	96.45%	96.81%	99.13%

图 2 – 123 各省高碘地区无碘食盐覆盖率（2010—2011）

龙江、安徽、江西和西藏经请示上级相关主管部门未开展重点监测工作。未开展重点监测工作的原因包括：有的省所辖县碘盐覆盖率较高，多数县＞95%，认为不存在问题地区；重点监测国家没有给予专项经费支持；重点监测与随机监测时间间隔短，无法完成。

2. 监测数据报送的有效性　在非高碘地区开展随机监测的 2851 个县（区、市、旗）和新疆生产建设兵团师中，2840 个县（区、市、旗）和兵团师达到了要求的采样量，有效监测率为 99.61%，比 2010 年提高了 1.61 个百分点。其中，北京、天津、河北、内蒙古、辽宁、吉林、黑龙江、上海、江苏、浙江、安徽、福建、江西、山东、河南、湖北、湖南、广东、广西、海南、重庆、四川、贵州、云南、陕西、甘肃和宁夏27 个省（区、市）和新疆生产建设兵团有效监测率达到 100%；山西、西藏、青海和新疆 4 个省（区、市）有90% 以上（不包括100%）的县（区、市）按要求完成了采样量。

在高碘地区开展随机监测的 109 个县（区、市）均达到了要求的采样量，有效监测率为 100%。

3. 监测的质量控制　监测方案中对质量控制工作提出了明确要求，要求各省组织开展相应培训，并需抽取至少 10% 的县市开展现场督导，对督导县市抽取 5% 的盐样进行实验室复核测定。

（1）培训工作：2011 年，全国除河北和贵州外，有 29 省（区、市）和新疆生产兵团组织了与碘盐监测有关的技术培训或工作会议，开展监测培训比率达 93.75%（30/32）。除西藏外的 28 个省（区、市）和新疆生产建设兵团均通过软件上报了培训信息表，通过信息平台上报比率为 96.67%（29/30）。

（2）督导工作：全国 31 个省（区、市）和新疆生产建设兵团均开展了碘盐监测现场督导工作。其中内蒙古、辽宁、山东、陕西和新疆生产建设兵团还通过函调和电话形式开展了督导。所有的省（区、市）和新疆生产建设兵团均通过信息平台上报了督导检查记录表，通过信息平台上报比率为 100%（32/32）。所有省（区、市）和新疆建设兵团督导县数占总县数的百分比均达到 10% 以上。

（3）实验室复核工作：除西藏外，全国 30 个省（区、市）和新疆生产建设兵团开展了盐样的实验室复核检测工作，并上报了留样复核记录表，实验室复核比率为 96.88%

（31/32）。各省（区、市）绝大多数县复核盐样份数均达到 5% 以上，即按照《方案》要求完成了实验室环节的质量控制任务。从复核结果上看，相对误差 ≤10% 的样品数占总复核样品数的 67.21%（2010 年为 68.75%），北京、天津、内蒙古、辽宁、上海、浙江、安徽、福建、江西、山东、湖北、湖南、广东、广西、海南、重庆、陕西、甘肃、宁夏、新疆、20 个省（区、市）和新疆生产建设兵团复核盐样相对误差 ≤20% 的样品比例 >80%（包括80%）。说明这些省（区、市）在实际工作中检测结果准确度较高。

（4）国家级督导工作：2011 年，NTTST 对海南、山东和内蒙古 3 省（区）开展了碘盐监测的督导工作。督导结果显示，三省（区）各级政府和领导对碘缺乏病防治工作高度重视，能严格按照国家《方案》要求认真组织监测工作，定期开展培训和督导；三省（区）地市级疾控中心（CDC）资料归档保存完好，基本按照《方案》要求选取乡、村两级抽样点；县级 CDC 实验记录表和原始记录表填写完整，盐样保留完好。入户调查结果显示，非高碘地区零售店和居民家中均为碘盐，高碘地区零售店和居民家中均为无碘盐，普通碘盐价格为 1.2~1.5 元/千克。非高碘地区居民普遍对碘缺乏知识有所了解，知道不吃碘盐会得大脖子病；山东高碘地区居民知道本地水碘含量高，应购买、食用无碘盐。

三、成绩与经验

1. **政府重视监测工作，防治目标明确，经费保障到位**　卫生部高度重视碘盐监测工作，在《全国地方病防治规划（2011—2015）》中明确提出了"十二五"期间碘缺乏病的防治目标，碘盐覆盖水平是重要的评估指标。2011 年通过中央转移支付地方病防治项目为全国所有县的碘盐监测提供了必要的工作经费，同时也支持了省、地两级监测培训和督导经费。各级政府和卫生行政部门加强了对监测工作的领导，保证了监测工作的顺利完成。

2. **各级卫生专业部门共同努力，碘盐监测工作质量进一步提高**　各级卫生专业部门认真按照监测方案要求开展监测工作，同时完成了培训、督导等质量控制工作。全国所有的（2882 个）县（区、市、镇）及新疆生产建设兵团师完成了全国碘盐监测工作，非高碘地区随机抽样监测有效监测率为 99.61%，高碘地区为 100%，比 2010 年均有提高（2010 年非高碘和高碘地区的有效监测率为 98.00% 和 94.55%）。省级监测培训比率均达到 93.75% 和督导比率达到 100%，实验室复核比率达到 96.88%。国家对部分省开展了现场督导，对全国省、地市和 1834 个县级实验室开展了盐碘检测外质控考核工作。

3. **居民户碘盐覆盖率和合格碘盐食用率维持在较高水平**　监测结果显示，全国所有的省（区、市）和新疆生产建设兵团碘盐覆盖率均达到 90% 以上，其中西藏是首次达到 90% 以上。除西藏（半定量检测）和上海外，其余的省（区、市）和新疆生产建设兵团居民户合格碘盐食用率均保持在 90% 以上。全国有 97.09% 的县（区、市、旗）和兵团师居民合格碘盐食用率达到了 90% 以上，比 2010 年（96.84%）略有提高。

4. **重点难点省份防治效果得到巩固**　2010 年经卫生部现场考评，海南达到消除碘缺乏病阶段目标，新疆、西藏、青海 3 省（区）达到基本消除碘缺乏病阶段目标。2011 年监测结果显示这 4 省（区）的防治成果得到了巩固。2011 年，随着碘盐价格补贴政策和碘盐销售目标管理责任制在全自治区范围的逐步落实，西藏碘盐覆盖率在 2010 年基础上继续提高了 8 个百分点，首次达到 90% 以上。2011 年，新疆自治区继续为南疆贫困农牧民免费发放碘盐，在 36 个高危县开展防治碘缺乏病宣讲活动，碘盐覆盖率和合格碘盐食用率连续 3 年达到

90%以上。青海省通过加强盐业供销和市场管理，在部分地区对贫困户免费发放碘盐，全省碘盐覆盖率连续6年保持在90%以上。海南省关停并转集体小盐田，政府加强多部门配合，加强食盐市场管理，加大教育宣传力度，全省合格碘盐食用率连续2年达到90%以上。

四、存在问题和建议

1. 问题地区依然存在　河南、北京、山东、上海和新疆生产建设兵团合格碘盐食用率达到90%以上的县（区、市）和兵团师不足95%；青海合格碘盐食用率达到90%以上的县（区、市）不足85%；西藏只开展半定量检测，无法准确计算各县的合格碘盐食用率。根据"十二五"全国地方病防治工作目标，以上7省（区、市）在碘盐这一项指标上2011年度均没有达标。

在县级水平上，有83个县（区、市、旗）居民户合格碘盐食用率<90%，18个县（区、市、旗）的非碘盐率>20%。浙江、福建和海南原盐产区非碘盐冲击现象依然存在。上海无碘盐的无条件供应降低了碘盐和合格碘盐的覆盖水平。

西藏、新疆、青海、海南4省（区）问题依然存在，西藏自治区仍有7个县（区、市）碘盐覆盖率<80%，那曲地区碘盐覆盖率还不足90%；新疆近几年碘盐覆盖水平明显提高，主要依靠的是碘盐价格补贴政策，但这项措施能否持续下去，各级政府目前还没有明确的答复；青海省玉树州的杂多县和囊谦县非碘盐问题仍然严重，由于地处边远，碘盐供应网络不健全，碘盐覆盖率仍然很低；海南省大多集体盐田已转产，但部分私有小盐田关停并转工作尚未完成，还需进一步落实。

因此，各省要认真总结、分析碘盐监测结果，在保持已取得的成绩基础上，进一步落实问题地区的碘盐普及工作，加大监测和宣传等防治工作力度，尽快缩小地区之间防治水平上的差距。

2. 碘盐销售网络建设和市场监管有待提高　2011年，在海南省督导发现，个别地区盐业部门的碘盐配送到乡镇一级，没有配送到村一级的零售点，村中零售店的碘盐价格高于物价局规定价格。另外，在重点抽样监测中发现，北京市城乡结合部的农贸市场有非碘盐销售；原盐产区及邻近地区存在非碘盐冲销的现象。

以上情况表明，盐业部门要继续完善碘盐销售网络建设，合理规划布局配送网点，尽量将碘盐配送到村一级的零售店。盐业生产部门和工商部门仍需加强碘盐出厂及市场流通环节的监督和监管，并将信息及时通报给卫生部门。

3. 开展人群碘营养常规监测，保障重点人群碘营养水平　新的《食品安全国家标准食用盐碘含量》（GBI6878－2011）已颁布，各省将根据本省的情况调整碘盐浓度。人群碘营养水平是调整碘盐浓度的重要依据。目前，碘缺乏病监测方案中只有碘盐一项指标为常规监测内容，而缺乏人群尿碘的常规动态监测数据，使各地在制定和调整科学适宜的碘盐浓度工作中缺乏依据。碘盐虽然是人群碘营养的主要来源，但各地人群膳食结构和摄盐量的不同直接影响碘营养水平。因此，监测方案中至少应该将干预措施（碘盐）和干预效果（尿碘）两项指标纳入常规监测，监测数据将不仅为因地制宜科学补碘提供依据，而且对于向社会公布本地区碘营养水平、引导群众知情选择碘盐十分必要。另外，由于孕妇的碘营养适宜水平高于普通人群，母体缺碘会造成胎儿大脑发育不可逆的损害，因此，为保障孕妇适宜的碘营养水平，还应定期开展孕妇的尿碘监测。

表 2 - 107 全国生产层次碘盐监测结果汇总表 (2010. 7—12)

序号	省(市)	监测企业数(个)	监测批数(批)	合格批数(批)	批质量合格率(%)	均数(mg/kg)	标准差(mg/kg)	变异系数(%)	检测盐样份数(份)	合格盐样份数(份)	不合格盐样份数(份)	非碘盐份数(份)
1	河北	120	664	655	98.64	31.11	5.11	16.43	5 976	5 968	8	0
2	上海	2	11	11	100.00	28.80	3.35	11.63	99	99	0	0
3	江苏	70	420	419	99.76	29.74	4.07	13.69	3 780	3 780	0	0
4	河南	9	43	41	95.35	32.35	6.33	19.57	387	376	11	0
5	重庆	37	222	222	100.00	31.73	4.73	14.91	1 998	1 996	2	0
	合计	238	1 360	1 348	99.12	30.81	4.85	15.74	12 240	12 219	21	0

表 2 - 108 全国生产层次碘盐监测结果汇总表 (2011. 1—6)

序号	省(市)	监测企业数(个)	监测批数(批)	合格批数(批)	批质量合格率(%)	均数(mg/kg)	标准差(mg/kg)	变异系数(%)	检测盐样份数(份)	合格盐样份数(份)	不合格盐样份数(份)	非碘盐份数(份)
1	河北	120	630	626	99.37	30.97	4.84	15.63	5 670	5 660	10	0
2	上海	2	11	11	100.00	28.29	3.75	13.26	99	99	0	0
3	江苏	70	416	416	100.00	28.45	4.03	14.17	3 744	3 744	0	0
4	河南	3	15	15	100.00	31.19	4.89	15.68	135	135	0	0
5	重庆	37	222	220	99.10	32.10	5.29	16.48	1 998	1 995	3	0
	合计	232	1 294	1 288	99.54	30.33	4.87	16.06	11 646	11 633	13	0

表 2 - 109 非高碘地区随机监测各省(区、市)居民户碘盐监测结果汇总(2011.1—6)

省(市、区)	应上报县数(个)	实际上报县数(个)	上报率(%)	有效监测率(%)	检测份数(份)	合格份数(份)	不合格份数(份)	非碘盐份数(份)	非碘盐率(%)	碘盐覆盖率(%)	碘盐合格率(%)	合格碘盐食用率(%)	中位数(mg/kg)	变异系数(%)
北京	18	18	100.00	100.00	5 232	4 954	87	191	4.40	95.60	97.75	93.47	30.00	26.3
天津	18	18	100.00	100.00	5 274	5 033	77	164	2.65	97.35	98.67	96.07	29.60	24.9
河北	167	167	100.00	100.00	47 820	46 018	1 014	788	1.87	98.13	97.78	95.95	29.30	22.7
山西	119	119	100.00	99.16	34 817	33 724	719	374	1.18	98.82	97.77	96.62	31.20	22.2
内蒙古	101	101	100.00	100.00	29 556	29 285	163	108	0.35	99.65	99.40	99.05	31.10	17.1
辽宁	101	101	100.00	100.00	29 402	28 935	366	101	0.44	99.56	98.70	98.26	30.70	16.0
吉林	60	60	100.00	100.00	17 436	17 287	141	8	0.03	99.97	99.31	99.29	30.56	16.3
黑龙江	132	132	100.00	100.00	35 558	35 029	432	97	0.31	99.69	98.66	98.36	30.70	17.3
上海	18	18	100.00	100.00	5 268	4 577	251	440	7.81	92.19	94.71	87.35	26.70	36.6
江苏	106	106	100.00	100.00	30 840	30 303	338	199	0.71	99.29	98.93	98.23	29.90	18.3
浙江	90	90	100.00	100.00	26 273	24 596	694	983	3.70	96.30	97.23	93.66	28.10	28.1
安徽	104	104	100.00	100.00	29 946	29 603	271	72	0.37	99.63	99.07	98.71	31.40	17.0
福建	84	84	100.00	100.00	24 277	23 558	300	419	1.79	98.21	98.73	96.96	28.93	19.9
江西	99	99	100.00	100.00	28 657	28 021	531	105	0.40	99.60	97.90	97.51	30.70	19.7
山东	120	120	100.00	100.00	34 933	33 173	814	946	2.52	97.48	97.38	95.03	28.50	25.0
河南	156	156	100.00	100.00	44 626	42 654	1 467	505	1.23	98.77	96.56	95.38	29.80	23.9
湖北	103	103	100.00	100.00	30 012	29 240	700	72	0.26	99.74	97.46	97.21	31.70	19.4
湖南	122	122	100.00	100.00	35 340	34 385	807	148	0.44	99.56	97.54	97.12	31.10	19.3
广东	123	123	100.00	100.00	35 602	34 633	409	560	1.84	98.16	98.56	96.76	30.70	20.3
广西	109	109	100.00	100.00	30 786	29 788	563	435	1.69	98.31	97.36	95.98	32.30	22.3

续表 2 - 109

省（市、区）	应上报县数（个）	实际上报县数（个）	上报率（%）	有效监测率（%）	检测份数（份）	合格份数（份）	不合格份数（份）	非碘盐份数（份）	非碘盐率（%）	碘盐覆盖率（%）	碘盐合格率（%）	合格碘盐食用率（%）	中位数（mg/kg）	变异系数（%）
海南	21	21	100.00	100.00	6 132	5 873	67	192	4.01	95.99	98.72	94.79	32.14	23.4
重庆	40	40	100.00	100.00	14 181	13 784	336	61	0.50	99.50	97.33	96.84	31.70	21.5
四川	182	182	100.00	100.00	52 521	51 336	845	340	0.59	99.41	98.36	97.78	32.08	20.6
贵州	88	88	100.00	100.00	25 488	24 867	507	114	0.56	99.44	97.78	97.24	31.80	20.8
云南	129	129	100.00	100.00	37 923	36 981	636	306	1.01	98.99	98.09	97.10	30.88	21.0
西藏	74	74	100.00	94.59	22 415	21 341	0	1074	3.81	96.19	—	<96.19	—	—
陕西	107	107	100.00	100.00	30 972	30 663	276	33	0.12	99.88	99.11	98.99	32.76	18.1
甘肃	87	87	100.00	100.00	24 974	24 310	456	208	0.60	99.40	98.09	97.53	29.60	20.2
青海	43	43	100.00	90.48	12 695	11 472	477	746	3.85	96.15	96.24	92.68	31.70	28.7
宁夏	22	22	100.00	100.00	6 432	6 228	160	44	0.65	99.35	97.46	96.82	31.30	20.8
新疆	94	94	100.00	97.87	27 512	26 697	365	450	1.90	98.10	98.65	96.78	31.80	22.8
新疆兵团	14	14	100.00	100.00	4 128	4 048	27	53	0.35	99.65	99.61	99.26	32.20	21.0
合计	2 851	2 851	100.00	99.61	827 028	802 396	14 296	10 336	1.28	98.72	97.99	96.77	30.70	21.2

表 2 - 110 非高碘地区上报县（市、区）居民户县级非碘盐率和合格碘盐食用率情况（2011.1—6）

省（市、区）	非碘盐率 >10% 和 ≤20% 的 县数（个）	非碘盐率 >20% 和 ≤30% 的 县数（个）	非碘盐率 >30% 的 县数（个）	碘盐覆盖率 ≥90% 的 县数	碘盐覆盖率 ≥95% 的 县数（个）	合格碘盐食用率 ≥90% 的 县数（个）	合格碘盐食用率 >90% 的县数占总 县数的百分比（%）
北京	0	0	0	18	11	17	94.44
天津	0	0	0	18	15	18	100.00
河北	0	0	0	167	151	167	100.00
山西	1	0	0	118	115	117	98.32
内蒙古	0	0	0	101	101	101	100.00
辽宁	0	0	0	101	101	99	98.02
吉林	0	0	0	60	60	60	100.00
黑龙江	0	0	0	132	131	132	100.00
上海	3	0	0	15	3	9	50.00
江苏	0	0	0	106	106	106	100.00
浙江	6	0	1	83	73	80	88.89
安徽	0	0	0	104	104	104	100.00
福建	2	0	1	81	75	80	95.24
江西	0	0	0	99	98	99	100.00
山东	3	2	1	114	103	112	93.33
河南	0	0	0	156	152	148	94.87
湖北	0	0	0	103	103	103	100.00
湖南	0	0	0	122	121	116	95.08
广东	0	0	0	123	112	121	98.37

续表 2 - 110

省（市、区）	非碘盐率 >10% 和 ≤20% 的 县数（个）	非碘盐率 >20% 和 ≤30% 的 县数（个）	非碘盐率 >30% 的 县数（个）	碘盐覆盖率 ≥90% 的 县数	碘盐覆盖率 ≥95% 的 县数（个）	合格碘盐食用率 ≥90% 的 县数（个）	合格碘盐食用率 >90% 的县数占总 县数的百分比（%）
广西	0	1	2	106	105	106	97.25
海南	2	0	0	19	19	19	90.48
重庆	0	0	0	40	40	40	100.00
四川	1	0	0	181	178	180	98.90
贵州	0	0	0	88	86	86	97.73
云南	0	0	0	129	127	128	99.22
西藏	3	5	2	64	61	<64	<86.49
陕西	0	0	0	107	107	107	100.00
甘肃	0	1	0	86	84	86	98.85
青海	1	0	2	40	34	36	83.72
宁夏	0	0	0	22	21	22	100.00
新疆	1	0	0	93	85	92	97.87
新疆 兵团	1	0	0	13	13	13	92.86
合计	24	9	9	2 809	2 695	<2 768	<97.09

表2-111 碘盐覆盖率<90%的县（市、区、旗）汇总表（2011.1—6）

省（市、区）	合计县数（个）	碘盐覆盖率≥80%，<90%的县（区、市、旗）县名	个数	碘盐覆盖率≥70%，<80%的县（区、市、旗）县名	个数	碘盐覆盖率<70%的县（区、市、旗）县名	个数
山西	1	侯马市(89.67%)	1		0		0
上海	3	徐汇区(83.33%)、长宁区(85.76%)、虹口区(84.67%)	3		0		0
浙江	7	上城区(87.10%)、平阳县(87.50%)、苍南县(89.24%)、瑞安市(87.96%)、乐清市(85.47%)、嵊泗县(84.33%)	6		0	岱山县(47.33%)	1
福建	3	平潭县(86.11%)、荔城区(88.67%)	2		0	东山县(67.67%)	1
山东	6	阳谷县(85.42%)、东阿县(81.33%)、滨城区(87.50%)	3	高唐县(77.08%)、沾化县(76.74%)	2	成武县(66.00%)	1
广西	3		0	银海区(75.00%)	1	合浦县(41.32%)、铁山港区(42.78%)	2
海南	2	儋州市(88.89%)、临高县(80.21%)	2		0		0
四川	1	都江堰市(85.07%)	1		0		0
西藏	10	聂荣县(84.23%)、革吉县(85.15%)、札达县	3	那曲县(71.19%)、巴青县(73.03%)、嘉黎县(75.67%)、双湖区(73.55%)、措勤县(79.87%)	5	索县(65.00%)、墨脱县(36.00%)	2
甘肃	1		0	广河县(78.67%)	1		0
青海	3	曲麻莱县(82.33%)	1		0	襄谦县(7.99%)、杂多县(38.95%)	2
新疆	1	皮山县(89.24%)	1		0		0
新疆兵团	1	农十四师(84.64%)	1		0		0
合计	42		24		9		9

表 2 – 112　全国重点抽样碘盐监测居民户碘盐覆盖率（2011.6—8）

省 （区、市）	上报县数 （个）	检测份数 （份）	非碘盐份数 （份）	非碘盐率 （%）	碘盐覆盖率 （%）
北京	1	300	43	14.33	85.67
天津	4	1 200	42	3.50	96.50
河北	16	4 797	40	0.83	99.17
内蒙古	24	7 200	54	0.75	99.25
辽宁	14	4 201	18	0.43	99.57
上海	18	5 420	558	10.30	89.70
江苏	27	8 070	131	1.62	98.38
浙江	7	2 086	293	14.05	85.95
福建	4	450	92	20.44	79.56
山东	1	300	0	0.00	100.00
河南	20	6 000	100	1.67	98.33
湖北	4	1 200	17	1.42	98.58
湖南	2	296	0	0.00	100.00
广东	5	1 500	80	5.33	94.67
广西	17	4 964	192	3.87	96.13
海南	6	1 800	201	11.17	88.83
重庆	5	1 500	43	2.87	97.13
四川	38	11 400	124	1.09	98.91
贵州	2	600	3	0.50	99.50
云南	26	7 803	122	1.56	98.44
陕西	26	7 800	12	0.15	99.85
甘肃	35	10 500	150	1.43	98.57
青海	8	2 398	45	1.88	98.12
宁夏	2	600	53	8.83	91.17
新疆	40	12 000	390	3.25	96.75
新疆 兵团	13	9 329	97	1.04	98.96
合计	365	113 714	2 900	2.55	97.45

表 2-113　各省（区、市）高碘地区居民食用盐监测结果（2011.1—6）

省（市）	无碘食盐份数（份）	检测份数（份）	无碘食盐率（%）	县数（个）	上报县数（个）	有效监测率（%）	上报率（%）
天津	306	348	87.93	2	2	100	100.00
河北	5 206	6 768	76.92	30	30	100	100.00
山西	1 408	1 680	83.81	10	10	100	100.00
江苏	1 283	1 296	99.00	5	5	100	100.00
安徽	787	816	96.45	4	4	100	100.00
山东	8 794	9 084	96.81	38	38	100	100.00
河南	4 461	4 500	99.13	20	20	100	100.00
合计	22 245	24 492	90.83	109	109	100	100.00

表 2-114　高碘地区居民户无碘食盐率（2011.1—6）

省（区、市）	县名	无碘食盐份数（份）	检测份数（份）	无碘食盐率（%）	省（区、市）	县名	无碘食盐份数（份）	检测份数（份）	无碘食盐率（%）
天津	大港区	30	60	50.00	河北	东光县	43	300	14.33
	静海县	276	288	95.83		海兴县	300	300	100.00
河北	邯郸县	236	240	98.33		盐山县	288	288	100.00
	临漳县	240	240	100.00		南皮县	293	300	97.67
	成安县	286	300	95.33		吴桥县	211	300	70.33
	大名县	288	288	100.00		孟村回族自治县	248	300	82.67
	肥乡县	60	60	100.00		黄骅市	258	288	89.58
	永年县	120	120	100.00		永清县	0	120	0.00
	邱县	167	180	92.78		大城县	49	60	81.67
	广平县	57	60	95.00		文安县	55	60	91.67
	馆陶县	231	240	96.25		枣强县	0	180	0.00
	魏县	271	288	94.10		故城县	0	288	0.00
	威县	294	300	98.00		景县	29	300	9.67
	清河县	300	300	100.00	山西	小店区	120	120	100.00
	临西县	300	300	100.00		清徐县	161	180	89.44
	南宫市	298	300	99.33		山阴县	59	60	98.33
	运河区	11	60	18.33		应县	277	300	92.33
	沧县	240	288	83.33		祁县	120	120	100.00
	青县	33	120	27.50					

省 （区、市）	县名	无碘食盐 份数（份）	检测份 数（份）	无碘食 盐率（%）	省 （区、市）	县名	无碘食盐 份数（份）	检测份 数（份）	无碘食 盐率（%）
山西	平遥县	287	300	95.67	山东	高唐县	106	120	88.33
	介休市	58	60	96.67		临清市	286	288	99.31
	文水县	164	180	91.11		滨城区	288	300	96.00
	孝义市	93	120	77.50		惠民县	256	300	85.33
	汾阳市	69	240	28.75		阳信县	180	180	100.00
江苏	丰县	284	288	98.61		无棣县	56	60	93.33
	沛县	286	288	99.31		博兴县	120	120	100.00
	铜山区	298	300	99.33		邹平县	114	120	95.00
	睢宁县	118	120	98.33		牡丹区	287	288	99.65
	邳州市	297	300	99.00		曹县	288	288	100.00
安徽	杜集区	60	60	100.00		单县	288	288	100.00
	砀山县	286	288	99.31		成武县	284	300	94.67
	萧县	280	288	97.22		巨野县	288	288	100.00
	灵璧县	161	180	89.44		郓城县	288	288	100.00
山东	商河县	300	300	100.00		鄄城县	288	288	100.00
	高青县	300	300	100.00		定陶县	288	288	100.00
	微山县	114	120	95.00		东明县	288	288	100.00
	嘉祥县	171	180	95.00	河南	龙亭区	57	60	95.00
	梁山县	288	288	100.00		顺河回族区	56	60	93.33
	德城区	272	288	94.44		禹王台区	60	60	100.00
	陵县	268	288	93.06		杞县	284	288	98.61
	宁津县	265	288	92.01		通许县	60	60	100.00
	庆云县	115	120	95.83		开封县	288	288	100.00
	齐河县	112	120	93.33		兰考县	288	288	100.00
	平原县	115	120	95.83		原阳县	289	300	96.33
	夏津县	282	288	97.92		封丘县	297	300	99.00
	武城县	285	300	95.00		长垣县	288	288	100.00
	乐陵市	286	288	99.31		台前县	299	300	99.67
	禹城市	60	60	100.00		梁园区	286	288	99.31
	东昌府区	283	300	94.33		睢阳区	284	288	98.61
	阳谷县	289	300	96.33		民权县	287	288	99.65
	莘县	275	288	95.49		睢县	288	288	100.00
	茌平县	277	288	96.18		宁陵县	287	288	99.65
	东阿县	167	180	92.78		柘城县	60	60	100.00
	冠县	277	288	96.18		虞城县	288	288	100.00
						夏邑县	295	300	98.33
						永城市	120	120	100.00
					合计		22 245	24 492	90.83

第三章　全国碘缺乏病实验室外质控考核报告

第一节　1999 年全国碘缺乏病实验室外质控考核报告

碘盐常规监测是碘缺乏病监测的重要内容之一。按照《全国碘缺乏病监测方案》，以省为单位 PPS 抽样每年每省有 30 个县（区）加入全国监测网络，县级盐碘实验室承担盐碘的定量检测工作。1999 年 8 月，国家碘缺乏病参照实验室（NRL）对年内加入监测网的所有县级实验室发放了盐碘外质控样，目的是了解并评估目前县级实验室盐碘检测质量。

一、方法

对全国 31 个省发放了 930 盒盐碘质控样品，每盒内装密封的低、中、高三个浓度的盐样。统一用直接滴定法检测。样品通过省专业机构传递并要求于一个半月内反馈结果。

二、结果

1. 反馈情况　大部分省（区、市）没能如期反馈结果，截至 11 月末，收到 19 个省（区、市）461 个县级实验室的反馈资料，其中广西、山东、河南、安徽、福建和甘肃上报了全部入网县的质控结果。广东、辽宁、江西、内蒙古、湖南、江苏、重庆报送了入网的大部分县的反馈结果。在已反馈的 19 个省（区、市）中有 19.1% 的县级实验室未完成质控样品的检测。见表 3 - 1。

表 3 - 1　县级盐碘质控结果反馈情况（1999）

省（区、市）	入网县数	反馈县数	反馈率（%）
广东	30	29	96.7
宁夏	30	12	40.0
黑龙江	30	19	63.3
陕西	30	13	43.3
广西	30	30	100.0
山东	30	30	100.0
海南	30	19	63.3
西藏	30	7	23.3

省（区、市）	入网县数	反馈县数	反馈率（%）
辽宁	30	29	96.7
河南	30	30	100.0
安徽	30	30	100.0
青海	30	17	56.7
福建	30	30	100.0
湖南	30	26	86.7
内蒙古	30	28	93.3
江苏	30	26	86.7
江西	30	29	96.7
甘肃	30	30	100.0
重庆	30	27	90.0
合计	570	461	80.9

2. 质控结果　在反馈的 461 个县级盐碘实验室中，三个不同浓度质控样检测均合格的实验室有 252 个，占已反馈实验室的 54.7%。三个浓度质控样检测均不合格的实验室 57 个，占已反馈实验室的 12.4%。见表 3 – 2。

表 3 – 2　县级实验室盐碘质控结果（1999）

省（区、市）	反馈县数	三个质控样结果 全部合格		三个质控样结果 全部不合格	
		实验室数	%*	实验室数	%*
广东	29	23	79.3	0	0.0
宁夏	12	8	66.7	0	0.0
黑龙江	19	12	63.2	3	15.8
陕西	13	7	53.9	3	23.1
广西	30	23	76.7	2	6.7
山东	30	24	80.0	3	10.0
海南	19	8	42.1	1	5.3
西藏	7	3	42.9	1	14.3
辽宁	29	8	27.6	7	24.1
河南	30	17	56.7	1	3.3
安徽	30	18	60.0	4	13.3

续表 3 - 2

省 （区、市）	反馈县数	三个质控样结果 全部合格		三个质控样结果 全部不合格	
		实验室数	%*	实验室数	%*
青海	17	0	0	4	23.5
福建	30	18	60.0	3	10.0
湖南	26	14	53.9	2	7.7
内蒙古	28	16	57.1	3	10.7
江苏	26	16	61.5	2	7.6
江西	29	3	10.3	12	41.3
甘肃	30	18	60.0	5	16.7
重庆	27	16	59.3	1	3.7
合计	461	252	54.7	57	12.4

*：% 为质控合格或不合格实验室占反馈实验室的百分比。

3. **存在问题及建议** 从此次外质控考核所获得的信息来看，县级碘盐监测的现状是令人担忧的。

（1）从反馈情况分析：从质控样下发到 1999 年 11 月末历时 4 个月，只有 19 个省（区、市）反馈了结果，反馈率仅为 58.1%。即使在这些省（区、市）当中，也有 19.1% 的实验室在省级专业部门的再三催促下仍然未能完成质控样品的检测。盐碘检测方法简便、费用低，不应该存在像尿碘、促甲状腺素（TSH）检测中仪器准备、试剂盒购置等问题，而且按照监测方案要求，盐碘定量检测应该是县级盐碘实验室的常规工作，常规意味着实验室人员、器材、试剂处于运转状态，样品接收、检测、报告具有及时性。但从反馈时间之长，反馈率之低看来，大部分县级实验室并未处于常规工作状态。实验室的非常规工作状态显示了各省（区、市）碘盐监测的举步维艰，从而从一个侧面反映出目前全国碘盐监测运转机制及其保障措施中存在较大的问题。

（2）从质控结果来看：考核合格的实验室仅占 54.7%，32.9% 的实验室部分样品合格，而 12.4% 的实验室全部样品不合格。说明有将近半数的县级实验室还没有真正掌握盐碘定量技术，尽管容量分析的实验技术是易于掌握的。

与半定量相比，盐碘的定量分析更准确、更客观，也更适合用于碘盐监测的批质量判定和监督执法。但如果近半数的实验室没有能力把实验误差控制在要求的质控限以内，那么对于这些实验室，做定量和半定量便没有什么差别。为了避免方法不同带来的误差，增加资料的可比性，早在监测方案颁布时就要求统一用直接滴定法分析，国家及各省也相继举办了培训班，以统一技术规范，现在看来培训不是一劳永逸的，特别是基层专业人员的频繁流动造成有经验的实验人员流失，需要据此制订经常的、不定期的培训计划，保证实验室检测质量的相对稳定，从而保证监测资料的可靠性。

建议：①各省专业机构加强对基层实验室技术人员的培训，办班和个别培训相结合，针对普遍性的技术难点举办培训班集中培训，更多的是要在省级实验室建立常年培训的机制，哪个地区或县有问题需要培训，把人员送到省级实验室，短短几天便可解决问题。国家参照实验室正在采取这种培训方式，已经为江苏、西藏、重庆个别培训了多名实验人员，事实证明效果比集中办班好得多。②从国家的角度要对现行的监测方案以及如何保障其运转做进一步的思考，建立科学合理、主动运转的流行病学监测机制，只有这样才能更大程度上发挥实验室的效力。所谓科学就是要有很明确的监测目的，是想用样本推论总体还是想筛选高危地区或是想解决某一个问题，任何一个监测方案都不可能解决所有的问题；所谓合理除了包括监测目的和内容的合理性外，最重要的还要有较强的可操作性。实验室是流行病学监测的基础之一，也是产生构成流行病学监测客观证据的延伸。对于碘缺乏病专业实验室，流行病学监测的运转状况决定实验室的运转状况，或者常规或者旷置。③省级机构在实验室网络中起着承上启下的重要作用，这一作用发挥得好则实验室网络通畅、运转效率高。2000 年全国碘缺乏病实验室网络将正式运行，希望在本次质控考核中给予了有效组织和督导的省（区、市）再接再厉，其他省（区、市）要加强重视和组织领导，全国实验室网络的有效运转必将会带动各省实验室整体水平的提高。

国家碘缺乏病参照实验室

第二节　2000 年全国碘缺乏病实验室外质控考核报告

全国各级碘缺乏病实验室是开展碘缺乏病监测评估的重要组成单元，也是监测评估质量保障体系的主要组成部分。实验室外质控网络自 1999 年建立以来，受到了卫生部、全国各级卫生行政主管部门和国际组织的重视和支持，得到了有效和持续的运行。国家碘缺乏病参照实验室受卫生部委托，负责计划、组织、实施这项工作，在运行过程中得到了全国各级卫生行政主管部门、专业站所的支持和协助。联合国儿童基金会支持并参与了 2000 年全国质控网络的开展。越来越多的国家关注并以各种方式与我国的质控网建立起了联系。2000 年 3—5 月，全国 31 个省级实验室参加了尿碘、盐碘、TSH 的质控考核，澳大利亚、比利时和美国疾病预防控制中心的相关实验室参加了这次活动。按照网络运行细则，2000 年 8—10 月我实验室组织实施了省、地市、县三级碘缺乏病实验室的质控考核，现将结果报告如下。

一、方法

1. 尿碘　尿碘质控样为冻干品。向参加的省级实验室发放 3 瓶冻干尿碘质控样，并按事先规定，样品 1 和样品 2 构成分散对，样品 2 和样品 3 构成均匀对。向地市级实验室发放 2 瓶冻干尿碘质控样，样品组成分散对。收集各实验室检测结果，采用国际推荐的 Z 比评分法进行统计分析。

2. 盐碘　向参加的实验室发放 3 个浓度的质控盐样，收集各实验室检测结果进行分析。

3. TSH　向省级实验室发放 3 个浓度滤纸血片，收集各实验室检测结果进行分析。

4. 公议值的确定　尿碘、盐碘和 TSH 质控样的参考值由规定实验室定值确定公议值和不确定度。在采用 Z 比评分统计分析时，尿碘质控样的公议值来自参加质控的所有省级实验室，地市级实验室采用省级实验室的公议值进行评价。

5. 参考值范围　盐碘：95% 可信限，自由度 8　　　TSH：QC0008 – 1：< 5.0

　　　　　　　　QC0003 – A：13.2 ±2.0　　　　　　QC0008 – 2：7.8 ±4.8

　　　　　　　　QC0003 – B：24.8 ±2.0　　　　　　QC0008 – 3：10 ±8

　　　　　　　　QC0003 – C：36.5 ±3.0

二、考核结果

见本节后附表（表 3 –3 ~ 表 3 –7）。

三、结果评价

1. 尿碘　实验室内 Z 分值表示该实验室结果的变异，实验室间 Z 分值表示实验室结果与总体中位数的偏离程度。Z 分值越接近于零表明与总体结果越接近。

考核结果判断：│Z│≤2 检测结果满意，评价为 A

　　　　　　　2 < │Z│< 3 基本满意但有问题，评价为 B

　　　　　　　│Z│≥3 不满意，评价为 C

省级实验室：全国 31 个省级实验室，有 30 个实验室积极参加并认真完成了质控考核工作。参加质控的实验室全部采用国标法检测，27 个实验室考核结果满意，占 90.0%，3 个实验室检测结果离群，经第二轮质控均达到合格，合格率达到 100%。

地市级实验室：国家碘缺乏病参照实验室（NRL）向全国 330 个地市级实验室发放了尿碘质控样品，268 个实验室反馈了结果，反馈率为 81.2%。反馈率为 100% 的省（区）有河南、辽宁、广西、湖南、江西、河北、吉林、甘肃和山西，安徽、福建、山东、内蒙古、浙江、广东、江苏反馈率达到 80% 以上。在反馈的 268 个实验室中，210 个实验室考核合格，合格率为 78.4%。合格率较高的省（区）有湖南、广西、甘肃、福建、山东、安徽、河北等。湖北和宁夏无地市级尿碘实验室反馈，西藏由于特殊原因未参加此次质控。

2. 盐碘　省级实验室：参加质控的 30 个省级实验室均考核合格，合格率 100%。

地市级实验室：NRL 向 330 个地市实验室发放了盐碘质控样品，289 个实验室反馈了结果，反馈率为 87.6%。反馈率为 100% 的省（区）有甘肃、河南、吉林、内蒙古、河北、山西、广西、湖南、贵州、江西，无应答省（区）有宁夏。在反馈的 289 个地市实验室中，274 个实验室结果合格，合格率为 94.8%。合格率较高的省（区）有甘肃、河北、河南、广西、湖南、贵州、辽宁、内蒙古、山西、江西。

县级实验室：NRL 向 870 个县级实验室发放了盐碘质控样品，729 个实验室反馈了结果，反馈率为 83.8%，多数省（区）的反馈率普遍较高。反馈率不足 20% 的省份有青海省，无应答的有北京、天津和宁夏，考虑实际情况，此次没有向西藏县级实验室发放样品。在反馈的 729 个县级盐碘实验室中，有 646 个实验室结果合格，合格率为 88.6%，较 1999 年大幅度提高（54.4%）。合格率高的省（区、市）有山东、重庆、广东、甘肃、福建、上海、吉林、河南、四川、湖南、广西、海南。

3. TSH　有 5 个省（区、市）参加了 TSH 质控，结果全部合格。5 个省（区、市）是天津、福建、吉林、安徽和内蒙古。

四、成绩、存在的问题和建议

1. 网络运行的支持和保障　大部分省（区、市）卫生行政主管部门和专业部门对实验室质控网络非常重视，给予了支持和保障，使三级实验室网络运行良好，如湖南省卫生厅、山西省卫生厅行文对质控工作进行了部署，湖南、山西、福建、甘肃、安徽、山东、河北、湖北、河南、重庆、吉林、辽宁、黑龙江、海南、四川、云南、贵州、内蒙古、广西、浙江、广东、上海、江苏、江西、陕西等省级专业机构在行政主管部门的领导和支持下，有效地组织实施了网络的运行，取得了良好成绩。运行困难和存在问题省（区、市）分成两类，一类是西北地区如西藏、新疆、青海、宁夏，第二类是直辖市如北京、天津。西北地区的原因是多方面的，希望今后能逐步改进现状，加强质控网络的支持和保障作用。天津市的情况比较特殊，如天津儿童保健所能够积极参加网络并把自身实验室质控做得很好，但该所目前具有的职能实际上与其他省级专业机构还有一定差别，希望有关行政主管部门予以考虑并协调。

2. 实验室内部质量控制　实验室内部质量控制是实验室的常规工作，是开展检测活动和参加实验室外质控的基础和必需。目前实验室内质控仍然是各级实验室需要加强的工作。湖南省卫生厅对实验室质量保障十分重视，并明确了对省内各级实验室的内质控要求，使全省实验室检测质量保障工作得到有效的开展。希望各省专业部门能够根据本省的情况，对各级实验室提出具体的内质控计划并落实。

3. 技术培训　质控网络的运行促进了各省的实验室技术培训，通过培训地市级和县级实验室检测能力有普遍提高。随着新的检测方法的改进和机构的变动，培训仍然是今后应该加强的常规工作。

4. 参加全国实验室质控网络是对各级实验室检测能力的检验　质控活动提供给每个实验室与同级、上级以及国外实验室比对的机会，通过这一活动可以提高自身的检测水平。希望今后有更多的实验室加入到国家质控网络中来。

表 3-3　省级实验室 TSH 质控结果（2000）

实验室所属省（区、市）	质控结果（mIU/L）			评价
	QC0008-1	QC0008-2	QC0008-3	
吉林	6.1	15.7	17.1	A
天津	3.7	7.7	11.1	A
安徽	4.6	8.4	7.4	A
内蒙古	2.5	8.9	9.0	A
福建	2.6	4.3	3.7	A

表3-4　省级实验室尿碘外质控结果（2000）

实验室编号	方法	外质控样品测定结果			分散对Z分值		均匀对Z分值		评价
		样品1	样品2	样品3	Z间	Z内	Z间	Z内	
1	1	102.28	205.52	206.47	-0.949 3	-0.289 1	-0.596 3	-0.314 3	A
2	1	104.89	220.25	218.65	0.917 3	1.325 0	1.185 2	-0.151 8	A
3	1	106.06	215.32	221.03	0.512 3	0.513 2	1.016 7	0.875 8	A
4	1	98.22	214.91	205.52	-0.375 3	1.502 0	-0.037 4	1.793 9	A
5	1	109.41	220.05	213.29	1.381 7	0.695 9	0.817 3	1.137 1	A
6	1	103.86	219.52	218.81	0.727 0	1.364 5	1.147 7	-0.374 3	A
7	1	99.93	208.93	216.64	-0.835 1	0.477 4	0.302 4	1.373 7	A
8	1	87.1	225.05		-0.481 9	4.334 6			A*
9	1	108.74	224.76	224.79	1.817 2	1.413 5	1.890 1	-0.543 8	A
10	1	100.99	205.75	206.20	-1.063 5	-0.087 5	-0.599 1	-0.437 9	A
11	1	107.02	211.14	209.67	0.165 2	-0.172 3	-0.013 1	-0.183 6	A
12	1	100.43	200.31	206.17	-1.709 2	-0.735 5	-0.961 4	0.911 1	A
13	1	108.10	213.17	206.11	0.500 2	-0.044 3	-0.113 3	1.211 3	A
14	1	122.30	190.10	221.67	-0.454 5	-5.008 9	-0.610 4	7.331 1	A*
15									
16	1	99.14	202.17	195.56	-1.648 2	-0.317 4	-1.540 0	1.098 3	A
17	1	101.37	199.00	204.40	-1.750 2	-1.036 8	-1.164 6	0.798 1	A
18	1	111.02	212.35	207.54	0.727 0	-0.543 4	-0.073 0	0.649 8	A
19	1	113.88	228.43	220.83	2.765 7	1.217 6	1.870 4	1.345 5	A
20	1	105.77	216.42	210.98	0.599 1	0.697 8	0.424 1	0.808 7	A
21	1	98.96	210.38	212.23	-0.783 4	0.801 0	0.106 7	-0.088 3	A
22	1	109.33	214.20	206.28	0.743 8	-0.072 5	0.000 0	1.426 7	A
23	1	105.25	205.84	207.46	-0.596 1	-0.641 3	-0.509 3	-0.144 8	A
24	1	107.91	226.85	225.49	1.952 7	1.801 5	2.074 5	-0.211 9	A
25	1	105.28	211.02	210.27	-0.034 3	0.044 3	0.019 7	-0.363 7	A
26	1	103.30	207.76	206.54	-0.599 1	-0.127 1	-0.443 7	-0.247 2	A
27	1	107.86	209.08	218.57	0.034 3	-0.558 4	0.440 0	1.818 7	A
28	1	106.26	207.82	205.90	-0.273 3	-0.513 2	-0.482 1	-0.070 6	A
29	1	112.92	216.86	217.23	1.416 7	-0.194 9	0.866 9	-0.459 1	A
30	1	101.33	209.60	211.17	-0.612 8	0.381 4	-0.015 0	-0.158 9	A
31	1	126.50	240.30	242.50	5.402 8	1.117 8	4.090 9	0.000 0	A*

注：方法1为国标法。*为第一轮质控离群，第二轮质控合格，表内数据为第一轮质控结果。

表 3 – 5　省级盐碘实验室外质控结果（2000）

实验室编号	外质控样品测定结果						综合评价
	样品1	结果判定	样品2	结果判定	样品3	结果判定	
1	12.9	Y	25.2	Y	37.8	Y	合格
2	12.0	Y	23.9	Y	42.8	N	合格
3	12.0	Y	24.3	Y	36.7	Y	合格
4	13.8	Y	25.8	Y	37.7	Y	合格
5	13.0	Y	25.8	Y	37.7	Y	合格
6	13.8	Y	25.8	Y	42.7	N	合格
7	13.3	Y	25.0	Y	40.5	N	合格
8	13.4	Y	24.2	Y	36.2	Y	合格
9	13.6	Y	25.7	Y	37.2	Y	合格
10	12.4	Y	24.5	Y	35.7	Y	合格
11	14.1	Y	23.6	Y	36.3	Y	合格
12	12.5	Y	24.7	Y	37.8	Y	合格
13	13.0	Y	25.8	Y	39.5	Y	合格
14	13.4	Y	24.0	Y	36.3	Y	合格
16	13.5	Y	25.2	Y	36.3	Y	合格
17	12.9	Y	25.5	Y	46.2	N	合格
18	13.4	Y	25.8	Y	42.0	N	合格
19	13.4	Y	25.8	Y	36.3	Y	合格
20	13.5	Y	25.0	Y	41.5	N	合格
21	12.4	Y	24.8	Y	39.8	N	合格
22	12.8	Y	24.7	Y	35.9	Y	合格
23	11.2	Y	24.4	Y	41.4	N	合格
24	12.2	Y	24.7	Y	37.5	Y	合格
25	12.7	Y	25.0	Y	37.0	Y	合格
26	13.4	Y	25.0	Y	36.3	Y	合格
27	12.8	Y	24.0	Y	38.7	Y	合格
28	12.5	Y	24.7	Y	35.3	Y	合格
29	12.7	Y	25.4	Y	37.0	Y	合格
30	14.8	Y	26.3	Y	36.2	Y	合格
31	13.4	Y	26.8	Y	39.1	Y	合格

注：Y 表示在参考值范围内，N 表示超出参考值范围。

表3-6　地市级实验室尿碘、盐碘质控结果（2000）

省(区、市)	发放质控地市数	尿碘				盐碘			
		反馈地市数	反馈率(%)	合格地市数	合格率**(%)	反馈地市数	反馈率(%)	合格地市数	合格率**(%)
湖北	12	0	0.0	0	0.0	6	50.0	6	50.0
山东	16	14	87.5	14	87.5	14	87.5	14	87.5
内蒙古	14	12	85.7	10	71.4	14	100.0	13	92.9
吉林	9	9	100.0	6	66.7	9	100.0	8	88.9
陕西	11	7	63.6	6	54.5	7	63.6	5	45.5
青海	8	6	75.0	4	50.0	5	62.5	3	37.5
甘肃	14	14	100	13	92.9	14	100.0	14	100.0
新疆	16	12	75.0	3	18.8	13	81.2	13	81.2
安徽	17	16	94.1	14	82.4	16	94.1	15	88.2
宁夏	4	0	0.0	0	0.0	0	0.0	0	0.0
福建	9	8	88.9	8	88.9	8	88.9	8	88.9
四川	19	15	78.9	14	73.7	17	89.5	17	89.5
贵州	9	6	66.7	4	44.4	9	100.0	9	100.0
江西	11	11	100.0	8	72.7	11	100.0	10	90.9
云南	16	7	43.8	3	18.8	12	75.0	11	68.8
黑龙江	13	10	76.9	9	69.2	11	84.6	10	76.9
辽宁	14	14	100.0	9	64.3	13	92.9	13	92.9
重庆	5	3	60.0	3	60.0	2	40.0	2	40.0
江苏	15	12	80.0	5	33.3	13	86.7	9	60.0
广西	12	12	100.0	12	100.0	12	100.0	12	100.0
广东	21	17	81.0	16	76.2	20	95.2	20	95.2
湖南	14	14	100.0	14	100.0	14	100.0	14	100.0
河南	18	18	100.0	13	72.2	18	100.0	18	100.0
浙江	11	9	81.8	8	72.7	9	81.8	9	81.8
河北	11	11	100.0	9	81.8	11	100.0	11	100.0
山西	11	11	100.0	5	45.5	11	100.0	10	90.9
西藏					未发质控样品				
合计	330	268	81.2	210	63.3	289	87.6	274	83.0

注：** 合格率(%)＝合格地市数/发放质控地市数×100％。

表 3 - 7　县级盐碘质控结果（2000）

省（市）	发放数	反馈区县数	反馈率（%）	合格数	合格率（%）
黑龙江	30	28	93.3	22	73.3
吉林	30	30	100.0	28	93.3
辽宁	48	48	100.0	43	89.6
内蒙古	30	26	86.7	17	56.7
北京	18	0	0.0	0	0.0
天津	18	0	0.0	0	0.0
河南	29	29	100.0	29	100.0
河北	30	29	96.7	26	86.7
山东	30	30	100.0	30	100.0
山西	30	30	100.0	23	76.7
陕西	30	22	73.3	16	53.3
甘肃	30	30	100.0	30	100.0
宁夏	24	0	0.00	0	0.0
青海	30	5	16.7	2	6.7
新疆	30	16	53.3	13	43.3
云南	30	30	100.0	26	86.7
贵州	30	20	66.7	16	63.3
四川	30	29	96.7	29	96.7
重庆	34	34	100.0	34	100.0
湖南	30	30	100.0	29	96.7
湖北	30	26	86.7	24	80.0
广东	30	30	100.0	30	100.0
广西	30	29	96.7	29	96.7
海南	19	19	100.0	18	94.7
福建	30	30	100.0	30	100.0
上海	20	20	100.0	20	100.0
浙江	30	27	90.0	26	86.7
江苏	30	23	76.7	19	63.3
江西	30	29	96.7	22	73.3
安徽	30	30	100.0	25	83.3
合计	870	729	83.8	646	74.3

国家碘缺乏病参照实验室

第三节　2001 年全国碘缺乏病实验室外质控考核报告

2001 年是全国碘缺乏病实验室外质控网络运行的第三年，国家碘缺乏病参照实验室受卫生部委托，于 4—6 月组织实施了省、地市和县三级 IDD 实验室的外质控考核工作。联合国儿童基金会支持并参与了这项工作。全国 29 个省（区、市）、334 个地市、880 个县参加了本次考核，此外天津医科大学、澳大利亚临床病理与医学研究所和比利时临床化学实验室也参加了质控网络。现将结果报告如下。

一、方法

1. 尿碘　尿碘质控样为冻干品。向参加的省级实验室发放 3 瓶冻干尿碘质控样，向地市级实验室发放 2 瓶冻干尿碘质控样。收集各实验室检测结果，采用国际推荐的 Z 比评分法进行统计分析。

2. 盐碘　向参加的省、地市和县三级实验室发放 2 个浓度的质控盐样，收集各实验室检测结果进行分析。

3. TSH　向省级实验室发放 2 个浓度滤纸血片，收集各实验室检测结果进行分析。

4. 公议值的确定　尿碘、盐碘和 TSH 质控样的参考值由规定实验室定值确定公议值和不确定度。在采用 Z 比评分统计分析时，尿碘质控样的公议值来自参加质控的所有省级实验室，地市级实验室采用省级实验室的公议值进行评价。

5. 参考值范围　盐碘：参考值和不确定度

$$A0001 - A0650 \quad 12.8 \ \pm 2.0$$
$$A0651 - A1300 \quad 34.4 \ \pm 3.0$$
$$B0001 - B0650 \quad 22.9 \ \pm 2.0$$
$$B0651 - B1300 \quad 43.1 \ \pm 4.0$$
$$TSH：A：7 \sim 18 \ \mu IU/mL$$
$$B：26 \sim 55 \ \mu IU/mL$$

二、考核结果

见本节后附表（表 3 – 8 ～ 表 3 – 12）。

三、结果评价

1. 尿碘　实验室内 Z 分值表示该实验室结果的变异，实验室间 Z 分值表示实验室结果与总体中位数的偏离程度。Z 分值越接近于零表明与总体结果越接近。

考核结果判断：│Z│≤2 检测结果满意，评价为 A

　　　　　　　2<│Z│<3 基本满意但有问题，评价为 B

　　　　　　　│Z│≥3 不满意，均匀对和分散对的 Z 内或 Z 间分值均≥3，评价为 C

省级实验室：全国 32 个省级实验室（包括天津医科大学），除北京市、天津市外，均积极参加并认真完成了质控考核工作。参加质控的实验室全部采用国标法检测，27 个实验室考核结果合格，合格率为 90.0%，其中 19 个实验室检测结果满意，占 63.3%，7 个实验室基本满意，占 23.3%。

地市级实验室：NRL 向全国 316 个地市级实验室发放了尿碘质控样品，252 个实验室反馈了结果，反馈率为 79.7%，反馈率达 90% 以上的省（区）有吉林、安徽、福建、江西、广西、湖南、河南、山东、内蒙古、辽宁、浙江和河北。在反馈的 252 个实验室中，189 个实验室考核合格，合格率为 75.0%。合格率较高的省份有福建、河南、山东、安徽、江西、浙江、湖南和河北。湖北和宁夏无地市级尿碘实验室反馈，西藏的 2 个地市参加了此次质控。

2. **盐碘**　省级实验室：除了北京、天津、西藏外，28 个实验室参加了质控，合格率为 96.4%。

地市级实验室：NRL 向 334 个地市实验室发放了盐碘质控样品，302 个实验室反馈了结果，反馈率为 90.4%，反馈率为 90% 以上的省（区）有湖北、吉林、安徽、福建、贵州、江西、云南、重庆、广西、湖南、河南、浙江、山东、辽宁、内蒙古、河北。在反馈的 302 个地市实验室中，270 个实验室结果合格，合格率为 89.4%，合格率较高的省（区、市）有福建、安徽、江西、重庆、河南、山东、广西、河北、浙江。

县级实验室：NRL 向 879 个县级实验室发放了盐碘质控样品，769 个实验室反馈了结果，反馈率为 87.5%，反馈率普遍较高。北京市、天津市专业机构没有组织县级实验室的样品传递，故其县级碘盐监测实验室的情况不明。西藏县级实验室仍然没有能力参加质控网络。在反馈的 769 个县级盐碘实验室中，有 641 个实验室结果合格，合格率为 72.9%。合格率高的省（市）有海南、上海、山东、福建、安徽、湖北。合格率比较高的有重庆、宁夏、吉林、河南、河北、湖南、四川、浙江。

3. TSH　有 9 个省参加了 TSH 质控，结果 8 个省合格或基本合格。

四、成绩、存在的问题和建议

1. **领导重视、支持和协调**　全国 IDD 实验室网络得到了各级领导的重视、支持和协调，大部分省（区）运转良好。例如上海、黑龙江、山东、安徽、福建、江西、广西、湖南、河南、浙江、吉林、河北、陕西、云南、内蒙古、四川、贵州、重庆、甘肃、青海、新疆、江苏、海南、广东、湖北、宁夏。

2. **省级专业部门的作用**　省级专业部门是实验室网络的重要组成单元，起着承上启下的作用。省级专业机构不健全或者不能发挥有效职能，全省的实验室网络就不能正常运转。大多数省份的专业机构在网络中发挥了重要作用，通过参加全国网络运行和培训，省、地市、县实验室检测能力得到了明显的提高；卫生部和国家 IDD 专业机构也通过网络了解到各级实验室的检测质量和水平，为进一步的计划和决策提供了依据。但个别省的专业部门没有发挥应有的组织、协调和网络信息传递作用，致使本省（市）的网络不能延伸到地市级和县级，使地市和县实验室失去了在全国的质控网络运行中发现问题，提高自身检测能力的机会，从而难以保障本省碘缺乏病监测工作的质量。

3. **质控结果的反馈**　大部分省份能够组织起本省三级实验室网络的运行，但普遍存在的问题是反馈较慢。多数实验室由于日常检测样品少,往往接到质控样品时实验室不在正常运转状态,需要做准备和调试工作,因此不能如期反馈结果。

4. 实验室内部质量控制　实验室内部质量控制是实验室的常规工作,是开展检测活动和参加实验室外质控的基础和必需。目前实验室内质控仍然是各级实验室需要加强的工作。

表3-8　省级实验室 TSH 质控结果 (2001)

实验室编号	方法	质控结果		评价
		A	B	
4	放免	11.4	38.2	合格
5	放免	13.8	51.5	合格
13	酶标	13.6	36.0	合格
3	酶标	9.1	47.0	合格
12	酶标	10.9	33.9	合格
28	放免	13.7	58.3	基本合格
22	放免	11.9	44.6	合格
6	放免	5.4	18.7	不合格

表3-9　省级尿碘实验室外质控结果 (2001)

实验室编号	方法	外质控样品测定结果			分散对 Z 分值		均匀对 Z 分值		评价
		样品1	样品2	样品3	Z 间	Z 内	Z 间	Z 内	
1	1	80.00	79.83	228.05	-0.653	0.494	-2.172	-0.606	A
2	1	87.31	87.71	235.50	0.613	0.428	0.513	-0.503	A
3	1	94.50	94.08	228.85	0.590	-1.580	2.910	-0.499	A
4	1	80.29	73.73	218.21	-1.969	-0.082	-3.199	2.160	B
5	1	83.81	84.26	231.49	-0.004	0.341	-0.716	-0.481	A
6	1	92.71	92.19	250.85	2.250	2.104	2.261	-0.455	B
7	1	88.80	85.73	226.63	-0.283	-0.635	0.427	0.649	A
8	1	112.19	111.44	253.64	4.070	-0.434	9.108	-0.357	C
10	1	83.73	83.67	231.91	-0.018	0.498	-0.835	-0.652	A
12	1	89.59	89.20	234.75	0.673	0.082	1.180	-0.507	A
13	1	87.75	88.37	234.68	0.599	0.201	0.707	-0.411	A
14	1	85.45	81.05	221.02	-1.133	-0.778	-0.993	1.226	A

实验室编号	方法	外质控样品测定结果（μg/L）			分散对 Z 分值		均匀对 Z 分值		评价
		样品 1	样品 2	样品 3	Z 间	Z 内	Z 间	Z 内	
16	1	89.81	86.85	234.51	0.460	0.407	0.803	0.600	A
17	1	92.83	87.23	237.55	0.742	0.818	1.406	1.745	A
18	1	85.99	83.87	211.82	-1.659	-2.631	-0.400	0.239	A
19	1	88.27	92.89	212.21	-0.883	-3.962	1.599	1.319	B
20	1	86.50	86.83	230.87	0.157	-0.150	0.213	-0.535	A
21	1	83.49	80.70	227.00	-0.667	0.198	-1.401	0.528	A
22	1	86.25	85.62	252.20	1.818	3.326	-0.044	-0.404	B
23	1	74.49	78.27	219.25	-1.509	-0.622	-3.423	0.956	B
24	1	85.61	82.96	232.73	-0.009	0.732	-0.626	0.468	A
25	1	85.05	86.10	202.83	-2.218	-4.361	-0.173	-0.224	B
26	1	85.99	85.19	235.87	0.435	0.874	-0.166	-0.330	A
27	1	84.93	85.70	230.13	0.004	-0.090	-0.262	-0.347	A
28	1	86.33	88.82	230.79	0.316	-0.470	0.536	0.402	A
29	1	86.95	89.03	239.38	1.042	0.822	0.683	0.224	A
30	1	81.23	90.54	205.02	-1.670	-4.709	-0.061	3.350	C
31	1	97.28	104.90	253.43	3.511	0.541	5.314	2.621	C
32	1	83.33	89.03	201.15	-2.114	-5.073	0.044	1.788	B
33	2	—	101.50	250.00	2.948	0.537	—	—	A
35	1	85.47	85.94	224.27	-0.460	-1.031	-0.124	-0.475	A

注：1：国标法；2：自动分析仪。

表 3 - 10　省级盐碘实验室外质控结果（2001）

实验室编号	外质控样品测定结果					综合评价
	编号	结果（mg/kg）		编号	结果（mg/kg）	
1	A0637	12.2　12.4　12.4		A1151	34.0　34.0　34.0	合格
2	A0327	12.0　12.3　12.4		A1077	35.1　35.3　35.1	合格
3	A0536	12.3　12.3　12.4		A1123	31.8　32.6　32.6	合格
4	A0235	13.2　13.2　13.2		A0908	33.9　34.8　34.8	合格
5	A0375	14.0　14.4　14.2		A1244	36.7　37.2　36.8	合格
6	A0019	13.1　13.3　13.3		A0677	36.8　36.2　36.4	合格

实验室编号	外质控样品测定结果							综合评价
	编号	结果（mg/kg）			编号	结果（mg/kg）		
7	A0642	13.1	12.9	13.3	A1205	36.0	35.7	36.0	合格
8	A476	14.1	12.8	12.8	A1241	34.4	34.4	33.3	合格
10	A0625	12.1	12.0	12.6	A1102	32.1	32.0	33.7	合格
11	A0620	14.8	13.0	14.4	A1143	36.0	36.4	36.0	合格
12	A0577	12.9	12.5	12.5	A1255	34.2	34.4	33.7	合格
13	A0301	12.7	11.9	12.1	A1271	35.2	34.0	33.3	合格
14	A0497	12.3	12.7	12.7	A1298	36.0	36.5	35.2	合格
16	A0639	12.7	12.7	13.2	A1046	33.0	33.0	33.5	合格
17	A0017	12.3	12.5	12.6	A0834	35.0	35.0	34.3	合格
18	A0434	13.8	13.8	12.7	A0899	36.0	34.9	36.0	合格
19	A0381	14.6	14.6	14.6	A0588	36.5	36.0	36.2	合格
20	A0415	12.9	13.0	12.8	A1238	34.0	34.5	34.2	合格
21	A0395	12.2	12.3	12.2	A0925	34.8	34.7	34.4	合格
22	A0284	12.9	12.8	12.7	A1085	34.8	33.0	33.7	合格
23	A0548	14.5	14.4	14.9	A1068	41.2	39.9	40.7	不合格
24	A0321	12.4	12.2	12.2	A0969	35.2	34.3	34.7	合格
25	A0149	13.8	13.8	13.8	A0995	36.0	36.0	36.0	合格
26	A0647	12.7	13.1	12.7	A1098	34.6	33.8	33.8	合格
27	A0055	12.3	12.3	12.3	A0881	34.5	34.5	34.5	合格
28	A0609	12.5	12.5	12.4	A1232	32.6	32.8	33.2	合格
29	A0182	13.8	12.7	13.8	A1048	33.9	33.9	33.9	合格
30	A0542	13.0	12.9	13.0	A1161	34.7	34.9	35.1	合格

表 3－11　地市级实验室尿碘、盐碘质控结果（2001）

省（区、市）	发放质控地市数	尿碘				盐碘			
		反馈地市数	反馈率（%）	合格地市数	合格率*（%）	反馈地市数	反馈率（%）	合格地市数	合格率*（%）
湖北	12	0	0.0	0	0.0	12	100.0	10	83.3
山东	15	14	93.3	14	93.3	14	93.3	14	93.3
内蒙古	14	13	92.9	9	64.3	13	92.9	11	78.6
吉林	9	9	100.0	4	44.4	9	100.0	8	88.8
陕西	11	8	72.7	7	63.6	9	81.8	7	63.6
青海	8	6	75.0	3	37.5	6	75.0	3	37.5
甘肃	14	11	78.6	9	64.3	11	78.6	11	78.6

省 （区、市）	发放质控 地市数	尿碘				盐碘			
		反馈 地市数	反馈率 （%）	合格 地市数	合格率[*] （%）	反馈 地市数	反馈率 （%）	合格 地市数	合格率[*] （%）
新疆	16	11	68.8	6	37.5	14	87.5	13	81.2
安徽	17	17	100.0	14	82.4	17	100.0	17	100.0
宁夏	4	0	0.0	0	0.0	3	75.0	3	75.0
福建	9	9	100.0	9	100.0	9	100.0	9	100.0
四川	19	13	68.4	13	68.4	14	73.7	14	73.7
贵州	9	7	77.8	5	55.6	9	100.0	7	77.8
江西	11	11	100.0	9	81.8	11	100.0	11	100.0
云南	16	7	43.8	5	31.2	16	100.0	12	75.0
黑龙江	13	11	84.6	6	46.2	10	76.9	7	53.8
辽宁	14	13	92.9	9	64.3	13	92.9	12	85.7
重庆	4	3	75.0	2	50.0	4	100	4	100.0
江苏	15	11	73.3	4	26.7	12	80	10	66.7
广西	12	12	100.0	9	75.0	12	100.0	11	91.7
广东[**]	3（21）	3	100.0	2	66.7	20	95.2	18	85.7
湖南	14	14	100.0	11	78.6	14	100.0	12	85.7
河南	18	18	100.0	17	94.4	18	100.0	18	100.0
浙江	11	10	90.9	9	81.8	11	100.0	10	90.9
河北	11	10	90.9	8	72.7	10	90.9	10	90.9
山西	11	9	81.8	4	36.4	9	81.8	7	63.6
西藏	6	2	33.3	1	16.7	2	33.3	1	16.7
合计	316（334）	252	79.7	189	59.8	302	90.4	270	80.8

注：[*]合格率（%）=合格地市数/发放质控地市数×100%；[**]广东只有 3 个地市实验室可检测尿碘。

表 3 – 12　县级盐碘质控结果（2001）

省（区、市）	发放数	反馈区县数	反馈率（%）	合格数	合格率*（%）
黑龙江	30	28	93.3	19	63.3
吉林	30	30	100.0	26	86.7
辽宁	30	29	96.7	21	70.0
内蒙古	30	27	90.0	15	50.0
北京	18	0	0.0	0	0.0
天津	18	0	0.0	0	0.0
河南	30	30	100.0	26	86.7
河北	30	27	90.0	25	83.3
山东	30	30	100.0	29	96.7
山西	30	20	66.7	17	56.7
陕西	30	26	86.6	14	46.7
甘肃	30	27	90.0	21	70.0
宁夏	17	16	94.1	15	88.2
青海	30	19	63.3	7	23.3
新疆	30	20	66.7	15	50.0
云南	30	27	90.0	23	76.7
贵州	30	27	90.0	23	76.7
四川	30	24	80.0	24	80.0
重庆	27	24	88.9	24	88.9
湖南	30	30	100.0	25	83.3
湖北	30	30	100.0	27	90.0
广东	30	30	100.0	23	76.7
广西	30	30	100.0	23	76.7
海南	19	19	100.0	19	100.0
福建	30	30	100.0	29	96.7
上海	19	19	100.0	19	100.0
浙江	30	26	86.7	24	80.0
江苏	30	25	83.3	21	70.0
江西	30	28	93.3	19	63.3
安徽	71	71	100.0	68	95.8
合计	879	769	87.5	641	72.9

注：* 合格率 = 合格数/发放数（即应参加实验室数）×100%。

国家碘缺乏病参照实验室

第四节　2002 年全国碘缺乏病实验室外质控考核报告

2002 年是全国第四次流行病学监测年，也是全国碘缺乏病实验室外质控网络运行第四年。国家碘缺乏病参照实验室在开展第四次全国 IDD 现场监测之前，组织和实施了对全国省、地市和县三级 IDD 实验室外质控考核，联合国儿童基金会支持并参与了本次考核。本次考核的目的一方面考核外质控网络的运行情况，另一方面确保为全国第四次 IDD 监测提供可靠的数据。

一、实施情况

1. 质控样品发放　NRL 向 31 个省级尿碘盐碘实验室、315 个地市级尿碘实验室、333 个地市级盐碘实验室和 951 个县级盐碘实验室及天津医科大学发放外质控盲样。每个参加实验室检测高低两种浓度冻干尿碘外质控样品或两个浓度的盐碘外质控样品。为使质控结果更真实，尿碘质控样为 4 个浓度高低两两组合，盐碘质控样采用流水编号，4 个浓度高低两两组合并随机发放，即在同一省内各地市会接到不同组合的样品。

2. 反馈　31 个省级尿碘盐碘实验室全部反馈了质控结果，反馈率为 100%；315 个地市级尿碘实验室中，有 256 个实验室反馈了结果，反馈率为 81.3%；333 个地市级盐碘实验室中，327 个实验室反馈结果，反馈率为 98.2%；951 个县级盐碘实验室中，827 个实验室反馈结果，反馈率为 87.0%。

二、考核方法

1. 尿碘检测　采用 Z 比评分法进行检测结果的统计学评价，Z 分值的公议值来自所有参加实验室。

2. Z 分值结果评价

$|Z| \leqslant 2$ 合格

$2 < |Z| < 3$ 合格，但提醒实验室需要提高检测质量

$|Z| \geqslant 3$ 不合格

3. 盐碘检测　用参考值 ± 不确定度的方法对检测结果进行评价，两个质控样品均合格为合格实验室，其中一个不合格则为不合格实验室。

参考值及范围：已经在所发放的考核合格证书中附带。

三、考核结果

1. 尿碘实验室　31 个省级尿碘实验室全部通过考核，但有 5 个实验室 Z 分值介于 2 ~ 3 之间，提示这些实验室需要检查影响检测的可能原因，提高检测质量。315 个地市级尿碘实验室有 223 个实验室考核结果合格，合格率为 70.8%。见本节后附表（表 3 – 13 ~ 表 3 –

16）。

2. 盐碘实验室 31 个省级实验室考核结果全部合格，合格率为 100%，在反馈的 333 个地市级盐碘实验室中，有 308 个实验室考核结果合格，合格率为 92.5%。827 个反馈结果的县级盐碘实验室，735 个实验室考核结果合格，合格率为 77.3%。北京和天津县级实验室没有反馈结果，西藏没有发放县级外质控样品。

实验室考核结果详见文后附表（表 3 – 13 ~ 表 3 – 16）。

四、成绩

1. 为保证全国第四次 IDD 监测数据的可靠性，各地卫生行政部门领导十分重视监测前的考核工作，给予积极的支持和协调，省级和地市级实验室专业人员积极准备、认真完成考核工作。

2. 2001 年联合国儿童基金会对部分省级尿碘实验室进行装备，这批设备在 2002 年上半年全部装备到位，在日常检测、外质控考核和全国流行病学调查中发挥了重要作用。通过装备，使省级实验室的检测条件和检测能力有很大改善，保证了实验室的检测和培训工作的有效性。

3. 通过几年全国实验室网络的运行和持续的技术培训，各级实验室的检测能力有了明显的提高。

五、存在的问题

1. 尽管质控网络成功运行了四年，但部分省、地市、县级实验室仍存在许多问题。例如：缺少设备的年检和常规维护；没有建立起常规的内部质量控制。

2. 省级对实验室的培训缺乏及时性和针对性。由于机构变动，人员的流动性较大，所以需要对实验室新进人员进行常规培训。省级机构应针对存在的主要问题和问题地市、县进行有的放矢的培训，应常规化并体现及时性。

表 3 – 13　省级实验室尿碘考核结果（Z 比评分法）（2002）

省（区、市）	低值	高值	T	D	Z 间	Z 内	判定
湖北	75.17	219.83	208.60	102.29	− 1.03	− 0.61	合格
山东	78.92	234.04	221.29	109.69	0.40	0.34	合格
内蒙古	75.98	232.86	218.38	110.93	0.07	0.50	合格
吉林	76.52	233.10	218.93	110.72	0.13	0.47	合格
陕西	79.13	228.98	217.87	105.96	0.01	− 0.14	合格
青海	78.75	212.92	206.24	94.87	− 1.30	− 1.57	合格
甘肃	67.28	208.28	194.86	99.70	− 2.59	− 0.95	合格
新疆	81.28	225.21	216.72	101.77	− 0.12	− 0.68	合格
天津	78.83	238.18	224.16	112.68	0.72	0.72	合格
安徽	76.99	228.39	215.94	107.06	− 0.21	0.00	合格
宁夏	80.11	225.75	216.28	102.98	− 0.17	− 0.52	合格
福建	74.70	204.48	197.41	91.77	− 2.30	− 1.96	合格
四川	69.48	211.43	198.64	100.37	− 2.16	− 0.86	合格
贵州	79.78	213.48	207.37	94.54	− 1.17	− 1.61	合格
北京	62.40	211.80	193.89	105.64	− 2.70	− 0.18	合格
江西	74.55	245.00	225.95	120.53	− 0.01	0.87	合格
云南	76.12	237.62	221.84	114.20	− 0.39	0.03	合格
黑龙江	79.52	252.97	235.11	122.65	0.86	1.16	合格
辽宁	80.31	238.20	225.22	111.65	− 0.08	− 0.31	合格
上海	84.76	235.58	226.51	106.64	0.05	− 0.97	合格
重庆	76.97	246.06	228.41	119.56	0.23	0.75	合格
江苏	83.47	233.83	224.36	106.33	− 0.16	− 1.02	合格
海南	69.82	253.03	228.29	129.55	0.21	2.08	合格
广西	77.67	244.07	227.50	117.66	0.14	0.49	合格
广东	79.57	246.93	230.87	118.35	0.46	0.58	合格
湖南	83.58	236.91	226.61	108.42	0.06	− 0.74	合格
河南	73.73	239.33	221.37	117.10	− 0.44	0.42	合格
浙江	75.31	242.91	225.01	118.51	− 0.10	0.61	合格
河北	74.07	241.77	223.33	118.59	− 0.01	0.61	合格
山西	81.10	247.18	232.13	117.44	0.58	0.46	合格
西藏	78.63	238.25	224.07	112.87	− 0.18	− 0.15	合格
天津医科大学	74.37	249.15	228.76	123.59	0.26	1.28	合格

表3-14　省级实验室盐碘外质控考核结果（2002）

省（区、市）	样品1	结果			样品2	结果			判定
湖北	0247A	14.2	14.4	14.4	1244A	32.3	32.6	32.3	合格
山东	0485A	14.9	14.9	14.8	0789A	33.8	33.9	33.7	合格
内蒙古	0472A	14.0	14.0	13.5	0786A	33.8	33.8	33.0	合格
吉林	0403A	13.8	13.8	14.2	0907A	35.1	35.1	35.9	合格
陕西	0372A	14.8	14.6	14.5	0856A	33.4	34.6	33.5	合格
青海	0403A	16.3	15.9	16.4	0807A	36.4	37.6	35.2	合格
甘肃	0229A	15.4	15.4	14.5	1246A	33.7	32.4	35.0	合格
新疆	0357A	14.7	14.2	14.2	0870A	34.4	34.8	34.8	合格
天津	0318A	14.8	14.8	14.8	0750A	34.9	34.9	33.9	合格
安徽	0069C	26.2	25.6	26.2	0868C	35.5	36.1	35.8	合格
宁夏	0331A	14.8	14.8	14.8	0707A	35.1	35.3	34.9	合格
福建	0143B	24.6	26.7	25.7	0749B	42.7	44.2	44.2	合格
四川	0144B	25.0	24.4	24.4	0764B	42.6	42.8	42.8	合格
贵州	0077C	23.9	23.9	23.9	0864C	34.2	33.7	34.6	合格
北京	0359A	15.3	15.2	15.4	0719A	35.2	35.2	35.0	合格
江西	0076C	25.3	25.3	24.9	0850C	35.5	35.1	35.1	合格
云南	0070C	26.1	27.0	26.6	0867C	36.4	36.6	36.2	合格
黑龙江	0159C	24.3	25.4	25.4	0916C	33.9	34.9	34.9	合格
辽宁	0867A	34.9	34.9	36.0	0341A	14.8	14.8	14.8	合格
上海	0487A	14.8	14.8	15.0	0704A	35.0	34.8	35.3	合格
重庆	0075C	24.3	25.2	24.4	0846C	34.0	34.2	34.7	合格
江苏	0350A	15.6	16.0	16.1	0870A	35.6	35.6	35.2	合格
海南	0156A	14.8	15.0	15.5	1063A	35.4	34.6	35.1	合格
广西	0061C	25.1	25.0	25.2	0912C	34.7	34.3	34.6	合格
广东	0041B	24.6	25.1	24.5	0828B	42.8	42.8	42.7	合格
湖南	0353A	13.7	14.0	14.2	0731A	34.8	34.9	34.3	合格
河南	0154B	26.2	26.4		0745B	41.0	40.5		合格
浙江	0073C	25.5	24.4	24.8	0848C	35.3	34.6	35.1	合格
河北	0155B	25.1	24.7	24.1	0722B	40.4	39.2	41.8	合格
山西	0156B	24.5	24.9	24.9	0747B	38.9	40.1	39.3	合格
西藏	0014C	25.0	25.4	25.4	0987C	35.8	35.5	35.5	合格
天津医科大学	0328A	16.3	16.6	15.4	0877A	36.5	34.7	36.2	合格

表 3 – 15 地市级实验室尿碘、盐碘质控结果（2002）

省（区、市）	发放质控地市数	尿碘				盐碘			
		反馈地市数	反馈率（%）	合格地市数	合格率*（%）	反馈地市数	反馈率（%）	合格地市数	合格率*（%）
湖北	12	0	0.0	0	0.0	12	100.0	10	83.3
山东	14	14	100.0	13	92.9	14	100.0	14	100.0
内蒙古	14（12）	13	92.9	14	100.0	12	100.0	11	91.7
吉林	9	9	100.0	6	66.7	9	100.0	8	88.9
陕西	10	8	80.0	7	70.0	10	100.0	9	90.0
青海	8	5	62.5	3	37.5	7	87.5	4	50.0
甘肃	14	13	92.9	11	78.6	14	100.0	13	92.9
新疆	16	10	62.5	9	56.3	13	81.3	12	75.0
安徽	17	17	100.0	16	94.1	17	100.0	17	100.0
宁夏	4	4	100.0	3	75.0	4	100.0	4	100.0
福建	9	9	100.0	9	100.0	9	100.0	9	100.0
四川	21	10	52.6	9	47.4	20	95.2	20	95.2
贵州	9	6	66.7	5	55.6	9	100.0	8	100.0
江西	11	11	100.0	10	90.9	11	100.0	10	90.9
云南	16	4	25.0	4	25.0	16	100.0	13	81.3
黑龙江	13	11	84.6	8	61.5	13	100.0	12	92.3
辽宁	14	14	100.0	14	100.0	14	100.0	14	100.0
重庆	4	4	100.0	3	75.0	4	100.0	4	100.0
江苏	13	13	100.0	7	53.8	13	100.0	13	100.0
广西	14	11	78.6	11	78.6	14	100.0	14	100.0
广东	3（21）	3	100.0	3	100.0	21	100.0	21	100.0
湖南	14	14	100.0	12	85.7	14	100.0	12	85.7
河南	18	18	100.0	18	100.0	18	100.0	18	100.0
浙江	11	11	100.0	11	100.0	11	100.0	11	100.0
河北	11	10	90.9	10	90.9	11	100.0	11	100.0
山西	11	11	100.0	10	90.9	11	100.0	11	100.0
西藏	7	3	42.9	3	42.9	6	85.7	5	71.4
合计	315（333）	256	81.3	223	70.8	327	98.2	308	92.5

注：* 合格率(%) = 合格地市数/发放质控地市数 × 100%（地市盐碘以第一轮考核结果为准）。

表 3 - 16　县级实验室盐碘质控结果（2002）

省（区、市）	发放数	反馈区县数	反馈率（%）	合格数	合格率（%）
黑龙江	30	29	96.7	23	76.7
吉林	25	25	100.0	22	88.0
辽宁	30	29	96.7	22	73.3
内蒙古	30	30	100.0	19	63.3
北京	18	0	0.0	0	0.0
天津	18	0	0.0	0	0.0
河南	55	55	100.0	53	96.4
河北	30	30	100.0	28	93.3
山东	98	98	100.0	96	98.0
山西	30	28	93.3	24	80.0
陕西	30	29	96.7	24	80.0
甘肃	30	19	63.3	14	46.7
宁夏	12	9	75.0	9	75.0
青海	24	13	54.2	7	29.2
新疆	30	13	43.3	11	36.7
云南	30	17	56.7	13	43.3
贵州	27	24	88.9	19	70.4
四川	30	21	70.0	20	66.7
重庆	30	26	86.7	26	86.7
湖南	30	29	96.7	25	83.3
湖北	30	29	96.7	23	76.7
广东	30	29	96.7	28	93.3
广西	30	30	100.0	30	100.0
海南	19	19	100.0	19	100.0
福建	27	27	100.0	25	92.6
上海	19	19	100.0	19	100.0
浙江	31	31	100.0	31	100.0
江苏	30	30	100.0	28	93.3
江西	30	21	70.0	17	56.7
安徽	68	68	100.0	60	88.2
合计	951	827	87.0	735	77.3

国家碘缺乏病参照实验室

第五节　2003 年全国碘缺乏病实验室外质控考核报告

2003 年是全国碘缺乏病实验室外质控网络运行第五年。在卫生部和联合国儿童基金会的支持下，国家碘缺乏病参照实验室于 2003 年 3—6 月组织实施了对全国省、地市和县三级 IDD 实验室的考核工作。盐业省级质检站、天津医科大学以及越南国家和省级实验室也参加了考核。现将结果总结如下。

一、实施情况

1. 组织协调　在这次外质控考核工作实施之前，NRL 召开了协调会议，制定了考核的实施细则，包括确定参加实验室名单、外质控样品的评定、检测的技术细则、考核的开始和结束时间、样品抽样和组合方法、样品的运送方式、反馈时间和方式、结果的统计学处理等。并以文件形式通知了参加实验室所属单位及其上级行政主管部门。

2. 质控样品发放　NRL 向 31 个省级 IDD 实验室、311 个地市尿碘实验室、332 个地市盐碘实验室、1008 个县级盐碘实验室、34 个盐业省级检测站以及天津医科大学内分泌研究所等单位发放了尿碘和盐碘外质控盲样。为使质控结果更真实，采取不同组合的质控样品随机发放，即在同一省内各地市、县会接到不同组合的样品。

3. 反馈

（1）31 个省级尿碘和盐碘实验室全部反馈了质控结果，反馈率为 100%。

（2）311 个地市级尿碘实验室中，254 个实验室反馈了结果，反馈率为 81.7%。反馈率达 100% 的省（市）有山东、吉林、陕西、安徽、福建、贵州、江西、云南、重庆、江苏、广东、湖南、河南和河北；反馈率达到 80% 以上的省（区）有辽宁、浙江、甘肃和新疆。

332 个地市级盐碘实验室中，296 个实验室反馈了结果，反馈率为 89.2%，反馈率达 100% 的省（区、市）有山东、吉林、陕西、安徽、宁夏、福建、贵州、江西、云南、江苏、广东、广西、湖南、河南、河北、重庆。

（3）1008 个县级实验室中，899 个实验室反馈了结果，反馈率为 89.2%。反馈率达 100% 的省（市）有吉林、河南、河北、山东、陕西、湖南、广东、海南、福建、上海、浙江、江苏、安徽。

（4）34 个盐业质检站全部反馈了结果，见本节后附表（表 3 - 17 ~ 表 3 - 22）。

二、结果评价

1. 尿碘　采用 Z 比评分法进行检测结果的统计学评价，Z 分值的公议值来自所有参加实验室，其中的标准化四分位间距为四种组合的均值。

Z 分值结果评价：$|Z| \leq 2$，合格；$2 < |Z| < 3$，合格，但提醒实验室需要提高检测质量；$|Z| \geq 3$，不合格。

2. 盐碘　用参考值 ± 不确定度的方法对检测结果进行评价，两个质控样品均合格为合格实验室，其中一个不合格则为不合格实验室。详见本节后附表（表 3-17~表 3-22）。

三、考核结果

1. 省级实验室

（1）尿碘：参加质控的实验室全部采用国标法检测，30 个实验室通过了本次考核。

① 实验室间 Z 分值：实验室间 Z 分值表明检测的系统误差。从本次考核结果来看，所有实验室的实验室间 Z 分值均未超过 3，表明各省级实验室检测的系统误差是可接受的，检测结果的可比性良好。尤其是吉林、黑龙江、浙江、贵州、湖北、广东、上海、山东和新疆的 Z 分值非常接近于全国的总体水平。有 1 个实验室的 Z 间分值在 2 到 3 之间，表明检测质量还有待提高。

② 实验室内 Z 分值：实验室内 Z 分值表明检测的随机误差。大部分实验室的实验室内 Z 分值都在 ±1 之内，特别是黑龙江、浙江、湖北、吉林和贵州等五个实验室随机误差非常小。天津市尿碘实验室内 Z 分值超过 3，主要原因是由于机构改革，原来由天津市儿保所承担的碘缺乏病检测项目转由防病中心承担，而防病中心过去没有检测过尿碘，尿碘检测也没有专用房屋，检测设备比较陈旧，目前急需加强实验室建设和对人员的培训。

（2）盐碘：31 个省级盐碘实验室全部考核合格。

2. 地市级实验室

（1）尿碘：在反馈的 254 个地市尿碘实验室中，229 个实验室考核合格，合格率为 73.6%。合格率达到 100% 的省份有山东、吉林和福建；合格率达到 90% 以上的省份有河南、安徽、湖南、江苏、陕西和河北；合格率在 80%~90% 的省（区）有辽宁、广东、浙江和新疆；合格率在 60%~80% 的省（区、市）有甘肃、贵州、宁夏、重庆、江西、黑龙江。

（2）盐碘：在反馈的 296 个地市盐碘实验室中，275 个实验室结果合格，合格率为 82.8%，合格率为 100% 的省（区、市）有山东、吉林、陕西、宁夏、福建、江西、广西、广东、重庆；合格率 >90% 的省有安徽、甘肃、江苏和浙江；合格率在 80%~90% 的省有青海、河南、辽宁、云南、湖北和河北。

3. 县级实验室　在反馈的 899 个县级盐碘实验室中，有 778 个实验室结果合格，合格率为 77.3%。合格率为 100% 的有江苏、浙江；合格率 >90% 的省（市）有河南、上海、吉林、安徽、广东、湖南；合格率在 80%~90% 的省（区、市）有陕西、河北、福建、天津、广西和湖北。北京和西藏没有发放县级外质控样品。

4. 盐业实验室　盐业共有 34 家实验室参加了今年的质控考核，32 家实验室合格，合格率为 94.1%。

5. 其他实验室　天津医科大学参加了尿碘和盐碘考核并全部合格。越南国家和 6 个省级实验室参加考核，有 5 个实验室考核合格，合格率为 71.4%。

四、成绩、存在问题和建议

1. 领导重视、支持和协调　全国 IDD 实验室网络得到了各级领导的重视、支持和协调，大部分省份运行良好，特别是福建、山东和河南，连续 3 年外质控考核地市级尿碘实验室合格率达到 90% 以上；河南省除 18 个地市级实验室全部参加质控网络外，另有 6 个县级实验室也接受了尿碘考核并且全部合格。广东省原只有 3 个地市级实验室参加尿碘质控网络，2003 年也增加到了 7 个。虽然非典型肺炎影响了质控结果的反馈，但非典重灾区如河北、山西、北京、天津、内蒙古、广东仍圆满完成了外质控考核。

2. 实验室检测能力普遍提高　通过几年全国实验室网络的运行和持续的技术培训，各级实验室的检测能力有了普遍的提高，实验室内随机误差和实验室间系统误差的控制程度较往年好。

3. 质控结果的反馈　大部分省按时反馈了考核结果。

4. 省级专业部门在质控网络中发挥了重要作用　省级专业部门是实验室网络的重要组成单元，起着承上启下的作用。实验室网络运行几年来，大部分省级专业机构在组织、协调和网络信息传递作用方面发挥了重要作用，对所辖地市和县实验室能够进行常规培训和质量控制，使各级实验室的检测能力得到了不断的提高。

5. 实验室内部质量控制仍然是各级实验室的薄弱环节　各省级实验室能够率先开展起来并对地市、县实验室做出相应要求。

6. 继续加强人员培训　培训应注意两点，一是针对性，二是及时性。针对下级实验室和实验人员所存在的具体问题进行有的放矢的培训。

7. 建立仪器检定制度，常规使用标准物质　各实验室要对所用实验仪器按时进行年检，以保证分析量值的溯源性和准确性。

表 3 - 17　省级实验室盐碘外质控考核结果（2003）

省(区、市)	样品1	结果（mg/kg）			样品2	结果（mg/kg）			判定
湖北	1133	9.8	9.6	9.5	2821	28.9	28.8	28.5	合格
山东	0211	13.3	13.4	13.4	2418	27.9	27.7	28.1	合格
内蒙古	0704	11.0	11.0	11.4	2503	32.1	29.6	30.8	合格
吉林	1854	18.1	18.3	18.5	2501	29.3	29.6	29.3	合格
陕西	1842	19.6	19.4	19.2	2764	29.4	30.8	31.0	合格
青海	1892	17.5	18.3	18.5	2725	30.1	28.4	30.3	合格
甘肃	1867	17.9	17.7	17.9	2752	28.5	28.7	28.5	合格
新疆	1839	18.4	18.4	18.3	2739	29.2	29.3	29.0	合格
天津	0836	9.68	9.68	9.68	1652	23.18	23.18	22.95	合格
安徽	1128	10.1	9.8	10.1	2801	28.9	28.7	29.2	合格
宁夏	1832	19.5	19.4	19.5	2735	29.8	29.6	29.9	合格
福建	0702	9.9	10.2	10.2	2502	28.6	29.2	29.2	合格
四川	1135	9.9	10.6	10.0	2808	28.0	28.2	28.4	合格
贵州	1134	10.3	10.3	10.3	2830	30.0	29.6	29.2	合格
北京	0705	10.0	10.0	10.1	2938	29.2	29.3	29.6	合格
江西	1182	10.2	10.0	10.2	2812	29.4	29.7	29.7	合格

续表 3 - 17

省(区、市)	样品1	结果（mg/kg）			样品2	结果（mg/kg）			判定
云南	1925	18.0	18.5	18.5	2755	28.5	29.2	29.6	合格
黑龙江	1983	20.1	20.1	20.1	2833	29.6	29.6	28.6	合格
辽宁	0801	10.6	11.6	12.0	2501	28.6	29.6	30.7	合格
上海	712	10.5	10.5	10.6	2514	30.6	30.7	30.2	合格
重庆	1121	9.7	9.5	9.5	2835	28.5	28.4	29	合格
江苏	1807	17.9	18.8	18.2	2791	28.3	27.8	28.1	合格
海南	1105	10.2	10.2	9.7	2824	29.0	28.6	28.8	合格
广西	1169	10.0	10.1	10.0	2814	28.3	28.3	28.5	合格
广东	1115	10.1	9.8	9.9	2856	28.9	28.7	28.4	合格
湖南	1109	9.8	10.1	10.1	2829	29.2	29.2	29.2	合格
河南	0703	9.3	9.6	9.5	2937	28.6	28.5	28.7	合格
浙江	1189	9.9	9.9	9.5	2878	29.5	29.1	28.8	合格
河北	1806	18.8	19.9	19.9	2750	29.6	30.7	30.9	合格
山西	1895	18.5	18.7	18.7	2838	27.9	27.9	28.2	合格
西藏	0780	10.2	10.7	11.1	1825	19.0	20.1	20.1	合格
天津医大	1173	10.0	9.5	10.4	2802	28.6	30.3	27.7	合格

表 3 - 18　省级实验室尿碘外质控考核结果（Z 比评分法）（2003）

省（区、市）	样品组合	低值	高值	T	D	Z 间	Z 内	判定
湖北	12	99.15	216.43	223.15	82.93	-0.16	-0.15	合格
山东	12	102.30	218.40	226.77	82.10	0.20	-0.27	合格
内蒙古	12	92.85	204.63	210.35	79.04	-1.43	-0.68	合格
吉林	12	98.93	219.98	225.21	85.60	0.07	0.20	合格
陕西	12	94.62	214.63	218.67	84.86	-0.60	0.11	合格
青海	12	112.77	201.63	222.31	62.84	-0.24	-2.85	合格 *
甘肃	12	103.62	224.23	231.97	85.42	0.71	0.18	合格
新疆	12	91.36	224.52	223.36	94.16	-0.14	1.35	合格
天津	45	85.45	216.55	213.54	92.70	-1.34	-4.25	不合格
安徽	45	75.58	260.42	237.59	130.70	1.04	0.86	合格
宁夏	45	66.62	248.97	223.15	128.94	-0.39	0.62	合格
福建	45	69.80	240.98	219.76	121.04	-0.72	-0.44	合格
四川	45	72.60	256.75	232.89	130.21	0.58	0.79	合格
贵州	45	72.82	246.65	225.90	122.92	-0.11	-0.19	合格

省（区、市）	样品组合	低值	高值	T	D	Z间	Z内	判定
北京	45	76. 20	265. 85	241. 87	134. 10	1. 47	1. 31	合格
江西	45	68. 38	243. 16	220. 29	123. 59	- 0. 67	- 0. 10	合格
云南	14	68. 43	203. 63	192. 38	95. 60	- 1. 38	- 0. 99	合格
黑龙江	14	74. 19	219. 79	207. 87	102. 95	0. 15	0. 00	合格
辽宁	14	69. 42	211. 92	198. 93	100. 76	- 0. 73	- 0. 29	合格
上海	14	68. 97	224. 17	207. 28	109. 74	0. 09	0. 91	合格
重庆	14	70. 44	227. 13	210. 41	110. 79	0. 40	1. 05	合格
江苏	14	73. 53	214. 45	203. 63	99. 64	- 0. 27	- 0. 44	合格
海南	14	73. 77	230. 48	215. 14	110. 82	0. 87	1. 06	合格
广西	14	75. 47	219. 40	208. 50	101. 78	0. 21	- 1. 06	合格
广东	25	90. 97	260. 17	248. 29	119. 64	0. 04	1. 44	合格
湖南	25	101. 01	229. 17	233. 47	90. 62	- 1. 43	- 2. 45	合格 *
河南	25	102. 56	244. 48	245. 39	100. 35	- 0. 25	- 1. 15	合格
浙江	25	97. 51	251. 63	246. 88	108. 98	- 0. 10	0. 01	合格
河北	25	99. 70	258. 93	253. 59	112. 59	0. 56	0. 50	合格
山西	14	63. 02	247. 33	219. 45	130. 33	- 0. 75	0. 81	合格
西藏	25	100. 20	256. 53	252. 25	110. 54	0. 43	0. 22	合格
天津医大	25	114. 58	272. 83	273. 94	111. 90	2. 58	0. 40	合格 *

注：* 2 < |Z| < 3

表 3 – 19　地市级实验室盐碘质控结果（2003）

省（区、市）	发放质控地市数	反馈地市数	反馈率（%）	合格地市数	合格率*（%）
湖北	12	10	83. 3	10	83. 3
山东	14	14	100. 0	14	100. 0
内蒙古	12	8	66. 7	8	66. 7
吉林	9	9	100. 0	9	100. 0
陕西	10	10	100. 0	10	100. 0
青海	8	6	75. 0	4	50. 0
甘肃	14	13	92. 9	13	92. 9
新疆	15	9	60. 0	9	60. 0
安徽	17	17	100. 0	16	94. 1
宁夏	4	4	100. 0	4	100. 0
福建	9	9	100. 0	9	100. 0

续表 3 – 19

省（区、市）	发放质控地市数	反馈地市数	反馈率（%）	合格地市数	合格率*（%）
四川	21	12	57.1	11	52.4
贵州	9	9	100.0	7	77.8
江西	11	11	100.0	11	100.0
云南	16	16	100.0	14	87.5
黑龙江	13	10	76.9	9	69.2
辽宁	14	13	92.9	12	87.5
重庆	4	4	100.0	4	100.0
江苏	13	13	100.0	12	92.3
广西	14	14	100.0	14	100.0
广东	21	21	100.0	21	100.0
湖南	14	14	100.0	10	71.4
河南	18	18	100.0	16	88.9
浙江	11	10	90.9	10	90.9
河北	11	11	100.0	9	81.8
山西	11	8	72.7	6	54.5
西藏	7	3	42.9	3	42.9
合计	332	296	89.2	275	82.8

注：*合格率（%）=合格地市数/发放质控地市数×100%。

表 3 – 20 地市级实验室尿碘外质控考核结果（2003）

省（区、市）	发放质控地市数	反馈地市数	反馈率（%）	合格地市数	合格率*（%）
湖北	12	0	0	0	0
山东	14	14	100	14	100
内蒙古	14	7	50.0	4	28.6
吉林	9	9	100	9	100
陕西	10	10	100	9	90.0
青海	8	3	37.5	3	37.5
甘肃	14	13	92.9	11	78.6
新疆	15	12	80.0	12	80.0

省（区、市）	发放质控地市数	反馈地市数	反馈率（%）	合格地市数	合格率*（%）
安徽	17	17	100	16	94.1
宁夏	4	3	75.0	3	75.0
福建	99	9	100	9	100
四川	19	9	47.4	9	47.4
贵州	9	9	100	7	77.8
江西	11	11	100	8	72.7
云南	4	4	100	1	25.0
黑龙江	13	9	69.2	9	69.2
辽宁	14	13	92.9	12	85.7
重庆	4	4	100	3	75.0
江苏	13	12	100	12	92.3
广西	14	9	64.3	8	57.1
广东	7	7	100	6	85.7
湖南	14	14	100	13	92.9
河南	24	24	100	23	95.8
浙江	11	10	90.9	9	81.8
河北	10	10	100	9	90.0
山西	11	7	63.6	6	54.5
西藏	7	4	57.1	4	57.1
合计	311	254	81.7	229	73.6

注：＊合格率（%）＝合格地市数/发放质控地市数×100%。

表 3 – 21　县级实验室盐碘合格率外质控结果（2003）

省（区、市）	发放数	反馈区县数	反馈率（%）	合格数	合格率*（%）
黑龙江	30	24	80.0	19.0	63.3
吉林	30	30	100.0	28.0	93.3
辽宁	38	31	81.6	24.0	63.2
内蒙古	30	22	73.3	11.0	36.7
天津	18	17	94.4	15	83.3

续表 3 – 21

省（区、市）	发放数	反馈区县数	反馈率（%）	合格数	合格率*（%）
河南	68	68	100.0	65	95.6
河北	30	30	100.0	26	86.7
山东	30	30	100.0	23	76.7
山西	30	15	50.0	12	40.0
陕西	107	107	100.0	94	87.9
甘肃	30	22	73.3	19	63.3
宁夏	20	16	80.0	12	60.0
青海	30	12	40.0	8	26.7
新疆	30	19	63.3	17	56.7
云南	30	27	90.0	21	70.0
贵州	30	29	96.7	23	76.7
四川	30	14	46.7	14	46.7
重庆	30	26	86.7	21	70.0
湖南	30	30	100.0	27	90.0
湖北	30	29	96.7	24	80.0
广东	30	30	100.0	27	90.0
广西	30	26	86.7	25	83.3
海南	19	19	100.0	16	53.3
福建	30	30	100.0	26	86.7
上海	19	19	100.0	18	94.7
浙江	49	49	100.0	49	100.0
江苏	30	30	100.0	30	100.0
江西	30	28	93.3	18	60.0
安徽	71	71	100.0	66	93.0
合计	1008	899	89.2	778	77.3

注：＊合格率（%）＝合格县数/发放质控县数×100%。

表 3 – 22　盐业质检站盐碘检测外质控结果（2003）

序号	盐业质检站	样品1	结果（mg/kg）			样品2	结果（mg/kg）			判定
1	贵州	1099	10.6	10.7	10.7	2859	29.0	29.2	29.2	合格
2	云南	1146	9.9	9.9	9.8	2863	28.9	28.9	28.8	合格
3	湖北	1145	12.8	13.6		2800	30.8	31.0		不合格
4	江西	1147	10.0	9.9	11.3	2846	28.4	29.0	28.6	合格
5	湖南	1045	10.2	10.4	10.6	2687	30.7	30.5	30.6	合格
6	四川	1148	10.0	9.9	9.9	2872	28.9	28.8	30.4	合格
7	重庆	1139	9.7	9.7	9.7	2794	28.6	28.6	29.3	合格
8	河南	0334	15.6	15.7	15.9	2493	29.2	30.8	31.0	合格
9	安徽	1940	18.0	18.0	18.8	2817	28.6	29.1	29.6	合格
10	宁夏	1143	9.2	9.1		2871	30.2	28.1		合格
11	西藏	0251	20.4	16.7	16.4	2503	34.3	33.2	34.8	不合格
12	井矿盐检测中心	1122	9.7	9.7	10.0	2882	28.5	28.5	28.9	合格
13	宁波	0274	14.5	15.0	14.8	2510	29.4	29.2	29.3	合格
14	海湖盐检测中心	1041	9.5	9.4	9.4	2634	28.5	28.3	28.4	合格
		0370	13.3	13.6	13.9	2634	28.5	28.3	28.4	合格
15	陕西	1149	10.8	10.7	10.9	2850	30.2	29.9	29.9	合格
16	广东	1150	10.3	9.6	9.4	2849	29.5	27.1	28.7	合格
17	浙江	1013	9.3	9.7	9.5	2684	27.8	28.2	28.2	合格
18	河北省盐业质检站	2519	28.3	28.2	28.4	0355	13.0	13.1	13.0	合格
19	福建	0336	13.5	14.1	14.2	2445	29.8	29.3	29.0	合格
20	海南	1973	18.5	18.3	18.5	2846	30.5	29.1	29.5	合格
21	甘肃	0331	14.9	14.4	14.9	2459	28.8	29.7	29.8	合格
22	长芦	1963	17.8	17.7	17.6	2815	28.2	27.6	27.6	合格
23	江苏	1900	17.7	17.7	17.8	2724	28.3	28.2	28.2	合格
24	山东	1032	9.8	9.8	10.1	2589	28.4	28.5	28.6	合格
25	辽宁	2697	28.4	28.3	29.1	1042	10.6	10.9	10.2	合格
26	河北省盐业质检中心	1952	17.6	17.6	17.7	2809	28.3	28.3	28.4	合格
27	青海	0335	13.7	13.5	13.7	2456	29.1	28.6	27.7	合格
28	内蒙古	0281	12.8	12.8	12.8	2442	28.0	28.0	28.1	合格
29	黑龙江	2520	28.3	27.2	28.9	0367	12.5	12.5	12.5	合格

序号	盐业质检站	样品 1	结果（mg/kg）			样品 2	结果（mg/kg）			判定
30	北京	1140	10.3	10.2	10.1	2795	28.4	28.2	28.0	合格
31	上海	0283	13.3	13.7	13.2	2479	29.1	29.5	29.2	合格
32	吉林	0250	14.3	14.1	14.5	2502	28.1	27.9	27.8	合格
33	广西	0703	11.0	11.5	10.8	2504	30.0	30.5	30.0	合格
34	新疆	0280	13.0	14.0	12.9	2475	28.3	28.2	28.3	合格

国家碘缺乏病参照实验室

第六节　2004 年全国碘缺乏病实验室盐碘外质控考核报告

自 1999 年建立以来，全国碘缺乏病实验室外质控网络受到了卫生部、全国各级卫生行政主管部门和国际组织的重视和支持，得到了有效和持续的运行。在运行过程中得到了全国各级卫生行政主管部门、专业站所的支持和协助。联合国儿童基金会支持并参与了全国质控网络的开展。越来越多的国家关注并以各种方式与我国的质控网建立起了联系。2004年国家碘缺乏病参照实验室（NRL）组织和实施了对全国省、地市和县三级 IDD 实验室以及盐业系统的省级质检站的盐碘外质控考核，新疆生产建设兵团 2004 年也参加了考核。联合国儿童基金会支持并参与了本次考核。越南的国家及省级实验室也参加了这次考核。现将结果通报如下。

一、实施情况

1. 质控样品发放　NRL 向 31 个省级盐碘实验室、330 个地市级盐碘实验室和 976 个县级盐碘实验室、天津医科大学内分泌研究所、新疆生产建设兵团、34 家盐业实验室、越南国家和地方的 7 个实验室发放了外质控盲样。每个参加实验室检测两个浓度的盐碘外质控样品。为使质控结果更真实，盐碘质控样采用流水编号，4 个浓度高低两两组合并随机发放，即在同一省内各实验室会接到不同组合的样品。

2. 反馈　31 个省级盐碘实验室全部反馈了质控结果；330 个地市级盐碘实验室中，318 个实验室反馈了结果，反馈率为 96.4%；976 个县级盐碘实验室中，955 个实验室反馈了结果，反馈率为 97.8%。

二、考核方法

用参考值±不确定度的方法对检测结果进行评价，两个质控样品均合格为合格实验室，其中一个不合格则为不合格实验室。

参考值及范围：已经在所发放的考核合格证书中说明。

三、考核结果

见图 3 – 1 及本节后附表（表 3 – 23 ~ 表 3 – 25）。

省级实验室：31 个省级实验室全部考核合格。

地市级实验室：NRL 向 330 个地市实验室发放了盐碘外质控样品，318 个实验室反馈了结果，反馈率为 96.4%。在反馈的 318 个地市实验室中，300 个实验室结果合格，合格率为 90.9%，合格率为 100% 的省（区）有湖北、山东、甘肃、安徽、宁夏、福建、贵州、辽宁、重庆、广东、湖南、河南、浙江、河北等。

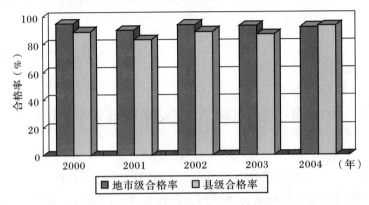

图 3 – 1　地、县两级盐碘外质控样品合格率（2000—2004）

县级实验室：NRL 向 976 个县级实验室发放了盐碘质控样品，955 个实验室反馈了结果，反馈率为 97.8%。在反馈的 955 个县级盐碘实验室中，有 871 个实验室结果合格，合格率为 88.8%。合格率为 100% 的有北京、天津、山东、河北、湖北、福建、上海；90%以上的省（区、市）有黑龙江、吉林、辽宁、河南、山西、贵州、四川、重庆、广东、广西、海南、浙江、江苏、安徽等。

西藏没有发放县级外质控样品。

四、成绩

1. 各地卫生行政部门领导十分重视考核工作，给予积极的支持和协调，省级和地市级实验室专业人员积极准备、认真完成了考核工作。质控网络已经运行了 6 年，合格率一直比较高的省（市）有吉林、河南、河北、山东、浙江、江西、福建、上海、安徽、海南、湖南、江苏等。合格率低的有内蒙古、青海、新疆、西藏。

2. 通过几年全国实验室网络的运行和持续的技术培训，各级实验室的检测能力有了明显的提高。

五、存在的问题

1. 尽管质控网络成功运行了 6 年，但部分省、地市、县级实验室仍存在一些问题。如缺少仪器设备的年检和期间核查；没有建立起常规的实验室内部质量控制。

2. 由于机构改革，实验室检测人员的流动性较大，所以需要对实验室新进人员进行常规培训。省级机构应针对存在的主要问题和问题地市、县进行及时的培训。

3. 2004 年的问题主要出在西部地区的一些省份，有几个省的反馈率和合格率都很低，从而影响了整体的合格率。希望这几个省找出具体原因，针对本省的实际情况进行培训，力争在 2005 年的考核中取得好成绩。

六、建议

1. 仪器检定和期间核查　各实验室除对所用实验仪器按时年检外，还应定期进行期间核查。常用的有天平、加样器、滴定管、容量瓶、移液管、量筒等

2. 人员培训　培训应注意两点，一是针对性，二是及时性。所谓针对性就是针对下级实验室和实验人员所存在的具体问题进行有的放矢的培训。所谓及时性就是坚持长期培训，有新的实验人员上岗，就对其进行培训，最好是建立持证上岗的制度，只有经过培训并考核合格的实验人员才能上岗工作。

3. 实验室内质控　实验室建立常规的室内质控对提高实验室的水平和保障检测质量具有重要的意义。

4. 标准物质　标准物质是监控每批样品检测结果是否合格的重要参考标准，也是提高实验室持续性检测质量的良好方法，NRL 要求各级实验室必须在检测样品的同时使用国家标准物质。

表 3 - 23　省级盐碘外质控考核结果（2004）

省级卫生机构	样品 1	结果（mg/kg）		样品 2	结果（mg/kg）		判定
湖北省疾病预防控制中心	B0015	17.6	17.6　17.6	B0639	34.7	34.7　35.0	合格
山东省地方病防治研究所	B0354	18.8	18.6　18.7	B0968	35.2	35.3　35.4	合格
内蒙古地方病防治中心	A0313	10.2	10.2　10.6	A0965	29.6	30.0　29.6	合格
吉林省地方病第二防治所	B0645	35.3	36.0　35.2	B0176	17.6	17.9　17.8	合格
陕西省地方病防治研究所	B0120	18.8	19.2　18.9	B0640	38.0	37.6　37.2	合格
青海省地方病预防控制所	A0380	11.0	11.0　11.3	A0994	30.8	31.2　31.5	合格
甘肃省疾病预防控制中心	A0977	28.3	28.3　28.3	A0308	9.25	9.28　9.25	合格
新疆疾病预防控制中心	A0341	9.75	9.76　9.77	A0943	28.8	29.1　29.3	合格
天津市卫生防病中心	B0163	17.8	17.6　17.6	B0869	34.3	34.7　34.9	合格
安徽省疾病预防控制中心	A0222	10.78	10.37　10.57	A0934	28.6	28.0　28.4	合格
宁夏疾病预防控制中心	A0303	10.2	10.4　10.4	A0978	29.2	29.2　29.2	合格
福建省疾病预防控制中心	B0341	17.3	17.8　17.8	B0961	33.8	35.5　34.7	合格
四川省疾病预防控制中心	A0307	9.8	9.8　9.8	A0973	29.4	28.9　29.8	合格
贵州省疾病预防控制中心	B0012	18.2	18.2　18.2	B0629	36.0	36.0　35.6	合格
北京市疾病预防控制中心	B0105	18.4	18.7　18.7	B0646	36.3	36.2　36.7	合格
江西省疾病预防控制中心	A0221	10.0	10.2　10.2	A0931	29.0	29.1　29.1	合格

省级卫生机构	样品1	结果（mg/kg）			样品2	结果（mg/kg）			判定
云南省地方病防治研究所	B0196	18.04	18.5	17.8	B0642	37.7	36	35.6	合格
黑龙江疾病预防控制中心	B0107	19.0	19.0	19.0	B0628	36.0	34.9	34.9	合格
辽宁省疾病预防控制中心	B0134	18.0	18.0	18.0	B0638	36.0	36.0	36.0	合格
上海市疾病预防控制中心	B0171	18.39	19.57	19.36	B0795	37	38.6	37	合格
重庆市疾病预防控制中心	A0336	9.7	9.4	9.6	A0999	27.5	27.8	27.7	合格
江苏省疾病预防控制中心	B0108	18.1	18.6	18.6	B0650	36.0	36.0	36.0	合格
海南省疾病预防控制中心	B0159	18.4	18.4	18.2	B0800	34.6	34.2	34.8	合格
广西疾病预防控制中心	B0190	18.7	18.4	18.7	B0652	35.5	35.8	36.0	合格
广东省疾病预防控制中心	A0224	10.4	10.4	10.4	A0932	30.9	29.4	30.4	合格
湖南省疾病预防控制中心	A0346	9.2	9.1	9.1	A0975	27.4	27.5	27.5	合格
河南省疾病预防控制中心	B0142	18.6	19.0	18.2	B0648	35.9	35.1	35.5	合格
浙江省疾病预防控制中心	A0223	10.2	10.2	10.1	A0933	28.0	28.4	28.3	合格
河北省疾病预防控制中心	B0187	20.7	20.5	20.2	B0654	34.3	34.4	34.4	合格
山西省地方病防治研究所	a0964	28.3	29.5	28.3	a0313	11.4	11.4	11.0	合格
西藏地方病防治研究所	A0976	29.6	29.6	30.7	A0304	11.6	11.6	10.6	合格
天津医科大学内分泌研究所	A0177	10.0	10.7	11.0	A0766	28.6	29.0	29.0	合格
新疆生产建设兵团疾病预防控制中心	B0324	17.0	17.0	18.0	B0931	34.0	35.0	35.0	合格

表 3 – 24　各省（区、市）地市级实验室盐碘质控结果（2004）

省（区、市）	发放质控地市数	反馈地市数	反馈率（%）	合格地市数	合格率*（%）
湖北	12	12	100.0	12	100.0
山东	14	14	100.0	14	100.0
内蒙古	12	12	100.0	10	83.3
吉林	9	9	100.0	8	88.9
陕西	10	10	100.0	9	90.0
青海	8	6	75.0	4	50.0
甘肃	14	14	100.0	14	100.0
新疆	15	14	93.3	12	80.0
安徽	17	17	100.0	17	100.0
宁夏	4	4	100.0	4	100.0
福建	9	9	100.0	9	100.0

续表 3 - 24

省（区、市）	发放质控地市数	反馈地市数	反馈率（%）	合格地市数	合格率*（%）
四川	21	15	71.4	13	61.9
贵州	9	9	100.0	9	100.0
江西	11	11	100.0	10	90.9
云南	16	16	100.0	13	81.3
黑龙江	13	13	100.0	12	92.3
辽宁	14	14	100.0	14	100.0
重庆	4	4	100.0	4	100.0
江苏	13	13	100.0	12	92.3
广西	14	14	100.0	13	92.9
广东	21	21	100.0	21	100.0
湖南	12	12	100.0	12	100.0
河南	18	18	100.0	18	100.0
浙江	11	11	100.0	11	100.0
河北	11	11	100.0	11	100.0
山西	11	9	81.8	9	81.8
西藏	7	6	85.7	5	71.4
合计	330	318	96.4	300	90.9

注：＊合格率% ＝合格地市数/发放质控地市数×100%。

表 3 - 25　县级盐碘质控结果（2004）

省（区、市）	发放数	反馈区县数	反馈率（%）	合格数	合格率*（%）
黑龙江	30	30	100	29	96.7
吉林	30	30	100	28	93.3
辽宁	30	30	100	29	96.7
内蒙古	30	30	100	18	60.0
北京	14	14	100	14	100.0
天津	18	18	100	18	100.0
河南	63	63	100	62	98.4
河北	30	30	100	30	100.0

省（区、市）	发放数	反馈区县数	反馈率（%）	合格数	合格率*（%）
山东	40	40	100	40	100.0
山西	30	30	100	28	93.3
陕西	30	30	100	26	86.7
甘肃	77	77	100	64	83.1
宁夏	14	14	100	11	78.6
青海	30	20	66.7	15	50.0
新疆	30	15	50.0	11	36.7
云南	30	29	96.7	24	80.0
贵州	30	30	100.0	28	93.3
四川	30	30	100.0	28	93.3
重庆	30	29	96.7	28	93.3
湖南	30	29	96.7	26	86.7
湖北	30	30	100.0	30	100.0
广东	40	40	100.0	38	95.0
广西	30	29	96.7	27	90.0
海南	19	18	94.7	18	94.7
福建	30	30	100.0	30	100.0
上海	19	19	100.0	19	100.0
浙江	30	30	100.0	29	96.7
江苏	30	30	100.0	29	96.7
江西	30	29	96.7	23	76.7
安徽	72	72	100.0	71	98.6
合计	976	955	97.8	871	89.2

注：* 合格率（%）＝合格县数/发放质控县数×100%。

国家碘缺乏病参照实验室

第七节　2005 年全国碘缺乏病实验室盐碘外质控考核报告

　　自 1999 年建立以来，全国碘缺乏病实验室外质控网络受到了卫生部、全国各级卫生行政主管部门和国际组织的重视与支持，得到了有效和持续的运行。2005 年，是质控网络日常运行的第七年，同时，实验室网络中 31 个省级实验室还承担全国第五次碘缺乏病监测的样品检测工作。因此，国家碘缺乏病参照实验室（NRL）从2005年2月到6月组织和实施了对全国省、地市和县三级碘缺乏病实验室的盐碘外质控考核，目的是持续考核各级实验室的检测能力，并为全国流行病学监测提供实验室质量保障。联合国儿童基金会支持并参与了本次考核。现将结果报告如下。

一、实施情况

1. 参加实验室的确定　要求31个省级实验室均参加质控考核；除高碘地区以外的所有地市全部参加考核；每个省随机抽取30个县，不足30个县的省市所有的区县全部参加质控考核。

2. 质控样品的制备发放　本次考核的质控盲样是由国家碘缺乏病参照实验室制备的国家一级标准物质。全国31个省级盐碘实验室、332个地市级盐碘实验室和919个县级盐碘实验室及天津医科大学内分泌研究所、新疆生产建设兵团参加了本次质控考核。NRL向每个参加质控的实验室发放了两个浓度的盐碘外质控样品。为使质控结果更真实可靠，盐碘质控样品采用流水编号，4个浓度高低两两组合并随机发放，即在同一省内各实验室会接到不同组合的样品。

3. 检测方法　要求所有参加实验室采用国标（GB/T13025.7—1999）中直接滴定法进行检测。

4. 评价方法　用参考值±不确定度对各参加实验室的检测结果进行评价，两个质控样品均合格为合格实验室，其中一个不合格则为不合格实验室。

二、考核结果

见本节后附表（表3-26~表3-28）。

1. 全国三级实验室质控反馈情况　31个省级盐碘实验室全部反馈了结果，反馈率100%；332个地市级盐碘实验室中，329个实验室反馈了结果，反馈率为99.1%；919个县级盐碘实验室中，901个实验室反馈了结果，反馈率为98%。

2. 全国三级实验室质控合格情况

（1）省级实验室：31个省级实验室质控结果全部合格。

（2）地市级实验室：329个反馈的地市级实验室中有320个实验室的结果合格，合格率为96.4%。合格率为100%的省（区、市）有湖北、山东、内蒙古、吉林、陕西、新疆、安徽、宁夏、福建、四川、贵州、辽宁、重庆、江苏、广西、广东、湖南、河南、浙江、河北、山西等；合格率超过80%的有甘肃、江西、黑龙江、青海；合格率＜80%的省有云南和西藏，其中西藏的合格率仅为57%（图3-2）。

（3）县级实验室：901个反馈结果的县级盐碘实验室中，有852个实验室结果合格，合格率为92.7%。合格率达100%的省（区、市）有吉林、内蒙古、北京、天津、山东、湖北、广东、广西、福建、上海、浙江、江苏、安徽等；合格率超过80%的省（区、市）还有河南、河北、山西、陕西、四川、重庆、湖南、辽宁、甘肃、宁夏、青海、云南、贵州、江西；合格率＜80%的省（区）有黑龙江、海南和新疆，其中新疆的合格率仅为43%（图3-3）。

3. 与历年比较　2005年地市和县级实验室的反馈率和合格率（图3-4）较往年相比，

均有不同程度的提高，但从趋势上看有起伏。原因是由于机构改革，实验室检测人员的流动性较大，省级机构针对存在的主要问题和问题地市、县进行及时的培训后，地市和县级实验室的合格率已经趋于稳定。

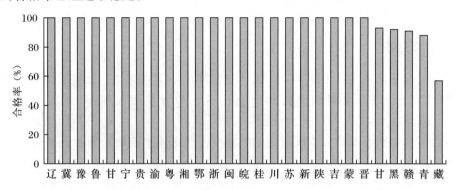

图 3 - 2　地市级盐碘实验室合格率（2005）

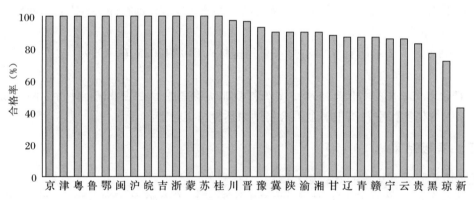

图 3 - 3　县级盐碘实验室合格率（2005）

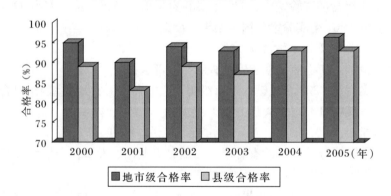

图 3 - 4　地市、县级盐碘合格率（2000—2005）

三、成绩

1. 领导重视　各级卫生行政部门领导十分重视本次考核工作，一些省市将此次考核和岗位挂勾，同工资奖金挂勾。这给检测人员造成了一些压力，但也是动力，增强了检测人员的责任心。

2. 检测人员注重质量控制　越来越多的实验室通过了实验室认可或计量认证，很多实验室在检测样品的同时做内质控或使用标准物质，这些措施都为检测能力的提高提供了保障。

3. 县级实验室积极参与　一些省份，如安徽、河南、甘肃省的很多县级实验室都主动参加盐碘质控网络。安徽和河南、甘肃等省连续几年一直大部分县都参加质控，而且取得很好的成绩。如安徽2005年有71家县级实验室参加了2005年的质控网络，而且全部合格。

4. 后进赶先进　一些省份，如陕西、甘肃等省，对2004年考核不合格的实验室，采取了一些相应的措施来提高它的检测水平。陕西要求上年度不合格实验室都要参加本年度的考核。甘肃提出上年度考核不合格的实验室2005年考核再不合格，不让其参加碘盐日常监测工作，要把样品送到邻近的县去做。这些措施促使检测人员提高了责任心，督促他们提高检测技能，从而高质量地完成检测工作。

5. 内蒙古、青海、四川等省（区）进步很大　不论是反馈率还是合格率都比往年有明显的提高。

四、不足

1. 一些省没能按时反馈结果，影响了全国质控数据的统计与分析。

2. 新疆的地市级实验室较往年有了很大进步，但县级盐碘反馈率仍很低，有将近一半的实验室没能反馈结果。

3. 西藏的县级实验室目前还不具备盐碘检测能力。

表 3 - 26　省级盐碘外质控考核结果（2005）

检测结构	样品1	结果（mg/kg）			样品2	结果（mg/kg）			判定
湖北省疾病预防控制中心	B0671	13.4	13.7	13.0	B1124	34.0	33.9	34.1	合格
山东省地方病防治研究所	A0340	12.6	12.7	12.8	A1079	33.9	34.0	33.9	合格
内蒙古地方病防治中心	A0229	13.8	13.9	13.5	A1088	34.8	35.1	34.6	合格
吉林省地方病第二研究所	B0674	14.4	14.4	14.5	B1224	34.9	35.7	35.0	合格
陕西省地方病防治研究所	B0419	13.5	13.7	13.9	B1167	35.4	35.4	35.5	合格
青海省地方病预防控制所	B0418	14.9	15.0	13.8	B1168	35.5	35.5	35.5	合格
甘肃省疾病预防控制中心	A0205	10.6	10.6	10.6	A1019	33.7	33.9	33.7	合格
新疆疾病预防控制中心	B0601	13.8	13.5	13.4	B1121	33.9	34.1	32.2	合格
天津市卫生防病中心	B0680	13.5	13.5	13.7	B1239	33.6	33.0	34.3	合格
安徽省疾病预防控制中心	B0432	13.9	13.9	13.9	B1179	34.7	35.1	34.9	合格
宁夏疾病预防控制中心	A0218	12.0	12.2	12.2	A1086	33.4	33.4	33.6	合格
福建省疾病预防控制中心	A0329	12.1	12.9		A1007	35.1	34.9		合格
四川省疾病预防控制中心	A0206	132	13.2	12.8	A1018	35.3	34.8	35.7	合格

检测结构	样品1	结果（mg/kg）			样品2	结果（mg/kg）			判定
贵州省疾病预防控制中心	A0232	12.6	12.6	13.1	A1012	34.4	34.9	34.4	合格
北京市疾病预防控制中心	A0220	12.1	12.1	12.2	A1014	34.3	34.2	34.5	合格
江西省疾病预防控制中心	B0434	14.7	15.1	14.9	B1178	35.9	35.98	36.4	合格
云南省地方病防治研究所	A1083	33.1	33.6	33.6	A0234	12.5	11.5	11.5	合格
黑龙江疾病预防控制中心	A0212	13.8	13.5	13.5	A1805	33.9	34.9	34.9	合格
辽宁省疾病预防控制中心	A0209	12.4	12.6	12.6	A1090	34.2	34.2	33.1	合格
上海市疾病预防控制中心	B0409	15.0	15.2	14.8	B1117	36.8	35.8	36.8	合格
重庆市疾病预防控制中心	B0004	14.3	13.1	13.6	B0862	32.4	32.9	33.3	合格
江苏省疾病预防控制中心	B0602	14.3	14.7	14.1	B1125	34.7	34.9	34.3	合格
海南省疾病预防控制中心	B0417	13.4	13.6	13.5	B1154	35.4	35.6	35.6	合格
广西疾病预防控制中心	B0672	13.9	13.7	13.7	B1123	36.5	36.5	37.0	合格
广东省疾病预防控制中心	B0433	13.9	13.7	13.7	B1127	35.9	34.7	36.1	合格
湖南省疾病预防控制中心	B0037	12.9	13.0	13.1	B0833	33.2	33.4	33.6	合格
河南省疾病预防控制中心	A0204	12.6	13.7	12.7	A1016	34.4	34.9	34.4	合格
浙江省疾病预防控制中心	A 0323	13.1	13.2	13.3	A1073	34.1	34.6	34.8	合格
河北省疾病预防控制中心	B0604	15.5	14.2	15.1	B1223	34.7	35.5	34.9	合格
山西省地方病防治研究所	B0435	13.7	14.4	14.7	B1128	33.4	33.7	34.0	合格
西藏地方病防治研究所	B0669	14.3	14.2	14.3	B1225	34.2	34.2	34.9	合格
天津医科大学内分泌研究所	A0132	11.8	12.7	12.3	A0727	34.4	33.9	35.9	合格
新疆生产建设兵团疾病预防控制中心	A0152	13.2	13.9	12.6	A0889	33.3	33.9	33.9	合格

表 3－27　地市级实验室盐碘质控结果（2005）

省（区、市）	发放质控地市数	反馈地市数	反馈率（%）	合格地市数	合格率*（%）
湖北	12	12	100.0	12	100.0
山东	14	14	100.0	14	100.0
内蒙古	12	12	100.0	12	100.0
吉林	9	9	100.0	9	100.0
陕西	10	10	100.0	10	100.0
青海	8	8	100.0	7	87.5
甘肃	14	14	100.0	13	92.9
新疆	15	15	100.0	15	100.0
安徽	17	17	100.0	17	100.0

省（区、市）	发放质控地市数	反馈地市数	反馈率（%）	合格地市数	合格率*（%）
宁夏	4	4	100.0	4	100.0
福建	9	9	100.0	9	100.0
四川	21	21	100.0	21	100.0
贵州	9	9	100.0	9	100.0
江西	11	11	100.0	10	90.9
云南	16	14	87.5	11	68.8
黑龙江	13	13	100.0	12	92.3
辽宁	14	14	100.0	14	100.0
重庆	4	4	100.0	4	100.0
江苏	13	13	100.0	13	100.0
广西	14	14	100.0	14	100.0
广东	21	21	100.0	21	100.0
湖南	14	14	100.0	14	100.0
河南	18	18	100.0	18	100.0
浙江	11	11	100.0	11	100.0
河北	11	11	100.0	11	100.0
山西	11	11	100.0	11	100.0
西藏	7	6	86.0	4	57.0
合计	332	329	99.1	320	96.4

注：＊合格率（%）＝合格地市数/发放质控地市数×100%。

表 3 - 28　县级盐碘质控结果（2005）

省（区、市）	发放数	反馈区县数	反馈率（%）	合格数	合格率*（%）
黑龙江	30	30	100.0	23	76.7
吉林	30	30	100.0	30	100.0
辽宁	30	30	100.0	26	86.7
内蒙古	30	30	100.0	30	100.0
北京	14	14	100.0	14	100.0
天津	18	18	100.0	18	100.0
河南	57	57	100.0	53	93.0
河北	30	30	100.0	27	90.0
山东	30	30	100.0	30	100.0

续表 3 – 28

省（区、市）	发放数	反馈区县数	反馈率%	合格数	合格率*（%）
山西	30	30	100.0	29	96.7
陕西	30	30	100.0	27	90.0
甘肃	40	40	100.0	35	87.5
宁夏	14	14	100.0	12	85.7
青海	30	30	100.0	26	86.7
新疆	30	16	53.3	13	43.3
云南	30	28	93.3	24	85.7
贵州	30	30	100.0	25	83.3
四川	37	37	100.0	36	97.3
重庆	30	28	93.3	27	90.0
湖南	30	30	100.0	27	90.0
湖北	30	30	100.0	30	100.0
广东	30	30	100.0	30	100.0
广西	30	30	100.0	30	100.0
海南	18	18	100.0	13	72.2
福建	30	30	100.0	30	100.0
上海	19	19	100.0	19	100.0
浙江	30	30	100.0	30	100.0
江苏	31	31	100.0	31	100.0
江西	30	30	100.0	26	86.7
安徽	71	71	100.0	71	100.0
合计	919	901	98.0	852	92.7

注：＊合格率（%）＝合格县数/发放质控县数×100%。

国家碘缺乏病参照实验室

第八节　2006 年全国碘缺乏病实验室盐碘外质控考核报告

2006 年是全国碘缺乏病实验室外质控网络运行的第八年，这八年来质控网络得到了卫生部、联合国儿童基金会、全国各级卫生行政主管部门、专业站所支持与协助。2006 年国家碘缺乏病参照实验室（NRL）组织和实施了对全国省、地市和县三级 IDD 实验室以及盐业系统的省级质检站的盐碘外质控考核，联合国儿童基金会支持并参与了本次考核。越南和老挝的碘缺乏病实验室参加了2006年的外质控考核。现将结果报告如下。

一、实施情况

1. 参加质控的实验室　NRL向31个省级盐碘实验室、334个地市级盐碘实验室和1140个县级盐碘实验室、34家盐业实验室、天津医科大学内分泌研究所、越南国家和地方的7个实验室、老挝国家实验室发放了外质控盲样。每个参加实验室检测两个浓度的盐碘外质控样品。

2. 质控样品发放　本次考核的质控盲样是由国家碘缺乏病参照实验室制备的国家一级标准物质。NRL向每个参加质控的实验室发放了两个浓度的盐碘外质控样品。为使质控结果更真实，盐碘质控样采用流水编号，4个浓度高低两两组合并随机发放，即在同一省内各实验室会接到不同组合的样品。

3. 检测方法　要求所有参加实验室采用国标（GB/T13025.7—1999）中直接滴定法进行检测。

4. 评价方法　用参考值±不确定度的方法对检测结果进行评价，两个质控样品均合格为合格实验室，其中一个不合格则为不合格实验室。

参考值及范围：已经在所发放的考核合格证书中附带。

二、考核结果

1. 省级实验室　31个省级实验室全部考核合格。

2. 地市级实验室　NRL向334个地市实验室发放了盐碘外质控样品，331个实验室反馈了结果，反馈率为99.1%。在反馈的331个地市实验室中，323个实验室结果合格，合格率为96.7%。合格率为100%的省（区、市）有湖北、山东、内蒙古、吉林、陕西、安徽、宁夏、福建、贵州、黑龙江、辽宁、重庆、江苏、广西、广东、湖南、河南、浙江、河北、山西等。见本节后附表（表3-29）。

3. 县级实验室　NRL向1140个县级实验室发放了盐碘质控样品，1131个实验室反馈了结果，反馈率为99.2%。在反馈结果的1131个县级盐碘实验室中，有1067个实验室结果合格，合格率为93.6%。合格率为100%的有北京、河南、陕西、湖北、湖北、广东、广西、海南、福建、上海、浙江、江苏；90%以上的省（区、市）有吉林、辽宁、河北、山东、山西、甘肃、宁夏、新疆、四川、重庆、湖南、安徽等。见本节后附表（3-30）。

西藏没有发放县级外质控样品。

4. 盐业实验室　34家盐业实验室参加了盐碘质控考核，全部按时反馈了结果，合格率为97.1%。

三、成绩

1. 领导重视　各级卫生行政部门领导十分重视本次考核工作，检测人员也有很强的责任心。

2. 检测人员注重质量控制　越来越多的实验室通过了实验室认可或计量认证，很多实验室在检测样品的同时做内质控或使用标准物质，这些措施都对检测能力的提高提供了保障。

3. 盐碘质控网络为碘盐日监测工作提供了质量保障。

4. 安徽、甘肃、江苏、辽宁、四川等省的县级实验室都参加了 2006 年的盐碘质控网络，而且取得很好的成绩，合格率都超过了 90%。

5. 2006 年，新疆自治区县级盐碘实验室全部反馈了质控结果。新疆地处我国大西北，地广人稀，交通非常不便，组织县级质控工作确实困难很大，但是新疆疾控中心克服了重重困难，通过努力，在 2006 年取得了突破性进展，希望能再接再厉，2007 年继续取得好的成绩。

6. 2006 年是质控网络运行最多的一年，县级盐碘实验室就有 1140 家。新疆生产建设兵团农七师防疫站非常注重质量控制工作，他们主动要求参加质控网络。2006 年，他们下属所有团级防疫站都参加了质控考核。

四、问题与建议

1. 一些省份没能按时反馈结果，影响了全国质控数据的统计与分析。

2. 有些省在上报结果时没有写明检测单位全称，希望以后报结果时写明是防疫站还是疾病预防控制中心，以便于打合格证。

表 3 - 29　地市级实验室盐碘质控结果（2006）

省（区、市）	发放质控地市数	反馈地市数	反馈率（%）	合格地市数	合格率*（%）
湖北	12	12	100.0	12	100.0
山东	14	14	100.0	14	100.0
内蒙古	12	12	100.0	12	100.0
吉林	9	9	100.0	9	100.0
陕西	10	10	100.0	10	100.0
青海	8	7	87.5	5	62.5
甘肃	14	14	100.0	12	85.71
新疆	16	16	100.0	15	93.8
安徽	17	17	100.0	17	100.0
宁夏	5	5	100.0	5	100.0
福建	9	9	100.0	9	100.0
四川	21	20	95.2	20	95.2
贵州	9	9	100.0	9	100.0
江西	11	11	100.0	10	90.9
云南	16	16	100.0	14	87.5
黑龙江	13	13	100.0	13	100.0
辽宁	14	14	100.0	14	100.0
重庆	4	4	100.0	4	100.0

省（区、市）	发放质控地市数	反馈地市数	反馈率（%）	合格地市数	合格率*（%）
江苏	13	13	100.0	13	100.0
广西	14	14	100.0	14	100.0
广东	21	21	100.0	21	100.0
湖南	14	14	100.0	14	100.0
河南	18	18	100.0	18	100.0
浙江	11	11	100.0	11	100.0
河北	11	11	100.0	11	100.0
山西	11	11	100.0	11	100.0
西藏	7	6	85.7	6	85.7
合计	334	331	99.1	323	96.7

注：* 合格率（%）＝合格地市数/发放质控地市数×100%。

表 3 – 30　县级盐碘质控结果（2006）

省（区、市）	发放数	反馈区县数	反馈率（%）	合格数	合格率*（%）
黑龙江	30	30	100.0	26	86.7
吉林	30	30	100.0	27	90.0
辽宁	93	93	100.0	89	95.7
内蒙古	30	29	96.7	22	73.3
北京	18	18	100.0	18	100.0
天津	18	18	100.0	16	88.9
河南	30	30	100.0	30	100.0
河北	30	30	100.0	29	96.7
山东	30	30	100.0	28	93.3
山西	30	30	100.0	29	96.7
陕西	30	30	100.0	30	100.0
甘肃	80	80	100.0	72	90.0
宁夏	17	17	100.0	16	94.1
青海	30	26	86.7	23	76.7
新疆	30	30	100.0	27	90.0
云南	30	30	100.0	25	83.3
贵州	30	29	96.7	26	86.7
四川	87	87	100.0	85	97.7
重庆	30	28	93.3	27	90.0

省（区、市）	发放数	反馈区县数	反馈率（%）	合格数	合格率[*]（%）
湖南	30	30	100.0	29	96.7
湖北	30	30	100.0	30	100.0
广东	30	30	100.0	30	100.0
广西	30	30	100.0	30	100.0
海南	18	18	100.0	18	100.0
福建	30	30	100.0	30	100.0
上海	19	19	100.0	19	100.0
浙江	32	32	100.0	32	100.0
江苏	30	30	100.0	30	100.0
江西	30	30	100.0	22	73.3
安徽	71	71	100.0	70	98.6
兵团农七师	19	19	100.0	15	78.9
合计	1140	1131	99.2	1067	93.6

注：* 合格率（%）＝合格县数/发放质控样县数×100%。

国家碘缺乏病参照实验室

第九节　2007 年全国碘缺乏病实验室盐碘外质控考核报告

2007 年，受卫生部疾病预防控制局委托，国家碘缺乏病参照实验室（NRL）组织和实施了对全国省、地市和县三级碘缺乏病实验室以及盐业系统的省级质检站的盐碘外质控考核，联合国儿童基金会支持并参与了本次考核。现将结果报告如下。

一、实施情况

1. 参加质控的实验室　本次考核的目标实验室为全国所有的省级和地市级实验室以及部分县级实验室。县级实验室质控考核中，要求每省（区、市）采用随机抽样或意图抽样抽取 30 个县（区、市、旗），所辖不足 30 个县级行政区的省，所有县均参加考核。

全国 31 个省级、333 个地市级和 1363 个县级盐碘实验室接受了本年度质量控制考核。辽宁、安徽、甘肃、江苏、云南、河南、内蒙古等省（区）为了强化全省实验室质量管理，组织本省（区）全部县（区、市、旗）参加了全国质控考核工作。西藏的县级实验室尚不具备检测能力，没有参加本次外质控。

此外，34 家盐业省级质检站、天津医科大学内分泌研究所、越南国家及省级 7 个实验室和老挝国家实验室也参加了本次质控考核。

2. 质控样品发放　要求每个参加考核的实验室检测两个浓度的盐碘外质盲样。质控盲样为国家碘缺乏病参照实验室制备的国家一级标准物质。为使质控结果更真实，盐碘质控样采用流水编号，4 个浓度高低两两组合，随机发放，即在同一省内各实验室会接到不同组合的样品。

　　3. 检测方法　要求所有参加质控考核的实验室采用国标（GB/T13025.7—1999）中直接滴定法进行定量检测。

　　4. 评价方法　用参考值 ± 不确定度的方法对检测结果进行评价，两个质控样品均合格为合格实验室，其中一个不合格则为不合格实验室。

二、考核结果及分析

　　1. 省级实验室　31 个省级实验室、新疆生产建设兵团、天津医科大学内分泌研究所考核结果全部合格（图 3 - 5，图 3 - 6）。低浓度质控结果有 29 个实验室的检测结果控制在参考值 ± 1 mg/kg 范围内，有 4 个实验室检测结果在参考值 ± (1 ~ 2) mg/kg 之间，仍然属于在控范围。大部分省级实验室的检测变异系数均在 5% 以内。高浓度质控结果有 31 个实验室质控结果在参考值 ± 2mg/kg 范围内，有 2 个实验室检测结果在参考值 ± (2 ~ 3) mg/kg 之间，均属在控范围。由于盐碘含量分析为各级实验室的常规检测项目，且检测方法易于掌握，特别是省级实验室应该严格要求，不断提高检测精密度和准确度。因此，建议偏离较大的实验室（虽然在质控范围内），要查找偏离原因，做好实验室常规内部质量控制。见本节后附表（表 3 - 31）。

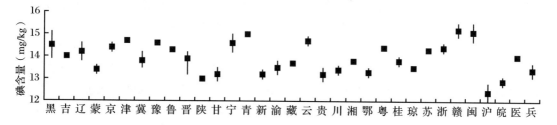

图 3 - 5　省级盐碘实验室低浓度盐样检测结果（2007）

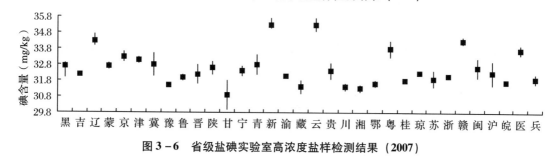

图 3 - 6　省级盐碘实验室高浓度盐样检测结果（2007）

　　2. 地市级实验室　NRL 向 333 个地市级实验室发放了盐碘外质控样品，332 个实验室反馈了结果，反馈率为 99.7%。在反馈的 332 个地市级实验室中，323 个实验室结果合格，合格率为 97%。合格率为 100% 的省（区）有湖北、山东、内蒙古、吉林、陕西、青海、安徽、宁夏、福建、黑龙江、辽宁、江苏、广东、湖南、河南、浙江、河北、山西和西藏。

　　地市级盐碘实验室低浓度考核样结果在参考值 ± 1 mg/kg 范围内的有 249 个，占参加质控地市级实验室的 75.1%；在参考值 ± (1 ~ 2) mg/kg 范围内的有 78 个，占地市级实验室的 23.4%；大于参考值 ± 2 mg/kg 的有 5 个，占地市级实验室的 1.5%。高浓度考核样结果在参考值 ± 1 mg/kg 范围内的有 179 个，占参加质控地市级实验室的 54.1%；在参考值 (1 ~ 2) mg/kg 范围内的有 106 个，占参加质控地市级实验室的 31.9%；在参考值

±（2～3）mg/kg范围内的有40个，占地市级实验室的12.0%；大于参考值±2 mg/kg的有7个，占地市级实验室的2.1%。见本节后附表（表3-32），图3-7。

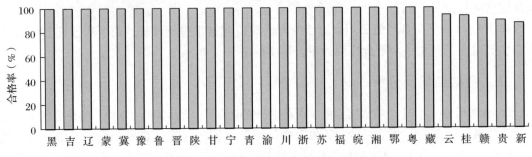

图3-7　地市级盐碘实验室合格率（2007）

有4个地市级实验室的考核结果超出低浓度考核样范围，超出高浓度考核样范围的有7个实验室。这些实验室测定结果的标准差均<0.7，变异系数最大值为2.3%，这些实验室存在着系统误差，其原因可能是由于以下几点引起：①称量用的天平不精确，建议到计量部门进行检定并定期做运行检查；②滴定管的准确度不能满足检测要求，建议滴定管每年检定一次；③碘酸钾纯度不够，建议配制标准物质时使用碘酸钾标准物质；④检测时未使用标准物质或内质控样，建议在检测时使用标准物质或内质控样。

3. 县级实验室　NRL向1363个县级盐碘实验室发放了盐碘质控样品，1354个实验室反馈了结果，反馈率为99.3%。在反馈结果的县级盐碘实验室中，有1267个实验室结果合格，合格率为93.0%。合格率为100%的省（区、市）有吉林、内蒙古、北京、河北、山东、山西、贵州、四川、湖北、广东、海南、上海；90%以上的省（区、市）有黑龙江、辽宁、河南、陕西、甘肃、宁夏、重庆、广西、福建、浙江、江苏、江西、安徽。

县级盐碘实验室低浓度考核样结果在参考值±1 mg/kg范围内的有957个，占参加质控县实验室的70.7%；在参考值±（1～2）mg/kg范围内的有324个，占县级实验室的23.9%；大于参考值±2 mg/kg的有73个，占县级实验室的5.4%。高浓度考核样结果在参考值±1 mg/kg范围内的有784个，占参加质控县级实验室的57.9%；在参考值±（1～2）mg/kg范围内的有402个，占县级实验室的29.7%；大于参考值±（2～3）mg/kg范围内的有113个，占县级实验室的8.3%，大于参考值±3 mg/kg的有55个，占县级实验室的4.1%。见本节后附表（表3-33）及图3-8。

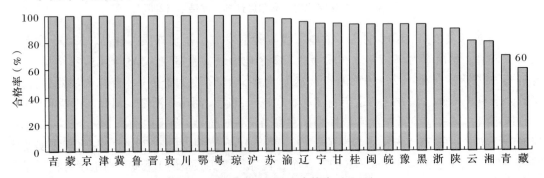

图3-8　县级盐碘实验室合格率（2007）

　　4. 盐业实验室　34 家盐业实验室参加了盐碘质控考核，32 家实验室反馈了结果，反馈率为 94.1%，其中宁夏回族自治区盐业公司质检站和西藏自治区盐业公司没有反馈结果，反馈结果的 32 家实验室结果在控。见图 3 - 9，图 3 - 10。

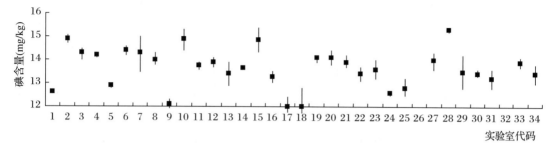

图 3 - 9　盐业实验室低浓度盐样检测结果（2007）

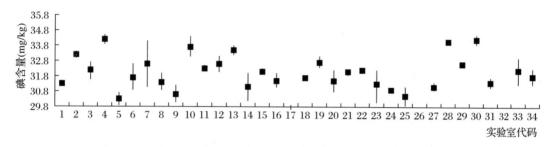

图 3 - 10　盐业实验室高浓度盐样检测结果（2007）

三、成绩和问题

　　各级卫生行政部门领导十分重视质控考核工作，许多省（区、市）把实验室质控考核作为年度工作评估的一项重要指标。2007 年有 1363 个县级盐碘实验室参加了质控考核，是质控网络运行以来参加实验室最多的一年。江苏、安徽、河南三省连续几年组织全省县级实验室参加盐碘质控考核。甘肃、云南、内蒙古地处西部，地广人稀，交通非常不便，组织县级质控工作困难大，但这三个省为了提高县级实验室的检测质量，本年度组织全省所有县级实验室参加了考核。新疆生产建设兵团农八师防疫站非常注重质量控制工作，他们主动要求参加质控网络，并要求他们下属所有团级防疫站都参加了质控考核。

　　本次盐碘外质控考核中，省、地市、县三级实验室全部合格的省（区）有：吉林、内蒙古、河北、山东、山西、湖北、广东。省、县两级实验室（无地市级实验室）全部合格的省（市）有：北京、天津、上海、海南。

　　质控考核中存在的主要问题是：一些省份不能按时反馈结果，影响了全国质控数据统计与分析的进度；一些省上报的结果未经审核确认，上报格式不规范等。希望各省（区、市）加强质控工作的组织领导，合理安排进度，认真审核上报信息，不断完善盐碘质控网络工作。

表3-31 省级实验室盐碘质控结果（2007）

省 (区、市)	编号	结果			平均 数 $\bar{x}$	标准 差 s	CV%	编号	结果			平均 数 $\bar{x}$	标准 差 s	CV%
		1	2	3					1	2	3			
黑龙江	A0408	13.80	14.80	14.80	14.50	0.58	3.99	A0852	32.50	32.80	32.80	32.70	0.17	0.53
吉林	A0407	14.10	14.00	13.90	14.00	0.10	0.71	A0853	32.10	32.10	32.30	32.20	0.12	0.36
辽宁	A0013	14.30	13.80	14.50	14.20	0.36	2.54	A1043	33.90	34.30	34.60	34.30	0.35	1.02
内蒙古	A0409	13.10	13.50	13.50	13.40	0.23	1.73	A0854	33.00	32.60	32.60	32.70	0.23	0.71
北京	A0410	14.60	14.40	14.10	14.40	0.25	1.75	A0859	33.40	33.50	33	33.30	0.26	0.79
天津	A0313	14.80	14.80	14.60	14.70	0.12	0.78	A0802	33.20	33.20	32.80	33.10	0.23	0.70
河南	A0454	14.70	14.50	14.50	14.60	0.12	0.82	A0942	31.60	31.40	31.40	31.40	0.12	0.38
河北	A0579	13.90	12.70	13.90	13.50	0.69	5.13	A0857	32.00	32.80	33.50	32.80	0.75	2.29
山东	A0406	14.30	14.40	14.20	14.30	0.10	0.70	A0848	32.00	32.20	31.80	32.00	0.20	0.62
山西	A0416	14.50	14.20	13.10	13.90	0.74	5.29	A0849	32.90	31.80	31.80	32.20	0.64	1.97
陕西	A0452	13.29	13.29	13.29	13.30	0.00	0.00	A1085	32.91	32.20	32.62	32.60	0.36	1.10
甘肃	A0445	13.60	13.10	13.00	13.20	0.32	2.43	A0910	31.90	30.00	30.90	30.90	0.95	3.07
宁夏	A0404	14.90	14.80	14.20	14.60	0.38	2.59	A0862	32.30	32.20	32.70	32.40	0.26	0.82
青海	A0451	14.90	15.00	15.00	15.00	0.06	0.38	A0943	32.70	32.80	32.80	32.80	0.06	0.18
新疆	A0546	13.04	13.43	13.04	13.20	0.23	1.71	A1154	35.44	35.44	35.04	35.30	0.23	0.65
重庆	A0402	13.50	13.30	13.70	13.50	0.20	1.48	A0861	32.20	32.20	32	32.10	0.12	0.36
西藏	A0573	13.52	13.74	13.74	13.70	0.13	0.93	A0940	31.00	31.80	31.40	31.40	0.40	1.27
云南	A0411	14.60	15.00	14.60	14.70	0.23	1.57	A0856	35.30	34.80	35.70	35.30	0.45	1.28
贵州	A0445	13.60	13.10	13.00	13.40	0.32	2.43	A0819	32.10	32.10	32.90	32.40	0.46	1.43
四川	A0577	13.50	13.10	13.50	13.40	0.23	1.73	A0867	31.50	31.10	31.50	31.40	0.23	0.74
湖南	A0331	13.90	13.80	13.80	13.80	0.06	0.42	A0870	31.00	31.50	31.30	31.30	0.25	0.80
湖北	A0405	13.10	13.40	13.30	13.30	0.15	1.15	A0860	31.70	31.40	31.80	31.60	0.21	0.66
广东	A0548	14.60	14.40	14.30	14.40	0.15	1.06	A1041	33.50	34.40	33.50	33.80	0.52	1.54
广西	A0501	13.60	13.80	14.00	13.80	0.20	1.45	A0903	31.70	31.70	31.90	31.80	0.12	0.36
海南	A0413	13.40	13.50	13.50	13.50	0.06	0.43	A0415	32.30	32.30	32.20	32.30	0.06	0.18
江苏	A0380	14.10	14.30	14.40	14.30	0.15	1.07	A0806	31.90	31.40	32.40	31.90	0.50	1.57
浙江	A0333	14.50	14.10	14.50	14.40	0.23	1.61	A0902	32.00	32.00	32.20	32.10	0.12	0.36
江西	A0335	14.90	15.36	15.36	15.20	0.27	1.75	A0869	34.00	34.40	34.40	34.30	0.23	0.67
福建	A0319	15.00	15.50	14.80	15.10	0.36	2.39	A0903	31.90	32.90	33.10	32.60	0.64	1.97
上海	A0578	12.00	12.60	12.70	12.40	0.38	3.04	A0868	32.70	31.50	32.70	32.30	0.69	2.14
安徽	A0403	13.10	12.90	12.60	12.90	0.25	1.96	A0865	31.60	31.60	31.80	31.70	0.12	0.36
天津医 科大学	A0581	14.00	14.00	14.00	14.00	0.00	0.00	A0832	33.50	33.50	34.00	33.70	0.29	0.86
新疆 兵团	A0334	13.70	13.40	13.00	13.40	0.35	2.63	A0901	32.00	32.20	31.60	31.90	0.31	0.96

表 3-32 地市级实验室盐碘质控结果 (2007)

省（区、市）	发放质控地市数	反馈地市数	反馈率（%）	合格地市数	合格率*（%）
湖北	12	12	100.0	12	100.0
山东	14	14	100.0	14	100.0
内蒙古	12	12	100.0	12	100.0
吉林	9	9	100.0	9	100.0
陕西	10	10	100.0	10	100.0
青海	8	8	100.0	8	100.0
甘肃	14	14	100.0	13	92.9
新疆	15	14	93.3	12	80.0
安徽	17	17	100.0	17	100.0
宁夏	5	5	100.0	5	100.0
福建	9	9	100.0	9	100.0
四川	21	21	100.0	20	95.2
贵州	9	9	100.0	8	88.9
江西	11	11	100.0	10	90.9
云南	16	16	100.0	15	93.8
黑龙江	13	13	100.0	13	100.0
辽宁	14	14	100.0	14	100.0
重庆	4	4	100.0	3	75.0
江苏	13	13	100.0	13	100.0
广西	14	14	100.0	13	92.9
广东	21	21	100.0	21	100.0
湖南	14	14	100.0	14	100.0
河南	18	18	100.0	18	100.0
浙江	11	11	100.0	11	100.0
河北	11	11	100.0	11	100.0
山西	11	11	100.0	11	100.0
西藏	7	7	100.0	7	100.0
合计	333	332	99.7	325	97.6

注：*合格率（%）=合格地市数/发放质控地市数×100%。

表 3-33 县级实验室盐碘质控结果（2007）

省（区、市）	发放数	反馈区县数	反馈率（%）	合格数	合格率*（%）
黑龙江	30	30	100.0	28	93.3
吉林	30	30	100.0	30	100.0
辽宁	97	97	100.0	92	94.8
内蒙古	100	100	100.0	100	100.0
北京	18	18	100.0	18	100.0
天津	18	18	100.0	18	100.0
河南	141	141	100.0	132	93.6
河北	30	30	100.0	30	100.0
山东	30	30	100.0	30	100.0
山西	30	30	100.0	30	100.0
陕西	30	30	100.0	27	90.0
甘肃	84	84	100.0	79	94.0
宁夏	17	17	100.0	16	94.1
青海	30	30	100.0	21	70.0
新疆	30	22	73.3	18	60.0
云南	126	126	100.0	102	81.0
贵州	30	30	100.0	30	100.0
四川	30	30	100.0	30	100.0
重庆	30	29	96.7	29	96.7
湖南	30	30	100.0	24	80.0
湖北	30	30	100.0	30	100.0
广东	30	30	100.0	30	100.0
广西	30	30	100.0	28	93.3
海南	18	18	100.0	18	100.0
福建	30	30	100.0	28	93.3
上海	19	19	100.0	19	100.0
浙江	30	30	100.0	27	90.0
江苏	94	94	100.0	92	97.9
江西	30	30	100.0	27	90.0
安徽	71	71	100.0	66	93.0
新疆生产建设兵团农八师	20	20	100.0	18	90.0
合计	1363	1354	99.3	1267	93.0

注：*合格率（%）=合格县数/发放质控县数×100%。

国家碘缺乏病参照实验室

第十节　2008 年全国碘缺乏病实验室盐碘外质控考核报告

2008 年，受卫生部疾病预防控制局委托，国家碘缺乏病参照实验室（NRL）组织和实施了对全国省、地市和县三级碘缺乏病实验室以及盐业系统省级质量监督检测站的盐碘外质控考核，联合国儿童基金会支持并参与了本次考核。现将结果报告如下。

一、实施情况

1. 参加质控的实验室　本次考核的目标实验室为全国所有的省级和地市级实验室以及部分县级实验室。县级实验室质控考核中，要求每省（区、市）采用随机抽样或意图抽样抽取 30 个县（区、市、旗），所辖不足 30 个县级行政区的省（区、市），所有的县全部参加 2008 年外质控考核。

全国 31 个省级、335 个地市级和 1360 个县级盐碘实验室参加了 2008 年外质控考核。辽宁、安徽、甘肃、江苏、吉林、山西、重庆、新疆、内蒙古等省（区）为了强化全省（区）实验室质量管理，组织本省（区）全部或大部分县（区、市、旗）参加了全国质控考核工作。西藏的县级实验室尚不具备盐碘检测能力，未参加本次外质控考核。

此外，34 家盐业省级质检站、天津医科大学内分泌研究所、中国疾病预防控制中心地方病中心、新疆生产建设兵团、越南国家及省级 7 个实验室和老挝国家实验室也参加了本次质控考核。

2. 质控样品发放　要求每个参加考核的实验室检测两个浓度的盐碘外质控盲样。质控盲样为国家碘缺乏病参照实验室制备的国家一级标准物质。为使质控结果更真实，盐碘质控样采用流水编号，4 个浓度高低两两组合，随机发放，即在同一省内各实验室会接到不同组合的样品。

3. 检测方法　要求所有参加质控考核的实验室采用国标（GB/T13025.7—1999）中直接滴定法进行定量检测。

4. 评价方法　用参考值 ± 不确定度的方法对检测结果进行评价，两个质控样品均合格为合格实验室，其中一个不合格则为不合格实验室。

二、考核结果及分析

1. 省级实验室　31 个省级实验室、中国疾控中心地方病中心、新疆生产建设兵团、天津医科大学内分泌研究所考核结果全部合格（图 3 - 11，图 3 - 12）。低浓度质控结果有 29 个实验室的检测结果控制在参考值 ± 1 mg/kg 范围内，有 5 个实验室检测结果在参考值 ± (1~2) mg/kg 之间，仍然属于在控范围。大部分省级实验室的检测变异系数均在 5% 以内。高浓度质控结果有 32 个实验室质控结果在参考值 ± 2 mg/kg 范围内，有 2 个实验室检测结果在参考值 ± (2~3) mg/kg 之间，均属在控范围。由于盐碘含量分析为各级实验室的常规检测项目，且检测方法易于掌握，特别是省级实验室应该严格要求，不断提高检测精密度和准确度。因此，建议偏离较大的实验室（虽然在质控范围内），要查找偏离原因，做好实验室常规内部质量控制。见本节后附表（表3-34）。

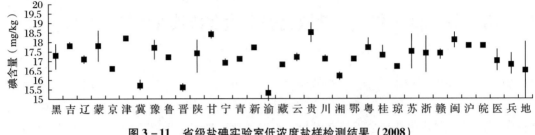

图3-11　省级盐碘实验室低浓度盐样检测结果（2008）

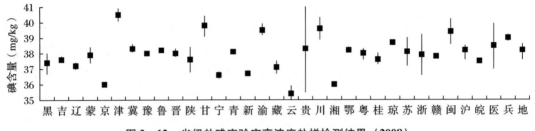

图3-12　省级盐碘实验室高浓度盐样检测结果（2008）

2. **地市级实验室**　NRL向335个地市实验室发放了盐碘外质控样品，333个实验室反馈了结果，反馈率为99.4%。在反馈的333个地市实验室中，324个实验室结果合格，合格率为96.7%。合格率为100%的省（区）共有17个，分别是吉林、内蒙古、河南、河北、山东、宁夏、新疆、贵州、广东、湖南、湖北、江苏、浙江、江西、安徽、福建、辽宁；达到90%的省（区）有7个，有四川、云南、甘肃、广西、黑龙江、山西和陕西；达到80%的省（区）有1个，是青海省；不足80%的省份有1个，是西藏。见图3-13。

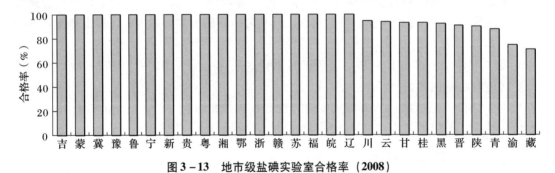

图3-13　地市级盐碘实验室合格率（2008）

地市级盐碘实验室低浓度考核样结果在参考值±1 mg/kg范围内的有233个，占参加质控地市实验室的69.6%；在参考值±（1～2）mg/kg范围内的有96个，占地市实验室的28.7%；大于参考值±2 mg/kg的有4个，占地市实验室的1.2%。高浓度考核样结果在参考值±1 mg/kg范围内的有166个，占参加质控地市实验室的49.6%；在参考值±（1～2）mg/kg范围内的有98个，占参加质控地市实验室的29.3%；在参考值±（2～3）mg/kg范围内的有62个，占地市实验室的18.5%；大于参考值±3 mg/kg的有7个，占地市实验室的 2.1%，见本节后附表（表 3 – 35）。

有 4 个地市级实验室的考核结果超出低浓度考核样范围，超出高浓度考核样范围的有 6 个实验室。这些实验室测定结果的标准差均 < 0.6，变异系数最大值为 1.2%。见表 3 – 35。

3. **县级实验室**　NRL 向 1360 个县级盐碘实验室发放了盐碘质控样品，1360 个实验室全部反馈了结果。在反馈结果的县级盐碘实验室中，有 1207 个实验室结果合格，合格率为 88.8%。合格率在 100% 的省（区、市）有内蒙古、北京、天津、河北、山东、青海、湖北、海南、上海、安徽；90% 以上的省（区、市）还有江苏、辽宁、湖南、浙江、重庆、宁夏、河南、吉林、陕西、广东、广西、福建等。见图 3 – 14 及文本节附表（表 3 – 36）。

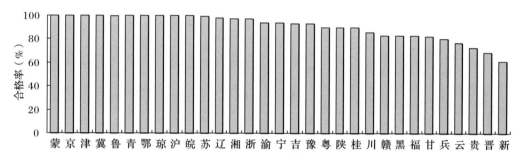

图 3 – 14　县级盐碘实验室合格率（2008）

县级盐碘实验室低浓度考核样结果在参考值 ± 1 mg/kg 范围内的有到 940 个，占参加质控县实验室的 69.1%；在参考值 ±（1 ~ 2）mg/kg 范围内的有 323 个，占县级实验室的 23.8%；大于参考值 ± 2 mg/kg 的有 97 个，占县级实验室的 7.1%。高浓度考核样结果在参考值 ± 1 mg/kg 范围内的有 550 个，占参加质控县实验室的 40.4%；在参考值 ±（1 ~ 2）mg/kg 范围内的有 417 个，占县级实验室的 30.7%；在参考值 ±（2 ~ 3）mg/kg 范围内的有 252 个，占县级实验室的 18.5%，大于参考值 ± 3 mg/kg 的有 141 个，占县级实验室的 10.4%。

4. **盐业实验室**　34 家盐业实验室参加了盐碘质控考核，31 家实验室反馈了结果，反馈率为 91.2%，其中黑龙江省盐务管理局碘盐质量检测中心、宁夏回族自治区盐业公司质检站和西藏自治区盐业公司没有反馈结果，反馈结果的实验室中有 27 家结果合格，合格率为 87.1%。见图 3 – 15，图 3 – 16。

三、成绩和问题

各级卫生行政部门领导十分重视质控考核工作，许多省（区、市）把实验室质控考核作为年度工作评估的一项重要指标，考核不合格的县不能承担碘盐日常监测中的碘盐样品检测工作，要把样品委托到考核合格的县检测。2008 年有 1360 个县级盐碘实验室参加了质控考核。辽宁、安徽、甘肃、江苏、吉林、山西、重庆、新疆、内蒙古等省（区）为了强化全省（区）实验室质量管理，组织本省（区）全部或大部分县（区、市、旗）参加了全国质控考核工作。新疆地处大西北，地广人稀，交通非常不便，组织县级质控工作难度大，为了了解本自治区的县级实验室检测实际状况，提高县级实验室的检测质量，新疆疾控中心组织全区所有县级实验室参加了考核。新疆生产建设兵团也组织了 12 个师和 23 个团参加了 2008 年的质控。本次盐碘外质控考核中，省、地市、县三级实验室全部合格的省

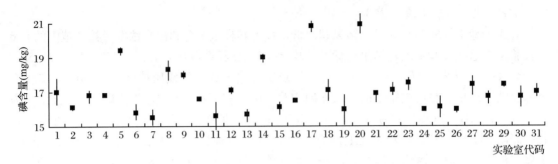

图 3 – 15　盐业实验室低浓度盐样检测结果（2008）

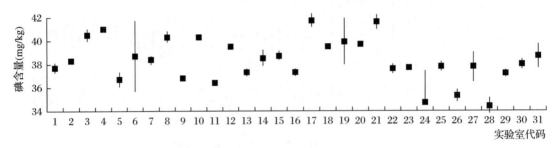

图 3 – 16　盐业实验室高浓度盐样检测结果（2008）

（区）有：安徽、河北、山东、湖北、内蒙古。省、县两级实验室（无地市级实验室）全部合格的省（市）有：北京、天津、上海、海南。

　　全国盐碘外质控网络自 1999 年运行至 2008 已十年，这十年来随着越来越多的实验室通过了实验室认可或计量认证，实验室间比对成为衡量实验室检测能力的重要手段和评价方法。各级实验室在检测样品的同时使用内质控或标准物质逐渐走入常规，这些措施都为检测能力的提高提供了保障。1999—2008 年，地市、县两级实验室盐碘合格率连续 10 年超过 85% 的省有 2 个，吉林和河南；连续 10 年超过 80% 的省有 4 个，安徽、浙江、福建、河北。

　　质控考核中存在的主要问题是：①按照碘参室发〔2008〕第 01 号《2008 年全国碘缺乏病实验室外质控考核通知》要求，各省级实验室应于 2008 年 2 月 20 日前完成考核样品的检测并将结果报送 NRL，地市级和县级实验室于 3 月 15 日前将检测结果报送省级专业部门，省级专业部门于 3 月 30 日前汇总上报 NRL。一些省区如新疆，直到 5 月中旬才反馈结果。不能按时反馈结果，影响了全国质控数据统计与分析的进度，从而使全国的结果未能在全国碘盐监测之前及时反馈到各省；②从质控结果来看，县级实验室盐碘合格率较低的省急需加强对县级实验室的盐碘检测培训，提高检测质量；③省级盐业质检部门肩负着碘盐生产和出厂的质量把关任务，本次考核共有 3 家实验室没能反馈结果，急需查找原因，提高反馈率。希望各省（区、市）以及其他参加单位认真总结本次质控结果，加强培训，不断提高检测水平。在今后的工作中，要加强质控工作的组织领导，合理安排进度，认真审核上报信息，不断完善盐碘质控网络工作。

表 3 – 34 省级盐碘外质控考核结果 （2008）

检测机构	样品 1	结果 （mg/kg）			样品 2	结果 （mg/kg）			判定*
黑龙江疾病预防控制中心	B0773	16.90	16.90	18.00	B1815	37.00	38.10	37.00	合格
吉林省地方病第二研究所	B0768	17.90	17.80	18.00	B1846	37.80	37.50	37.60	合格
辽宁省疾病预防控制中心	B0751	16.90	17.30	17.10	B1861	37.00	37.40	37.20	合格
内蒙古地方病防治中心	B0765	17.60	17.10	18.70	B1718	37.80	37.40	38.40	合格
北京市疾病预防控制中心	B0777	16.60	16.60	16.60	B1829	36.10	36.00	35.90	合格
天津市疾病预防控制中心	B0774	18.20	18.20	18.20	B1857	40.20	40.30	41.00	合格
河南省疾病预防控制中心	B0407	17.70	17.30	18.10	B1084	39.30	37.20	38.00	合格
河北省疾病预防控制中心	B0032	15.60	15.60	16.00	B1469	38.10	38.30	38.60	合格
山东省地方病防治研究所	B0775	17.20	17.20	17.20	B1452	38.20	38.20	38.30	合格
山西省地方病防治研究所	B0763	15.40	15.80	15.60	B1824	38.00	38.30	37.80	合格
陕西省地方病防治研究所	B0755	18.18	16.84	17.26	B1281	38.30	37.71	36.74	合格
甘肃省疾病预防控制中心	B0551	18.66	18.36	18.22	B1253	40.55	39.48	39.24	合格
宁夏疾病预防控制中心	B0779	16.80	17.00	17.00	B1832	36.80	36.40	36.60	合格
青海省地方病预防控制所	B0183	17.10	17.10	17.00	B1465	38.00	38.20	38.20	合格
新疆疾病预防控制中心	B0627	17.65	17.76	17.64	B1212	36.66	36.61	36.84	合格
重庆市疾病预防控制中心	B0256	15.80	15.0	15.10	B1685	39.10	39.80	39.70	合格
西藏地方病防治研究所	B0177	16.80	16.70	16.90	B1539	37.50	36.80	37.00	合格
云南省地方病防治所	B0739	17.34	16.92	17.34	B1195	35.1	35.96	35.11	合格
贵州省疾病预防控制中心	B0596	18.00	18.80	18.80	B1248	35.60	38.10	41.10	合格
四川省疾病预防控制中心	B0722	17.00	17.20	17.20	B1721	38.90	40.30	39.60	合格
湖南省疾病预防控制中心	B0142	16.40	16.00	16.30	B1473	35.90	36.10	35.90	合格
湖北省疾病预防控制中心	B0749	17.10	17.10	17.20	B1833	38.20	38.40	38.10	合格
广东省疾病预防控制中心	B0545	17.70	17.90	18.20	B1234	38.30	37.60	38.00	合格
广西疾病预防控制中心	B0766	17.80	17.30	17.60	B1720	37.80	37.20	37.90	合格
海南省疾病预防控制中心	B0770	16.70	16.80	16.70	B1715	38.70	38.70	38.60	合格
江苏省疾病预防控制中心	B0867	16.50	18.20	17.80	B1870	38.00	37.20	39.10	合格
浙江省疾病预防控制中心	B0173	18.40	16.50	17.20	B1491	39.10	36.50	38.20	合格
江西省疾病预防控制中心	B0743	17.35	17.56	17.13	B1884	37.86	37.65	37.86	合格
福建省疾病预防控制中心	B0738	18.20	18.40	17.70	B1702	38.50	39.60	40.10	合格
上海市疾病预防控制中心	B0762	17.80	17.90	17.80	B1813	38.30	37.60	38.60	合格
安徽省疾病预防控制中心	B0766	17.81	17.81	17.89	B1805	37.47	37.60	37.55	合格

检测机构	样品1	结果（mg/kg）			样品2	结果（mg/kg）			判定*
天津医科大学内分泌研究所	B0110	17.60	16.50	17.00	B1468	39.60	39.00	36.80	合格
新疆生产建设兵团疾控中心	B0464	16.33	17.37	16.81	B1228	38.73	39.10	39.18	合格
中国 CDC 地病中心	B0767	17.90	16.90	14.40	B1850	38.30	37.70	38.50	合格

注：*判定方法：分别计算出每个实验室所报两个质控样的原始数据的平均值，平均值在定值不确定度范围之内判定为"合格"，平均值超出定值不确定度范围判定为"不合格"。两个均值全部在不确定度范围内判定为合格，有一个超出不确定度范围即为不合格。参考值及不确定度范围：A0001 – A1000：22.0 ± 2.0；A1001 – A2000：38.0 ± 3.0；B0001 – B1000：17.2 ± 2.0；B1001 – B2000：38.0 ± 3.0。

表 3 – 35　地市级实验室盐碘质控结果（2008）

省（区、市）	发放质控地市数	反馈地市数	反馈率（%）	合格地市数	合格率*（%）
黑龙江	13	13	100.0	12	92.3
吉林	9	9	100.0	9	100.0
辽宁	14	14	100.0	14	100.0
内蒙古	12	12	100.0	12	100.0
河南	18	18	100.0	18	100.0
河北	11	11	100.0	11	100.0
山西	11	11	100.0	10	90.9
山东	17	17	100.0	17	100.0
陕西	10	10	100.0	9	90.0
甘肃	14	14	100.0	13	92.9
宁夏	5	5	100.0	5	100.0
青海	8	8	100.0	7	87.5
新疆	14	14	100.0	14	100.0
重庆	4	4	100.0	3	75.0
西藏	7	5	71.4	5	71.4.0
云南	16	16	100.0	15	93.8
贵州	9	9	100.0	9	100.0
四川	21	21	100.0	20	95.0
广东	21	21	100.0	21	100.0
广西	14	14	100.0	13	92.9
湖南	14	14	100.0	14	100.0
湖北	12	12	100.0	12	100.0

续表 3－35

省（区、市）	发放质控地市数	反馈地市数	反馈率（%）	合格地市数	合格率*（%）
江苏	13	13	100.0	13	100.0
江西	11	11	100.0	11	100.0
浙江	11	11	100.0	11	100.0
福建	9	9	100.0	9	100.0
安徽	17	17	100.0	17	100.0
合计	335	333	99.4	324	96.7

注：*合格率（%）＝合格地市数/发放质控地市数×100%。

表 3－36 县级盐碘质控结果（2008）

省（区、市）	发放数	反馈区县数	反馈率（%）	合格数	合格率*（%）
黑龙江	30	30	100.0	25	83.3
吉林	52	52	100.0	48	92.3
辽宁	98	98	100.0	96	98.0
内蒙古	99	99	99.0	99	100.0
北京	18	18	100.0	18	100.0
天津	18	18	100.0	18	100.0
河南	30	30	100.0	28	93.3
河北	30	30	100.0	30	100.0
山东	30	30	100.0	30	100.0
山西	119	119	100.0	82	68.9
陕西	30	30	100.0	27	90.0
甘肃	84	84	100.0	68	81.0
宁夏	17	17	100.0	16	94.1
青海	30	30	100.0	30	100.0
新疆	92	92	73.3	56	60.9
云南	30	30	100.0	24	80.0
贵州	30	30	100.0	22	73.3
四川	36	36	100.0	31	86.1
重庆	35	35	96.7	33	94.3
湖南	30	30	100.0	29	96.7
湖北	30	30	100.0	30	100.0
广东	30	30	100.0	27	90.0

省（区、市）	发放数	反馈区县数	反馈率（%）	合格数	合格率*（%）
广西	30	30	100.0	27	90.0
海南	21	21	100.0	21	100.0
福建	30	30	100.0	25	83.3
上海	19	19	100.0	19	100.0
浙江	30	30	100.0	29	96.7
江苏	96	96	100.0	95	99.0
江西	30	30	100.0	25	83.3
安徽	71	71	100.0	71	100.0
新疆生产建设兵团	35	35	100.0	28	80.0
合计	1 360	1 360	100.0	1 207	88.8

注：＊合格率（%）＝合格县数/发放质控县数×100%

国家碘缺乏病参照实验室

第十一节　2009 年全国碘缺乏病实验室盐碘外质控考核报告

为了加强全国省、地市和县三级碘缺乏病实验室检测能力建设，了解各级实验室检测的整体水平及各实验室间存在的差异，国家碘缺乏病参照实验室（NRL）受卫生部疾病预防控制局委托，组织和实施了对全国省、地市和县三级碘缺乏病实验室以及盐业系统省级质量监督检测站的盐碘外质控考核。联合国儿童基金会支持并参与了本次考核。现将结果报告如下。

一、实施情况

1. 目标实验室　本次质控考核的范围是全国所有省、地市两级实验室，每省（区、市）抽取 30 个县级实验室（不足 30 个县的省全部县级实验室均参加考核）。由于面临 2010 年以县为单位达标工作的自评和上级评估，建议有条件的省（区、市）将所有县级实验室纳入盐碘考核范围。

2. 参加实验室　参加本次考核的实验室有全国 31 个省级、336 个地市级和 1838 个县级疾病预防控制中心的盐碘检测实验室。此外，34 家盐业省级质检站、天津医科大学内分泌研究所、中国疾病预防控制中心地方病中心、新疆生产建设兵团、西藏的县级实验室尚不具备盐碘检测能力，未参加本次外质控考核。

3. 质控样品制备和发放　质控盲样由国家碘缺乏病参照实验室制备，按盐碘标准物质（一级）规程制备，样品均匀稳定，使样品对实验室间比对结果的影响降至最低。要求每个参加实验室在两个不同的工作日检测两份外质控盲样。为使质控结果更真实，盐碘质控样采用流水编号，4 个浓度高低组合，随机发放，即在同一省内各实验室会接到不同组合的样品。

NRL 于 2008 年 12 月底前将外质控样品发放到各省级单位，各省级单位于 2009 年 1 月 10 日前将外质控样品发放到本省级参加质控的地市和县级单位。

4. 检测方法　要求所有参加质控考核的实验室采用国标（GB/T13025.7—1999）中直接滴定法进行定量检测。

5. 结果反馈　由省（区、市）以省或地市级为单位，通过全国碘盐监测信息管理平台进行网络于 2009 年 3 月 15 日前上报本省或本地市所辖各实验室检测结果。NRL 于 2009 年 3 月 16 日关闭直报平台。

6. 评价方法　用参考值 ± 不确定度的方法对检测结果进行评价，两个质控样品均合格为合格实验室，其中一个不合格则为不合格实验室。

二、考核结果及分析

1. 省级实验室　31 个省级实验室、中国疾控中心地方病中心、新疆生产建设兵团、天津医科大学内分泌研究所考核结果全部合格（图 3 – 17，图 3 – 18）。低浓度质控结果有 30 个实验室的检测结果控制在参考值 ±1 mg/kg 范围内，有 4 个实验室检测结果在参考值 ±（1~2）mg/kg 之间，仍然属于在控范围。高浓度质控结果有 29 个实验室质控结果在参考值 ±1 mg/kg 范围内，有 3 个实验室质控结果在参考值 ±（1~2）mg/kg 范围内，有 2 个实验室检测结果在参考值 ±（2~3）mg/kg 之间，均属在控范围。由于盐碘含量分析为各级实验室的常规检测项目，且检测方法易于掌握，特别是省级实验室应该严格要求，不断提高检测精密度和准确度。因此，建议偏离较大的实验室（虽然在质控范围内），要查找偏离原因，做好实验室常规内部质量控制。见本节后附表（表 3 – 37）。

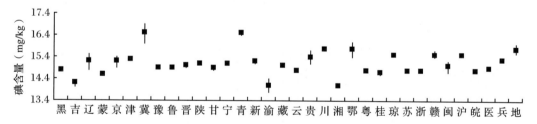

图 3 – 17　省级盐碘实验室低浓度盐样检测结果（2009）

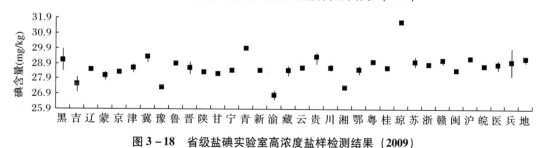

图 3 – 18　省级盐碘实验室高浓度盐样检测结果（2009）

2. 地市级实验室　NRL 向 336 个地市实验室发放了盐碘外质控样品，331 个实验室反馈了结果，反馈率为98.5%。在反馈的331个地市实验室中，329个实验室结果合格，合格率为97.9%。合格率为100%的省（区）共有24个，分别是黑龙江、吉林、辽宁、内蒙古、河南、河北、山西、山东、陕西、宁夏、青海、云南、贵州、四川、广东、广西、湖南、湖北、海南、江苏、江西、浙江、福建、安徽；西藏仅有2个实验室反馈了结果。

地市级盐碘实验室低浓度考核样结果在参考值±1 mg/kg范围内的有302个，占参加质控地市实验室的89.9%；在参考值±（1～2）mg/kg范围内的有27个，占地市实验室的8.0%；大于参考值±2 mg/kg的有2个，占地市实验室的0.6%。高浓度考核样结果在参考值±1 mg/kg范围内的有270个，占参加质控地市实验室的80.4%；在参考值±（1～2）mg/kg范围内的有60个，占参加质控地市实验室的17.9%；在参考值±（2～3）mg/kg范围内的有1个，占地市实验室的0.3%。见图3-19及本节后附表（表3-38）。

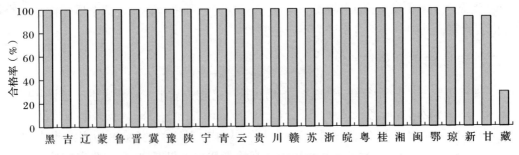

图3-19　地市级盐碘实验室合格率（2009）

3. 县级实验室　NRL向1838个县级盐碘实验室发放了盐碘质控样品，1838个实验室全部反馈了结果。在反馈结果的县级盐碘实验室中，有1805个实验室结果合格，合格率为98.2%。合格率在100%的省（区、市）有内蒙古、北京、天津、河南、河北、山西、山东、陕西、宁夏、四川、湖北、广东、广西、海南、江苏、浙江、福建、上海、安徽、江西；90%以上的省（区、市）有黑龙江、吉林、辽宁、青海、重庆、湖南、新疆、云南、甘肃、新疆生产建设兵团等。见图3-20及本节后附表（表3-39）。

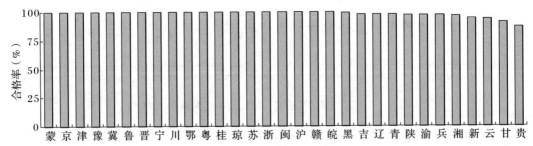

图3-20　县级盐碘实验室合格率（2009）

县级盐碘实验室低浓度考核样结果在参考值±1 mg/kg范围内的有到1644个，占参加质控县级实验室的89.4%；在参考值±（1～2）mg/kg范围内的有175个，占县级实验室的9.5%；大于参考值±2 mg/kg的有19个，占县级实验室的1.1%。高浓度考核样结果在参考值±1 mg/kg范围内的有1341个，占参加质控县级实验室的73.0%；在参考值±（1～2）mg/kg范围内的有423个，占县级实验室的23.0%；在参考值±（2～3）mg/kg范围内的有48个，占县级实验室的2.6%；大于参考值±3 mg/kg的有26个，占县级实验室的 1.4% 。

4. **盐业实验室**　34 家盐业实验室参加了盐碘质控考核，33 家实验室反馈了结果，反馈率为 97.1%，西藏自治区盐业公司没有反馈结果，反馈结果的实验室中有 33 家结果合格，合格率为 97.1%（图 3-21，图 3-22）。

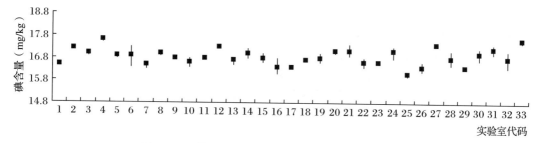

图 3-21　盐业实验室低浓度盐样检测结果（2009）

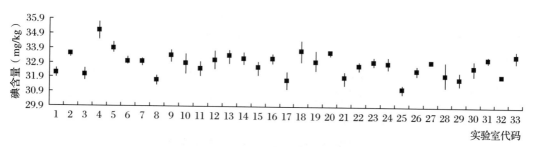

图 3-22　盐业实验室高浓度盐样检测结果（2009）

三、成绩

各级卫生行政部门领导十分重视质控考核工作，许多省（区、市）把实验室质控考核作为年度工作评估的一项重要指标，考核不合格的县不能承担碘盐日常监测中的碘盐样品检测工作，要把样品委托到考核合格的县检测。2009 年有 1838 个县级盐碘实验室参加了质控考核，是全国碘缺乏实验室质控网络运行以来参加实验室最多的一年。

黑龙江、吉林、辽宁、内蒙古、河南、山西、安徽、甘肃、四川、新疆、江苏、云南、广西、福建等省（区）为了强化全省（区）实验室质量管理，组织本省（区）全部或大部分县（区、市、旗）参加了全国质控考核工作。

此次盐碘外质控考核中，省、地市、县三级实验室全部合格的省（区）有：河南、河北、山东、山西、宁夏、四川、广东、广西、湖北、江苏、浙江、福建、安徽、海南、江西、内蒙古。

四、存在问题和今后改进方向

1. **未按时上报结果**　为保证在尽可能短的时间内把质控结果反馈回各省，所有参加实验室都应在规定时间内上报考核结果。2009 年是第一年通过碘盐监测平台网络直报考核结果，按规定参加实验室应在 2009 年 3 月 16 日前上报检测结果。但由于网络问题，部分省未能按时上报结果，后 NRL 将平台关闭时间推迟到 2009 年 3 月 31 日晚 12 点整。但仍有部分实验室没在平台关闭前上报数据。

2. 数据上报存在问题　部分单位在上报结果时未经认真核对就提交，导致出现以下各种问题。

（1）没按要求认真填写信息或2009年填写不全。例如没有填写检测单位名称；区级疾控中心未注明是哪个市的；未填写样品编号。

（2）信息填写错误。例如上报数据时输错编号；把高值结果输到低值里，低值结果输到高值里；把县级结果输到省级里，或是把地市结果输到县级里；把"0（零）"输成"O（O）"；编号中误输入空格等。

（3）未按规则进行数字修约，保留有效数字位数太多。

（4）进入平台后，按非参加实验室名称，未输结果，上报数据，导致报到数据库中的数值为零。

3. 今后改进方向　今后应对结果上报最后期限提出明确要求，要求各参加实验室按时上报结果，对逾期上报的结果，一律不参加统计。

在抽取参加质控的县级实验室时，应采取随机或意图抽样，使每个实验室都有机会参加质控网络，不要为了提高合格率，只抽取检测能力好的实验室，要有意图的抽取上一年不合格的实验室。

今后以中国合格评定国家认可委员会文件 CNAS－RL02：2006《能力验证规则》和 CNAS－GL02：2006《能力验证结果统计处理和能力评价指南》为指导，使全国碘缺乏病实验室质控网络运行得更科学、更合理、更规范。

表 3 - 37　全国碘缺乏病省级实验室盐碘外质控结果（2009）

序号	单位	样品 1	结果（mg/kg）		均值 1	样品 2	结果（mg/kg）		均值 2	判定*
1	黑龙江省疾病预防控制中心	A1154	14.80	14.80	14.80	A2138	28.60	29.60	29.10	合格
2	吉林省地方病第二防治研究所	A1138	14.06	14.29	14.18	A2136	27.82	27.10	27.46	合格
3	辽宁省疾病预防控制中心	A1255	15.40	14.90	15.15	A3205	28.50	28.50	28.50	合格
4	内蒙古自治区地方病防治研究中心	A1380	14.70	14.50	14.60	A2125	28.20	27.90	28.05	合格
5	北京市疾病预防控制中心	A1323	15.00	15.30	15.15	A2141	28.30	28.20	28.25	合格
6	天津市疾病预防控制中心	A1215	15.40	15.20	15.30	A2005	28.70	28.40	28.55	合格
7	河南省疾病预防控制中心	A3296	27.20	27.30	27.25	A1140	14.80	14.90	14.85	合格
8	河北省疾病预防控制中心	A1336	16.80	16.10	16.45	A2101	29.40	29.10	29.25	合格
9	山东省地方病防治研究所	A1130	14.90	14.90	14.90	A2093	28.90	28.80	28.85	合格
10	山西省地方病防治研究所	A1341	14.90	15	14.95	A2082	28.30	28.90	28.60	合格
11	陕西省地方病防治研究所	A1132	15.12	15.12	15.12	A2080	28.27	28.28	28.27	合格
12	甘肃省疾病预防控制中心	A1384	14.83	14.99	14.91	A2147	28.21	28.22	28.22	合格
13	宁夏疾病预防控制中心	A1346	15.10	15	15.05	A2066	28.40	28.60	28.50	合格
14	青海省地方病预防控制所	A1121	16.50	16.40	16.45	A2065	29.90	29.90	29.90	合格
15	新疆自治区疾病预防控制中心	A1131	15.20	15.15	15.18	A2083	28.50	28.35	28.43	合格
16	重庆市疾病预防控制中心	A1340	13.90	14.30	14.10	A2078	26.60	27.00	26.80	合格

续表 3 - 37

序号	单位	样品 1	结果（mg/kg）	均值 1	样品 2	结果（mg/kg）	均值 2	判定*
17	西藏地方病防治研究所	A1398	15.00 15.00	15.00	A2069	28.20 28.60	28.40	合格
18	云南省地方病防治所	A1343	14.76 14.76	14.76	A2096	28.64 28.64	28.64	合格
19	贵州省疾病预防控制中心	A1382	15.20 15.60	15.40	A2041	29.00 29.50	29.25	合格
20	四川省疾病预防控制中心	A1390	15.83 15.83	15.83	A2012	28.49 28.72	28.60	合格
21	湖南省疾病预防控制中心	A1276	14.00 14.10	14.05	A3311	27.20 27.30	27.25	合格
22	湖北省疾病预防控制中心	A1202	15.50 16.00	15.75	A2099	28.60 28.30	28.45	合格
23	广东省疾病预防控制中心	A0140	14.70 14.90	14.80	A2052	29.00 28.90	28.95	合格
24	广西壮族自治区疾病预防控制中心	A1285	14.60 14.80	14.70	A3242	28.60 28.50	28.55	合格
25	海南省疾病预防控制中心	A1381	15.50 15.50	15.50	A2140	31.60 31.60	31.60	合格
26	浙江省疾病预防控制中心	A1119	14.80 14.80	14.80	A2051	28.80 28.80	28.80	合格
27	江苏省疾病预防控制中心	A1211	14.80 14.80	14.80	A2092	28.80 29.20	29.00	合格
28	江西省疾病预防控制中心	A1239	15.65 15.44	15.54	A2129	29.19 28.98	29.09	合格
29	福建省疾病预防控制中心	A0181	14.80 15.10	14.95	A2076	28.30 28.50	28.40	合格
30	上海市疾病预防控制中心	A2142	29.10 29.20	29.15	A1144	15.50 15.50	15.50	合格
31	安徽省疾病预防控制中心	A1152	14.83 14.83	14.83	A3198	28.73 28.73	28.73	合格
32	中国疾病预防控制中心	A0277	15.60 15.90	15.80	A2172	29.10 29.40	29.20	合格
33	天津医科大学内分泌所	A1358	14.90 14.90	14.90	A2062	28.60 29.00	28.80	合格
34	新疆兵团疾病预防控制中心	A1469	15.30 15.30	15.30	A2540	28.30 29.60	29.00	合格

注：*判定方法：分别计算出每个实验室所报两个质控样的原始数据的平均值，平均值在定值不确定度范围之内判定为"合格"，平均值超出定值不确定度范围判定为"不合格"。两个均值全部在不确定度范围内判定为合格，有一个超出不确定度范围即为不合格。参考值及不确定度范围：A0001 - A2000：15.4 ± 2.0；A2001 A4000：28.9 ± 3.0；B0001 - B2000：16.8 ± 2.0；B2001 B4000：32.9 ± 3.0。

表 3 - 38　地市级实验室盐碘质控结果（2009）

省（区、市）	发放质控地市数	反馈地市数	反馈率（%）	合格地市数	合格率*（%）
黑龙江	13	13	100.0	13	100.0
吉林	9	9	100.0	9	100.0
辽宁	14	14	100.0	14	100.0
内蒙古	12	12	100.0	12	100.0
河南	18	18	100.0	18	100.0
河北	11	11	100.0	11	100.0

省（区、市）	发放质控地市数	反馈地市数	反馈率（%）	合格地市数	合格率*（%）
山西	11	11	100.0	11	100.0
山东	17	17	100.0	17	100.0
陕西	10	10	100.0	10	100.0
甘肃	14	14	100.0	13	93.0
宁夏	5	5	100.0	5	100.0
青海	8	8	100.0	8	100.0
新疆	14	14	100.0	13	93.0
西藏	7	2	28.6	2	28.6
云南	16	16	100.0	16	100.0
贵州	9	9	100.0	9	100.0
四川	21	21	100.0	21	100.0
广东	21	21	100.0	21	100.0
广西	14	14	100.0	14	100.0
湖南	14	14	100.0	14	100.0
湖北	14	14	100.0	14	100.0
海南	2	2	100.0	2	100.0
江苏	13	13	100.0	13	100.0
江西	11	11	100.0	11	100.0
浙江	12	12	100.0	12	100.0
福建	9	9	100.0	9	100.0
安徽	17	17	100.0	17	100.0
合计	336	331	98.5	329	97.9

注：*合格率（%）＝合格地市数/发放质控地市数×100%

表 3 - 39　县级盐碘质控结果（2009）

省（区、市）	发放数	反馈区县数	反馈率（%）	合格数	合格率*（%）
黑龙江	114	114	100.0	113	99.1
吉林	52	52	100.0	51	98.1
辽宁	99	99	100.0	97	98.0
内蒙古	99	99	100.0	99	100.0
北京	18	18	100.0	18	100.0
天津	18	18	100.0	18	100.0

续表 3 – 39

省（区、市）	发放数	反馈区县数	反馈率（%）	合格数	合格率*（%）
河南	148	148	100.0	148	100.0
河北	30	30	100.0	30	100.0
山西	119	119	100.0	119	100.0
山东	30	30	100.0	30	100.0
陕西	34	34	100.0	34	100.0
甘肃	85	85	100.0	77	90.6
宁夏	18	18	100.0	18	100.0
青海	43	43	100.0	42	97.7
新疆	94	94	100.0	89	94.7
重庆	34	34	100.0	33	97.1
云南	129	129	100.0	121	93.8
贵州	30	30	100.0	26	86.7
四川	60	60	100.0	60	100.0
湖南	30	30	100.0	29	96.7
湖北	30	30	100.0	30	100.0
广东	46	46	100.0	46	100.0
广西	80	80	100.0	80	100.0
海南	19	19	100.0	19	100.0
江苏	96	96	100.0	96	100.0
江西	30	30	100.0	30	100.0
浙江	47	47	100.0	47	100.0
福建	84	84	100.0	84	100.0
上海	19	19	100.0	19	100.0
安徽	71	71	100.0	71	100.0
新疆兵团	32	32	100.0	31	96.9
合计	1838	1838	100.0	1805	98.2

注：＊合格率（%）＝合格县数/发放质控县数×100%。

国家碘缺乏病参照实验室

第十二节　2010 年全国碘缺乏病实验室盐碘外质控考核报告

为了加强全国省、地市和县三级碘缺乏病实验室检测能力建设，了解各级实验室检测的整体水平及各实验室间存在的差异，国家碘缺乏病参照实验室（NRL）受卫生部疾病预防控制局委托，组织和实施了对全国省、地市和县三级碘缺乏病实验室以及盐业系统省级质量监督检测站的盐碘质控考核。联合国儿童基金会支持并参与了本次考核。现将结果报告如下。

一、实施情况

1. 参加实验室　参加本次考核的实验室有全国 31 个省级、349 个地市级和 1935 个县级盐碘实验室。此外，34 家盐业省级质检站、中国疾病预防控制中心地方病中心、天津医科大学内分泌研究所、新疆生产建设兵团也参加了本次质控。西藏的县级实验室尚不具备盐碘检测能力，未参加本次外质控。

2. 质控样品制备和发放　质控盲样由 NRL 按盐碘标准物质（一级）规程制备，样品均匀稳定，使样品对实验室间比对结果的影响降至最低。要求每个参加实验室在两个不同的工作日检测两份质控盲样。为使质控结果更真实可靠，质控样品采用流水编号，4 个浓度高低组合，随机发放，即在同一省内各实验室会接到不同组合的样品。

NRL 于 2010 年 1 月 1 日底前将外质控样品发放到各省级单位，各省级单位于 2010 年 1 月 10 日前将外质控样品发放到本省级参加质控的地市和县级单位。

3. 检测方法　要求所有参加质控考核的实验室采用国标（GB/T13025.7—1999）中直接滴定法进行定量检测。

4. 结果反馈　由省（区、市）以省或地市为单位，通过全国碘盐监测信息管理平台进行网络直报本省或本地市所辖各实验室检测结果。NRL 于 2010 年 3 月 16 日关闭平台。

5. 评价方法　用参考值 ± 不确定度的方法对检测结果进行评价，两个质控样品均合格为合格实验室，其中一个不合格则为不合格实验室。

二、考核结果及分析

1. 省级实验室　31 个省级实验室、中国疾控中心地方病中心、新疆生产建设兵团、天津医科大学内分泌研究所考核结果全部合格（图 3 - 23，图 3 - 24）。低浓度质控结果有 31 个实验室的检测结果控制在参考值 ± 1 mg/kg 范围内，有 2 个实验室检测结果在参考值 ±（1～2）mg/kg 之间，仍然属于在控范围。高浓度质控结果有 27 个实验室质控结果在参考值 ± 1 mg/kg 范围内，有 5 个实验室质控结果在参考值 ±（1～2）mg/kg 范围内，有 1 个实验室检测结果在参考值 ±（2～3）mg/kg 之间，均属在控范围。见本节后附表（表 3 - 40）。

2. 地市级实验室　NRL 向 349 个地市级实验室发放了盐碘外质控样品，346 个实验室反馈了结果，反馈率为 99.1%。在反馈的 346 个地市实验室中，343 个实验室结果合格，

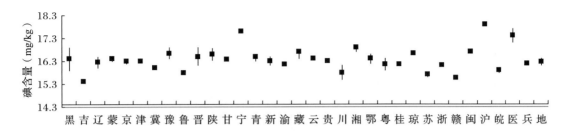

图3-23 省级盐碘实验室低浓度盐样检测结果（2010）

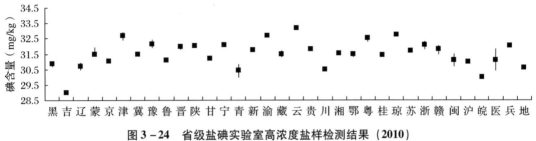

图3-24 省级盐碘实验室高浓度盐样检测结果（2010）

合格率为98.3%。除西藏外其他省份地市级实验室合格率均为100%；西藏仅有4个实验室反馈了结果。见本节后附表（表3-41）。

地市级盐碘实验室低浓度考核样结果在参考值±1 mg/kg范围内的有332个，占参加质控地市实验室的95.1%；在参考值±（1~2）mg/kg范围内的有12个，占地市实验室的3.4%；大于参考值±2 mg/kg的有2个，占地市实验室的0.6%。高浓度考核样结果在参考值±2 mg/kg范围内的有331个，占参加质控地市实验室的94.8%；在参考值±（2~3）mg/kg范围内的有12个，占地市实验室的3.4%；超出参考值±2 mg/kg的有3个，占地市实验室的0.9%。见图3-25。

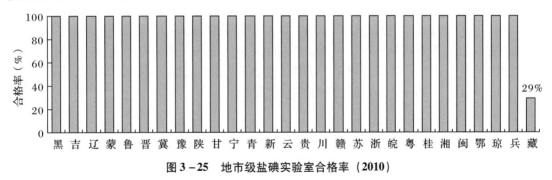

图3-25 地市级盐碘实验室合格率（2010）

3. 县级实验室 NRL向1935个县级盐碘实验室发放了盐碘质控样品，1933个实验室反馈了结果。在反馈结果的县级盐碘实验室中，有1905个实验室结果合格，合格率为98.4%。合格率在100%的省份有黑龙江、吉林、辽宁、北京、天津、河北、山西、陕西、甘肃、宁夏、新疆、四川、湖北、广东、广西、海南、江苏、浙江、福建、上海、安徽等。见图3-26。

县级盐碘实验室低浓度考核样结果在参考值±1 mg/kg范围内的有1737个，占参加质控县实验室的89.8%；在参考值±（1~2）mg/kg范围内的有175个，占县级实验室的

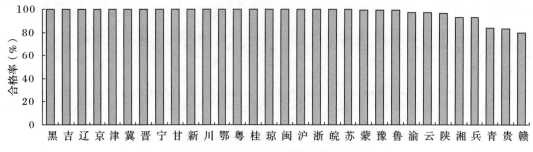

图 3 - 26　县级盐碘实验室合格率（2010）

9.0%；大于参考值 ±2 mg/kg 的有 22 个，占县实验室的 1.1%。高浓度考核样结果在参考值 ±1 mg/kg 范围内的有 1569 个，占参加质控县实验室的 81.1%；在参考值 ±（1~2）mg/kg 范围内的有 247 个，占县级实验室的 12.8%；在参考值 ±（2~3）mg/kg 范围内的有 98 个，占县级实验室的 5.1%；大于参考值 ±3 mg/kg 的有 20 个，占县级实验室的 1.0%。见本节后附表（表 3 -42）。

4. 盐业实验室　34 家盐业实验室参加了盐碘质控考核，32 家实验室反馈了结果，反馈率为 94.1%，西藏和宁夏自治区盐业公司没有反馈结果，反馈结果的实验室中 31 家结果合格。

三、成绩

各级卫生行政部门领导十分重视质控考核工作，许多省（区、市）把实验室质控考核作为年度工作评估的一项重要指标，考核不合格的县不能承担碘盐日常监测中的碘盐样品检测工作，要把样品委托到考核合格的县检测。2010 年共有 1935 个县级盐碘实验室参加了质控考核，是全国碘缺乏实验室质控网络运行以来参加实验室最多的一年。

黑龙江、吉林、辽宁、内蒙古、河南、山东、山西、甘肃、青海、新疆、江苏、云南、广西、福建、安徽、重庆等省（区、市）为了强化全省（区、市）实验室质量管理，组织本省（区、市）全部或大部分县（区、市、旗）参加了全国质控考核工作。

此次盐碘外质控考核中，省、地市、县三级实验室全部合格的省（区、市）有：黑龙江、吉林、辽宁、北京、天津、河北、山西、陕西、甘肃、宁夏、新疆、四川、湖北、广东、广西、海南、江苏、浙江、福建、安徽、上海等。

四、存在问题及建议

1. 数据上报存在问题　部分单位在上报结果时未经认真核对就提交，导致出现以下各种问题：

（1）没按要求认真填写信息或填写不全。例如：区级疾控中心未注明是哪个市的；样品编号未写全。

（2）信息填写错误。例如上报数据时输错编号；把高值结果输到低值里，低值结果输到高值里，高值低值混着输；把县级结果输到省级里，或是把地市结果输到县级里；编号中误输入空格等。

（3）进入平台后，按非参加实验室名称，未输结果，上报数据，导致报到数据库中的数值为零。

2. 建议

（1）在抽取参加质控的县级实验室时，应随机抽取，使每个实验室参加质控网络考核的机会均等，不要为了提高合格率，只抽取检测能力好的实验室，要有意图的抽取上一年不合格的实验室。

（2）按时上报结果。按规定参加实验室应在 2010 年 3 月 16 日前上报检测结果。2010 年只有个别省没能在平台关闭前上报数。建议各省收到考核样品后立即下发至地市和县级实验室，给下级实验室留出充裕的时间进行检测。

表 3－40　省级实验室盐碘质控结果（2010）

序号	单位	样品 1	结果（mg/kg）	均值 1	样品 2	结果（mg/kg）	均值 2	判定*
1	黑龙江省疾病预防控制中心	A0658	15.90 16.90	16.40	A2896	30.70 31.00	30.85	合格
2	吉林省地方病第二防治研究所	A1040	15.40 15.40	15.40	A3525	29.10 28.90	29.00	合格
3	辽宁省疾病预防控制中心	A0718	16.00 16.50	16.25	A2888	30.90 30.50	30.70	合格
4	内蒙古自治区地方病防治研究中心	A1006	16.30 16.50	16.40	A3388	31.40 31.90	31.65	合格
5	北京市疾病预防控制中心	A0644	16.20 16.40	16.30	A2872	31.10 31.00	31.05	合格
6	天津市疾病预防控制中心	A0354	16.30 16.30	16.30	A2111	32.90 32.40	32.70	合格
7	河南省疾病预防控制中心	A1352	16.90 16.40	16.65	A3463	31.90 32.40	32.15	合格
8	河北省疾病预防控制中心	A1579	16.10 16.00	16.05	A3702	31.40 31.60	31.50	合格
9	山东省地方病防治研究所	A1012	15.80 15.80	15.80	A3391	31.10 31.10	31.10	合格
10	山西省地方病防治研究所	A0303	16.10 16.90	16.50	A2656	31.80 32.10	31.95	合格
11	陕西省地方病防治研究所	A0364	16.35 16.87	16.61	A2115	32.18 31.92	32.05	合格
12	甘肃省疾病预防控制中心	A0474	16.32 16.40	16.36	A2692	31.15 31.27	31.21	合格
13	宁夏疾病预防控制中心	A0446	17.60 17.60	17.60	A2674	32.10 32.10	32.10	合格
14	青海省地方病预防控制所	A0369	16.30 16.50	16.40	A2618	30.80 30.00	30.40	合格
15	西藏地方病防治研究所	A1390	16.60 16.40	16.50	A3163	31.70 31.30	31.50	合格
16	新疆疾病预防控制中心	A0230	16.50 16.10	16.30	A2696	31.70 31.80	31.80	合格
17	重庆市疾病预防控制中心	A0063	16.20 16.10	16.15	A2119	32.60 32.80	32.70	合格
18	云南省地方病防治所	A1005	16.39 16.39	16.39	A3536	33.22 33.22	33.22	合格
19	贵州省疾病预防控制中心	A1315	16.30 16.30	16.30	A3444	31.80 31.80	31.80	合格
20	四川省疾病预防控制中心	A0310	16.10 15.50	15.80	A2466	30.40 30.60	30.50	合格
21	湖北省疾病预防控制中心	A0115	16.20 16.60	16.40	A2223	31.60 31.30	31.45	合格
22	湖南省疾病预防控制中心	A0185	16.70 17.00	16.85	A2464	31.50 31.60	31.55	合格
23	广东省疾病预防控制中心	A0304	15.90 16.40	16.15	A2225	32.70 32.30	32.50	合格

序号	单位	样品 1	结果（mg/kg）	均值 1	样品 2	结果（mg/kg）	均值 2	判定*
24	广西壮族自治区疾病预防控制中心	A0556	16.20 16.10	16.15	A2205	31.30 31.50	31.40	合格
25	海南省疾病预防控制中心	A0308	16.70 16.60	16.65	A2221	32.70 32.80	32.75	合格
26	江苏省疾病预防控制中心	A0631	15.60 15.80	15.70	A2459	31.60 31.80	31.70	合格
27	浙江省疾病预防控制中心	A0628	16.10 16.10	16.10	A2452	31.80 32.30	32.05	合格
28	江西省疾病预防控制中心	A0630	15.55 15.55	15.55	A2465	31.54 32.00	31.77	合格
29	福建省疾病预防控制中心	A1569	16.70 16.70	16.70	A3837	31.50 30.70	31.10	合格
30	上海市疾病预防控制中心	A0052	17.90 17.90	17.90	A2156	31.00 31.00	31.00	合格
31	安徽省疾病预防控制中心	A0808	15.81 16.02	15.91	A3226	29.91 30.12	30.02	合格
32	新疆生产建设兵团疾病预防控制中心	A0306	16.10 16.30	16.20	A2224	31.90 32.00	32.00	合格
33	天津医科大学内分泌所	A1242	17.70 17.08	17.40	A2953	30.35 31.78	31.10	合格
34	中国疾病控制中心地方病中心	A0155	16.40 16.10	16.20	A2055	30.70 30.50	30.60	合格

注：* 判定方法：分别计算出每个实验室所报两个质控样的原始数据的平均值，平均值在定值不确定度范围之内判定为"合格"，平均值超出定值不确定度范围判定为"不合格"。两个均值全部在不确定度范围内判定为合格，有一个超出不确定度范围即为不合格。参考值及不确定度范围：A0001 - A2000：16.3 ±2.0；A2001 A4000：31.5 ±3.0 B0001 - B2000：16.8 ±2.0；B2001 B4000：32.9 ±3.0。

表 3 - 41　地市级实验室盐碘质控结果（2010）

省（区、市）	发放质控地市数	反馈地市数	反馈率（%）	合格地市数	合格率*（%）
黑龙江	13	13	100.0	13	100.0
吉林	9	9	100.0	9	100.0
辽宁	14	14	100.0	14	100.0
内蒙古	12	12	100.0	12	100.0
河南	18	18	100.0	18	100.0
河北	11	11	100.0	11	100.0
山西	11	11	100.0	11	100.0
山东	17	17	100.0	17	100.0
陕西	10	10	100.0	10	100.0
甘肃	14	14	100.0	14	100.0
宁夏	5	5	100.0	5	100.0
青海	8	8	100.0	8	100.0
新疆	14	14	100.0	14	100.0

省（区、市）	发放质控地市数	反馈地市数	反馈率（%）	合格地市数	合格率*（%）
西藏	7	4	57.1	2	28.6
云南	16	16	100.0	15	100.0
贵州	9	9	100.0	9	100.0
四川	21	21	100.0	21	100.0
广东	21	21	100.0	21	100.0
广西	14	14	100.0	14	100.0
湖南	14	14	100.0	14	100.0
湖北	13	13	100.0	13	100.0
海南	2	2	100.0	2	100.0
江苏	13	13	100.0	13	100.0
江西	11	11	100.0	11	100.0
浙江	12	12	100.0	12	100.0
福建	9	9	100.0	9	100.0
安徽	17	17	100.0	17	100.0
新疆兵团	14	14	100.0	14	100.0
合计	349	346	99.1	343	98.3

注：*合格率（%）=合格地市数/发放质控地市数×100%。

表 3 - 42　县级盐碘质控结果（2010）

省（区、市）	发放数	反馈区县数	反馈率（%）	合格数	合格率*（%）
黑龙江	122	122	100.0	122	100.0
吉林	52	52	100.0	52	100.0
辽宁	99	99	100.0	99	100.0
内蒙古	99	99	99.0	98	99.0
北京	18	18	100.0	18	100.0
天津	18	18	100.0	18	100.0
河南	148	148	100.0	147	99.0
河北	50	50	100.0	50	100.0
山东	98	98	100.0	97	99.0
山西	119	119	100.0	119	100.0
陕西	30	30	100.0	30	100.0
甘肃	84	84	100.0	84	100.0
宁夏	18	18	100.0	18	100.0

省（区、市）	发放数	反馈区县数	反馈率（%）	合格数	合格率*（%）
青海	43	43	100.0	36	84.0
新疆	94	94	73.3	94	100.0
云南	129	129	100.0	125	96.9
贵州	30	30	100.0	25	83.3
四川	76	76	100.0	76	100.0
重庆	39	39	96.7	38	97.4
湖南	30	30	100.0	28	93.3
湖北	30	30	100.0	30	100.0
广东	51	51	100.0	51	100.0
广西	79	79	100.0	79	100.0
海南	20	20	100.0	20	100.0
福建	84	84	100.0	84	100.0
上海	18	18	100.0	18	100.0
浙江	30	30	100.0	30	100.0
江苏	96	96	100.0	96	100.0
江西	30	30	100.0	24	80.0
安徽	71	71	100.0	71	100.0
兵团	30	28	26.7	28	93.3
合计	1935	1933	98.9	1905	98.4

注：* 合格率（%）＝合格县数/发放质控县数×100%。

国家碘缺乏病参照实验室

第十三节　2011 年全国碘缺乏病实验室盐碘外质控考核报告

为了加强全国省、地市和县三级碘缺乏病实验室检测能力建设，了解各级实验室盐碘检测的整体水平及各实验室间存在的差异，国家碘缺乏病参照实验室（NRL）受卫生部疾病预防控制局委托，组织和实施了对全国省、地市和县三级碘缺乏病实验室以及盐业系统省级质量监督检测站的盐碘检测质控考核，现将结果报告如下。

一、实施情况

1. 参加考核的实验室　参加本次质控考核的实验室有全国 31 个省级、新疆生产建设兵团、348 个地市级和 1856 个县级盐碘实验室。此外，34 家盐业省级质检站和中国疾病预防控制中心地方病控制中心也参加了本次质控考核。西藏的县级实验室尚不具备盐碘检测能力，未参加本次质控考核。

2. 质控样品制备和发放　质控样品由 NRL 按盐碘标准物质（一级）规程制备，样品均匀稳定，使样品对实验室间比对结果的影响降至最低。每个参加考核的实验室在两个不同的工作日检测两份质控盲样。为使质控考核结果更真实可靠，质控样品采用流水编号，4 个浓度高低组合，随机发放，即在同一个省内各实验室会接到不同组合的样品。

NRL 于 2010 年 12 月 31 日前将质控样品发放到各省级单位，各省级单位尽快将质控样品发放到本省参加质控考核的地市和县级单位。

3. 检测方法　要求所有参加质控考核的实验室采用国标（GB/T13025.7—1999）中直接滴定法进行定量检测。

4. 结果报送　各省（区、市）以省或地市为单位，通过全国碘盐监测信息及实验室质控管理平台进行网络直报所辖各实验室检测结果，上报截止日期为 2011 年 3 月 16 日。

5. 评价方法　用参考值 ± 不确定度的方法对参加考核的实验室的检测结果进行评价，两个质控样品检测结果均合格的实验室为合格实验室，其中有一个不合格的实验室为不合格实验室。

二、考核结果及分析

1. 省级实验室　31 个省级实验室、新疆生产建设兵团、中国疾病预防控制中心地方病控制中心考核结果全部合格（图 3 - 27，图 3 - 28）。省级盐碘实验室低在参考值 ± 1 mg/kg 范围内的有 32 个，在参考值 ±（1 ~ 2）mg/kg 范围内的有 1 个，均属在控范围。高浓度浓度考核样检测结果在参考值 ± 1 mg/kg 范围内的有 31 个，在参考值 ±（1 ~ 2）mg/kg 范围内的有 2 个，均属在控范围，见本节后附表（表 3 - 43）。

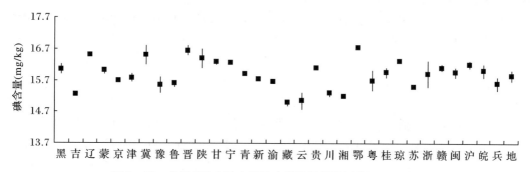

图 3 - 27　省级盐碘实验室低浓度质控盐样检测结果（2011）

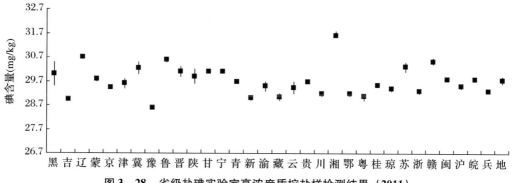

图 3 - 28　省级盐碘实验室高浓度质控盐样检测结果（2011）

2. 地市级实验室　NRL 向 348 个地市实验室发放了盐碘外质控样品，344 个实验室反馈了结果，反馈率为 98.9%，西藏仅有 4 个实验室反馈了结果。在反馈结果的 344 个地市实验室中，340 个实验室检测结果合格，合格率为 97.7%。见图 3-29。

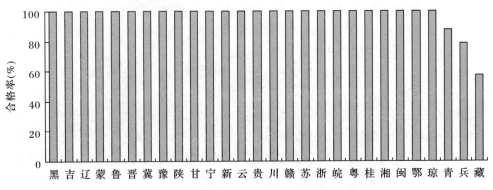

图 3-29　地市级盐碘实验室质控考核合格率（2011）

地市级盐碘实验室低浓度考核样检测结果在参考值 ±1 mg/kg 范围内的有 319 个，占参加质控考核地市级实验室的 92.7%；在参考值 ±(1~2) mg/kg 范围内的有 22 个，占参加质控考核地市级实验室的 6.4%；超出质控范围的有 3 个，占参加质控考核地市级实验室的 0.9%。高浓度考核样结果在参考值 ±1 mg/kg 范围内的有 316 个，占参加质控考核地市级实验室的 91.9%；在参考值 ±(1~2) mg/kg 范围内的有 26 个，占参加质控考核地市级实验室的 7.6%；在参考值 ±(2~3) mg/kg 范围内的有 2 个，占参加质控考核地市级实验室的 0.6%，见本节后附表（表 3-44）。

3. 县级实验室　NRL 向 1856 个县级盐碘实验室发放了盐碘质控样品，1856 个实验室均反馈了结果。其中，有 1834 个实验室考核结果合格，合格率为 98.8%。合格率为 100% 的省（区、市）有黑龙江、吉林、辽宁、内蒙古、北京、天津、河北、山西、陕西、甘肃、宁夏、新疆、四川、重庆、湖北、广东、广西、海南、江苏、浙江、江西、福建、上海、安徽等。

县级盐碘实验室低浓度考核样检测结果在参考值 ±1 mg/kg 范围内的有 1659 个，占参加质控考核县级实验室的 89.4%；在参考值 ±(1~2) mg/kg 范围内的有 175 个，占参加质控考核县级实验室的 9.4%；超出质控范围的有 22 个，占参加质控考核县级实验室的 1.2%。高浓度考核样结果在参考值 ±1 mg/kg 范围内的有 1584 个，占参加质控考核县级实验室的 85.3%；在参考值 ±(1~2) mg/kg 范围内的有 235 个，占参加质控考核县级实验室的 12.7%；在参考值 ±(2~3) mg/kg 范围内的有 30 个，占参加质控考核县级实验室的 1.6%；超出质控范围的有 7 个，占参加质控考核县级实验室的 0.4%，见本节后附表（表 3-45），图 3-30。

4. 盐业实验室　34 家盐业实验室参加了盐碘质控考核，33 家实验室反馈了结果，反馈率为 97.1%，西藏自治区盐业公司没有反馈结果，反馈结果的实验室中 31 家质控样检测结果合格。

三、成绩

各级卫生行政部门领导十分重视质控考核工作，许多省（区、市）把实验室质控考核

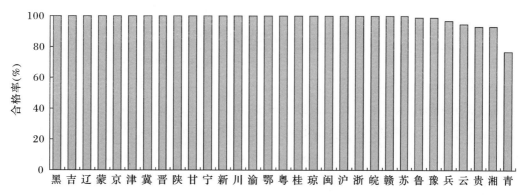

图3－30　县级盐碘实验室质控考核合格率（2011）

作为年度工作评估的一项重要指标，考核不合格的县级实验室不能承担碘盐日常监测中的碘盐样品检测工作，必须把样品委托考核合格的县级实验室检测。

黑龙江、吉林、辽宁、内蒙古、河南、河北、山东、山西、陕西、甘肃、新疆、江苏、云南、广西、福建、安徽等省（区、市）为了强化全省（区、市）各级实验室质量管理，了解本省（区、市）县级实验室检测能力，组织本省（区、市）全部或大部分县（区、市、旗）参加了全国质控考核工作。

此次盐碘质控考核中，参加质控的各级实验室考核结果全部合格的省（区、市）有：黑龙江、吉林、辽宁、内蒙古、北京、天津、河北、山西、陕西、甘肃、宁夏、新疆、四川、重庆、湖北、广东、广西、海南、江苏、浙江、江西、福建、安徽、上海等。

四、存在问题及建议

1. **数据上报存在问题**　部分单位在上报结果时未经认真核对，导致出现以下问题：

（1）没按要求认真填写信息或填写不全。例如：区级疾控中心未注明是哪个市的；样品编号未写全，只写了编号的一部分。

（2）信息填写错误。例如上报数据时输错编号，甚至输错结果；有的县级单位将县名输错，或是将地市级结果输到县级等。

2. **建议**

（1）在抽取参加质控考核的县级实验室时，应随机抽取，使每个实验室参加质控网络考核的机会均等，不要为了提高合格率，只抽取检测能力好的实验室，对上一年不合格的实验室应更加观注。

（2）县级盐碘质控考核合格率较低的省亟须加强对县级实验室的盐碘检测培训，提高检测质量。

（3）省级实验室收到考核样品后及时下发至地市和县级实验室，给下级实验室预留足够的检测时间。

表 3 – 43　省级盐碘实验室质控考核结果（2011）

序号	单位	样品 1	结果（mg/kg）	均值 1	样品 2	结果（mg/kg）	均值 2	判定*
1	黑龙江省疾病预防控制中心	A0172	15.90　16.20	16.05	A3846	29.50　30.50	30.00	合格
2	吉林省地方病第二防治研究所	A0261	15.30　15.20	15.25	A3145	29.00　28.90	28.95	合格
3	辽宁省疾病预防控制中心	A1670	16.50　16.50	16.50	A4746	30.70　30.70	30.70	合格
4	内蒙古自治区地方病防治研究中心	A1111	15.86　16.08	15.97	A3975	29.93　29.70	29.81	合格
5	北京市疾病预防控制中心	A0503	15.70　15.70	15.70	A3245	29.50　29.40	29.45	合格
6	天津市疾病预防控制中心	A0262	15.65　15.91	15.78	A3130	29.43　29.87	29.65	合格
7	河南省疾病预防控制中心	A0831	15.30　15.80	15.55	A3488	28.60　28.60	28.60	合格
8	河北省疾病预防控制中心	A0607	16.80　16.20	16.50	A3990	30.50　30.00	30.25	合格
9	山东省地方病防治研究所	A0956	15.50　15.70	15.60	A3951	30.50　30.70	30.60	合格
10	山西省地方病防治研究所	A0860	16.50　16.80	16.65	A4009	29.90　30.30	30.10	合格
11	陕西省地方病防治研究所	A1329	16.07　16.74	16.41	A4463	29.64　30.17	29.91	合格
12	甘肃省疾病预防控制中心	A0540	16.22　16.35	16.29	A3660	30.10　30.15	30.13	合格
13	宁夏疾病预防控制中心	A0229	16.30　16.20	16.25	A3423	30.10　30.10	30.10	合格
14	青海省地方病预防控制所	A0775	15.90　15.90	15.90	A3962	29.80　29.60	29.70	合格
15	新疆维吾尔自治区疾病预防控制中心	A0742	15.82　15.71	15.77	A3974	29.07　28.92	29.00	合格
16	重庆市疾病预防控制中心	A0764	15.62　15.65	15.63	A3904	29.69　29.32	29.51	合格
17	西藏自治区疾病预防控制中心地病所	A1100	14.90　15.10	15.00	A4276	29.20　28.90	29.05	合格
18	云南省地方病防治所	A0258	14.80　15.30	15.05	A3139	29.20　29.70	29.45	合格
19	贵州省疾病预防控制中心	A0693	16.10　16.10	16.10	A3859	29.70　29.70	29.70	合格
20	四川省疾病预防控制中心	A0317	15.43　15.20	15.31	A3026	29.28　29.06	29.17	合格
21	湖北省疾病预防控制中心	A1598	15.20　15.20	15.20	A4631	29.30　29.10	29.20	合格
22	湖南省疾病预防控制中心	A1520	16.80　16.70	16.75	A4684	31.80　31.60	31.70	合格
23	广东省疾病预防控制中心	A1311	15.40　16.00	15.70	A4663	28.90　29.20	29.05	合格
24	广西壮族自治区疾病预防控制中心	A1572	16.10　15.80	15.95	A4608	29.50　29.60	29.55	合格
25	海南省疾病预防控制中心	A0756	16.30　16.30	16.30	A3961	29.50　29.30	29.40	合格
26	江苏省疾病预防控制中心	A0817	15.50　15.50	15.50	A3888	30.10　30.50	30.30	合格
27	浙江省疾病预防控制中心	A1317	15.47　16.28	15.88	A4682	29.20　29.39	29.30	合格
28	江西省疾病预防控制中心	A0226	16.00　16.20	16.10	A3200	30.42　30.65	30.54	合格
29	福建省疾病预防控制中心	A0433	16.10　15.80	15.95	A3362	29.80　29.80	29.80	合格
30	上海市疾病预防控制中心	A1305	16.30　16.10	16.20	A4665	29.40　29.60	29.50	合格
31	安徽省疾病预防控制中心	A1363	15.80　16.20	16.00	A4409	29.80　29.80	29.80	合格

续表 3-43

序号	单位	样品1	结果(mg/kg)	均值1	样品2	结果(mg/kg)	均值2	判定*
32	新疆生产建设兵团疾病预防控制中心	A1523	15.77 15.41	15.60	A4583	29.26 29.31	29.30	合格
33	中国疾病预防控制中心地方病中心	A0697	16.00 15.70	15.80	A3829	29.60 29.90	29.80	合格

注：*判定方法：分别计算出每个实验室所报两个质控样的原始数据的平均值，平均值在定值不确定度范围之内判定为"合格"，平均值超出定值不确定度范围判定为"不合格"。两个均值全部在不确定度范围内判定为合格，有一个超出不确定度范围即为不合格。参考值及不确定度范围：A0001 – A3000：15.7±2.0mg/kg；A3001 A6000：29.7±3.0mg/kg；B0001 – B3000：16.3±2.0mg/kg；B3001 B6000：31.5±3.0mg/kg。

表 3-44 地市级盐碘实验室质控考核结果（2011）

省（区、市）	发放质控样地市数	反馈检测结果地市数	反馈率（%）	质控考核合格地市数	合格率*（%）
黑龙江	13	13	100.0	13	100.0
吉林	9	9	100.0	9	100.0
辽宁	14	14	100.0	14	100.0
内蒙古	12	12	100.0	12	100.0
河南	18	18	100.0	18	100.0
河北	11	11	100.0	11	100.0
山西	11	11	100.0	11	100.0
山东	17	17	100.0	17	100.0
陕西	10	10	100.0	10	100.0
甘肃	14	14	100.0	14	100.0
宁夏	5	5	100.0	5	100.0
青海	8	7	87.5	7	87.5
新疆	14	14	100.0	14	100.0
西藏	7	4	57.1	4	57.1
云南	16	16	100.0	15	100.0
贵州	9	9	100.0	9	100.0
四川	21	21	100.0	21	100.0
广东	21	21	100.0	21	100.0
广西	14	14	100.0	14	100.0
湖南	14	14	100.0	14	100.0
湖北	12	12	100.0	12	100.0

省（区、市）	发放质控 样地市数	反馈检测 结果地市数	反馈率 （%）	质控考核 合格地市数	合格率 * （%）
海南	2	2	100.0	2	100.0
江苏	13	13	100.0	13	100.0
江西	11	11	100.0	11	100.0
浙江	12	12	100.0	12	100.0
福建	9	9	100.0	9	100.0
安徽	17	17	100.0	17	100.0
新疆兵团	14	14	100.0	11	78.6
合计	348	344	98.9	340	97.7

注： * 合格率（%）=合格地市数/发放质控样地市数×100%。

表 3 – 45　县级盐碘实验室质控考核结果（2011）

省（区、市）	质控样发放数	反馈检测 结果县数	反馈率 （%）	质控考核 合格县数	合格率 * （%）
黑龙江	122	122	100.0	122	100.0
吉林	52	52	100.0	52	100.0
辽宁	99	99	100.0	99	100.0
内蒙古	99	99	100.0	99	100.0
北京	18	18	100.0	18	100.0
天津	18	18	100.0	18	100.0
河南	148	148	100.0	146	98.6
河北	50	50	100.0	50	100.0
山东	98	98	100.0	97	99.0
山西	119	119	100.0	119	100.0
陕西	38	38	100.0	38	100.0
甘肃	84	84	100.0	84	100.0
宁夏	18	18	100.0	18	100.0
青海	30	30	100.0	23	77.0
新疆	94	94	100.0	94	100.0
云南	129	129	100.0	122	94.6
贵州	30	30	100.0	28	93.3
四川	27	27	100.0	27	100.0

省（区、市）	质控样发放数	反馈检测 结果县数	反馈率 （%）	质控考核 合格县数	合格率* （%）
重庆	30	30	100.0	30	100.0
湖南	30	30	100.0	28	93.3
湖北	31	31	100.0	31	100.0
广东	30	30	100.0	30	100.0
广西	79	79	100.0	79	100.0
海南	20	20	100.0	20	100.0
浙江	30	30	100.0	30	100.0
江苏	96	96	100.0	96	100.0
江西	30	30	100.0	30	100.0
福建	84	84	100.0	84	100.0
上海	18	18	100.0	18	100.0
安徽	75	75	100.0	75	100.0
兵团	30	30	100.0	29	96.7
总计	1856	1856	100.0	1834	98.8

注：＊合格率（%）＝合格县数/发放质控样县数×100%。

国家碘缺乏病参照实验室

第四章　分省碘盐监测报告

第一节　北京市 1991—2012 年碘盐监测工作经验总结

碘缺乏病对于人群健康的主要危害是造成不同程度的脑发育障碍，因而成为影响我国人口素质的重大公共卫生问题。多年的实践证明，食盐加碘是防治碘缺乏病最好的方法，它不仅安全、有效、经济和容易推广，又符合微量、长期及生活化的要求。作为防控碘缺乏病的重要措施，全民食盐加碘工作在北京市得到了充分的落实。在碘缺乏病防控工作中，我中心按照国家的要求对居民食用盐碘含量开展了系统监测，并积累了一定的经验。现把我市 1991—2012 年碘盐监测工作总结如下。

一、概况

北京市对于碘缺乏病的防控工作始于 20 世纪 70 年代末，初期以病情摸底，病例明确诊断为主要工作内容，病区主要分布在水土流失严重的山区和山前冲积平原。20 世纪 80 年代初，北京市病情摸底工作全部完成，共检查 183 万多人，查出甲状腺肿大病人近 18 万，平均患病率 9.74%。病区涉及 11 个区县，175 个乡，2808 个村。

此后，我市的工作重点逐步转换为病人救治及防控。甲状腺肿Ⅱ度以上病人给予经济补贴使其接受手术等治疗。到 1984 年底，大部分病人已得到治疗。20 世纪 80 年代末，北京市根据专家建议，采取以病区供应碘盐为主的综合防治措施，共投资百余万元，新建、扩建、改建 9 个盐库，保证病区群众吃上了碘盐。通过一系列措施，碘缺乏病患病率逐步降到 1.97%，远远低于国家基本控制的要求。并在此期间加强相关监测，每年均对病区的 7～14 岁中小学生的甲状腺肿大率进行观察，并多次开展系统全面的病情监测。20 世纪 90 年代监测结果显示，北京市碘盐覆盖率在 90% 以上，7～14 岁学生甲状腺肿大率在 2.0% 左右，人群尿碘水平在 150 μg/L 以上。

1994 年 10 月，国务院颁布了《食盐加碘消除碘缺乏危害管理条例》，开展全国范围的碘盐监测工作，北京市根据本市实际情况制定实施细则，并指导食盐加碘工作。1995 年碘缺乏病病情监测共调查 13 个郊区县 1249 名 8～10 岁学龄儿童，同时检测学生尿碘水平和居民食盐碘含量。结果显示学生甲状腺肿大率为 3.7%，尿碘中位数为 196.26 μg/L，检测 1216 户居民的食盐，碘盐合格率为 45.2%，非碘盐率为 9.5%。1997 年碘缺乏病病情监测结果为：学龄儿童尿碘中位数为 335 μg/L，碘盐合格率为 88.8%，这两项指标均比 1995 年有了大幅度提高；同时，非碘盐率大幅度下降到 3.9%，学龄儿童甲状腺肿大率为 4.4%。1999 年碘缺乏病病情监测结果显示：学龄儿童甲状腺肿大率为 3.4%，尿碘中位数为 270.5 μg/L，碘盐合格率为 86%，非碘盐率为 3.2%。2000 年，北京市顺利通过国家消除碘缺乏病目标考核，8~10岁儿童甲状腺肿大率<5%，合格碘盐食用率>90%，达到碘缺乏病消除标准，实现消除碘缺乏病（危害）的宏伟目标。

2000年以后，北京市碘缺乏病病情始终控制在低发病水平，各项防控措施，特别是全民食盐加碘工作在各级政府的重视下，得到了有效落实，相关监测工作也连续系统地开展，为我市在国家第二次碘盐浓度调整中北京市浓度标准的选择提供了强有力的数据支持，确保了标准选择工作的科学性。2011年碘缺乏病病情监测结果显示：8~10岁儿童甲状腺肿大率为0.1%；学生尿碘中位数为178.9 μg/L，孕妇尿碘中位数为155.2 μg/L，哺乳妇女尿碘中位数为127.8 μg/L；碘盐覆盖率89.1%，合格碘盐食用率86.4%。2012年监测结果显示我市各类碘缺乏病防控重点人群碘营养处于适宜水平，8~10岁儿童甲状腺肿大率<2.0%。

二、碘盐监测结果

北京市居民食用盐碘含量监测数据显示：1995年以来我市合格碘盐食用率持续控制在90%以上，非碘盐率均<10%（表4-1）。同时监测结果提示，北京市食盐加碘防控碘缺乏病工作的重点地区为城乡结合部，该地区居民成分复杂，家庭收入与卫生健康素养水平差距大。部分低收入人群受经济因素影响，在缺乏健康知识的情况下，为非碘盐的冲销提供了市场。此外，在北京市的部分大型批发市场，存在着仿冒中盐北京公司的非碘盐产品，这也是影响我市食盐加碘措施落实效果的一大原因。因此，近年来北京市在居民食用盐碘含量监测过程中，一方面加强健康教育，普及碘缺乏病防控知识，提高居民的防病意识与主观自觉性；另一方面联合盐政执法部门，加强对假冒食盐产品的市场监管与打击力度，确保北京市居民能够主动、便捷地买到合格碘盐。

表4-1 北京市居民层次碘盐监测结果（1991—2012）

年份	检测份数	碘盐份数	合格碘盐份数	碘盐覆盖率（%）	合格碘盐食用率（%）
1991	1 935	1 893	912	97.63	45.91
1992	2 308	2 179	1 190	94.41	51.56
1993	2 400	2 223	1 236	92.63	51.50
1994	1 342	1 285	640	95.75	47.69
1995	2 742	2 713	2 474	98.94	90.23
1996	1 636	1 626	1 474	99.39	90.09
1997	1 133	1 089	1 026	96.12	90.56
1998	1 150	—	953	—	82.87
1999	1 151	1 114	990	96.79	86.01
2000	5 620	4 625	3 789	82.30	67.42
2001	2 799	2 741	2 615	97.93	93.43

年份	检测份数	碘盐份数	合格碘盐份数	碘盐覆盖率（%）	合格碘盐食用率（%）
2002	800	720	637	91. 15	84. 06
2003	3 584	3 321	3 236	92. 85	90. 63
2004	13 012	11 296	10 802	86. 81	83. 02
2005	5 198	4 828	4 707	92. 88	90. 55
2006	5 198	4 997	4 906	96. 13	94. 38
2007	5 187	5 009	4 867	96. 57	93. 83
2008	5 304	5 155	5 078	97. 19	95. 74
2009	5 246	5 020	4 891	95. 69	93. 23
2010	5 232	5 055	4 940	96. 25	93. 80
2011	5 232	5 041	4 954	95. 60	93. 47
2012	5 232	5 060	4 971	96. 71	95. 01

三、经验总结

1. **关口前移，保证进货质量**　北京市不是原盐产区，所有销售的食盐均为外地生产企业生产并碘化，到京分装后上市销售，约有 18 家碘盐生产企业为北京提供碘盐。为保证我市居民食用碘盐的质量，确保正规渠道购买的碘盐均为合格碘盐，北京市在原有生产企业出厂检测并出具报告的基础之上，组织开展入厂检测，对运到北京的所有批次碘盐均进行碘含量检测，如发现不合格产品及时采取措施，避免不合格产品流入市场。

2. **联合盐政，提高监测效率**　疾病预防控制中心作为居民食用盐碘含量监测的实施主体，在监测过程中由于受到部门职权的限制，往往发现问题后仅能对广大居民进行健康教育，不能对贩卖非碘盐的违法行为采取措施。而那些不法商贩在发现其违法行为曝光后往往会迅速采取措施，逃避制裁，因而直接影响了监测效率与打击贩卖非碘盐的工作。针对此问题，北京市采取疾控中心与盐政执法人员联合行动开展监测的措施，边监测边执法，在监测居民食用盐碘含量的同时掌握碘盐销售网点经营情况，并根据监测过程中居民提供的非碘盐销售线索，及时采取措施，有效打击贩卖非碘盐的不法行为，极大地提高了监测效率与盐政执法效率。

3. **覆盖全程，开展质量控制**　为做好居民食用盐碘含量监测工作，我中心在监测全程开展质量控制工作，主要包括：

（1）实验室质量控制：在每年监测工作开始前，组织全市所有参与监测的实验室开展质量控制盲样考核，只有通过质量控制考核的实验室才能够参与该年度的居民食用盐碘含量监测工作；在所有实验室检测工作完成后，抽取 3 个区县进行检测结果抽样复核，分别抽检不少于 30 份盐样，对比复检结果与原检测结果，不合格者将对全部盐样进行复测。

（2）调查前开展培训：为保证监测质量，我中心在每年监测工作开展前均组织各区县居民食用盐碘含量监测工作骨干进行相关培训，培训内容包括实验室检测技能培训与现场调查实施方案培训。通过多种形式的培训，务必使参加培训人员了解监测的目的与意义、掌握监测的要求，确保准确地采集到符合监测要求的信息与样品。在市级培训的基础上要求各区县开展二次培训，覆盖所有参与本年度监测的工作人员，以确保监测工作的顺利开展、监测结果的准确有效。

（3）监测过程的督导：在监测工作开展的各个阶段，我中心均组织监测质量控制督导。在入户采样过程中，我中心督导人员采用直接参与现场工作的督导方式，检查核实采样地点是否与抽样名单相一致，各类原始表单是否填写完整，现场半定量检测结果登记与否；在完成现场采样工作后，督导人员前往被督导区县，检查相关记录是否完整并建档，实验室收样记录、样品编号是否规范，留样数量以及样品保留情况；在区县疾控中心完成监测工作并报送数据后，我中心督导人员根据送检记录和检验报告对上报数据的完整性和准确性进行抽查，并根据采样记录通过电话对采样及检验结果反馈情况进行检查，同时听取居民对本次监测采样的意见与建议。

食盐加碘是防治碘缺乏病最直接有效的措施，为保证广大人民群众免受碘缺乏病的危害，我们必须不断强化此措施的落实，并通过有效监测掌握落实情况，为相关政策的调整提供科学依据。

北京市疾病预防控制中心传染病地方病控制所

李阳桦　庞星火　王全意　黎新宇　杨学明　任海林　李旭　杜丹

第二节　天津市2005—2011年碘盐监测工作总结

一、概述

食盐加碘是持续消除碘缺乏病的国家重要策略。为了全面、准确了解碘盐生产和居民食用情况，及时发现问题并采取相应的干预措施，保证居民食用合格加碘盐，必须长期系统地开展碘盐监测工作。

在市政府的领导下，各区（县）和各相关部门按照天津市整体规划，结合各自实际情况每年做好本地区和本系统的工作规划、计划和实施方案，使碘缺乏病防治工作健康、有序地进行。卫生部门每年都把防治地方病监测工作列入卫生工作的一项重要内容，在全市卫生工作会议和全市疾病预防控制工作会议上进行安排部署，并安排专项资金保障防治地方病监测工作的顺利进行。市经济和信息化管理委员会（经信委）等部门认真贯彻国务院《食盐专营办法》和《天津市盐业管理条例》，狠抓依法管理，落实食盐专营措施，不断提高生产和加工质量。教育部门及时下发或转发各种文件，在认真做好碘缺乏病防治知识的宣传教育工作的同时，积极配合卫生部门做好人群地方病病情调查工作。发展改革部门把碘缺乏病防治工作列入国民经济和社会发展规划，财政部门积极落实防治专项经费，同时注重加强对经费使用的监管。工商局、质监局结合自身职能，积极协助开展了多次假冒伪劣食用盐的专项打击、查处工作，进一步加强了以食用盐做添加剂的食品生产和加工企业的监管工作。

自1996年国家实施全民食盐加碘工程以来，我市碘缺乏病得到有效控制。到2000年市18个区（县）已达到国家"基本消除碘缺乏病"标准要求，并通过国家组织的验收。2005年以来，我市严格按照国家碘缺乏病控制标准要求，不断提高居民合格碘盐食用率水平，经过连续几年对居民户碘盐监测工作，我市居民合格碘盐食用率均接近90%或以上，高合格碘盐食用率保证了我市消除碘缺乏病工作的巩固。现把我市2005—2011年碘盐监测工作总结如下。

二、碘盐监测结果

按照《全国重点地方病防治规划（2004—2010年）》要求，天津市政府高度重视地方病防治工作，市政府下发的《天津市卫生事业发展"十一五"规划》中，将地方病防治工作纳入政府规划目标，每年将碘缺乏病防治工作纳入政府工作计划中，为天津市实现消除碘缺乏病目标提供有力的支持。监测工作是实现消除碘缺乏病目标重要组成部分，为此，我市除每年完成居民层次、生产层次的碘盐随机监测和定期检测工作外，还开展了不同碘营养地区人群尿碘监测；高水碘地区居民改供无碘食盐后，市场和居民食用无碘食盐调查与监测工作。通过监测数据发现我市在实现消除碘缺乏病目标中存在的问题并及时向有关部门和领导进行反映，通过几年的监测工作，主要解决我市在实现消除碘缺乏病目标中几个关键问题。

2005—2010年，我市居民碘盐监测工作主要技术数据：2005—2010年，天津市共对市辖18个区（县）开展碘盐随机监测工作，碘盐随机监测工作按照《全国碘缺乏病监测方案（试行）》技术要求，监测地区按东、西、南、北、中划分5个抽样片区，在东、西、南、北片区各随机抽取2个乡（镇、街道办事处），在中部片区随机抽取1个乡（镇、街道办事处），共抽取9个乡（镇、街道办事处）；在每个被抽中的乡（镇、街道办事处），随机抽取4个行政村（居委会），在每个被抽中的行政村（居委会），随机抽检8户居民食用盐。

六年间，我市共对31 378户居民进行了采样监测，平均年监测5230户，超额完成国家指令性监测任务。年平均居民碘盐覆盖率为93.5%，居民合格碘盐食用率为90.8%，居民非碘盐食用率为6.45%（表4 – 2）。

表4 – 2　天津市居民合格碘盐食用率监测汇总（2005—2010）

年份	监测地区数	检测份数	合格份数	非碘盐份数	非碘盐率（%）	覆盖率（%）	合格碘盐食用率（%）
2005	18	5 193	4 916	151	2.91	97.1	94.7
2006	18	5 199	4 825	231	4.40	95.6	92.8
2007	18	5 229	4 659	351	6.71	93.3	89.1
2008	18	5 232	4 487	556	8.32	90.1	88.4
2009	18	5 256	4 841	328	6.20	93.7	92.1
2010	18	5 269	4 750	408	7.70	92.3	90.2
合计	18	31 378	28 478	2 025	6.45	93.5	90.8

监测结果表明：2005—2010 年，我市居民年平均合格碘盐食用率基本能达到国家消除碘缺乏病考核目标要求。但是，在 2007 年和 2008 年连续两年出现监测居民合格碘盐食用率 <90% 的情况，这直接影响了我市持续消除碘缺乏病目标的巩固，同时，按照国家《全国重点地方病防治规划（2004—2010 年）》终期考核技术要求，我市与以区、县为考核单位的居民合格碘盐食用率要达到 90% 的要求也存在着较大差距。为此，我们及时将监测数据以报告形式反映给相关部门和有关领导，使监测数据能够及时在防病工作中发挥作用。

三、发挥卫生部门主力军作用，做好定期监测工作

1. 周密安排部署，全面完成定期监测 我市每年由市疾病预防控制中心对区县专业技术人员进行培训。各区（县）疾病预防控制中心制定本辖区内监测计划并按时完成监测工作，及时录入直报数据，并将全部记录归档。在完成了一系列的监测工作之后，区县组织力量对监测结果进行分析，将结果分析报告通报各自人民政府和盐务等相关单位。市疾病预防控制中心每年将我市 18 个区（县）对居民户的食用盐碘监测数据汇总后写出专题报告，在向国家碘缺乏病参照实验室和市卫生局上报的同时，向市经济与信息化委员会、市长芦盐务总公司、市质量技术监督局和市工商行政管理局抄报，使监测信息得到充分共享。

从 2002 年至今，天津市疾病预防控制中心按照国家《全国碘缺乏病监测方案（试行）》的要求，制定下发了《天津市碘缺乏病监测方案》。按照监测工作要求，每年定期开展居民食用碘盐质量监测工作，18 个区（县）对本辖区 9 个镇（街）36 个村（居委会）228 ~ 300 户居民做好食用碘盐质量监测工作。"十一五"期间，共监测了 36 544 份居民食用盐，其中合格碘盐 33 478 份，不合格碘盐 968 份，非碘盐 2098 份，合格碘盐食用率为 91.6%，碘盐合格率为 94.1%，碘盐覆盖率为 94.3%，非碘盐检出率为 5.7%。监测结果表明，我市居民户碘盐供应状况良好，碘盐覆盖率、合格碘盐食用率均达到了 90% 以上。2010 年，全市 18 个供应碘盐的县（区、市）居民户合格碘盐食用率全部在 90% 以上，达到了《全国重点地方病防治规划（2004—2010）年》碘缺乏病考核目标的要求。

市质监部门每年定期对我市碘盐生产企业生产的碘盐进行批质量检查，每月检查 10 批次，10 年来批质量合格率均为 100%，从而保证了碘盐出厂质量。

2. 建立健全监测网络，强化质量控制 按照国家《碘盐监测质量控制方案》要求，天津市 18 个区（县）疾控中心均建立相对独立的碘盐检测实验室，并利用 NTTST 碘盐信息平台建立了全市和国家的碘盐监测网络体系。检验数据的准确性是碘盐监测工作的重点环节，在此项工作中，天津市疾控中心组织辖区疾病预防控制中心的专业检验团队，本着认真严谨的工作态度，严格遵照国标方法 GB/T 13025.7—1999《制盐工业通用试验方法碘离子的测定》、质量手册、作业指导书要求进行检验。几年来，我市开展了实验室质控考核和监测前技术培训工作。市疾病预防控制中心根据国家质控考核要求对 19 个碘盐监测实验室进行了考核，全市 19 个碘盐检测实验室在国家"碘盐检测实验室"质控考核中全部合格。

在各区（县）疾控中心开展食用碘盐随机监测的同时，市疾病预防控制中心抽查了本市 5 个区（县）的监测工作。按照国家碘盐监测质量控制技术要求，查看有关选择碘盐监测点、采样、采样记录、检验原始记录、核实样品编号，抽取了被督导单位留样送市疾病预防控制中心检验室复验。各碘盐检测实验室对异常数据均采取复检制度。

3. 取得的成绩

（1）及时发现居民碘盐覆盖率低，遏制非碘盐上升趋势：2008年，在居民食用碘盐监测中发现，塘沽区、津南区、汉沽区、宁河县4个区（县）的碘盐覆盖率均＜90%；静海县碘盐覆盖率仅为46.5%。我中心及时以监测报告形式，将监测数据及时上报有关领导，引起领导的高度重视。由卫生局主管副局长会同盐业主管副局长亲自带队对居民合格碘盐食用率较低5个地区进行调研解决问题，使上述地区非碘盐上升趋势及时得到遏制。

（2）解决原盐产区非碘盐问题：汉沽区为我市最大的原盐产区，2005—2008年碘盐监测数据显示，其碘盐覆盖率分别为77.8%、74.0%、65.0%、70.3%，均未达到《碘缺乏病消除标准》要求。该区非碘盐问题主要是该原盐产区福利盐所致。为解决福利盐发无碘盐问题，卫生、盐业用多年的监测数据会同汉沽区政府、盐场共同协商福利盐不发无碘盐问题，从而保障我市实现《全国重点地方病防治规划（2004—2010年）》目标的完成。

（3）全面落实高碘地区防控措施：2009年12月，根据天津市确定的水源性高碘地区实施停供加碘食盐，开展了高碘地区监测工作。按照《全国碘缺乏病监测方案（试行）》（卫疾控发〔2007〕197号）文件要求，监测我市静海县和大港区，结果显示，我市2个停供加碘盐高碘地区无碘食盐食用率平均为56.9%。其中静海县288份检测样品中无碘食盐食用率为61.1%；大港区太平镇无碘食盐食用率为53.3%。监测数据表明，我市高碘病区和地区改供无碘食盐后，无碘食盐食用率不高。对于我们监测发现的问题，我们及时通过卫生行政主管部门与经信委、盐业进行沟通，对监测和现场调查发现的现状和问题进行协商，提出了解决问题的办法。

4. 存在的问题

我市防治碘缺乏病工作特别是监测工作取得了一定成绩，但仍有许多工作需要加强。

（1）强化信息互通，加强部门协作：信息，是地方病防控工作不可缺少的手段之一，加强监测信息的互通，卫生、经信委、质监、教育、工商等相关部门要建立经常性的工作会商机制，加强部门协作，继续实施以食用碘盐为主的综合防控策略，分析和专题研究在履行职责过程中发现的实际问题，使监测数据为及时制定有效应对措施起到应有的作用，推动规划各项目标、任务顺利完成。

（2）继续加强监测网络建设，提高监测数据的可靠性和及时性：在继续做好生产层次、居民碘盐的定期监测工作的基础上，定期开展水源性高碘病区和地区的居民不加碘食盐覆盖率监测，消除监测盲区。动态监测人群碘营养状况，适时调整食盐加碘浓度。适时开展专项调查，一旦发现有高危地区，要及时向政府及有关部门报告。

要充分利用近几年国家重大公共卫生服务地方病防治项目中能力建设经费，补充更新区（县）开展重点地方病防治监测工作的必需仪器和设备，提高监测数据的可靠性。保证地方病防治常规监测工作的正常运转。

天津市疾病预防控制中心

韩树清　侯常春　王洋　李伟　马蔚　李炜　张维

第三节　河北省2002—2012年碘盐监测工作经验

一、概况

河北省是历史上碘缺乏病流行严重的省份之一，碘缺乏病流行范围广，受危害人口众多，严重制约了病区经济和社会发展。全民食盐加碘是我国控制和阶段性消除碘缺乏病的根本措施。经过多年以此项措施为主的综合防治，河北省于2000年实现了以省为单位的阶段性消除碘缺乏病的目标。之后，根据国家的统一安排和部署，碘盐监测成为保障全民食盐加碘措施有效落实的重要手段，也是掌握我省碘缺乏病防治情况的主要依据。多年来，我省省、市、县等各级卫生行政部门和疾病预防控制机构，严格按照国家的要求认真完成了此项工作。现将我省2002—2012年碘盐监测工作总结如下。

二、监测结果

2007年以后，根据部门职能划分，国家已不再要求疾控部门进行碘盐生产层次的监督监测。根据我省实际情况，我省疾控部门继续开展了生产层次的碘盐监测，成为少数几个持续开展此项工作的省份之一。近几年的监测结果显示，我省生产层次碘盐批质量合格率为98%以上，盐碘均数为30 mg/kg左右，变异系数在20%以下，碘盐质量良好。详见表4－3。

表4－3　河北省生产层次碘盐监测结果（2002—2012）

年份	检测批数	合格批数	批质量合格率（％）	均数（mg/kg）	标准差σ	变异系数（％）
2002	842	805	95.61	—	—	—
2003	1 470	1 441	98.03	—	—	—
2004	1 396	1 377	98.64	34.10	6.14	18.00
2005	1 462	1 438	98.36	33.25	6.27	18.86
2006	1 609	1 578	98.07	33.50	5.33	15.91
2007	1 637	1 629	99.51	33.70	5.14	15.25
2008	1 600	1 593	99.56	33.56	5.07	15.10
2009	1 525	1 510	99.02	32.45	5.15	15.87
2010	1 341	1 300	96.94	31.48	5.16	16.39
2011	1 074	1 063	98.98	30.84	5.02	16.28
2012	725	695	95.86	29.13	5.49	18.85

居民户碘盐监测以县为单位进行，我省现有172个县（区、市），部分县（区、市）还存在水源性高碘地区，根据国家要求，所有县（区、市）根据食盐供应情况均开展了碘盐监测和（或）无碘食盐监测，没有监测盲区，居民户碘盐监测覆盖率达到100%。近年来的居民户碘盐监测结果显示，全省供碘盐地区的碘盐覆盖率均达到95%以上，合格碘盐

食用率均达到90%以上，95%以上县（区、市）的居民户合格碘盐食用率均在90%以上，达到了国家消除碘缺乏病标准的要求。详见表4-4。

表4-4　河北省居民户层次碘盐监测结果（2002—2012）

年份	检测份数	合格份数	不合格份数	非碘盐份数	非碘盐率（%）	碘盐覆盖率（%）	碘盐合格率（%）	合格碘盐食用率（%）
2002	10 660	10 330	292	38	0.35	—	97.25	96.94
2003	44 803	43 991	669	143	0.32	99.68	98.50	98.31
2004	47 672	44 752	1 952	968	2.41	97.59	95.49	93.28
2005	48 396	46 504	1 165	727	1.62	98.38	97.28	95.80
2006	47 871	45 563	1 197	1 111	2.51	97.49	97.24	94.82
2007	48 675	44 857	1 409	2 409	5.82	94.18	96.36	91.16
2008	48 448	45 194	1 418	1 836	4.73	95.27	96.13	91.96
2009	48 756	46 983	973	800	1.81	98.19	97.94	96.17
2010	47 828	45 909	1 142	777	1.86	98.14	97.46	95.67
2011	47 820	46 018	1 014	788	1.87	98.13	97.78	95.95
2012	49 019	47 104	1 129	780	1.75	98.25	97.48	95.77

三、经验和体会

1. 以国家碘盐监测方案为基础，结合我省实际情况制定实施方案　2002年国家碘盐监测方案下发后，我省制定了《河北省碘盐监测实施方案》。国家的碘盐监测方案在实施过程中进行了多次调整，我省也紧跟国家步伐进行了修订。2007年卫生部下发了《全国碘缺乏病监测方案》，对碘盐监测的抽样方法进行了细化和微调，并增加了重点监测和监测的质量控制。同年，我省出台了《河北省碘缺乏病监测方案》，根据国家的新碘盐监测方案的要求，对我省的碘盐监测工作进行了规范和调整。2012年国家又对碘盐方案进行了进一步优化和修订，我省也对现行碘盐监测方案进行了完善，抽样单位由乡镇调整为按方位划定的片区、增加了碘盐样本量、去除了重点监测。

2. 加强碘盐监测的技术培训和质量控制　2002年、2007年和2012年，我省碘盐监测新方案制定下发后，省疾控中心均及时组织开展了技术培训，省、市、县三级由上到下逐级开展碘盐监测工作的技术培训，使各级专业技术人员明确各自的职责和任务，熟练掌握监测技术，为全省碘盐监测的顺利开展打下良好的基础。2007年以来，省疾控中心每年在全省抽取10%的县（区、市）开展碘盐监测现场督导，抽检5%的盐样对盐碘的测定结果进行复核，通过对县级疾控中心开展监测督导来加强质量控制。各市级疾控中心也对所辖县（区、市）进行现场督导。主要对其执行方案的一致性、样本采集和抽样方法的规范性、检测技术的准确性、资料收集的可靠性和完整性、报告与反馈的及时性、信息利用的有效性等进行督导检查。通过督导检查及时发现问题并改进，有效地保证了我省碘盐监测工作的质量。

3. 加强各级碘缺乏病实验室能力建设，为监测提供强有力技术支撑　我省历来重视各级碘缺乏病实验室建设，尤其是基层碘缺乏病实验室检验人员的能力建设。省疾控中心每年都举办地方病检验技术培训班，特别是自 2008 年以来已连续五年举办全省市、县级碘缺乏实验室检验人员岗位技术培训班，邀请国家专家和省级专业人员对各市、县的检验人员进行尿碘、盐碘检测技术培训，累计培训检验人员 800 余人次，做到了基层培训全覆盖。省级实验室随时接待市、县级实验室人员进修、实习，使全省各级碘缺乏病实验室人员较好地掌握了检测方法，为全省实验室质控网络的运行和日常监测工作打下了良好的基础。

加强实验室内部的质量控制工作，每年由省疾控中心统一购置盐碘、尿碘标准物质，组织参加国家的质控考核。我省省级实验室已连续 13 年在国家碘缺乏病参照实验室尿碘、盐碘质控考核中合格率保持在 100%，市级盐碘、尿碘实验室连续 8 年合格率为 100%，县级实验室盐碘考核连续 6 年合格率为 100%。在每年召开的全省地方病防治工作会议上总结上一年质控网络运行情况，并及时通报发现的问题，加以改正。借助中央转移支付地方病防治项目支持，自 2010 年开始，我省陆续向 11 个地市级实验室统一配备了分光光度计、尿碘消解仪及自动加样器等仪器设备，及时解决了基层实验室的装备问题。

4. 碘盐监测为我省碘缺乏病防治措施的有效落实和防治效果发挥了重要作用　2002 年至今，碘盐监测从碘盐生产的源头和居民消费终端动态监测了我省碘盐的生产和供应状况。生产层次的碘盐监测从源头上掌握了我省碘盐生产的质量，居民户碘盐监测从最终的消费层次掌握了碘盐供应中存在的问题和不足。通过定期向盐业、工商等相关部门进行通报，将监测信息及时有效地传送，以利于相关部门采取相应措施，确保了我省生产层次的碘盐质量和居民户层次的合格碘盐供应，为我省全民食盐加碘措施的有效落实和我省合格碘盐的供应发挥了不可替代的保障作用。2002 年以来，全省居民户合格碘盐食用率均在 90% 以上，2009 年以来，全省 95% 以上县（区、市）的居民户合格碘盐食用率均在 90% 以上。碘盐监测为掌握我省碘缺乏病防治状况和可持续性消除成果提供了科学依据。

河北省疾病预防控制中心

吕胜敏　马景　贾丽辉

第四节　山西省2001—2011年碘盐监测工作回顾

一、概况

山西省位于华北，黄河之东，太行山之西，面积 15.6 万平方千米，全省共有 11 个地级市、119 个县（区、市），人口 3476.59 万。我省地处内陆，太行、吕梁两山纵贯全省，沟壑纵横，山梁交错，水土流失严重，1980 年外环境碘水平调查结果显示，全省水碘中位数为 4.45 μg/L，属于典型的缺碘地区。特定的地理环境造成碘缺乏病在我省广泛流行，全省 119 个县（区、市）中，87 个县曾有地方性甲状腺肿流行，其中 27 个重病区县曾有地方性克汀病发生，在经济文化不发达的"老、边、山、穷"地区尤为严重。据 1990 年不完全统计，全省累计发生地方性甲状腺肿患者 47 万余人，地方性克汀病患者 2700 多人，另外还有难以被临床诊断确诊、数目不详的亚临床克汀病存在。

我省对碘缺乏病的防治工作可以追溯到 20 世纪 70 年代，当时仅在碘缺乏病区开展食盐加碘防治地方性甲状腺肿和地方性克汀病，到 90 年代初期基本上控制了病区地方性甲状腺肿和克汀病的猖獗流行，不再发生典型克汀病病人；但是并没有完全消除碘缺乏病及其危害，除病区之外的其他广大地区居民仍存在不同程度的碘营养缺乏，包括城市居民仍然存在部分人群碘营养不足。为此，自 1995 年元月全省范围开始实施全民食盐加碘预防碘缺乏病策略。随着全民食盐加碘策略的逐步落实，居民的碘营养水平得到了明显提高，从根本上纠正了碘缺乏状态，全省 3000 多万人口从中受益。根据国家考核结果，2000 年我省从总体上实现了消除碘缺乏病的阶段目标。经 2000—2009 年连续监测显示，我省处于持续消除碘缺乏病状态。2010 年，经国家考核，我省实现了以县级为单位消除碘缺乏病目标。全民食盐加碘取得了显著社会效益，为我省经济和社会的发展提供了有力支持。现将我省2001—2011 年碘盐监测工作总结如下。

二、碘盐监测工作进程

1. 监测的实施　我省于 2001 年开始启动对盐业批发层次和居民户层次的碘盐监测，但居民户碘盐监测工作至 2004 年才得以全面展开，2006 年起覆盖全省所有县、区、市。

自 2004 年我省碘盐监测工作全面展开以来，省卫生厅领导对此项工作高度重视，每年均以召开"全省地方病防治工作会议"或"全省疾病控制工作会议"的形式对碘盐监测工作加以动员和部署。随后，根据省卫生厅的会议精神要求，省地方病防治研究所（地病所）每年均召开技术培训会议，对全省各级技术人员进行碘盐监测方法和监测技术的培训。省级培训完成后，各市随后陆续召开其辖区内的技术培训会议。通过逐级培训，使各监测工作执行单位掌握了工作的流程、技术要点和质量控制要求，保证了全省监测工作的顺利开展。

随着各级单位对监测工作重视力度的加大，技术人员业务素质的不断提高，我省监测工作的覆盖面持续扩大，完成质量不断提高。2004 年、2005 年分别有 86 和 103 个县（区、市）上报了监测数据，从 2006 年起全省 119 个县（区、市）每年均上报监测数据，数据上报的质量也逐年提高。

2. 实验室网络运行　1997—1998 年间，卫生部为我省全部县级实验室配置了盐碘检测箱，为开展盐碘检测和参加外质控考核工作奠定了物质基础。我省盐碘实验室网络于 2000年建立，在国家碘缺乏病参照实验室的大力指导及全省各级预防控制机构的努力下，实验室网络建设不断地发展完善，实现了常规运行。

（1）实验室培训：自 1995 年至 2011 年的 16 年间，每年都举办由全省所有市级及有关县级实验室检验人员参加的盐碘检测技术培训班。在这 16 期培训班中，有些年份是按国家卫生部统一部署和要求举办培训班；有些年份是针对盐碘检测新方法新改进的培训；其余间隙年，是根据省级安排，抽取 30 个县，对县级实验室人员进行培训；其中 1997 年和2009 年全省所有市级和县级盐碘实验室进行了统一培训。经过持续的培训，极大地提高了我省专业人员的业务素质，实验室的检测能力显著提高。

（2）实验室网络的运行：2000 年起每年我省都将盐碘外质控考核工作作为一项重要工

作进行布置。省地病所负责全省网络运行的组织、实施、技术支持和培训，起协调和网络信息传递作用，对保证实验室检测质量的稳定性和实验室网络通畅运转的高效性起重要作用。根据前几年我省质控考核结果以及存在的问题，卫生厅领导专门召开会议，特别强调质控工作的重要性，要求各单位领导务必高度重视碘盐监测和质控考核工作，明确责任和任务，保证每年度碘盐监测和质控工作经费到位。

省级实验室自 2000 年开始，连续 12 年参加国家碘缺乏病参照实验室组织的盐碘外质控考核，考核结果均合格；市级实验室盐碘反馈率自 2005 年以来均为 100%，除 2008 年外，合格率均为 100%；县级实验室盐碘反馈率自 2004 年以来均为 100%，合格率有 5 年在 90% 以上，有 3 年达 100%。

为了全面提高我省地方病实验室检测技术水平，自 2008 年起，我省 119 个县级实验室全部参加全国层次的外质控考核，到 2009 年、2010 年、2011 年，我省三级实验室盐碘反馈率和合格率均为 100%。通过全面参加国家外质控考核，进一步加强了各级盐碘实验室的质量控制意识，提高了检测能力。

3. 工作督导　工作督导是保证监测工作质量不可或缺的重要手段，省卫生厅地病处自 2006 年开始，每年均以地病处牵头，省地病所技术人员为骨干，抽取部分市卫生局分管局长参加的形式，在全省范围内对 11 个市每市 1~2 个县，开展包括碘盐监测工作及实验室网络在内的工作督导检查，尤其把以往质控网络运行中或常规碘盐监测中存在问题的市县作为督导重点，及时发现工作中出现的问题并加以解决。经过连续几年的督导和督促，各地的工作有了整体的进步和改观。

4. 质量控制　检验质量是碘盐监测工作的根基，我省积极加强实验室质量控制，下大力气加强对市、县两级地方病实验室技术人员的培训、考核和督导力度，提高市、县两级地方病实验室的能力建设。

为进一步了解各县监测工作的执行情况，提高监测质量和数据的可信度，我省自 2006 年起，每年还对上报数据中存在疑点的县进行抽样复核。抽样采取两种方式，一种是函调，即便函形式，要求提交指定乡村的盐样；另一种是在全省督导检查过程中，随机抽取部分留存盐样样品。两种方式所抽样品均由省地病所实验室负责检验，与县级检验结果比较，分析县级上报数据的真实性、可靠性，判断县级实验室检验工作的质量，并形成全省碘盐监测质量控制报告，递交省卫生厅地病处，地病处根据情况以正式文件或会议形式向全省通报。通过实验室的抽样复核，不仅对全省碘盐监测的质量有了大体了解，还增强了各地对监测工作的重视力度。

三、监测结果

从历年来碘盐监测结果可以看出（表 4 - 5），山西省合格碘盐食用率从 2001 年的 85.14% 上升到 2011 年的 96.62%，盐碘中位数多年起均保持在 30 mg/kg 以上。在以食盐加碘为主的防治策略指导下，全省再没有新的克汀病婴儿的出生；人群智商值也有了显著的提高；8~10 岁儿童尿碘中位数持续保持在 100 μg/L 以上；8~10 岁儿童甲状腺肿大率从 2000 年开始持续控制在 5% 以下。山西省碘缺乏病防治工作取得了巨大成绩。

表 4 - 5　山西省碘盐监测结果（2001—2011）

监测年份	监测县数	检测份数	合格份数	不合格份数	非碘盐份数	非碘盐率（%）	碘盐覆盖率（%）	碘盐合格率（%）	合格碘盐食用率（%）	$\bar{x} \pm s$（mg/kg）	M（mg/kg）
2001	—	2 100	1 861	173	66	4.24	95.76	88.50	85.14	—	—
2002	—	5 195	4 980	106	109	2.10	97.90	97.92	95.86	—	—
2003	—	10 095	9 700	180	215	2.13	97.87	98.18	96.09	—	—
2004	86	23 705	21 853	996	856	3.94	96.06	94.86	91.50	29.98 ± 9.61	30.5
2005	103	29 709	28 511	804	394	1.29	98.71	96.79	95.58	31.05 ± 8.02	30.7
2006	119	33 773	28 511	806	838	2.95	97.05	97.34	94.51	30.90 ± 8.00	31.2
2007	119	35 039	33 717	726	596	1.77	98.23	97.75	96.04	31.60 ± 7.54	31.8
2008	119	34 757	33 595	685	477	1.46	98.54	97.97	96.55	32.50 ± 7.20	32.8
2009	119	34 808	33 805	716	287	0.92	99.08	97.83	96.94	31.65 ± 6.83	31.6
2010	119	34 817	33 784	694	339	1.05	98.95	97.74	96.72	31.06 ± 6.92	31.1
2011	119	34 817	33 724	719	372	1.18	98.82	97.76	96.62	29.98 ± 9.68	31.2

四、取得的经验

1. 监测工作是落实科学发展观的充分体现　碘缺乏病多发于"老、边、山、穷"地区，它宜防不易治，一旦患病将很难治愈。病区群众因病致贫、因病返贫现象比较突出，已成为弱势群体的公共卫生问题。随着"以人为本，落实科学发展观，构建和谐社会"治国理念的提出，近年来国家和我省对公共卫生的重视力度不断加大，特别是对地方病防治给予了极大的关注。碘盐监测工作作为地方病防治工作的重要组成部分，正是对落实科学发展观的充分体现，是一项功在当代，利在千秋的事业。

2. 领导重视、政府组织是做好监测工作的关键　山西省党和政府历来十分重视地方病防治工作，特别是 1993 年以来，省委、省政府向全省发出了"全党重视，全民动员，防治地病，造福三晋"的号召，下发了《山西省人民政府关于综合治理地方病有关问题的通知》《山西省地方病防治工作三年规划（1994—1996）》《山西省地方病防治工作四年规划（1997—2000）》《山西省地方病防治工作十五规划（2001—2005）》《山西省地方病防治工作规划（2005—2010）》等一系列规划文件。尤为值得关注的是，1995 年国内第一部省级地方病防治法规《山西省地方病防治条例》正式实施，为我省碘缺乏病防治提供了有力的法律保障。

在各阶段规划的指导和要求下，各级党委政府带着感情抓地病，将地病防治纳入任期目标，解决防治中的具体问题。广大防治人员"带着感情下病区，心系百姓搞防治"，认真开展防治监测。社会有关部门积极配合，大力支持，广大人民群众积极参与，形成了全民参与、防治地病的良好氛围，取得了很大的成就，使严重危害人民群众身体健康的碘缺乏病基本得到控制。

3. 机构完善、配置合理是做好监测工作的组织基础　20 世纪 90 年代初，省委、省政府恢复省政府地方病防治领导小组及其办公室，各市、县层层建立健全地方病防治领导组，完善和加强了领导力量。在随后的政府机构改革中，不仅保留了省、市、县三级地病领导组及其办公室，省卫生厅疾控处与地病处合并后，还保留了地病处的名称，巩固和加强了对地方病防治工作的领导。同时，我省还不断加强各级地方病防治机构的建设。省级层面上，省地病所不仅没有随着全国潮流被撤销与合并，反而得到了不断加强，目前已成为融防治、科研、教学、临床、指导五位于一体的全省地方病科研中心，全面指导着各市、县碘盐监测工作。市级层面上，除1个市地方病由综合性防治科室管理外，其余10个市均设有独立地病科；县级层面上，除22个县地方病由综合性防治科室管理外，其余97个县均设有独立地病科。实验室：市级层面上，8个市有独立的地方病检验科，3个市为综合性检验科；县级层面上，41个县设有独立的地方病检验科，78个县为综合性检验科。

完善的机构设置为我省碘盐监测的顺利完成奠定了良好的组织基础，确保了监测工作的顺利实施。

4. 广大防治人员共强素质、真抓实干是做好监测工作的根本　搞好碘盐监测工作，机构是基础，人才是关键点。我省监测工作之所以取得显著成效，主要是抓住了建设一支高素质的专业队伍这个关键点。广大防治人员共强素质、真抓实干是做好监测工作的根本。

为了积极完成好碘盐监测任务，我们不断加强专业队伍建设这个根本。目前，我省已拥有相对稳定的省级防治专业人员70人，市级防治专业人员70人，县级防治专业人员346名。作为省级碘缺乏病防治专业机构，为了认真提高省地病所和全省防治专业人员的业务素质，提高工作水平和质量，十几年来，省地病所坚持每年定期和不定期地开展全省监测和实验室检测技术培训，坚持对下级开展相关业务指导。在省地病所的带领下，各市、县也加大了提高队伍素质的工作力度。到2011年，一支业务技术好、思想政治素质高、朝气蓬勃的队伍已初步建立。

5. 信息共享、部门协作是监测工作得以顺利实施的合力　信息共享、部门协作是监测工作得以顺利实施的合力。碘盐监测数据来之不易，如不加以有效利用，将失去其实际意义。我省非常重视防治监测信息的利用，以监测报告、通报、工作简报等各种形式，及时向上级有关部门汇报和向各相关部门通报，在此基础上形成了部门协作机制。

早在1995年，我省卫生、盐业、计划等部门就共同配合在全国率先实现了全民食盐加碘。在随后的工作中，每年我们都能通过省卫生厅地病处将碘盐监测信息向其他相关行政部门通报甚至向全社会公布，使盐业部门在防治地方病工作中目标明确，有的放矢，促进了合格碘盐食用率的稳步提高。

6. 多方支持、经费到位是监测工作顺利实施的保障　作为经济欠发达省份，开展监测工作，资金是最大的难题。但面对地方病这一弱势群体的公共卫生问题，我省还是坚持不断加大各级政府的投入力度，十几年来，省、市两级每年都能保证500万元和10万元～30万元的专项经费投入，县级也基本能保证1万～5万元经费支持。2007年之后，通过全省"地方病防治示范县"建设，部分县甚至每年投入10万元以上支持防治监测。另外，我们还积极争取国家中央补助地方公共卫生专项资金地方病防治项目和国际组织的资金支持。所有经费，我们都严格按国家有关要求，及时制订经费分配计划并递交省财政厅审批和下拨。多方的经费扶持，为我省碘盐监测工作的顺利实施提供了有力保障。

7. 广泛宣传发动，是营造全社会参与防治地方病良好氛围的有效途径　碘盐监测工作的开展，离不开各级领导的重视和支持、全社会的参与和病区群众的自觉配合。我们一是利用各种媒体对碘缺乏病的危害进行定期和不定期宣传；二是各级领导利用讲话等形式，直接面向群众，宣传碘缺乏病危害和预防的重要性；三是在中小学中开展健康教育课，向中小学生宣传防治知识，并通过"小手牵大手"活动向社会辐射；四是印发宣传资料，开展防治知识培训咨询和讲座；五是制作影视作品，以群众喜闻乐见的形式进行宣传。通过全方位、多角度的广泛宣传，营造了全社会参与防治碘缺乏病的良好氛围，病区群众对碘缺乏病危害的认识不断提高，由"要我防治"变成"我要防治"，理解和接受碘盐监测的程度不断上升。

四、建议

1. 加大专业队伍建设力度　由于地方病防治工作一线人员待遇较差，造成防治人员流动性大，更换频繁，年龄老化，相当一部分人员相关业务知识掌握不足，业务素质较低，严重影响了监测工作的开展。建议提高基层地病防治人员待遇，稳定队伍，加大培训力度，提高其业务工作能力，保证地方病防治工作的质量。

2. 加强基层实验室建设　多数基层疾控中心实验室设备短缺、老化，有些县级地方病实验室用房紧张、环境较差，没有独立的地方病实验室，配套设施也不完善，样品存在相互污染的可能。建议各地注重实验室建设，及时更新设备，建立规范化、细致化、程序化的工作机制，确保实验室工作质量。

3. 加强各级实验室内部管理　各实验室的管理工作应进一步规范和提高，要求常规使用国家标准物质开展检测工作。保持检验人员相对稳定是保障实验室检测能力持续受控的根本，各专业单位应选派工作责任心强、懂业务的检验人员负责盐碘实验室检测工作，各实验室检验人员应按照盐碘实验室有关操作程序，规范地进行检测工作，发现问题及时解决，保证盐碘检测质量符合国家要求。对于检测结果不稳定的个别县，需建立完善的内部质量控制规范，使检测处于受控状态。

4. 加强部门间协作与沟通　督导中发现，部分市、县在碘盐和无碘盐供应工作方面相关部门协作不足，影响着碘缺乏病防治工作的开展。建议各级卫生部门加强与其他部门的协作与沟通，应及时通过抽查、监测等手段发现私盐、不合格碘盐，及时向盐业部门通报，打掉私盐的流通渠道，保证居民均能食用到合格碘盐。

5. 加强工作过程中质量控制　督导中发现，部分市的监测点设置不合理；个别县没有严格按照市里抽取的监测点进行采样，复核盐样与实验室记录表无法匹配，实验室记录表中的数据规律性很强，重复的数据很多；极少数乡镇的防疫人员没有保留采样记录。建议各市、县严格按照《碘盐监测方案》要求，合理设置监测点，认真完成碘盐采样工作，并加强实验室质量控制，确保碘盐监测数据准确性和可信性。监测结果复核是碘盐监测质量控制的重要内容之一，对发现监测过程中出现的问题起到了重要作用，今后我省应继续定期对碘盐监测结果进行复核。

6. 加强督导，建立责任追究制度　我省的实验室外质控和碘盐监测结果复核已连续开展了数年，之间部分县也出现过这样或那样的问题，但对于责任单位或责任人并没有相关处罚措施。建议加强各层面的督导检查，逐步建立责任追究制度，对出现问题的责任单位或责任人进行处罚，提高各级对碘盐监测的重视程度。

7. 扩大健康教育工作局面 碘缺乏病防治工作的开展，离不开病区群众的自觉配合与全社会的积极参与。近几年我省的健康教育工作形势严峻，部分地区居民的防治知识知晓情况不容乐观，尤其是家庭妇女对碘盐的保存、使用方法及碘缺乏病防治知识所知有限。我省还存在着高碘地区和碘缺乏地区相间分布的特殊情况，因此健康教育宣传工作就显得更为重要。建议各级卫生部门加大健康教育宣传力度，普及防治知识，提高群众的自我防病意识，动员全社会广泛参与，营造良好的社会氛围，推动地方病防治工作顺利开展。

总之，我省的碘盐监测工作虽然取得了一定成绩，但也要看到问题的一面，看成绩坚定了我们的信心，看问题增加了对工作的紧迫感和责任感。当前我们仍要认识到碘盐监测工作的长期性、艰巨性和重要性，展望未来，任重道远。我们将以更加昂扬的姿态，全面落实科学发展观，认真履行工作职责，开拓创新，与时俱进，为兴晋富民、造福子孙后代做出我们应有的贡献。

山西省地方病防治研究所

王三祥 贾清珍 张向东 郭百锁

第五节 内蒙古 2004—2011 年消除碘缺乏病主导措施落实情况

一、背景

内蒙古位于祖国的北疆，辖 12 个市，101 个旗（县、市、区），总面积 118 万平方千米，总人口 2400 多万，是以蒙古族为主体，汉族占多数的多民族自治区。自治区是碘缺乏病重病区，碘缺乏病分布广泛，病情严重。101 个旗（县、市、区）中有历史碘缺乏病区旗县 69 个，碘缺乏病人 122.6 万。

自治区盐资源十分丰富，大小盐湖分布广泛，全区有大小盐湖 378 个。全面以食盐加碘为主防治碘缺乏病开始于 1992 年，于 1995 年比国家提前一年实行全民食盐加碘。有吉兰泰、额吉淖尔、雅布赖、北大池等 4 个国家定点加碘企业，115 家批发企业。从自治区到盟市旗县形成了一个完整的销售网络。

为全面、准确掌握消除碘缺乏病主导措施落实情况，及时发现问题并采取相应的干预措施，保证居民食用合格碘盐，按照国家《碘缺乏病监测方案》和《碘盐监测方案》及《内蒙古自治区碘盐监测实施细则》，在自治区 12 个盟市 101 个旗县开展了碘盐监测工作，全面落实消除碘缺乏病综合防治措施，保障各年度中央补助地方公共卫生专项资金碘缺乏病防治项目顺利实施，圆满完成了 2004—2011 年碘盐监测工作。现将我区 2004—2011 年消除碘缺乏病主要措施落实情况总结如下。

二、监测结果

1. 生产加工和批发企业碘盐质量 2004 年全区抽样检测 498 批，合格 489 批，批质量合格率 98.19%。2005 年上半年抽样检测 548 批，合格 541 批，批质量合格率 98.72%。

2005 年下半年抽样检测 543 批，合格 529 批，批质量合格率 97.42%；2006 年上半年抽样检测 545 批，合格 535 批，批质量合格率 98.17%。2006 年下半年抽样检测 554 批，批质量合格率 99.1%；2007 年上半年抽样检测 554 批，批质量合格率 98.7%。2007 年下半年抽样检测 474 批，批质量合格率 98.73%；2008 年上半年抽样检测 529 批，批质量合格率 98.87%。2008 年下半年抽样检测 538 批，批质量合格率 99.07%；2009 年上半年抽样检测 530 批，批质量合格率 98.68%。2009 年下半年抽样检测 519 批，批质量合格率 99.42%；2010 年抽样检测 567 批，批质量合格率 97.0%。2011 全年抽样检测 1096 批，批质量合格率 98.6%。见表 4 - 6。

表 4 - 6　内蒙古加工批发企业碘盐质量（2004—2011）

年度	检测批数	合格批数	不合格批数	批质量合格率（%）	$\bar{x} \pm s$（mg/kg）	变异系数（%）
2004 全年	498	489	9	98.19	36.12 ± 6.03	16.19
2005 上半年	548	541	7	98.72	35.50 ± 5.80	16.30
2005 下半年	543	529	14	97.42	35.20 ± 5.60	15.96
2006 上半年	545	535	10	98.17	35.00 ± 5.70	16.29
2006 下半年	554	549	14	99.10	34.20 ± 4.50	14.40
2007 上半年	554	547	10	98.70	34.40 ± 5.20	15.05
2007 下半年	474	468	6	98.73	33.88 ± 5.19	15.32
2008 上半年	529	523	6	98.87	33.19 ± 5.17	15.58
2008 下半年	538	533	5	99.07	34.31 ± 5.01	14.60
2009 上半年	530	523	7	98.68	34.06 ± 5.02	14.70
2009 下半年	519	516	3	99.42	33.95 ± 4.30	12.75
2010 上半年	567	550	17	97.00	33.59 ± 5.01	14.92
2011 全年	1 096	1 081	15	98.60	33.55 ± 4.30	13.50

2. 随机抽样碘盐监测　2004 年全区抽样检测 28 401 份盐样，合格样品 27 633 份，不合格样品 523 份，非碘盐 245 份；非碘盐率 0.86%，碘盐覆盖率 99.14%，碘盐合格率 98.5%，合格碘盐食用率 97.67%。全区 101 个旗县中 93 个旗县合格碘盐食用率 >90%。2005 年全区抽样检测 29 258 份盐样，合格样品 28 531 份，不合格样品 623 份，非碘盐 104 份；非碘盐率 0.37%，碘盐覆盖率 99.6%，碘盐合格率 98.1%，合格碘盐食用率 97.8%。全区 101 个旗县中 93 个旗县合格碘盐食用率 >90%。2006 年全区抽样检测 29 787 份盐样，合格样品 29 292 份，不合格样品 357 份，非碘盐 138 份；非碘盐率 0.47%，碘盐覆盖率 99.53%，碘盐合格率 98.53%，合格碘盐食用率 98.07%。见图 4 - 1。全区 101 个旗县中 100 个旗县合格碘盐食用率 >90%。2007 年全区抽样检测 29 987 份盐样，不合格样品 264 份，非碘盐 238 份；非碘盐率 0.86%，碘盐覆盖率 99.14%，碘盐合格率 99.25%，合格碘盐食用率 98.4%。全区 101 个旗县中 99 个旗县合格碘盐食用率 >90%。2008 年全区抽样检测 29 892 份盐样，不合格样品 228 份，非碘盐 257 份；非碘盐率 0.72%，碘盐覆盖率

99.28%，碘盐合格率99.35%，合格碘盐食用率98.63%。全区101个旗县中98个旗县合格碘盐食用率>90%。2009年全区抽样检测29 724户居民盐样，不合格样品185份，非碘盐101份；非碘盐率0.33%，碘盐覆盖率99.67%，碘盐合格率99.51%，合格碘盐食用率99.18%。全区101个旗县合格碘盐食用率>90%。见图4-2。2010年全区抽样检测29 209户居民盐样，不合格样品146份，非碘盐85份；非碘盐率0.28%，碘盐覆盖率99.72%，碘盐合格率99.48%，合格碘盐食用率99.2%。全区101个旗县合格碘盐食用率>90%。2011年全区抽样检测29 556户居民盐样，不合格样品163份，非碘盐108份；非碘盐率0.35%，碘盐覆盖率99.65%，碘盐合格率99.4%，合格碘盐食用率99.05%。全区101个旗县合格碘盐食用率>90%（表4-7）。

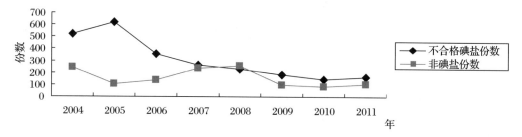

图4-1 内蒙古不合格碘盐、非碘盐份数变化图（2004—2011）

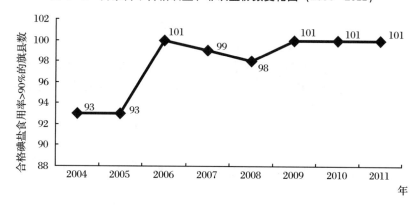

图4-2 内蒙古合格碘盐食用率>90%的旗县数（2004—2011）

表4-7 内蒙古居民户碘盐监测结果（2004—2011）

年份	检测份数	非碘盐率（%）	碘盐覆盖率（%）	碘盐合格率（%）	合格碘盐食用率（%）
2004	28 401	0.86	99.14	98.50	97.67
2005	29 258	0.37	99.60	98.10	97.80
2006	29 787	0.47	99.53	98.53	98.07
2007	29 987	0.86	99.14	99.25	98.40
2008	29 892	0.72	99.28	99.35	98.63
2009	29 724	0.33	99.67	99.51	99.18
2010	29 209	0.28	99.72	99.48	99.20
2011	29 556	0.35	99.65	99.40	99.05

3. 重点抽样碘盐监测　按照碘缺乏病监测方案的要求，2008 年对全区 40 个旗县进行重点抽样碘盐监测。检测 11 968 份盐样，碘盐覆盖率为 98.04%，检测非碘盐 235 份，非碘盐率为 1.96%。与随机抽样碘盐监测结果比较无明显差异。2009 年全区 12 个盟市疾控或地病中心对 40 个旗县进行重点抽样碘盐监测。检测 11 972 份盐样，碘盐覆盖率为 99.01%，检出非碘盐 118 份，非碘盐率为 0.99%。2010 年对 28 个旗县进行重点抽样碘盐监测。检测 8400 份盐样，碘盐覆盖率为 99.12%，检出非碘盐 74 份，非碘盐率为 0.88%。2011 年由 12 个盟市疾控或地病中心对 24 个旗县进行重点抽样碘盐监测。检测 7200 份盐样，碘盐覆盖率为 99.25%，检出非碘盐 54 份，非碘盐率为 0.75%。

三、成绩、经验、问题及建议

内蒙古自治区碘盐监测工作得到了全区各级卫生行政部门的高度重视、支持和协调及各级专业部门的积极配合，取得了可喜的成绩。

1. 成绩　101 个旗县能够按照国家《碘盐监测方案》、《碘缺乏病监测方案》和自治区《碘盐监测方案实施细则》开展监测工作，几年来居民户监测数据上报率和有效监测率为 100%，县级以上批发企业上报了监测数据。

碘盐覆盖率、合格碘盐食用率、碘盐合格率在逐年上升，无碘盐率和不合格率在逐年下降。

2004 年以来在自治区级和盟市级水平上，碘盐覆盖率和合格率及合格碘盐食用率均 > 95%，从 2009 年开始内蒙古在旗县级水平上碘盐覆盖率和合格率及合格碘盐食用率均 > 90%。就居民合格碘盐食用率一项指标来看，内蒙古自治区达到县实现消除碘缺乏病标准。

2. 经验　从国家层面上 NTTST 建立了全国碘盐监测信息管理系统和全国碘盐监测信息管理平台，实现了碘盐监测结果实时直报。通过多年的碘盐监测工作，进一步完善了《全国碘盐监测方案》《全国碘缺乏病监测方案》以及碘盐监测质量控制措施，使碘盐监测工作更加科学、合理。同时，通过实施碘盐监测质量控制方案措施及每年对省、地市、县三级碘盐实验室外质控样考核、检测碘盐样品时碘盐标准物的应用，极大地提高了碘盐监测结果的准确性、可靠性、可比性。

内蒙古自治区通过碘盐监测及时发现无碘盐、土私盐等问题，保证了自治区各族人民能够购买和食用合格碘盐，对自治区县级实现消除碘缺乏病目标进程起到了重要作用，2011 年全区 101 个旗县达到县级实现消除碘缺乏病目标。通过多年的实践，对碘盐监测工作总结出如下经验。

（1）各级疾病预防控制（地方病防治）机构设专人负责碘盐监测信息管理系统和平台，确保监测数据在收集、管理、分析和上报过程的及时性、准确性和完整性。

（2）在监测工作中，旗县碘盐监测人员与盐务部门积极地配合共同工作，充分利用社区、村委会的力量，入户采样时由社区、村委会的人员带领，使监测工作省时、省力、效率高。

（3）在开展随机碘盐监测入户采样时，旗县碘盐监测人员同时开展面对面的碘缺乏病健康教育工作，随着碘缺乏病宣传力度的加大，人们对碘缺乏病认识的提高。食用碘盐已成为自觉行为，采集居民盐样也能得到积极的配合。

3. 问题　全区碘盐监测质量总体不错，但也存在一些问题。居民户监测结果发现，仍然有无碘盐和不合格碘盐存在，不论是非碘盐还是不合格碘盐中精制盐的比例远远大于其他盐种。个别旗县的土盐湖问题仍然没有得到解决，同时存在毗邻省市土私盐对我区冲击和省内产盐区向纯销区的冲击。

问题地区由产盐区向非产盐区转移，非产盐区非碘盐问题要明显重于产盐区。部分盟市和大部分旗县监测部门没有充分利用和分析监测资料，建议及时将检测结果反馈到盐业部门，以提高监测的时效性，真正发挥碘盐监测的作用。

4. 改进措施　由于内蒙古地域辽阔、服务半径大，服务成本高，防治人员待遇偏低造成的人员队伍不稳定等原因，使项目实施管理成本升高，导致内蒙古项目执行工作存在一些问题，需要不断改进。

（1）加大资金投入，提高防治人员待遇：内蒙古地域辽阔、服务半径大，服务成本高，因此，需要政策倾斜。进一步加大对内蒙古自治区碘盐监测资金投入力度，保证监测工作及时、保质、保量的完成。

（2）加强培训，科学安排：加强对碘盐监测专业技术人员开展继续教育和培训，每年举办项目培训班，落实监测工作，进行乡镇村抽样，对实验室人员进行现场考评，解决上一年度工作中存在的问题。

（3）加强领导，明确责任：将碘盐监测工作完成情况、完成质量与单位绩效考核、评估联系起来，确保地方病防治项目工作顺利完成。

（4）加强宣传及健康教育工作：加强健康教育，坚持开展多种形式的健康教育活动，使病区群众普遍掌握碘缺乏病防治知识，增强防病意识，提高自我防护能力，改变不利于健康的传统生产生活方式，自觉采取有效措施，预防和减少碘缺乏病的危害。在监测采样过程中要入户开展碘缺乏病健康教育工作，在学校、社区也要进行宣传。

（5）加强督导与技术指导：在监测过程中对旗县进行工作督导，解决问题，提高基层领导对碘盐监测工作重要性的认识。

（6）科学分析、上报及反馈监测工作信息：对监测结果要进行分析、年度比较，上报给卫生行政部门，同时反馈盐务管理部门，及时追踪溯源，净化食盐市场。

（7）加强部门间的协调和配合：与盐务部门加强沟通，互通信息，共同开展"5.15防治碘缺乏病日"活动；加强与各乡镇、社区村的联系和配合，使入户采样工作顺利进行。盟市要加强对旗县碘盐监测工作的督导检查，同时协调好与盐务管理部门的关系。

内蒙古自治区地方病防治研究中心

张志忠　左媛媛　郭宏宇　贾海澄　范杰　刘俊

第六节　辽宁省1995—2012年碘盐监测工作报告

辽宁位于我国东北地区南部，南临黄海、渤海，东与朝鲜一江之隔，是既沿海又沿边的省份。全省国土面积14.8万平方千米，大陆海岸线长2292千米，近海水域面积6.8万平方千米。地形概貌为"六山一水三分田"，地势北高南低，山地丘陵分列东西。属温带大陆性季风气候区，四季分明，是国家粮食主产区和畜牧业、渔业、海盐、优质水果及多种特产品的重点产区。全省有 14 个省辖市、100 个县（区、市），总人口 4271 万人。除长海县外，全省均为碘缺乏地区，也曾是碘缺乏病流行比较广泛和严重的省份之一。

20 世纪 60 年代，辽宁省重点开展了碘缺乏病防治工作。1966 年，我省开始在海城、新宾、清原、抚顺、本溪、凌源、喀左县等 7 个病区县供应加碘盐，受益人口约 300 万人。到 1975 年，全省已有 41 个病区县（区）供应加碘盐控制地方性甲状腺肿和地方性克汀病。1988 年，全省 62 个病区县（区）的 892 个乡镇供应加碘盐，供应人口达到 1476 万人。1995 年 12 月，我省开始实施普及食盐为主的碘缺乏病综合防治措施。我省儿童甲状腺肿肿大率由 1995 年的 15.4% 降低到 2011 年的 2.4%，地方性克汀病病人数由 1988 年的 9837 人减少至 2008 年的 2667 人，地方性克汀病患者以 40 岁以上年龄为主，未发现 17 岁以下的地方性克汀病患者。儿童甲状腺肿肿大率和地方性克汀病患病率明显降低，居民碘营养状况得到改善，碘缺乏病防治工作取得显著成效。2000 年，全省基本实现消除碘缺乏病阶段目标，2007 年全省实现消除碘缺乏病目标。现把我省 1995—2012 年碘盐监测工作总结如下。

一、监测的实施

1. **组织领导和经费保障**　在省地方病防治领导小组和省卫生厅的领导下，我省十分重视碘盐监测工作，从 1995 年起，依据《辽宁省碘缺乏病监测实施细则》（辽地办函字〔1995〕5 号）要求，全省各级地方病防治（疾控）机构分工负责，采用 LQAS 抽样方法，定期对辖区的生产、批发、零售、居民各环节碘盐质量开展了连续、系统的常规监测工作，并及时将监测结果反馈给相关部门。1998 年，省防治地方病办公室利用省财政厅安排的地方病防治专项资金，为省、市、县三级地方病防治机构配备了专用计算机，使碘盐监测工作实现了计算机和网络数据报告管理，并协调省、市、县财政部门配套了相应监测经费，保障了碘盐监测工作的开展和实施。

2004 年以来，我省先后颁布了《辽宁省碘盐监测实施方案》（辽卫函字〔2004〕85 号）、《辽宁省碘缺乏病监测实施方案（试行）》（辽卫函字〔2008〕14 号）和《辽宁省碘缺乏病监测方案》（辽疾控函字〔2012〕78 号）等监测方案（以下简称监测方案）。全省碘盐监测作为常规工作，纳入了规范化、制度化的管理。各级卫生行政部门负责监测的组织协调和监督管理，保证了全省及时、规范地完成了碘盐监测工作。

2. **重视实验室质量控制，强化人员培训**　根据国家碘缺乏病参照实验室的要求，我省积极组织开展碘实验室考核工作。每年除国家规定的省、14 个市和 30 个县的疾控机构外，我省自筹经费组织县区疾控（地方病防治）机构开展盐碘实验室外质控考核工作，经过多年努力，承担碘盐实验室检测单位全部通过考核，取得碘盐监测的检测资质。同时，省疾控中心为市、县碘盐检测实验室配发盐碘标准物质，确保了实验室检测质量，保障了碘盐监测工作质量。

省疾控中心每年都开展碘缺乏病防治技术和碘实验室检测技术培训工作，采取理论与实践相结合的教学模式，培养和提高基层专业人员碘缺乏病防治水平，保障碘缺乏病防治工作的顺利开展。

3. **实时开展督导检查**　1996—2000 年，省防治地方病办公室每年组织卫生、盐业部门共同举办碘盐质量督导检查工作，对生产、批发、销售和居民水平的碘盐质量和监测质量进行督导检查。2001 年以后，根据碘盐监测工作计划，省、市级疾控机构也每年定期开展碘盐监测督导检查，重点检查基层疾控机构在碘盐监测的抽样、样品采集、实验室检测和内部质量控制方面的规范性和准确性，并同时随机抽取部分监测样品进行省级实验室复核检测，发现和纠正碘盐监测执行过程中存在的问题，评估监测实施的科学性，确保碘盐监测工作的真实和可靠。

二、碘盐监测结果

碘盐监测实施过程中，我省对合格碘盐判定一直执行相关国家标准。1995—2000 年，生产、批发企业出厂碘盐含碘量 < 40 mg/kg，销售 < 30 mg/kg，用户 < 20 mg/kg 时，为合格碘盐。2001—2011 年，碘盐含碘量在 20 ~ 50 mg/kg 之间为合格碘盐。2012 年以来，一般居民碘盐含碘量在 25 mg/kg（±30%），孕妇碘盐 30 mg/kg（±30%）为合格碘盐。

1. 碘盐生产、批发、零售层次监测结果　1995—2006 年，我省依据监测方案完成了生产企业、批发企业和零售店的碘盐监测工作（2000 年方案取消零售层次碘盐监测）。1995 年 12 月底，我省实施全民食盐加碘综合防治措施后，碘盐生产质量逐年提高。生产、分装企业的碘盐批质量合格率由 1995 年的 40.7% 提高到 1998 年的 90.9%，达到国家碘缺乏病消除标准的要求，1998—2006 年，我省生产、批发企业的碘盐批质量合格率持续保持在 90% 以上（图 4 - 3）。随着我国《食品安全法》的实施，碘盐生产、流通企业的监测职能划归其他相关部门。2007 年后，我省疾控机构依《食品安全法》规定未再开展生产批发层次的碘盐监测工作。

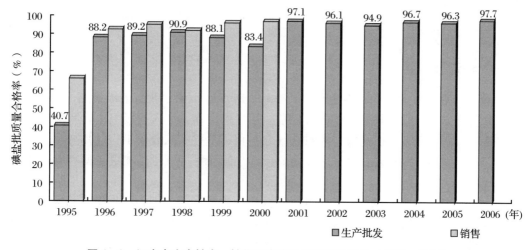

图 4 - 3　辽宁省生产批发、销售层次碘盐监测结果汇总（1995—2006）

2. 居民碘盐监测结果　1995—2012 年，我省依据《监测方案》完成全省居民碘盐监测工作，监测范围由 1995 年病区县监测逐步扩大到所有县区开展监测，碘盐监测的覆盖率达到 100%。食盐加碘量也随着国家标准和政策的变化，发生了相应的变化。我省居民食用碘盐含碘量由 1998 年的 36.0 mg/kg，下降到 2013 年的 25.5 mg/kg。碘盐含碘量的变异系数由 1995 年的 74.6% 降至 2012 年的 17.7%，加碘盐的质量显著提升。随着碘缺乏病防治工作的深入，健康教育工作的普及，居民碘盐覆盖率、合格碘盐食用率也逐步提高。我省达到消除碘缺乏病标准要求，碘缺乏病防治工作取得巨大成效。见表 4 - 8。

表4－8　辽宁省居民户碘盐监测结果汇总（1995—2012）

年份	监测样品数	样品碘盐数	合格样品数	含碘量均值（mg/kg）	变异系数（%）	碘盐覆盖率（%）	合格碘盐食用率（%）
1995	7 125	6 512	4 896	18.9	74.6	91.4	68.5
1996	10 750	10 050	9 050	—	—	93.5	84.2
1997	1 200	1 182	893	31.9	69.3	98.5	74.4
1998	10 032	9 832	9 433	36.0	45.8	98.0	94.0
1999	23 448	22 627	22 520	37.3	27.7	96.5	94.6
2000	3 125	3 033	2 945	37.2	36.6	97.1	94.2
2001	26 036	25 567	24 812	32.3	35.3	96.9	95.3
2002	24 820	23 308	21 796	32.1	24.9	98.8	93.9
2003	14 549	14 462	14 110	34.5	21.1	99.2	96.9
2004	29 965	29 610	28 762	34.2	18.8	98.5	95.4
2005	28 161	27 919	27 392	31.6	17.3	98.9	97.1
2006	29 390	29 155	28 624	33.9	15.4	99.1	97.4
2007	29 239	28 884	28 293	31.2	16.6	98.6	96.7
2008	29 574	29 304	28 800	32.3	19.8	99.0	97.2
2009	29 426	29 158	28 801	31.7	19.2	99.0	97.8
2010	29 530	29 354	29 068	30.9	16.3	99.3	98.2
2011	29 402	29 301	28 935	30.7	15.9	99.6	98.3
2012	30 305	30 189	29 916	28.7	17.7	99.6	98.6

三、经验及成绩

1. 按期开展碘盐监测并按期完成监测任务　1995年以来，我省各级疾控机构认真贯彻碘缺乏病监测方案，碘盐监测工作成为日常的常规化工作，纳入各级卫生行政部门和疾控机构的考核计划，各级疾控机构均按照监测方案和辽宁省疾控战线工作计划要求，按期完成监测工作。每年按照监测时限完成数据上报，并持续保持碘盐监测覆盖率和有效监测率均达100%。

2. 持续提高实验室检测水平　在各级疾控机构的共同努力下，我省碘实验室检测水平稳步提高，每年均按期完成国家碘缺乏病参照实验室组织的全国碘实验室外质控考核工作，连续多年获得盐碘外质控考核优秀组织奖。2002—2009年我省连续保持省、市、县三级碘实验室网络考核合格率85%以上，2010—2012年我省连续保持省、市、县三级碘实验室网络考核合格率100%的斐然成绩，确保了实验室检测质量。

3. 部门合作，信息共享　碘盐监测的实施离不开各级政府的高度重视，在省地方病防治领导小组领导下，各部门协调配合，认真履行职责，积极落实各项地方病防治工作，确保了碘盐监测工作的顺利开展。同时，通过定期召开地方病防治领导小组协调会议及定期刊印《防治地方病情况简报》的形式，向相关部门通报监测结果，加强各部门的协调沟通，促进信息交流和共享，共同为防治碘缺乏危害做出努力。

4. 健康教育深入基层，推动科学补碘和碘盐监测工作　2000年起，在各级政府或地方病防治领导小组组织下，我省开展了碘缺乏病健康促进工作。结合当地的实际情况，普遍组织开展了多种形式的碘缺乏病健康教育和健康促进活动；通过小盐田改造；学校针对学生的"小手牵大手"、"小红花"和学校手抄报活动；利用计划生育网络开展育龄妇女普及碘盐，减少碘缺乏导致的脑发育障碍活动；广播、电视、报刊等大众媒体宣传活动，提高居民自我保护意识，普及碘盐，也有力地促进了碘盐普及和碘盐监测工作。

2011 年 9 月，卫生部发布了食品安全国家标准《食用盐碘含量》（GB26878—2011）。为贯彻落实《食用盐碘含量》标准，省卫生厅邀请疾病控制、临床内分泌和盐业生产管理的相关专家，论证并确定了我省居民食用盐的加碘量。2012 年 3 月，省卫生厅等九厅（委、局）联合印发了《关于做好实施食用盐碘含量标准工作的通知》（辽卫函〔2012〕152 号），我省居民食用盐碘含量进行了微调，市场供应两种加碘量的碘盐，普通碘盐加碘量为 25 mg/kg（±30%），孕妇碘盐加碘量为 30 mg/kg（±30%）。这些政策的实施进一步推动了我省因地制宜、科学补碘工作的落实。

四、问题与建议

1. **注重队伍建设，稳定基层队伍，加强监测工作**　地方病防治队伍是做好地方病预防控制工作的基础。基层疾控机构人员有限，且经常进行岗位轮转，使地方病防治岗位的工作人员缺乏稳定性。加强各级地方病防治机构和专业队伍建设，配备与地方病防治工作相适应的防治人员，积极开展地方病防治专业人员的培训工作，不断提高人员素质，建立规范的工作机制，才能持续有效地做好地方病防治工作。

在各级卫生行政部门和疾控机构的努力下，碘盐监测工作质量逐年提高，疾控机构也积累了丰富的工作经验。碘缺乏病防制工作仍任重而道远。各级疾控机构应认真总结工作经验，更加注重提高碘缺乏病防制人员的认识，进一步完善组织领导、部门配合、全社会共同参与的长效工作机制，防止滑坡危险性的出现。同时，要加强碘缺乏病监测力度，准确、及时地分析碘盐浓度调整和各人群的碘营养水平，为因地制宜地制定防治策略和评估防治效果提供科学依据。

2. **强化质量控制**　各级疾控机构应重视现场调查信息的完整性和准确性，同时注重检测能力的提高及实验室内部质量管理，工作人员能够做到以认真的工作态度，严格遵守各项操作规范，整体提高监测数据的准确度和检测水平，以保证我省监测数据的真实性和有效性。

3. **加强监测数据的利用和管理**　碘盐监测数据反映了现行加碘量下居民户食用盐碘含量的范围，为碘缺乏病防治策略提供重要信息，也为进一步调控食用盐加碘量提供信息和依据。各级疾控机构应加强监测数据的利用和管理，及时向卫生行政部门和相关部门通报监测信息。

4. **扩大信息交流，促进多部门的沟通合作**　各级地方病领导小组成员单位应按照分工，依法完善、落实消除碘缺乏危害的相关职责，建立可持续消除碘缺乏危害的工作机制。按"政府主导、部门合作、社会参与"的防控工作机制，及时发现碘缺乏病防治工作中存在的问题，互通工作信息，更好地发挥各级政府地方病防治领导小组的协调作用，确保我省持续消除碘缺乏危害。

5. **增加资金投入，确保碘缺乏病监测工作的顺利实施**　近年，碘缺乏病监测经费的投入有所增加，面对居民碘营养水平监测等工作相应经费安排不足，同时交通、住宿等各项费用的上涨，地方病防治工作的配套资金仍然相对缺乏，工作经费相对紧张。为确保监测工作的顺利实施，希望国家增加中央转移支付资金的投入，确保碘缺乏病监测工作的顺利实施。

6. 深化开展健康教育宣传活动　加强碘缺乏病健康教育和健康促进活动，才能提高政府对碘缺乏病防治工作的重视，提高居民的自我保护意识，改善人民群众参与碘缺乏病防治工作的积极性和主动性。各相关部门应适时开展多种有效形式的碘缺乏病宣传和健康教育活动，使健康教育普及各个领域、各个层面，建立以人为本的和谐社会理念，保证碘缺乏病防治工作顺利开展。

辽宁省疾病预防控制中心

王健辉，阚忠媛，高嵘，陈争雄

第七节　吉林省1993—2012年碘盐监测回顾与结果分析

一、概况

吉林省辖9个地市（州），60个县（区、市），面积18万平方千米，人口约2600万。1986年吉林省外环境碘水平调查结果表明全省各地区水、土中碘含量都处于低水平，无高碘地区，全省60个县（区、市）均有碘缺乏病流行。吉林省无产盐地区，全省居民食用盐均需外部购入。自实行全民食盐加碘防治碘缺乏病综合干预措施以来，吉林省由于没有当地土盐的影响，外地运进的私盐极少流入市场，使碘缺乏病得到迅速控制，于2000年经国家考核评估实现了消除碘缺乏病阶段目标，并经2002年、2005年和2011年三次碘缺乏病病情监测结果表明吉林省保持消除碘缺乏病目标。由于吉林省盐业部门对自身管理相当严格和实行标准化管理，食盐市场的稽查力度很大，食盐市场受非碘盐的影响极小。全省居民食用高质量碘盐的情况下，卫生防病部门是有决心和信心实现持续性消除碘缺乏病目标的。现将我省1993—2012年碘盐监测与结果分析报告如下。

二、碘盐监测结果

吉林省历年碘盐监测结果见表4-9~表4-12。

自2002年始吉林省正式启用"全国碘盐监测信息管理系统"微机网络直报系统，加工环节以批为单位，每批9个样品，取消销售环节碘盐监测工作，碘盐含碘量以均数表示。2007年开始，按新的《全国碘盐监测方案（试行）》要求，吉林省不再对加工环节碘盐开展监测工作。

2008年国家启用新的"全国碘盐监测信息管理平台"网络直报系统，将盐碘中位数纳入统计结果。吉林省2008—2012年居民环节盐碘中位数分别为31.4、31.87、31.12、30.56和29.48 mg/kg。

表 4 - 9　吉林省碘盐监测结果（1993—2001）

监测年度	批发环节			销售环节			居民环节		
	样品数	中位数（mg/kg）	合格率（%）	样品数	中位数（mg/kg）	合格率（%）	样品数	中位数（mg/kg）	合格率（%）
1993	1 389	27.9	44.3	—	—	—	1 651	20.6	55.5
1994	1 786	30.4	33.3	—	—	—	1 820	23.5	71.3
1995	9 075	37.0	35.3	2 925	33.8	47.0	2 925	27.8	60.7
1996	9 500	52.6	69.2	2 950	43.1	82.4	2 950	37.8	92.4
1997	60 475	47.1	91.4	20 250	42.7	97.8	6 750	39.5	99.2
1998	56 125	47.7	97.9	18 175	42.8	98.9	6 000	39.1	99.7
1999	56 500	47.5	97.4	19 250	43.1	98.7	6 250	39.0	98.8
2000	50 100	43.7	99.5	7 300	40.4	99.7	6 175	37.7	99.8
2001	26 074	39.7	98.7	3 625	38.7	98.3	12 081	35.4	98.8

表 4 - 10　吉林省加工（批发）环节碘盐监测结果（2002—2006）

年份	批数	批合格率（%）	含碘均值（mg/kg）
2002	797	98.75	34.8
2003	727	98.49	34.7
2004	694	98.99	33.9
2005	501	99.60	31.7
2006	522	99.81	32.2

表 4 - 11　吉林省居民环节碘盐监测结果（2002—2012）

监测年度	检测份数	非碘盐率（%）	覆盖率（%）	合格率（%）	合格碘盐食用率（%）
2002	17 645	0.02	99.98	99.50	99.47
2003	19 929	0.00	100.00	99.63	99.62
2004	16 798	0.06	99.40	99.49	99.43
2005	16 350	0.03	99.97	99.52	99.49
2006	16 127	0.09	99.91	99.15	99.06
2007	17 365	0.03	99.97	99.49	99.46
2008	17 400	0.04	99.96	99.36	99.32
2009	17 412	0.02	99.98	99.68	99.66
2010	17 400	0.00	100.00	99.41	99.41
2011	17 436	0.03	99.97	99.31	99.29
2012	17 784	0.03	99.97	99.73	99.71

表 4 – 12　吉林省碘盐监测和病情监测盐碘中位数（mg/kg）（1995—2005）

年份	日常监测加工环节	日常监测居民环节	病情监测
1995	37. 0	27. 8	22. 7
1997	47. 1	39. 5	49. 9
1999	47. 5	39. 0	46. 6
2000	43. 7	37. 7	44. 4
2002	34. 8	33. 2	32. 3
2005	32. 3	31. 5	32. 3

三、经验总结

1. **职责明确**　碘盐监测工作作为评价全省各地碘盐质量的日常性工作，吉林省卫生厅和吉林省盐务管理局都相当重视监测结果，尤其省盐务管理局对监测结果不理想的县（区、市）要给予惩罚性处理，个别县（区、市）盐业公司会配合当地监测部门联合入户采样，及时发现问题及时处理。这时期出现个别监测部门更改不正常数据的情况，后来我省专门对各级监测部门进行大检查，对更改数据的监测部门给予通报处理，并加强对监测部门如实监测本地碘盐质量的利弊进行分析，从根本上解决了更改监测数据的问题，使得全省各地通过碘盐监测结果能够真实反应本地的碘盐质量。

2. **经费保障**　碘盐监测工作从开始实施并没有专项经费支撑，各监测部门对工作积极性不高，导致监测数据真假并存多年，吉林省经过多年的严格质控后，监测数据逐年可信。至 2007 年碘盐监测工作纳入中央补助地方病项目后，经费有了充足的保障，各级监测部门更加重视此项工作。

3. **部门配合**　吉林省的碘盐监测工作从开始到现在，一直得到各级盐务部门的大力支持，对监测工作中发现存在问题都能够认真对待及时处理。吉林省的碘盐质量高居全国之首是两部门密切合作、互相尊重的基础上共同创造的成就。

4. **各级监测人员防病意识较强**　早期的碘盐监测工作因各监测部门地方病防治科室力量薄弱，监测经费没有保障，监测工作得不到监测单位的全力支持，对监测方案要求的入户采样和实验室检测工作责任心不强，从 2002 年以前的监测结果就可以看出监测结果不能真正反映当时的碘盐质量状况。在省里加强监测质量控制后，各级监测人员防病意识有了很大提高，吉林省的碘盐监测工作得到各级监测部门的重视，监测质量得到保障。

吉林省的碘盐监测工作为碘缺乏病防治起到积极的作用，使各相关决策部门能够及时掌握全省的碘盐质量，为及时调整防病措施提供了科学依据。目前全省的各级碘盐监测部门对这项工作都能够给予正确的理解和支持，吉林省的碘盐监测工作已走向正轨，相信在持续消除碘缺乏病的进程中能够及时反馈相关信息，发现问题能够快速、有效地得到解决。

吉林省地方病第二防治研究所

赵景深　李维　郭一　冯宝香　杨丽芬　陈慧欣

第八节 黑龙江省1993—2011年碘盐监测回顾

碘缺乏病（Iodine Deficiency Disorders，IDD）在我国存在久远，其历史可以追溯到公元前三世纪，中医称为"瘿病"。我国是世界上碘缺乏病流行最严重的国家之一。

碘缺乏病遍布我国30个省份。黑龙江位于中国东北部，是中国位置最北、纬度最高的省份。东西跨14个经度，南北跨10个纬度。北、东部与俄罗斯为界，西部与内蒙古自治区相邻，南部与吉林接壤。全省土地总面积47.3万平方公里。地区较广、地势多样，属于病情较严重地区。

1990年世界儿童问题首脑会议通过的《儿童生存、保护和发展世界宣言》明确提出了全球要在2000年消除碘缺乏病的目标，时任国务院总理李鹏代表中国政府于1991年3月18日签字，作出了庄严承诺。国务院于1993年9月在人民大会堂隆重召开了"中国2000年实现消除碘缺乏病目标动员会"，对这一目标作出了政治承诺，并先后批准了《中国2000年消除碘缺乏病规划纲要》和《食盐加碘消除碘缺乏危害管理条例》，使我国碘缺乏病防治进入了新的历史阶段。

为了全面落实《中国2000年消除碘缺乏病规划纲要》，早日实现消除IDD的目标，依据卫生部下发的《全国碘缺乏病防治监测方案》，我省在1995年、1997年、1999年的3—8月间在全省所辖13地市132个区县范围内进行了三轮IDD防治监测工作。监测结果显示：我省8～10岁儿童的甲可用"甲肿率"1995年为23.17%、1997年为9.17%、1999年为6.1%，三轮监测呈逐渐下降状态。居民碘盐合格率监测结果：1995年合格率为54.33%、1997年合格率为88.95%、1999年合格率为90.40%，六年三轮的监测中，监测合格率呈明显上升状态，为在2000年国家碘缺乏病考核评估中达到稳定控制标准奠定了良好的基础。

按照《全国碘盐监测方案》的要求在2001—2006年对黑龙江省分装、批发企业进行监测，结果见表4-13，图4-4，图4-5（2007年以后国家方案不再要求对分装批发企业进行监测）。

表4-13 黑龙江省分装、批发企业碘盐监测结果（2001—2006）

年份	检测批次	合格批次	不合格批次	批质量合格率（%）
2001	796	762	34	95.73
2002	1 101	1 065	36	96.73
2003	908	893	15	98.35
2004	692	670	22	96.82
2005	1 175	1 133	42	96.43
2006	449	437	12	97.33

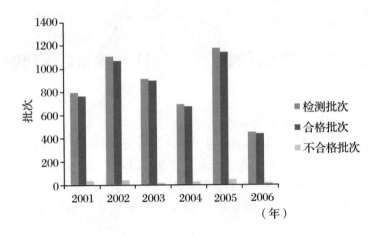

图4 – 4　黑龙江省分装、批发企业碘盐监测结果（2001—2006）

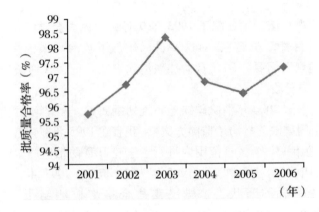

图4 – 5　黑龙江省分装、批发企业碘盐监测批质量合格率（2001—2006）

　　通过对碘盐的分装、批发企业的监测结果可以看出2001—2006年批质量合格率均在95%以上，表明国家在碘盐生产供应源头上加碘干预措施继续得到较好的落实。

　　2001年4月，国务院办公厅转发了由卫生部等七部委局共同制定的《关于进一步加强消除碘缺乏病工作的意见》，并提出到2010年全国95%的县实现消除碘缺乏病的新目标。2006年卫生部、国家发改委、教育部等13个部委共同签署了《实现2010年消除碘缺乏病行动方案》。此举是为进一步巩固消除碘缺乏病工作成果，实现《全国重点地方病防治规划（2004—2010年)》确定的目标。

　　我省为确保这一目标顺利实现，多年来始终奋战在地方病防治工作第一线。在相关部合作下，共同落实各项综合防治措施，从而使居民层次的碘盐合格率、合格碘盐食用率均达到95%以上，并一直保持这一稳定水平，完全符合国家规定的控制标准。见表4 – 14。

　　监测结果表明黑龙江省全省132个县（区、市）全部达到国家2010年实现消除碘缺乏病目标要求。以县级为单位达标率为100%。

表 4 - 14　黑龙江省居民用户碘盐监测结果（2001—2011）

年份	监测份数	非碘盐率（％）	碘盐合格率（％）	合格碘盐食用率（％）	碘盐覆盖率（％）
2001	15 538	1.01	96.55	95.66	98.99
2002	26 652	0.30	98.05	97.77	99.70
2003	31 417	0.33	98.07	97.76	99.67
2004	29 570	1.32	98.42	97.19	98.68
2005	57 173	0.50	98.85	98.37	99.50
2006	60 034	0.91	98.21	97.34	99.09
2007	38 596	0.66	98.59	97.95	99.34
2008	38 502	1.05	97.89	96.93	98.95
2009	38 527	0.48	98.16	97.69	99.52
2010	36 046	0.45	99.01	98.56	99.55
2011	35 558	0.31	98.66	98.36	99.69

　　回顾我省碘盐监测的工作历程，可以说每一轮的监测、每一份样品的检测都是在书写着消除碘缺乏病的历史。从 1995 年启动监测，初期的碘盐合格率没有达到令人满意的预期。经过对每年的考核和每一轮的监测结果的研究，及时与相关盐业部门反馈信息分析食盐加碘过程中可能存在的问题，在理论与实践的应用中不断地解决问题，改进方法。从盐碘的监测结果来看，食盐加碘由最初的含碘量不均匀、易出现高低分化的加碘不均，逐步改进完善达到高值不超过上限，碘含量趋于稳定的水平。尿碘一直保持在国际标准。评价 8～10 岁儿童甲肿率从 1995 年首轮监测中 23.17％ 下降到 2011 年的 1.6％，方法由最初的触诊法发展到现行的 B 超诊断法，使诊断数据更为准确、科学。

　　逾年历岁二十载，我们为了一个共同的目标戮力同心、坚持不懈，饱经风雨，终见彩虹。在各部门的通力合作、共同努力下，我省的碘缺乏病防治工作取得了较为显著的成绩，在 2000 年国家碘缺乏病考核评估中达到稳定控制标准。2010 年完全达到国家实现消除碘缺乏病目标要求。

　　目标虽已达到，工作仍需努力。消除碘缺乏病是关系到提高全民族人口素质，实现民族昌盛，构建和谐社会的重要内容。我们亦会再接再厉，不断总结经验，为可持续消除碘缺乏病提供科学依据。

黑龙江省疾病预防控制中心

康敬　赵宇　刘玉文

第九节　上海市1995—2012年碘盐监测工作的回顾与经验

碘缺乏病（IDD）是由于自然环境碘缺乏造成机体碘营养不良所表现的一组疾病。为消除碘缺乏危害，我国于1994年颁布了《食盐加碘消除碘缺乏危害管理条例》（国务院令第163号），采取长期供应加碘食盐为主的综合防治措施，1995年在全国实施全民食盐加碘。为防止碘缺乏病的流行和可能的碘过量，我国建立了完整的监测－反馈体系，包括病情监测和碘盐监测。

上海市卫生行政部门于1995年组织专业机构开展了碘缺乏病监测工作，监测结果表明上海市不属于碘缺乏病流行地区，但市民的碘营养水平偏低。上海市政府非常重视、关心消除碘缺乏病工作，下发了《上海市实施〈中国2000年消除碘缺乏病规划纲要〉的方案》（沪卫防〔95〕字第77号），1996年4月上海市全面供应碘盐。

一、监测工作

为及时了解本市的碘盐质量，上海市卫生行政部门根据《全国碘缺乏病防治监测方案》的要求，结合本市实际情况，于1996年7月制定下发了《上海市碘缺乏病防治监测实施方案》，1998年6月根据国家方案的调整也相应对本市方案进行了修订，每季度对本市批发企业、零售单位和居民用户碘盐的碘含量进行监测。由于上海市不属于原盐产区，所以本市的批发企业负责本市小包装食盐的分装任务。

2001年卫生部办公厅印发了《卫生部办公厅关于印发〈全国碘盐监测方案（试行）〉的通知》（卫办疾控发〔2001〕49号），取消了对零售单位的监测工作，每年对生产企业（同批发企业）和居民户开展碘盐监测工作。上海市根据本市实际情况制定了监测实施方案。

2004年，国家调整了碘盐监测方案，卫生部办公厅印发了《卫生部办公厅关于印发全国碘盐监测方案的通知》（卫办疾控发〔2004〕8号），上海市也及时根据文件精神制定了《上海市碘盐监测实施方案》（沪卫疾控〔2004〕25号），每年开展碘盐监测工作。为保证监测工作数据的可信性，根据《全国碘盐监测质量控制方案》（卫办疾控发〔2006〕14号附件2）精神，制定了《上海市碘盐监测质量控制方案》（沪卫疾控〔2006〕19号附件2），加强对碘盐监测的督导质控，以确保数据科学、有效。

2007年，鉴于部门管理职责的变动，卫生部颁发了《关于印发〈全国碘缺乏病监测方案（试行）〉的通知》（卫办疾控发〔2007〕197号）文件，取消了碘盐生产层次的监测，卫生部门只负责居民户层次的碘盐监测，同时中央财政对各地监测工作给予经费支持。根据实际情况，上海市仍继续开展本市碘盐生产层次和居民层次的监测。2008年起，监测结果采用"全国碘盐监测信息管理系统"进行网络直报。

2012年，中国疾病预防控制中心对《全国碘缺乏病监测方案（试行）》作了进一步的完善，增强了方案的科学性和可操作性，下发了《关于印发〈碘缺乏病监测方案〉等6个地方病监测方案的通知》（中疾控地病发〔2012〕6号）文件，上海市根据文件要求制定了本市的监测实施方案。

二、监测结果

1. 1997—2000年 批发企业1997年批质量合格率＜90％，1998—2000年样品合格率＞90％。零售单位样品合格率1997—2000年均＞90％。居民户样品合格率1997—1999年＞90％，2000年合格率＜90％（表4-15）。

表4-15 上海市碘盐监测数据（1997—2000）

年份	批发企业			零售单位			居民户		
	样品（件）	合格		样品（件）	合格		样品（件）	合格	
		件	％		件	％		件	％
1997	16批	13批	81.25	525	491	93.52	475	448	94.31
1998	300	277	92.33	2 800	2 608	93.14	875	799	91.31
1999	1 200	1 198	99.80	4 894	4 730	90.60	1 424	1 302	91.40
2000	975	926	95.00	5 415	5 068	93.60	1 775	1 564	88.10

2. 2001—2012年

（1）生产层次：2001—2012年，共监测、检测碘盐421批，4410份，批质量合格率为100％。碘盐碘含量均数介于27.76～35.17 mg/kg之间，总体呈现下降趋势。其中2003—2010年碘含量均数＞30 mg/kg，2011年、2012年碘含量均数＜30 mg/kg（表4-16，表4-17）。

表4-16 生产层次碘盐监测数据（2001—2012）

年份	监测批次（批）	批质量合格率（％）	碘含量均数（mg/kg）	标准差（mg/kg）	变异系数（％）
2001	441件	100	—	—	—
2002	180件	100	—	—	—
2003	45	100	32.39	3.24	10.00
2004	48	100	33.22	4.01	12.07
2005	48	100	35.17	4.48	12.74
2006	48	100	34.10	4.51	13.23
2007	48	100	30.43	4.15	13.64
2008	48	100	30.47	4.61	15.13
2009	46	100	30.14	3.66	12.14
2010	44	100	31.60	4.00	12.70
2011	22	100	28.60	3.50	12.30
2012	24	100	27.76	3.01	10.83

（2）居民户层次：2001—2012年，共监测、检测居民户食用盐64 998份。碘盐覆盖率、碘盐合格率2001—2012年均＞90％。合格碘盐食用率2001—2006年、2008年、2009年＞90％，2007年、2010—2012年＜90％。非碘盐率2002—2012年均＜10％。

表 4 – 17 居民层次碘盐监测数据（2001—2012）*

年份	碘盐覆盖率（%）	碘盐合格率（%）	合格碘盐食用率（%）	非碘盐率（%）	中位数（mg/kg）	合格碘盐食用率达到90%	
						区县（个）	百分率（%）
2001**							
2002	94.52	96.74	91.45	5.48	32.00	12	63.16
2003	95.14	97.35	92.68	4.86	31.00	11	57.89
2004	94.87	97.12	92.20	5.13	31.20	13	68.42
2005	95.59	97.64	93.39	4.41	31.20	14	73.68
2006	94.18	96.86	91.22	5.82	30.50	11	57.89
2007	90.99	96.99	88.28	9.01	29.60	8	42.11
2008	94.85	97.66	92.67	5.15	31.50	17	89.47
2009	96.00	98.02	94.11	4.00	30.50	17	89.47
2010	92.87	95.53	88.75	7.13	29.60	9	50.00
2011	92.10	94.56	87.13	7.90	26.70	9	50.00
2012	90.90	93.42	84.89	9.10	25.70	3	16.67

注：*2002—2012 年各项监测指标是以上海市当年人口数据进行加权后得到的结果；**合格件数2953 件，合格率90.67%。

三、经验体会

1. 领导重视 上海市政府、卫生行政部门非常重视该项工作，上海市疾病预防控制中心在卫生行政部门的领导下，每年年初即按照国家方案要求，根据上一年的监测结果，结合本市实际情况，制定当年监测实施方案，并通过条线工作会议布置给各区县疾病预防控制中心，确定项目负责人，细化监测工作目标和具体任务，确保监测工作有序开展。

各区县疾病预防控制中心结合各自辖区具体情况，组织社区条线人员按要求开展监测工作；大部分区县配套了项目经费；为解决居民不配合、入户采样难等困难，更准备了宣传资料、礼品赠送给调查户。

2. 培训到位 上海市疾病预防控制中心每年都组织开展项目培训，保证区县培训覆盖率100%，专业人员培训率为100%，测评合格率为100%。各区县疾病预防控制中心每年根据项目要求对社区专业人员进行二级培训，保证监测培训专业人员培训率为100%，测评合格率100%。

3. 网络健全、全过程质控 上海市已建立了区、市县、社区三级工作网络，形成监测工作的常规化和系统化。通过加强业务、检验、质量管理等各相关部门的沟通和现场抽样、采样、实验室检测以及数据录入等各环节的控制，全程监控监测过程，做到随时发现、随时指导、随时解决问题，为监测工作提供了有利的技术支持。

4. 加强宣传 全民食盐加碘是国家消除碘缺乏病的综合防治策略之一，坚持普及碘盐是持续纠正人群碘营养缺乏的有效途径。上海市每年开展健康教育项目，针对不同人群采取不同的健康教育方式，使广大居民了解食用碘盐的意义，正确引导居民科学食用碘盐，科学、合理补碘。

上海市疾病预防控制中心

宋峻　汪正园　邹淑蓉　郭常义

第十节　江苏省1985—2011年碘盐监测工作总结

一、背景

江苏省以碘缺乏病病区为主，由于地理环境的复杂性，在西北部黄泛平原地区还存在着水源型高碘地区和高碘甲状腺肿病区。

碘缺乏病是危害江苏人民群众健康的主要地方病，20世纪80年代初我省有45个县流行地方性甲状腺肿，全省属轻度碘缺乏地区，病区广、病情轻。为切实消除碘缺乏危害，我省按照国家部署，从1985年起在10个重点县组织实施以供应碘盐为主、口服碘油丸为辅的综合性防治措施，1995年起在全省普遍开展以食盐加碘为主的消除碘缺乏病综合干预措施，取得了明显成效。1999年率先实现了以省为单位达到国家消除碘缺乏病阶段性目标，至2010年全省所有县（区、市）均达到可持续消除碘缺乏病阶段目标。2011年上半年通过了国家组织的《全国重点地方病防治规划（2004—2010年）》终期考核评估。在卫生部、江苏省政府血吸虫地方病防治领导小组办公室（简称"省血地办"）领导下，卫生部消除碘缺乏病国际合作项目技术指导中心（NTTST）、国家碘缺乏病参照实验室（NRL）指导下，我省碘盐监测工作取得显著成绩，碘盐监测工作覆盖率达到100%，碘盐监测质控网络覆盖全省，碘盐覆盖率、碘盐合格率、合格碘盐食用率长期稳定在较高水平；在开展居民户碘盐监测的同时，坚持开展生产、批发（加工）层次碘盐定量监测工作；针对黄泛平原部分高碘地区，在全国率先开展了无碘盐的半定量监测；2011年，在食盐加碘含量调整的过渡期，又增加了对零售层次的食盐品种和食盐碘含量监测工作。

二、碘盐监测主要结果

从全省水平看，近年来居民户层次碘盐合格率始终保持在95%以上，碘盐覆盖率、合格碘盐食用率都保持在98%以上，非碘盐率也一直控制在1%以下（表4-18）。监测结果显示，在市级水平上，全省13个省辖市的碘盐覆盖率均>95%，镇江市已经达到100%。全省13个市所辖的所有县（区、市）碘盐覆盖率均在95%以上，合格碘盐食用率也全部>90%。

我省徐州市等少部分地区存在水源性高碘地区和高碘甲状腺肿病区，依照《食盐加碘消除碘缺乏危害管理条例》，我省于1997年起对水碘含量较高的丰县、沛县2个县停止供应碘盐，2001年起对铜山、睢宁、邳州3个县（区、市）的15个高碘乡镇停供碘盐，杜绝了双重加碘可能带来的危害。近年来随着监测工作的深入，在局部地区又相继发现一些水碘较高的地区，有待进一步调查。

表4-18　江苏省居民碘盐监测结果（2008—2011）

年份	碘盐合格率（%）	非碘盐率（%）	碘盐覆盖率（%）	合格碘盐食用率（%）
2008	98.38	1.55	98.45	98.87
2009	98.31	0.90	99.10	97.74
2010	98.72	0.79	99.21	97.95
2011	98.93	0.71	99.29	98.23

我省高碘地区主要集中于徐州市，丰县和沛县全县为高碘地区，铜山、睢宁和邳州市部分乡镇为高碘地区，在上述省卫生厅已确认的高碘地区供应无碘食盐，按照国家方案要求，2008年对这些地区开展半定量监测。2011年共监测盐样1296份，其中碘盐13份，无碘食盐1283份，无碘食盐覆盖率为99.00%。见图4-6。

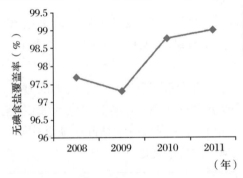

图4-6　江苏省高碘地区无碘食盐覆盖率（2008—2011）

三、碘盐监测成果的保障措施

1. 政府重视，措施得力　我省各级政府对消除碘缺乏危害和碘盐监测工作十分重视。在1993年国务院召开"中国2000年实现消除碘缺乏病目标动员会"后，江苏省政府于1994年5月召开了"江苏省碘缺乏病防治工作会议"，并由省政府办公厅下发了《江苏省2000年实现消除碘缺乏病行动规划》，提出了全省消除碘缺乏危害的具体目标和措施。全省各市、县也分别制定了本地区的消除碘缺乏危害行动方案，将消除碘缺乏危害工作纳入了各级政府的工作目标，碘盐监测工作成为各部门综合目标管理体系中一项重要内容。1996年3月省政府第72号省长令，颁布《江苏省食盐加碘消除碘缺乏危害实施办法》，使全省的碘缺乏危害防治步入法制化管理轨道，全民普及碘盐进入了实质性实施阶段，1999年我省率先在全国达到消除碘缺乏病阶段目标。

2. 网络完善，职责明确　我省于2001年7月正式出台并实行了《江苏省碘盐监测方案（试行）》，并对专业人员进行了《方案》及配套软件的培训工作，各市相应疾控部门均陆续配置了电脑及上网设备，明确了具体负责工作人员，这一阶段标志着我省碘盐监测省、市、县三级网络平台建设基本形成。2004年我省根据卫生部下发的监测方案要求制定了

《方案（修订）》，并明确要求所有监测县逐步配备电脑、网络等设施，以期达到全省监测数据的网络直报，以提高监测工作的效率。2008 年、2012 年先后两次对碘盐监测方法和内容等方面作了修改，及时制定下发各年度《江苏省中央转移支付及省级碘盐监测项目技术方案》。监测软件采用 WEB 数据上传，实现了地市级直报，实时传输，开创了我省碘盐监测网络报告的新纪元。近几年来随着我省各级疾控中心工作环境的不断改善，监测专业人员趋于稳定，素质不断提高，年龄结构更为合理，保证了我省碘盐监测工作的顺利开展。由于硬件和软件因素的不断完善，我省的监测工作有了较显著的提高，覆盖面从 1991 年第一次监测的 56 个县（区、市）到 2012 年全部 13 个市的 104 个县（区、市），监测覆盖面有了较大的提高，监测数据的数量和质量，也都有了稳步提升。

我省碘盐监测方案明确了卫生行政部门和各级疾控机构的相应职责：省血地办和各级卫生行政部门负责碘盐监测工作组织、协调、管理，并对同级政府及下级卫生行政部门通报监测结果；省疾控中心负责组织开展对业务人员的培训、技术指导、督导评估和质量控制；地市级疾控中心负责开展或协助本辖区内碘盐监测工作和实验室检测，开展人员培训、技术指导、督导评估和质量控制；县（区、市）级疾病预防控制中心根据地市级疾病预防控制中心确定的监测点开展现场监测和实验室检测。在以上基础各级疾控中心做好监测数据的收集、汇总、分析、上报以及反馈监测结果。

3. 科学监测，质控保证 在省血地办的领导下，江苏省疾控中心每年年初组织全省地市级地方病防治科科长业务工作年会，对监测方案的具体要求和监测应用软件多次进行培训和讲解。根据 NTTST 2006 年《全国碘盐监测质量控制方案》，江苏省疾控中心对各市专门进行碘盐监测及检测质量控制工作的培训。各市根据省《质控方案》要求，市血地办、市疾控中心联合举办了碘盐监测质量控制培训班，一些县（区、市）疾控中心针对采样的具体要求，专门召集乡（镇、街道）的防保医生进行了相关的培训工作，通过几个层面的培训，保证了监测过程的科学性。

2008 年碘盐监测方案调整后，我省主动对与外省毗邻区、省内产盐区、与高碘地区毗邻区、历史碘缺乏病重点地区、沿海地区县等地区开展了碘盐监测的重点抽样监测，并与之结合，开展了上述地区居民（学龄儿童和育龄妇女）的碘营养监测工作，与碘盐结果呈一一对应。

我省注重做好碘盐监测采样和检测等各环节的质量控制，2004 年以来，自行设计制定了《江苏省碘盐监测督导细则表》，在督导工作中予以采用，并由督导单位和被督导单位双方确认签字，加强内部质量控制。2004 年以来，每年成立由省疾控中心和省盐务局等专业人员组成或是由各市组织督导组互查、省级人员作为观察员的联合督导组，对我省 13 个市各随机抽取的 1~2 个县（区、市）进行碘缺乏病防治项目督导检查，并协助 NTTST 派出的督导员对我省进行督导，就监测中发现存在的问题及时作了书面通知。

我省 96 个县（区、市）级和 13 个市级疾控中心的盐碘实验室均参加了 NRL 组织的盐碘外质控考核，近年来已经达到 100% 的高通过率，盐碘检测水平持续稳定。2008 年，我省又积极组织全省县级尿碘实验室参加全国尿碘外质控考核；2012 年，我省在全国率先将水碘质控考核工作纳入碘缺乏病监测与检测质控体系中。由于各级领导的重视与支持，实验室建设投入的不断加大，人员培训的加强，检测人员的素质得到不断的提高。随着我省实验室质控网络的有效运行，截至 2012 年末，我省除省级和 13 个省辖市实验室具备盐碘、尿碘、水碘检测能力，全省 96 个县（区、市）级实验室可开展盐碘检测、81 个县（区、市）级实验室具备尿碘检测能力、59 个县（区、市）级实验室 2012 年可开展水碘检测工作。碘缺乏病监测和检测实验室网络的健全和不断壮大为全省碘缺乏病防治及碘盐监测与相关工作打下了坚实基础。

4. 开拓思路，工作创新　按照国家方案要求，我省在所有应开展监测的地区进行一年一次的居民户碘盐定量监测工作，对第一层次的加工、分装及批发企业每月进行一次抽样检测，每批产品抽取 9 个样本。对第二层次居民户定量监测，监测时间为每年的 3 月 1 日至 6 月 30 日，监测范围为以县（区、市）为单位的所有乡（镇）。

为了加强监测工作的深度和广度，我省在保证国家方案要求的监测任务外，从 2004 年起增加了下半年的半定量监测工作，在全国范围内率先实行了全民盐碘的半定量监测，监测的抽样方法沿用了定量监测的抽样方法。此外，由于我省黄泛平原部分地区属于水源性高碘地区，采用五五布点的抽样方法，对高碘地区进行了无碘盐的半定量监测工作。这项工作的开展，在一定程度上完善了全国监测方案的连续性与时效性，同时，高碘地区的监测将有效地防止高碘对人群的危害，保障了高碘地区人民的健康安全。

依据国家标准《食用盐碘含量》（GB26878—2011）及我省食用盐碘含量执行标准，根据卫生部等部委《关于做好实施食用盐碘含量标准工作的通知》（卫疾控发〔2012〕10 号）、江苏省《关于做好食用盐碘含量标准实施工作的通知》（苏政血办〔2012〕2 号）中"2012 年 3 月 15 日前生产的碘盐产品可以继续销售到保质期结束，产品未注明保质期的，可以销售到生产日期后三年"的通知精神，2012 年 3 月以后，我省将在一段时间内（过渡期）存在新旧含量碘盐并存的局面。针对上述实际情况，2012 年我省依据《全国碘缺乏病监测方案（2012 年）》，修订了《江苏省碘缺乏病监测方案》中碘盐监测方法和内容，明确了过渡期各层次合格碘盐的判定标准。要求除继续开展居民户食用盐碘含量（含高碘地区及非高碘地区）监测外，2012 年继续开展盐业生产层次和批发层次盐碘含量监测，对全省省级定点生产企业仍每月监测一次，对批发层次的监测频次略有调整，由原来每月一次调整为从 2012 年 4 月起双月监测一次；同时在全省 13 个县（区、市）增加开展了零售层次食盐品种和盐碘含量监测，从 2012 年 5 月开始每单月监测一次。除省级定点企业生产层次新生产供应我省合格碘盐范围为 18～33 mg/kg（平均含量为 25 mg/kg）外，其他层次（批发、零售、居民户层次）合格碘盐均以新标准下限和旧标准上限即 18～50 mg/kg 为合格碘盐判定标准（实际上是在过渡期内放宽了上述层次合格碘盐的合格判定范围）。对生产、批发、零售层次不再采用批质量合格率进行评判，只对其均数、标准差、变异系数、最大值、最小值等指标进行统计。

多年的监测结果显示，我省各层次碘盐三率一直保持较高的水平，为各级卫生行政主管部门及盐务部门提供了大量的科学数据，对我省消除碘缺乏病的进展与进程的评价和策略制定奠定了科学基础。

5. 部门协作，齐抓共管　为了加强食盐市场的监督管理，1994 年以来，全省实行政府牵头，卫生、盐业、公安、交通、工商、质技监等多部门联合开展整顿食盐市场秩序，在全国首开联合执法之先河。配合盐务部门开展专项整治活动——食盐安全"烈火行动"、"食盐安全访万家"活动、"护苗行动"、在碘盐覆盖较低的地区开展"创建食盐安全村"等活动，有力地净化了盐业市场，保持了居民食盐市场的稳定。

　　针对部分盐产区管理体制不顺，地方保护等原因造成私盐屡禁不止等现象，在卫生部、联合国儿基会、当地政府的支持下，我省卫生、盐业等部门积极为政府出谋划策，争取政策和经费支持。一方面坚决取缔非法小盐场，从根本上堵住源头，对体制不顺的制盐企业进行改造重组，统一管理；另一方面压缩生产能力，做好盐民的思想工作，实行"退盐转养"，"退盐转农"，签订《民营盐田改产责任书》，实行产业结构式调整，并采取"三年内免征税收"和"转产补贴"的政策，受到了盐民的拥护和欢迎。食盐市场的有效监管有力地促进了我省碘盐覆盖率的提高。

　　监测过程中，疾控部门对碘盐生产加工、批发企业以及居民食用盐两层次监测过程中发现非碘盐和不合格碘盐后，会同盐务管理人员及时对有问题地区进行溯源调查，并将监测结果上报上级主管部门，针对出现的问题，卫生行政、盐业部门对出现的非碘盐作了及时的处理，保证居民食用合格碘盐。

　　连云港市、宿迁市、无锡市等地区在入户碘盐监测时，得到了当地盐业部门的大力支持，采取"以整袋碘盐换监测采样所需盐"这种以盐换盐的形式开展监测，增进了群众对工作的理解，受到群众欢迎。

　　工作中，我省碘缺乏病防治专业人员和盐务部门工作人员还抓住机会，走进社区和乡镇，深入居民家中，大力宣传食用碘盐和碘缺乏病防治知识，发放宣传手册和宣传用品，以群众喜闻乐见的形式开展健康教育工作，树立了全省碘缺乏病防治人员"亲民爱民，为民服务"的良好形象。

四、存在问题与对策

　　我省在碘盐工作中取得了显著成绩，表现为多层次的监测覆盖面和碘盐合格率从全省水平看都保持了较高的水平，各级疾控机构能认真执行我省的监测方案，尤其是居民户层次，我省所有县（区、市）均开展了定量监测工作，各县（区、市）都能按照方案要求采集盐样，绝大部分地区开展了人群碘营养监测工作，保证了监测覆盖面，这些成就得益于各地卫生行政主管部门对碘盐监测工作的重视和各级盐务管理部门对本项工作的大力支持。

　　近几年的监测结果也反映出无论是生产批发层次还是居民户层次还存在一定的问题：生产层次对食盐加碘含量新标准的执行有一个适应和调整期，生产、批发企业仍零星检测到不合格的碘盐；在县级水平，有个别市县碘盐三率波动较大，有工作下滑的危险，这些现象充分说明防治形势不容乐观；各市间碘缺乏病防治的碘盐监测水平的发展不平衡现象依然存在；一些地区实验室检测设备老化，影响了检测结果的准确程度；个别地区人员承担项目过多，一定程度上影响了项目的执行进度；2012年还新发现海藻碘盐在半定量检测和定量检测中均需要采用特定的试剂和方法才能保证不出现假阴性结果。

　　针对存在的诸如一些地区经费不足、非碘盐率居高不下、软件使用、采样困难等问题，未来，各级机构要采取针对性措施努力解决。一方面，政府和有关部门应加大干预力度，保证监测经费的落实，同时加强与盐业等相关部门的合作，共同解决防治工作的薄弱环节，特别要加强市场监管工作，加强与有关部门通力协作，制定切实可行的措施，加大依法打击非碘盐的力度。对防治成果出现反弹滑坡的地区，相关部门一定要给予高度重视，通过采取必要的措施，进一步巩固已经取得的成果，建立健全消除碘缺乏病的可持续发展机制；另一方面，继续加强质量控制工作，加强对非碘盐存在较多地区的督导健康教育宣传工作，省、市级疾控机构做好基层监测方案及监测信息系统软件的培训等工作，保证我省碘盐监测工作的高效持续发展。

江苏省疾病预防控制中心

王培桦　尚莉　陈智高　何颖霞　周永林

张庆兰　张婧婧　汪庆庆　陈晓东　徐燕

第十一节　浙江省1995—2011年碘盐监测工作体会

消除碘缺乏病是一项长期工作，浙江省是碘缺乏病流行最广泛的地区，坚持普及碘盐是持续纠正人群碘营养缺乏的唯一有效途径。十多年来，浙江省通过实施全民食盐加碘为主的综合防治措施，使人群碘营养状况总体得到很大的改善。在卫生部、NTTST和中国疾控中心的指导和帮助下，省、市、县三级碘缺乏病（碘盐监测）网络已经形成和运行，步入规范化发展轨道，并在2010年浙江省实现消除碘缺乏病目标和完善消除碘缺乏病的长效工作机制中起到重要的作用，现将我们的主要做法和体会汇报如下。

一、碘盐监测结果

浙江省碘缺乏病防治主要经过抽样调查、普查、防治、监测和考核评估阶段。1984年通过抽样调查和普查，确定全省划为地甲病病区的乡有1247个，分布在9个市（地）中的52个县（区、市），病区总人口1118万人。病区乡共有碘缺乏病患者831 206人，居民平均患病率为8.1%，7~14岁儿童甲状腺肿大者532 020人，肿大率为32.6%，其中东阳市患病率达64.06%。同时全省发现可疑地方性克汀病134人。1985年起，我省在开展普服碘盐试点工作的基础上，对地甲病病区逐步推广供应1/3万~1/5万碘盐。部分县市区开展了碘盐监测工作，但由于条件的限制，监测缺乏系统性且多为半定量监测。1993年，国家召开消除碘缺乏病目标动员会后，浙江省组织对平原和海岛人群的碘缺乏状况进行摸底调查。调查结果显示，浙江省除原52个病区县外，平原、海岛也存在碘缺乏危害，并确定浙江省全省均属缺碘地区。从此，全省在加强病情和碘盐监测的同时，进一步加大了普及碘盐的工作力度。浙江省从1995年开始全民食用碘盐，从此开始浙江省碘缺乏病加强监测工作，并且在1995年、1997年、1999年、2002年按照全国统一部署开展碘缺乏病监测的方案要求，按PPS法每次抽取30个县（区、市），开展碘盐、病情监测；在其他年份以省级重点监测点的形式开展碘盐及病情监测。从2004年开始根据卫生部"卫办疾控发〔2004〕8号"和浙江省卫生厅、省盐务局"浙卫发〔2004〕80号"文件的精神，全省各县（区、市）疾病预防控制中心按照《全国碘盐监测方案（修订）》和《浙江省碘盐监测实施细则》以及后来的《全国碘缺乏病监测方案》要求，在中国疾控中心、卫生部消除碘缺乏病国际合作项目技术指导中心（NTTST）的指导和帮助下，浙江省碘盐监测工作逐步形成了制度化、常规化和网络化；2010年全省共监测食用盐26 217份，碘盐覆盖率为97.32%，碘盐合格率为98.02%，合格碘盐食用率为95.41%。全省实现了《消除碘缺乏病目标县级考核评估》的目标。浙江省碘盐历年监测汇总见表 4 – 19。

表 4 – 19　浙江省居民用户碘盐监测结果（1995—2006）

监测年份	份数	非碘盐（份）	非碘盐率（%）	合格份数	碘盐合格率（%）	合格碘盐食用率（%）	中位数（mg/kg）
1995	1 200	600	50.00	300	25.00	—	—
1996	206	25	12.14	169	82.04	—	—
1997	1 194	152	12.73	945	79.15	—	—
1998	2 000	117	5.85	1 802	90.10	—	—
1999	1 200	61	5.08	1 013	84.42	—	—
2000	2 198	26	1.18	2 116	96.27	96.27	—
2001	560	64	11.43	496	88.57	94.32	—
2002	2 640	125	4.73	2 409	91.25	91.25	—
2003	17 522	816	4.20	15 925	92.99	89.36	30.7
2004	23 452	1 393	6.31	21 173	95.93	90.08	30.5
2005	23 767	1 044	4.16	21 921	96.39	92.46	30.5
2006	26 059	902	3.37	24 519	97.23	93.99	31.0
2007	26 402	685	2.38	25 142	97.70	95.40	31.0
2008	26 383	605	2.14	25 141	97.58	95.51	30.8
2009	26 305	618	2.20	25 024	97.49	95.35	30.5
2010	26 217	736	2.68	24 982	98.02	95.41	29.6
2011	26 273	983	3.70	24 596	97.23	93.66	28.1

二、做法

1. **建立完善的碘盐网络管理体系**　碘盐监测作为碘缺乏病监测工作的重要组成部分，浙江省自 1995 年开始就严格按照《全国碘缺乏病监测方案》的要求开展了碘盐的日常监测工作，采用 LQAS 法进行抽样检测。2003 年前，浙江省经历了以碘盐半定量监测为主、结合全定量分析开展碘盐监督监测工作；2004 年按照卫生部办公厅《全国碘盐监测方案（修订）》（卫办疾控发〔2004〕8 号）文件精神，制订了《浙江省碘盐监测实施细则》，要求各地在碘盐生产加工或分装和批发企业、居民用户两个层次开展碘盐监测工作并认真组织实施，明确了各地应将此项工作列入当地碘缺乏病防治的经常性工作项目，所需经费列入同级财政项目预算，是否开展碘盐监测列入当地碘缺乏病防治工作中"领导重视、部门协作、群众参与"的可持续消除运行机制的内容；到 2005 年全省 90 个县（区、市）实现碘盐监测全覆盖，从此浙江省碘盐监测网络建立完成。在各级卫生行政部门和疾控中心领导重视和关怀下，在每年召开的全省碘缺乏病防治工作会议上，省疾控中心碘缺乏病碘盐监测作为年度的一项重要工作，要求各有关单位要设专人负责这项工作。市、县疾控中心领导也很重视一年一度的碘盐监测工作，在人力、物力和时间方面进行很好的安排。从2003—2012 年监测结果表明：浙江省碘盐各项指标都稳定在较高的水平，特别是从 2005 年开始浙江省碘盐覆盖率维持在 95% 以上、居民户合格碘盐食用率在 90% 以上。

2. 碘盐监测促进碘缺乏病防治队伍建设和实验室建设　碘盐监测需要一批业务水平过硬的防病人员和实验室人员，并且需要加强实验室的硬件建设。所以加强人才培养、造就一支高素质的防治队伍是碘盐监测网络运行正常化的基础，我省各级卫生行政部门把建设一支高素质的地方病防治队伍作为头等大事来抓，加大对基层人员的培训力度，提高基层人员的防治技术水平。为了提高疾控监测人员和实验室人员技术水平，省疾病预防控制中心采取集中培训、现场指导、开会学习等多种形式，加大对各级实验室人员的培训力度。每年 NTTST、国家碘缺乏病参照实验室举办的技术培训研讨会，省疾病预防控制中心除派人参加外，还组织市、县级专业技术人员一起参加，增加学习新技术、新方法的机会。参加各类学习的人员回来后要在科室的业务学习时进行介绍和授课，让更多的人员学到新的知识。省疾控中心定期举办各类的培训班，加强对各级防病、实验室人员的培训。先后举办多期地方病流行病培训班、地方病检验技术培训班、碘缺乏病新技术继教培训班等，提高了各级碘缺乏病防病和实验室人员的技术水平，促进了碘盐监测网络的良性运行和规范发展。同时为保证碘盐监测的质量，浙江省各级碘缺乏病实验室的设备和实验条件有了显著的改善。

3. 为碘缺乏病监测评估提供技术支持　可靠的碘盐监测，保证了碘缺乏病监测和评估工作的实施。由于我省各级碘盐监测工作的有效运行，各市、县级有效地承担了碘盐日常监测工作，各地碘盐监测的结果通报，反馈给有关部门，为盐业等部门打击非碘盐冲销、持续普及碘盐消除碘缺乏病起着重要作用；这些监测结果对了解掌握碘缺乏病防治现状及制定消除碘缺乏病防治策略提供了科学的依据；为 2011 年在浙江省实现消除碘缺乏病目标县级考核评估提供重要的依据。

三、存在的主要问题

历年监测结果表明，我省的碘缺乏病防治形势不容乐观，部分地区非碘盐冲销比较严重，与持续消除标准还有些差距，具体表现在以下几个方面：

1. 可持续消除碘缺乏病的工作机制有待加强　有关部门各司其职、联系、配合不够；以盐业部门保证供应合格碘盐、卫生部门加强防治与监测、人民群众自觉抵制非碘盐的格局在我省还没有完全形成。

2. 碘盐卫生监督执法不力、存在非碘盐冲销现象　由于对非碘盐供应点的管理不力，存在非碘盐冲销等问题，有待相关部门协调解决。

3. 监测工作发展不平衡　因牵涉经费投入、规范化管理和监测人员等问题，盐业与卫生部门之间的经常性监测配合不够。

四、工作建议

碘缺乏病防治工作是一项长期的、艰巨的工作，为确保达到持续消除碘缺乏病的目标，根据目前我省存在的问题和工作的实际情况，我们将进一步做好以下工作：

1. 加强领导，明确职责　进一步提高对碘缺乏病防治工作的长期性、经常性和艰巨性的认识，各有关部门要切实履行各自职责，密切配合，保持和完善可持续运行的工作机制，把防治工作纳入本地区经济和社会发展总体规划，周密部署，狠抓落实。

2. 强化管理，加大执法力度　特别是在产盐区和蔬菜加工区，要加强碘盐普及力度，严格查处非碘盐。要依法执政，强化对碘盐生产、流通、贩运、销售各个环节的监督和管理，保障食盐加碘措施的有效落实。

3. 深入开展宣传教育，增强群众防病意识　特别要加强重点地区（产盐区和蔬菜加工区、边远地区）和重点人群（新婚育龄、孕妇、哺乳期妇女和 2 岁以下的儿童）的群防群治工作。将碘缺乏病防病知识纳入学校教育内容。

4. 加强监测评估，实行科学防治　进一步完善碘缺乏病病情信息网络。加强碘缺乏病病情和相关危险因素的监测，准确、及时、定量地分析和预测全省碘缺乏病病情和流行趋势，准确掌握病情动态，为调整防治策略、制定防治规划、考核评估防治效果提供科学依据。疾控中心对监测人员考核，碘盐监测要强调数据的准确性，而不是监测指标。

5. 加强执法管理　近年来中心城区非碘盐上升的趋势，主要来自盐业部门的非碘盐销售点，因此有关部门有义务加强管理，普及公众健康知识，卫生部门要加强碘缺乏病监测工作。

浙江省疾病预防控制中心

朱文明　楼晓明　周金水　黄学敏　毛光明

第十二节　安徽省 1995—2012 年碘盐监测工作总结

一、背景

碘缺乏病是由于外环境缺碘而导致机体碘摄入不足，造成机体以甲状腺激素合成不足为主要发病机制的综合征。我省绝大部分地区属缺碘地区，尤其是皖西大别山区和皖南山区由于自然环境极度缺碘，曾是我省严重的碘缺乏病流行区。据 20 世纪 50 年代初我省山区地方性甲状腺肿的流行病学调查，人群地方性甲状腺肿患病率平均为 53.7%，80 年代初对全省 82 个县市 3509 个乡镇 3508 万人口进行流行病学调查，确定 45 个县（区）为地方性甲状腺肿病区，检出地方性甲状腺肿患者 131 万余人，平均患病率为 11.27%；检出地方性克汀病（呆小症）患者 31 364 人，患病率 0.55%。流行病学调查显示，这些地区的自然环境缺碘直接导致了地方性甲状腺肿和地方性克汀病的发生。在各级党委、政府的高度重视下，我省通过在病区广泛实行食盐加碘、使用碘油制剂等防控措施，1987 年实现了基本控制地方性甲状腺肿和地方性克汀病的目标。

1994 年国务院颁布的《食盐加碘消除碘缺乏危害管理条例》规定："国家对消除碘缺乏危害，采取长期供应加碘食盐为主的综合防治措施"。为了贯彻落实这一法规，安徽省人民政府发布了《安徽省食盐加碘消除碘缺乏危害管理实施办法》。我省自 1995 年 10 月份开始推行食盐加碘并逐步在全省范围内实现了全民普食碘盐的目标。为掌握全省碘盐质量，省卫生厅发布了《安徽省碘缺乏病防治监测方案》，以县为单位，开展碘盐及碘缺乏病病情监测工作。2000 年，经国家碘缺乏病评估组现场评定，我省实现了消除碘缺乏病阶段目标。此后我省在监测和调查工作中发现，皖北地区少数县（区、市）居民饮用水源中碘含量较高，经疾病预防控制机构对这些地区全面调查，省卫生厅确认宿州市砀山县所有乡镇，萧县、灵璧县和淮北市杜集区的部分乡镇共有 37 个乡镇属于水源性高碘地区，涉及人口197.2 万人，占全省人口的 2.95%。2007 年，经省政府同意，在上述 37 个乡镇停供加碘食盐，改为供应不加碘食盐。这表明在全省范围内，以"因地制宜、分类指导、科学补碘"的措施得到了较好落实。

2004 年，国务院发布了《全国重点地方病防治规划（2004—2010 年）》，我省人民政府依据国家规划制定并发布了《安徽省重点地方病防治规划（2004—2010 年）》。2010 年，经县级自评，市级复评和省级抽评，全省所有 104 个缺碘县（区、市）达到了《全国重点地方病防治规划（2004—2010 年）》控制目标。此后，碘缺乏病防控工作进入巩固防治成果阶段。

二、碘盐监测工作的实施

1. 制定碘盐监测方案　1994 年，我省开始实行全民普食碘盐，为掌握食盐市场加碘盐的质量，省卫生行政部门及时制定了《安徽省碘缺乏病防治监测方案》（试行），以县为单位，开展碘盐监测工作，至 2012 年，此方案共修订 5 次。

2. 技术培训　由省级防治机构定期分别举办碘盐监测方案和盐碘检测技术培训班，市级和县级专业技术人员参加，统一方法和技术，并及时解决监测工作中发现的问题。

3. 质量控制　开展质量控制是保证碘盐监测数据具有可靠性和代表性的重要步骤，包括监测点的选择，样品的采集、保存和检测，数据的整理和上报，贯穿整个监测工作的始终。我省每年由各市为所辖县区随机抽取并确定碘盐监测的乡镇和村，县级专业技术人员负责入户采集食盐样品，交接检验科检测。检验科必须参加当年全国的碘盐检测外质控考核，考核结果被评为合格后方可开展样品的检测工作。检验科完成检测后将检验报告报至专业科室，专业人员将数据录入报表系统，并撰写当年碘盐监测报告。市级专业人员负责对县级录入的碘盐监测数据进行审核，确认后报至省级专业机构。省级专业机构对各市的数据审核并确认，上报至省级卫生行政主管部门和上级业务主管机构。

4. 开展督导检查　各县区在开展碘盐监测的同时，由市级专业机构负责对所辖县区进行现场督查指导，保证采样环节的真实性和代表性。县区完成监测任务并上报数据经市级审核确认后，省级专业机构随机抽取部分县区开展现场督导核实，深入乡村，走访被监测户，核对监测户姓名等监测信息；在县级专业机构查阅监测报表和实验室检测原始记录，以及实验室的内外质量控制措施；核对实验室的留验样品数量，随机抽取监测样品总数的5%，带回省级专业机构复核比对。

5. 监测结果报告与反馈　各县区专业机构在完成监测工作后，总结分析当年的监测结果，撰写碘盐监测报告，并将报告上报卫生行政主管部门和上级业务机构，同时反馈给同级相关部门，及时解决监测中发现的问题。

三、我省碘盐监测主要指标结果

自 1994 年我省开始实行全民普食碘盐以来，在各级卫生部门的领导和专业机构的共同努力下，按照碘盐监测方案的要求，完成了碘盐监测工作。1994—2000 年，全省合格碘盐食用率逐步提高，见图4－7（数据来源于历年的年报表、监测报告）。

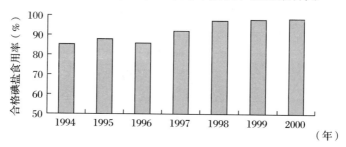

图4－7　安徽省居民合格碘盐食用率（1994—2000）

2000年，我省实现了国家消除碘缺乏病阶段目标。2010年全省所有缺碘县区达到了《全国重点地方病防治规划（2004—2010年）》控制目标，进入巩固碘缺乏病防控成果阶段。至2012年，全省碘盐监测各项指标保持较高水平，并且相对稳定，见图4－8。

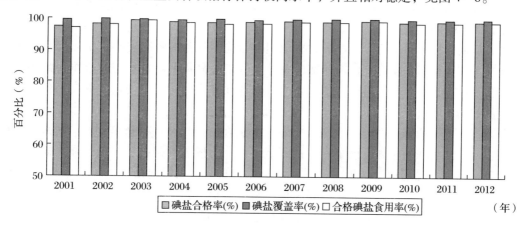

图4－8　安徽省居民碘盐监测指标（2001—2012）

2007年，经省政府批准，我省高碘地区自8月份停供加碘盐，在卫生、盐业等部门的共同努力下，全省高碘地区的居民不加碘食盐率逐年提高，见图4－9。

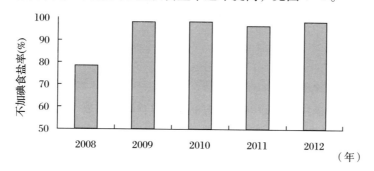

图4－9　安徽省高碘地区居民不加碘食盐率（2008—2012）

四、我省碘缺乏病防控工作的主要做法与经验

1. 政府领导，实行地方病防治目标责任制，充分发挥政府职能　新中国成立以后，安

徽省多种地方病流行严重，省委、省政府高度重视地方病防治工作，成立了省地方病防治领导小组，由省委、省政府分管领导任组长，各相关部门任成员单位，统一指挥协调全省的地方病防治工作，各市、县政府也成立了相应的领导组织。每年省政府与市政府签订碘缺乏病等地方病防治目标责任状，年终对各地开展检查，并将考核结果进行通报。在各级党委、政府的共同努力下，我省的碘缺乏病防控工作取得了显著成效。

2. 落实经费，保证地方病防控工作的顺利开展　省政府把全省碘缺乏病防控经费列入财政预算，各级政府投入配套资金，每年财政和卫生部门联合发文将经费直接拨付到卫生部门或防控机构，从而保证了全省碘盐监测工作的顺利开展。

3. 卫生部门认真开展碘盐监测工作　省卫生行政部门制定《全省碘缺乏病防治监测方案》，各级专业机构职责明确，依据方案开展监测工作。省、市级专业机构负责对县级机构进行技术指导和督导检查。

4. 加强碘盐监测采样和实验室检测环节的质量控制　样品必须具备真实性和代表性，做好采样环节的质量控制是碘盐监测工作的关键之一，每年市级专业机构为所辖的县级机构严格按照方案的规定随机抽取监测点，县级机构的专业人员在确定的监测点采集居民户食用盐，从而保证了样品的代表性。我省承担碘盐检测任务的各级实验室每年都参加全国的外质控考核，只有考核结果合格的实验室才能开展样品检测。省疾控中心每年购买一定数量的盐碘标准物质，提供给市、县级实验室，在开展样品检测中使用，提高了各实验室盐碘检测数据的质量。

5. 科学利用碘盐监测信息　县级机构专业人员在居民户开展碘盐监测时，对采集的样品先用半定量试剂现场检测，该半定量试剂能够检测出碘酸钾碘盐、川盐、强化盐等常见盐的含碘量，记录现场检测结果。如果检测出非碘盐，则立即向居民进行健康教育宣传，让他们主动拒绝非碘盐。调查购买途径、样品来源等信息，形成调查报告，上报给卫生主管部门，并反馈给同级盐业部门，盐业部门做进一步的调查并采取相应的监管措施。

6. 盐业部门大力加强食盐市场监管力度，建立完善的食盐供销网络，保障缺碘地区的碘盐和高碘地区的不加碘食盐的正常供给　联合公安、工商、质监等部门严厉打击贩卖私盐、非碘盐以及用工业盐冒充食盐的违法行为，情节严重的，移送司法机关，保证全省食盐市场的净化和稳定。对食品加工生产企业、学校等单位的食用盐开展检查指导，促使他们正确使用合格碘盐。

7. 大力开展多种形式的健康教育宣传活动　每年的碘缺乏病宣传日，省、市、县的卫生、盐业、教育、质监、工商等部门联合开展现场宣传，通过专家咨询、发放宣传单、摆放大型展板等形式，使缺碘地区的居民充分了解碘缺乏病的危害和预防控制方法以及高碘地区碘过量可能带来的风险、指导群众食用不加碘食盐，形成群众积极参与的良好局面。

8. 通过碘盐监测，结合人群碘营养调查，选择适宜本省情况的食用盐碘浓度　贯彻落实"因地制宜、分类指导、科学补碘"的原则，完善政府领导、部门协作、群众广泛参与的长效工作机制，使我省的消除碘缺乏危害工作得到可持续发展。

安徽省疾病预防控制中心

李卫东　赵立胜　张建勤　王岩

许娟　姜静静　虞晨　张滔　徐署东

第十三节　福建省1995—2012年碘盐监测工作回顾

碘缺乏病在福建省流行历史悠久，是严重危害我省人民身体健康的主要地方病之一。据1976年和1988年两次调查，全省确定54个县（区、市）为碘缺乏病区。1995年在全省范围内开展碘缺乏病流行病学调查，进一步证实了历史上认为"非病区"的沿海县（区、市）同样存在碘营养不足的公共卫生问题。为消除碘缺乏病，1995年后省政府决定在全省范围内开展供应碘盐工作。通过实施以食盐加碘为主的综合防治措施，2000年我省实现了基本消除碘缺乏病的阶段目标。特别是在"十一五"期间，在省委、省政府的领导和重视下，经过各级人民政府、各有关部门以及广大地方病防治工作者的艰苦努力，进一步完善了"政府领导、部门协作、社会参与"的碘缺乏病防控工作机制，认真落实食盐加碘消除碘缺乏病综合防控措施，按照《食盐加碘消除碘缺乏危害管理条例》规定和《福建省碘缺乏病监测实施细则》，狠抓碘盐质量监督，完善食盐市场监管，加强了对碘盐监测工作，防止非食用盐、非碘盐和不合格碘盐流入食盐市场，我省碘缺乏病防治工作取得了显著成绩。截至2010年底，我省在省级水平达到消除碘缺乏病的阶段目标，96.4%的县（区、市）达到消除碘缺乏病阶段目标。

一、福建省碘盐监测系统建立的历程

1. 起步阶段　我省对碘缺乏病的监测最早是始于对碘盐质量的监测。1983年8月省卫生防疫站根据省委（82）46号关于批转《福建省地方病防治工作会议纪要》的通知精神，下发了《关于防治地甲病并开展碘盐监测工作的通知》，要求各级卫生防疫站做好碘盐监测工作。1985年8月省卫生厅、轻工厅、供销社、物价委员会联合印发了《关于制订〈碘盐监测和管理办法〉的通知》，1986年6月省卫生厅、轻工厅、供销社、物价委员会下发了《关于贯彻执行〈福建省碘盐监测和管理办法〉的补充意见的通知》。

2. 规范阶段　随着碘缺乏病防治工作的深入，1990年10月，根据卫生部颁发的《全国碘缺乏病监测方案》，我省监测工作做了相应的修订。省卫生厅以闽卫地〔1990〕713号向各地、市卫生局，各有关县、区卫生局下达了《关于建立碘缺乏病监测点的通知》，1995年5月，省卫生厅根据卫生部《关于下发〈碘缺乏病防治监测方案〉（试行）的通知》要求，修订并下发了《关于印发福建省碘缺乏病防治监测方案的通知》（闽卫地〔1995〕335号）。

3. 巩固阶段　根据卫生部卫办疾控发〔2001〕49号《卫生部办公厅关于印发〈全国碘盐监测方案（试行）〉的通知》精神，2001年开始每年每县按照9个乡镇288份样本开展碘盐监测。为加强全省碘盐监测工作，提高碘盐监测的科学性、及时性，从2001年第二季度起，全省各设区市开始通过碘盐监测信息系统，上报监测数据。为了全面贯彻落实《卫生部办公厅关于印发全国碘盐监测方案的通知》（卫办疾控发〔2004〕8号），落实我省的碘盐监测工作，根据全国碘盐监测会议精神及卫生部新颁布的碘盐监测方案的要求，2004年3月省卫生厅结合我省实际，印发了《福建省碘盐监测实施细则》（闽卫疾控

〔2004〕52 号）。2012 年按照卫生部疾病预防控制局的要求，为进一步增强监测方案的可操作性，中国疾病预防控制中心地方病控制中心印发了《碘缺乏病监测方案》等 6 个地方病监测方案的通知（中疾控地病发〔2012〕6 号），省疾控中心结合我省实际情况，修订了《福建省碘缺乏病监测实施细则》（闽疾控〔2012〕137 号）印发各地执行。

二、居民户碘盐监测主要结果

1. 1995—2000 年采用 LQAS 法开展居民户碘盐监测　监测数据显示，1995 年第二至第四季度全省半定量监测居民户 245 批，合格碘盐食用率 75.1%；1996 年半定量监测居民户 409 批，合格碘盐食用率 75.1%；1997 年全省第一至第四季度监测居民户 6568 份，合格率 89.9%；1998 年第一至第四季度居民户 7487 份，合格碘盐食用率 94.30%；1999 年全省第一至第四季度定量监测居民户 8209 份，合格碘盐食用率 95.7%。

2. 2001—2012 年采用居民户随机抽样　监测数据显示，2001 年后，我省仅有 2002 年、2005 年两个年度碘盐覆盖率 <95%，而 2006 年后每年碘盐覆盖率 >95%，合格碘盐食用率也在 90% 以上，达到持续消除碘缺乏病目标，见表 4 - 20 和图 4 - 10。

表 4 - 20　福建省居民户碘盐监测结果（1995—2012）

年份	例数	碘盐覆盖率（%）	合格碘盐食用率（%）	碘盐合格率（%）	非碘盐率（%）
1995	245*		75.1		
1996	409*		75.1		
1997	6568		89.9		
1998	7487		94.3		
1999	8209		95.7		
2000	8541	97.9	92.0	94.0	2.1
2001	20821	97.8	95.9	98.0	2.2
2002	24865	94.1	92.0	97.5	5.9
2003	24711	96.6	94.3	97.6	3.4
2004	24006	96.0	93.6	97.4	4.0
2005	24229	94.2	92.5	98.2	5.8
2006	24258	96.1	93.8	97.6	3.9
2007	24232	96.9	95.6	98.6	3.1
2008	24248	97.0	95.2	98.1	3.1
2009	24267	97.7	96.3	98.6	2.3
2010	24264	97.9	96.1	98.2	2.2
2011	24277	98.2	97.0	98.7	1.8
2012	24960	97.9	95.9	98.0	1.9

注：*批。

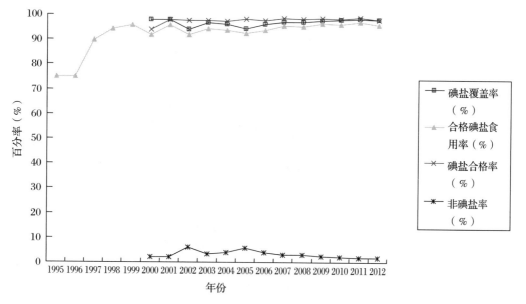

图4-10　福建省居民户碘盐监测结果变化趋势（1995—2012）

三、碘盐监测在消除碘缺乏病中发挥了巨大的作用

1. 碘盐监测为政府制定消除碘缺乏病防治策略提供了重要依据　我省各级疾控机构每年居民户碘盐监测结果为政府制定防治规划、策略和干预措施提供了重要依据。2001年省卫生厅就福建省碘缺乏病防治工作情况和监测发现的问题向省政府领导做了专题报告，引起了省政府领导的高度重视，时任省长习近平同志做了重要批示："消除碘缺乏病事关广大人民群众身体健康，各级政府和有关部门要认真、细致、扎实地做好这项工作。碘缺乏病的消除和防治不能搞'无米之炊'，各级财政均应给予一定的财力支持。加强碘盐市场管理，结合整顿经济秩序，坚决打击销售非碘盐和伪劣碘盐的违法行为，防止非碘盐和伪劣碘盐进入市场。加快盐业结构调整，清理、整顿小盐场，把好生产环节的关口，从源头上制止非碘盐和伪劣碘盐流入市场。"为进一步落实省领导关于福建省消除碘缺乏病工作的重要批示，2001年11月6日省政府召开了全省消除碘缺乏病工作电视电话会议，下发了《福建省人民政府办公厅转发省卫生厅等部门关于进一步加强消除碘缺乏病工作意见的通知》（闽政办〔2001〕186号）。2002年省委、省政府出台了《关于进一步加强农村卫生工作的实施意见》，提出"到2010年100%的县（区、市）实现消除碘缺乏病目标"。2003年10月在北京召开的持续消除碘缺乏病国际会议上，时任副省长汪毅夫同志亲自到会向与会的国内外的来宾做了题为"认真履行政府职责持续消除碘缺乏病"的演讲，介绍了福建省在持续消除碘缺乏病工作中通过加强领导、中小学健康教育、盐业结构调整方面所取得的成功经验，并表示福建省将进一步加大工作力度，切实加强宣传教育，扩大中小学健康教育示范点，加大盐场废转力度，不断提高碘缺乏病防治水平，为人民健康造福，这表明省政府对人民群众健康的高度负责，对做好消除碘缺乏病工作的信心和决心。2005年省政府制定《福建省地方病防治规划（2005—2010年）》，提出"到2005年，以省为单位实现消除碘缺乏病目标；到2009年，以县为单位全省95%以上的县（区、市）实现消除碘缺乏病目标"的目标。

2012年省政府制定《福建省"十二五"地方病防治规划》，提出"持续消除碘缺乏危害。漳浦、东山、平潭等3个县达到消除碘缺乏病标准，其他县（区、市）保持消除碘缺乏病状态；有效防止地方性克汀病的发生；人群碘营养水平总体处于适宜状态"的目标。

2. 碘盐监测推进了我省消除碘缺乏病的进程　通过开展碘盐监测发现，我省未能在2000年如期达到消除碘缺乏病阶段目标的县、市大部分都在沿海地区，这些地区食盐产销矛盾十分突出，盐场分布零散，生产规模小，管理能力弱，相当多的小盐场以贩卖私盐冲销碘盐市场来维持生计，不法盐贩以低于碘盐的价格销售私盐，扰乱了碘盐市场的正常供应，严重制约了防治工作的开展。为此福建省人民政府办公厅于2000年下发了《关于加快我省盐业结构调整实行食盐生产总量控制的通知》文件，要求各产盐市（县）对生产规模小、劳动生产率低或产品质量差或不依法经营的盐场实行废转。2005年针对我省个别地区非碘盐问题较为严重的状况，黄小晶省长亲自主持召开省长办公会议，决定在全省范围内组织开展整顿和规范盐业市场秩序专项整治，以省政府的名义召开了全省整顿和规范盐业市场秩序工作会议，部署在全省范围内开展整顿和规范盐业市场秩序专项整治行动，明确分工，落实责任。到2005年末我省盐业产能结构调整工作基本完成了预期目标，盐业生产面积从1998年初的123万公顷调整到62万公顷，全省累计废转小盐场145家，废转盐田60.36万公顷，压缩产能40多万吨，十多年来从这些小盐田流出的私盐对我省食盐市场的冲击问题已基本解决。同时为了解决盐场盐民食用碘盐的问题，2005年省卫生厅、省盐务局联合下发了《关于加强我省产盐区居民食用合格碘盐工作的通知》，改善了产盐区居民长期食用非碘盐的状况，促进了我省消除碘缺乏病进程。

3. 碘盐监测促进了碘缺乏病健康教育在学校的开展　1999年12月，我省开展居民用户碘盐监测试点研究，结果显示全省居民户碘盐覆盖率为91.39%，有13个县在80%～90%之间，另有9个沿海县碘盐覆盖率在80%以下。这些问题地区的群众对沿海地区是否缺碘存在着错误的认识，对碘缺乏的危害认识不足。虽然这些地区的政府和相关部门做了大量的工作，但成效不是很显著。由于上述问题的存在，在2000年国家碘缺乏病评估组和联合国儿童基金会对福建省消除碘缺乏病工作评估后认为福建省仅达到基本实现消除碘缺乏病阶段目标。因此解决"问题地区"碘盐覆盖率是事关福建省达到消除碘缺乏病阶段性目标能否实现的关键。

在联合国儿童基金会的资助下，自2000年起，我省先后在全省沿海12个私盐冲击较严重的县（区、市）福清、南安、晋江、石狮、同安、翔安、漳浦、平和、华安、诏安、莆田和福鼎实施以提高合格碘盐食用率为目标、以盐田废转和目标人群健康教育/健康促进为主要干预措施的消除碘缺乏病综合干预项目。

通过在非碘盐问题地区的县（区、市）学校全面实施以真假碘盐鉴别干预技术为主的师生互动教育的学校—学生—家庭模式健康促进，改变以往卫生宣传单向传播碘缺乏病知识的方式，提高社区学生、家庭主妇对碘缺乏病知识的知晓率、行为正确率，进而提高当地碘盐的覆盖率，达到实现消除碘缺乏病的目的。项目实施后，这些非碘盐问题地区县（区、市）合格碘盐食用率比干预措施实施前有显著的提高，先后有同安区、华安县、石狮市、晋江市、平和县通过了省级消除碘缺乏病阶段目标评估。本项目所探索的在非碘盐问题地区建立行之有效的健康促进模式，对创建可持续消除碘缺乏病运行机制具有深远的影响。

四、经验与体会

1. 领导重视、部门配合是做好碘盐监测的首要条件　消除碘缺乏病是一项社会系统工程，需要有各级领导的重视、多部门的密切配合。我省的碘盐监测工作是在各级领导的重视下进行的，卫生、盐业配合密切，每年省卫生厅都投入大量的经费用于开展碘盐监测，各级卫生部门加强碘盐质量监测工作，确保检测质量，并将监测结果及时反馈给有关部门，为决策提供依据；盐业部门健全行业内产品质量管理体系，对发现的问题及时加以解决，使碘盐监测工作顺利开展。

2. 建立省、市、县三级监测网是搞好碘盐监测的关键　监测是一种连续系统地收集、汇总、分析、解释、分发、报告信息资料和反馈的过程，其目的不在于监测本身，而在于利用资料来分析干预措施的落实及产生的效益。对碘缺乏病的监测来说，突出的要求是评价以食盐加碘为主的综合防治措施的效果和效益。为了严把碘盐出厂质量关，我省各级疾控机构加强对碘盐加工厂的监督、监测工作，对生产企业采取帮、管、促相结合的方法，负责监测碘盐加工厂的疾控机构每月一次到加工厂采样，实施全定量分析，对检测中发现的问题，及时协同厂家处理。经过多年的规范运作，我省大部分县（区、市）疾控机构均按要求完成相应的监测工作，形成县（区、市）疾控机构负责具体监测工作并将监测结果上报设区市疾控中心，再由设区市疾控中心上报省疾控中心。省疾控中心将各设区市上报结果汇总分析，对发现的问题提出解决意见，并报上级机关及有关部门，然后通报至各级疾控机构的制度，使得碘盐监测工作步入可持续开展的轨道。

3. 加强人才培养、造就一支高素质的防治队伍是开展碘盐监测工作的基础　省地方病防治研究所成立以来，就把建设一支高素质的地方病防治队伍作为头等大事来抓，加大对基层人员的培训力度，提高基层人员的防治技术水平。各级卫生部门在业务经费十分紧张的情况下，仍然想方设法把专业人员送出培训。

为了提高碘盐监测质量，我省加强对两方面专业人员的培训。一是现场流调人员，每年通过一会（年会或项目启动会以会代训）、一班（地方病业务骨干培训班）形式，开展相关技术培训，统一思想、统一认识，透彻理解监测方案精神。二是提高基层疾控机构的微量碘的检测技术水平，每年举办地方病实验室检测人员培训班，邀请国内外知名专家授课，同时为了确保碘盐检测的质量，省疾控中心每年组织全省9个设区市和84个县（区、市）疾控机构参加了国家碘缺乏病参照实验室组织的外质控样考核，已连续多年全部通过。我中心还购置了质控样品分发给基层疾控机构，要求在检测监测样品时带入，强化检测质量，以保证数据的准确。通过多年努力，我省打造了一支技术、作风过硬的地方病防治监测专业队伍，圆满完成了每年的碘盐监测任务。

消除碘缺乏病是一项功在当代，利在千秋，造福人民的伟大事业。回顾我省碘缺乏病防治历程，能取得今天的辉煌成果是来之不易的，成绩首先应归功于各级党政部门领导和广大人民群众的大力支持，归功于有关部门的密切配合，归功于各级卫生部门领导和业务指导，归功于历年防治中许多不为名、不为利、工作兢兢业业的地方病防治工作者，他们把自己的智慧和精力都献给了地方病防治事业，为我省消除碘缺乏病做出了不可磨灭的贡献。经过了三十多年的不懈努力，我省碘缺乏病防治工作取得了显著成绩，但我们应该认识到消除碘缺乏病仅是阶段性的防治成果，防治碘缺乏病是一项长期的任务，是一项社会性很强的系统工程，各项防治、监测工作还要坚持不懈地开展下去。今后我们要在各级党委、政府的领导下，以"三个代表"重要思想和科学发展观来指导碘缺乏病防治工作，建立可持续消除碘缺乏病的运行机制，加强以食盐加碘为主的综合性防治措施，加强碘盐监测工作，确保质量合格碘盐的正常供应，巩固消除碘缺乏病的防治成果，为构建和谐社会，实现"中国梦"做出积极的贡献。

福建省疾病预防控制中心
陈志辉　王木华　兰莺

第十四节　江西省2004—2012年碘盐监测结果分析报告

按照国家统一《全国碘盐监测方案》要求，江西省碘盐测工作从2004年每年在全省99个县（区、市）开展监测工作。在各级卫生行政部门的领导下，通过各级疾病预防控制中心碘缺乏病防治专业人员共同努力，每年按要求完成碘盐监测工作，现将该省2004—2012年碘盐监测结果分析报告如下。

一、全省碘盐监测情况

2004—2012年，每年各级卫生行政部门对辖区碘盐监测工作给予了高度重视，保证了碘盐监测工作的顺利进行；省疾病预防控制中心地病所每年均开展碘盐质控抽查和技术指导工作，从而确保全省碘盐监测质量并为监测工作提供了有力的技术支持。

9年来江西省碘盐的监测结果：每年碘盐监测工作覆盖了全省99个县（区、市）的居民户，监测覆盖率为100.0%、有效监测率为100.0%。全省99个县（区、市）均及时上报碘盐监测数据并均按照《全国碘盐监测方案》要求完成了监测，全省居民合格碘盐食用率均在95.0%以上。非碘率控制在2%以下，碘盐中位数为29.19~34.03 mg/kg。这表明江西省碘盐供应正常，绝大部分居民食用合格的碘盐。见表4-21。

表4-21　江西省居民食用碘盐监测结果（2004—2012）

年份	检测份数	合格份数	不合格份数	非碘盐份数	非碘盐率（%）	碘盐覆盖率（%）	碘盐合格率（%）	合格碘盐食用率（%）	均值（mg/kg）
2004	28 446	27 250	668	528	1.86	98.14	97.61	95.80	30.70
2005	28 748	27 482	970	296	1.03	98.97	96.59	96.60	34.03
2006	29 433	28 024	1 094	315	1.07	98.93	96.24	95.21	33.83
2007	28 495	27 412	727	356	1.24	98.75	97.42	96.20	29.80
2008	28 520	27 309	943	268	0.93	99.07	96.45	95.60	30.50
2009	28 656	27 798	709	149	0.48	99.52	97.49	97.03	32.70
2010	28 657	27 849	697	111	0.37	99.63	97.68	97.32	31.70
2011	28 657	28 021	531	105	0.40	99.6	97.9	97.51	30.70
2012	28 657	28 104	445	108	0.37	99.62	98.75	98.07	29.19
合计	258 269	249 249	6 784	2 236	0.87	99.13	97.35	96.35	31.47

二、碘盐监测结果分析

1. 居民用户碘盐监测结果　2004—2012 年江西省 99 个县（区、市）均上报了碘盐监测数据，并完成监测任务。全省 9 年共监测居民用户食用盐 258 269 份，合格 249 249 份，平均碘盐的中位数为 31. 47 mg/kg。不合格 6784 份，非碘盐 2236 份，平均非碘盐率 0. 87%，平均碘盐覆盖率 99. 13 %，平均碘盐合格率 97. 35%，平均合格碘盐食用率 96. 35%（表 4 –21）。

2. 非典盐的来源　通过多年来监测，江西省非碘盐率较高的县（区、市）主要分布在该省会昌境内生产的私盐和新干、樟树产盐区的非碘盐；另一方面来自与该省毗邻省份的走私盐。

三、碘盐检测培训

为进一步提高全省盐碘检测水平，确保江西省碘盐监测数据的可靠性，该省每年都举办了碘盐检测技术培训班，对全省 11 个设区市和 99 个县（区、市）实验室技术人员进行培训，从而提高了专业人员业务水平。

四、碘盐外质控考核结果

江西省 11 个设区市和 30 个县（区、市）疾控中心每年均接受国家碘缺乏病参照实验室碘盐外质控考核，对考核结果不合格单位进行通报，同时派专业人员到现场指导，确保碘盐数据可靠性，本省外质控考核结果近四年合格率达到 100%。

五、碘盐质控抽查督导情况

为确保全省碘盐监测的质量和监测数据的可信度，江西省疾控中心根据《江西省碘盐监测质量控制方案》要求，每年组织有关专业人员对全省 12 个县（区、市）开展碘盐监测质量控制抽查。每次共抽查 11 个设区市的 12 个县（区）24 个乡（镇）的 24 个行政村；调查随访居民 192 户居民家中食用盐采集情况，复核实验室保留的盐样 180 份。历年碘盐质控抽查结果显示：11 个设区市疾控中心能按照《全国碘盐监测方案》要求抽定了所辖县（区、市）本年度开展碘盐监测工作的乡（镇）和村，并填写了乡级和村级碘盐监测抽样登记表；绝大多数县（区、市）疾控中心对碘盐监测工作给予了足够的重视和支持，监测过程中，在执行方案的一致性、样品采集和抽样方法的规范性、检测技术的准确性、资料收集的可靠性和完整性等方面，能够基本上按照《全国碘盐监测方案》的要求执行，并能够及时上报有关监测数据。同时每年将本碘盐监测质量控制抽查结果进行通报，并将抽样结果上报 NTTST 和（省血防所地方病办公室）。

六、存在的问题

江西省碘缺乏病防治工作虽然已取得很大的成绩，防治措施有所加强，但少数地区仍然存在一些问题。

1. 部分县（区、市）程度不同地存在非碘盐冲销，非碘盐一方面来自江西省会昌境内生产的私盐和新干、樟树产盐区的非碘盐；另一方面来自与该省毗邻省份的走私盐。

2. 部分县（区、市）由于实验室人员操作不当和责任心不强，少数盐样复核结果与原检测结果相差较大，单个样品相对误差达 10% 以上，个别县在采集盐样时未对其盐样进行半定量检测。

3. 现场核查中发现少部分县（区、市）疾病预防控制中心在开展居民碘盐监测采样时采集盐样的居民户过于集中，未能按方位有效地覆盖整个监测行政村（居委会），而是集中在某个自然村，因此，对监测工作效果造成一定的影响；一些地区卫生部门未及时向政府有关职能部门通报监测信息；另一方面政府有关职能部门对监测发现的问题未能及时采取应对措施，以致监测与防治干预措施脱节。

七、建议与要求

1. 各级政府要切实加强领导，落实责任，提高对防治碘缺乏病工作重要性、长期性的认识，迎接国家对江西省消除碘缺乏病的考评。

2. 有关部门要各司其职、通力协作、齐抓共管，加强对碘盐生产、流通和消费环节的全面监管。加强对原盐产区非碘盐和与江西省毗邻省份的走私盐的打击力度，确保合格碘盐的稳定供应。盐业部门应加强对碘盐生产企业的管理，确保碘盐浓度控制在正常范围内。

3. 各级卫生部门应及时将碘盐监测结果向当地政府汇报、并向盐业和其他相关部门反馈，会同相关部门认真总结分析，针对问题制定出相应对策，切实加以解决；同时应加强对检验人员的培训和管理。省级卫生部门应加强对各地碘盐监测技术指导、质量控制和抽查核实工作。

4. 各地卫生、盐业、教育等相关部门要进一步加强宣传力度，探索性开展有影响、有深度、有重点、有效果的健康宣传活动，使碘缺乏病防治知识家喻户晓，切实提高群众食用碘盐的自觉性。

江西省疾病预防控制中心

万建平　李志宏　裘海清　陈都

第十五节　山东省 1995—2011 年碘盐监测工作总结报告

一、山东省碘危害概况

山东省位于中国东部沿海及黄河的下游，属华北平原，陆地面积为 15.67 万平方千米，总人口 9700 余万，辖 17 个市、140 个县（区、市）。山东省是全国地方病流行的重病区，由于特殊的地理地貌，全省外环境中碘元素分布极为复杂，既有碘缺乏地区，又有水源性高碘地区，其中部分县区同时存在碘缺乏和高碘地区。碘缺乏地区主要分布在鲁中南的泰山、鲁山、蒙山、沂山和胶东半岛的艾山等山区丘陵地带，目前全省 14 个市的 100 个县（区、市）为碘缺乏地区，受威胁人口约 7000 万。高碘地区主要分布在京杭大运河以西、黄河以北的黄河故道等地带，目前全省 7 个市的 38 个县存在水源性高碘危害，受威胁人口约 1400 万。碘缺乏与高碘并存地区主要分布在滨州和济宁市的 18 个县（区、市）。

二、山东省碘缺乏病病区和水源性高碘地区的划定

山东省是我国地方病流行的重病区之一，目前有五种地球化学性疾病（地方性砷中毒除外）在省内有地方性流行，其中以碘缺乏病和高碘甲状腺肿流行区域最广，危害人口最多。

1. **山东碘缺乏病病区的划定**　20 世纪 60 年代，我省有 56 个县进行了地方性甲状腺肿普查；1978 年 4 月我国首次制定了《地方性甲状腺肿防治工作标准》。按照国家制定的统一标准，在全省全面开展了碘缺乏病的普查和防治工作。全省调查 80 个县（区、市），1061 个公社，确定了 13 个市（地）、54 个县（区、市）、677 个公社为碘缺乏病区。1995 年，按照《碘缺乏病病区划分标准》（GB16005—1995），省卫生厅下发了《关于对全省碘缺乏病基本情况进行调查的通知》（鲁卫地字〔1995〕11 号），要求各市地对所辖区域进行碘缺乏病地区重新调查登记，最后确定山东省碘缺乏地区分布在 14 个市的 99 个县（区、市），受害人口 6200 万。1998 年李春亭省长签署《山东省实施〈食盐加碘消除碘缺乏危害管理条例〉办法》（第 96 号省长令），将 99 个县（区、市）的名单予以公布，作为我省全民食盐加碘的碘盐供应范围。2004 年，国务院批准了岚山区成为新的县级行政区划单位，此后山东省的碘缺乏地区县（区、市）级单位确定为 100 个。受碘缺乏危害人口 6500 余万人。

2. **水源性高碘地区的确定**　2003—2005 年，按照卫生部的工作安排和《2004 年度中央补助地方公共卫生专项资金水源性高碘地区调查》项目的要求，山东省开展了居民饮水含碘量、尿碘、甲状腺超声等水源性高碘地区的调查工作。通过调查，最后确定山东省有 7 个市 38 个县（区、市）288 个乡镇为高碘地区，受高碘危害人口约 1400 万人。

三、食盐加碘消除碘缺乏病的工作进程

1. 1966 年山东省根据全国地方病防治工作会议精神，首先在益都县、沂源县、博山区的部分山区开展碘盐防治地甲病工作，而后扩大到潍坊、淄博、泰安、枣庄、临沂等市的 14 个县（区、市），到 1980 年全省病区已有 1700 万人供应了碘盐，占当时病区总人口的 98.6%。至 1984 年底全省地甲病患病率由 10.7% 下降到 2.5%，全省 517 处病区公社中有 507 处（98.1%）达标。至此全省达到了基本控制地甲病的标准。

2. 非碘盐干预项目收到良好效果。从 1999 年开始，针对个别沿海或近海地区居民合格碘盐覆盖率低的状况，我省启动实施了"山东省提高部分碘缺乏病区合格碘盐覆盖率行动计划"，2001 年省组织对 8 个重点县（区、市）的非碘盐综合干预项目工作进行了全面评估，8 个县（区、市）的碘盐覆盖率、合格率、合格碘盐食用率均提高到 90% 以上。2002 年卫生部会同联合国儿童基金会组织有关专家对山东省碘缺乏病综合干预项目进行了终期评估，评估组充分肯定了山东省消除碘缺乏病综合干预工作成绩，在组织领导、部门配合、碘盐销售网络建设、市场管理、健康促进等方面开展了大量富有成效的工作并取得了显著成绩，认为山东省碘缺乏病综合干预项目已达到了预期目的。

四、碘缺乏病监测与碘盐监测

1. 碘缺乏病监测　根据《全国碘缺乏病监测工作方案》要求，自 1995 年至 2011 年期间，我省开展了 6 次碘缺乏病监测工作。监测结果显示，居民合格碘盐食用率由 34.2% 提高到 94.2%，甲状腺肿大率由 22.3% 降至 4.4%，尿碘中位数基本在 200～300 μg/L 范围之间。2010 年我省对 100 个碘缺乏县（区、市）开展的消除碘缺乏病考评中，检测尿碘中位数为 283.8 μg/L。高于适宜量（100～200 μg/L），未达到过量（>300 μg/L）标准。人群碘营养水平维持在适量水平。见表 4－22。

表 4－22　山东省碘缺乏病监测结果（1995—2011）

| 监测年份 | 监测县数 | 甲状腺肿大率（%） | | 尿碘中位数 | | | 碘盐监测 | |
		检查人数	触诊法	B超法	例数	μg/L	样本数	覆盖率（%）	合格率（%）
1995	30	1 267	22.3	—	419	213.6	1 155	50.6	34.2
1997	30	1 200	7.6	7.60	359	453.0	1 200	84.0	63.3
1999	30	1 200	—	7.75	360	267.3	1 200	87.1	79.0
2002	30	1 200	5.7	1.60	360	200.1	3 040	93.0	86.7
2005	30	1 200	4.4	3.40	360	227.7	1 200	97.2	97.1
2011	30	1 200	—	2.10	360	186.0	1 200	99.8	96.7

2. 碘盐监测　山东省从 1999 年开始在全省碘缺乏地区开展碘盐监测工作。2006 年，卫生部会同发展改革委、财政部等 12 个相关部委印发了《实现 2010 年消除碘缺乏病行动方案》。2007 年，卫生部会同发展改革委、工商总局、质检总局下发了《全国碘缺乏病监测方案》（卫办疾控发〔2007〕197 号），我省制定下发了《山东省〈全国碘缺乏病监测方案〉实施细则（试行）》（鲁卫疾控发〔2008〕1 号），全省的碘盐监测工作由原来的 100 个碘缺乏县改为全省 140 个县开展无缝隙的碘盐监测。

1995 年，我省实施了全民食盐加碘的措施。在新措施实施初期，碘盐监测结果显示，居民户碘盐覆盖率和碘盐合格率分别只有 50.6% 和 34.2%。在此后的 1997 年、1999 年两次碘缺乏病监测中，虽然有了明显改观，但仍未达到国家消除碘缺乏病的标准。对此，各级政府、地方病防治专业机构以及社会各界高度重视，并采取了提高监测水平、狠抓碘盐质量、加大宣传力度、严厉打击假冒伪劣食盐和建立长效监管机制等有针对性的措施，确保了群众安全食用合格碘盐和维护了正常的食盐市场秩序。自 2001 年以来，各项碘盐监测结果均高于国家标准要求。从 2007 年到 2012 年，全省的碘盐覆盖率、碘盐合格率、合格碘盐食用率等各项指标逐年稳中有升，未出现大的波动。最近三年，全省 100 个碘缺乏县的合格碘盐食用率均在 90% 以上，对 100 个碘缺乏县（区、市）开展的消除碘缺乏病考评中，经实验室检测合格碘盐合格率和碘盐食用率分别达到 97% 和 95% 以上，这些指标说明我省在省级水平上已达到消除碘缺乏病标准（表 4－23）。

表4-23 全省居民户碘盐监测结果（1999—2012）

监测年份	监测县数	监测户数	碘盐覆盖率（%）	非碘盐率（%）	碘盐合格率（%）	合格碘盐食用率（%）
1999	99	30 676	90.4	9.6	—	—
2000	99	40 511	—	—	81.0	—
2001	30	1 617	95.6	4.5	98.3	93.9
2002	73	15 554	97.5	2.5	96.2	93.9
2003	99	19 243	98.5	1.5	96.7	95.4
2004	97	27 423	95.9	4.1	94.9	91.1
2005	97	26 678	97.3	2.7	97.2	94.7
2006	99	27 480	95.9	4.1	94.8	91.0
2007	120	29 661	95.9	4.1	95.9	92.0
2008	120	30 110	97.2	2.8	97.6	94.9
2009	120	34 759	96.8	3.2	97.4	94.4
2010	120	34 723	97.1	2.9	97.7	94.9
2011	120	34 926	97.5	2.5	97.4	95.0
2012	120	35 954	97.5	2.5	98.9	96.5

3. 高碘地区无碘盐供应情况 自2007年开始，在38个高碘县（区、市）开展了无碘食盐供应情况监测，无碘盐率各年度分别为：2007年65.0%，2008年80.1%，2009年89.2%，2010年94.1%，2011年96.8%，2012年93.7%，总体呈现逐年上升趋势（表4-24）。

表4-24 山东省高碘地区居民食用盐监测结果（2007—2012）

监测年度	监测县数	监测份数	无碘食盐份数	无碘食盐率（%）
2007	38	9 777	6 359	65.0
2008	38	9 002	7 214	80.1
2009	38	9 159	8 184	89.4
2010	38	9 220	8 675	94.1
2011	38	9 084	8 794	96.8
2012	38	10 073	9 439	93.7

五、取得的成绩

1. 食盐加碘消除碘缺乏病的措施得力，成果显著 由于各级党政组织重视，部门之间的密切配合，病区居民防病意识的逐步提高，特别是地方病防治机构和专业技术人员不懈努力，食盐加碘防治碘缺乏病的工作取得了巨大的成就，2000 年山东与其他 16 省市一起实现了消除碘缺乏病的阶段目标；2011 年，山东又通过了《全国重点地方病防治规划(2004—2010 年)》国家考评验收组的现场考评，全省 100 个碘缺乏县（区、市）在县级层面上实现了消除碘缺乏病的目标。

针对部分地区非碘盐较高的情况（主要是工业精细盐和假冒碘盐的冲击），盐政部门加大了执法力度；盐业部门和地方政府采取配发的形式，即市级批发、乡镇配送、村级送销的管理体系，由盐业公司一年一次直接把碘盐配发到村里，由村里按照人口发放，使得这些地区的碘盐覆盖率有了较大的提高。

2. 因地制宜，综合防治　一是认真落实"因地制宜、科学补碘"的措施。为确保群众食用盐科学、合理、安全，在碘缺乏地区实施了"山东省提高部分碘缺乏病区合格碘盐覆盖率行动计划"，切实提高了供应碘盐的质量，扩大了碘盐的覆盖面；在高碘地区，采取停供碘盐改供无碘盐的措施。先后与省盐务局下发了《关于划定和调整我省高碘地区（病区）的通知》（鲁地办发〔2005〕1 号文）和《关于部分高碘地区（病区）停供碘盐改供非碘食盐的通知》（鲁盐发〔2005〕13 号），在 38 个高碘地区停供了碘盐改供无碘食盐。目前全省 140 个县（区、市）有 120 个供应碘盐，38 个供应无碘盐，其中 18 个同时供应碘盐和无碘盐。二是率先开展居民饮水碘含量调查。历时五年，我省在全国率先开展并完成了以自然村为调查单位的居民饮水碘含量调查工作，为碘缺乏和高碘病区的重新划分和科学的调整碘盐供应奠定了基础。三是不断加强信息化建设。建立了县、市、省三级碘缺乏病病情和碘盐监测网络直报系统，形成了自下而上的三级碘缺乏病实验室监测质控网络。

3. 部门配合，齐抓共管　在各级政府的统一领导下，地方病防治工作领导小组各成员单位密切配合、履职尽责。卫生部门充分发挥主导作用，积极牵头、协调做好各项防治工作；发展改革部门将重点地方病防治工作列入国民经济和社会发展计划；财政部门在疾病防治任务很重的情况下，安排经费支持地方病防治工作。2005—2010 年，省级财政累计投入 1914 万元；盐业部门加大对碘盐生产、加工、销售等环节的监管力度，不断健全碘盐销售网络，方便群众购买合格碘盐；教育部门组织学校开设地方病防治知识健康教育活动；广电部门利用大众传媒开展形式多样的防治知识宣传；工商、质检部门加大对非碘盐和劣质盐的打击力度，确保食盐市场正常秩序；其他部门各司其职，认真履行职责。

六、存在的问题

虽然我省碘缺乏病防治和碘盐监测工作取得了一定成绩，但面对新形势、新任务和新挑战，任重道远。当前，工作中还存在大量亟待解决的问题：一是重视程度不够。近年来，随着防治形势的好转，一部分同志甚至是行政部门领导、一些地方和部门的领导对碘缺乏病防治工作的长期性、反复性认识不够，认为地方病已经控制和达标，现在又是低流行状态，在成绩面前出现麻痹松懈、厌战情绪。部分病区出现了碘盐覆盖率和合格碘盐食用率不同程度下降的现象，且甲状腺肿大率有上升趋势。二是山东盐业资源丰富、产地辽阔，非碘盐现象难以从源头上得到遏制。高碘地区在山东省所占比例较大，区域分布与非高碘地区交叉存在，许多县（区、市）、乡内既有高碘地区又有非高碘地区，使得干预措施难以有效落实，其效果不理想。部分高碘与非高碘并存的地区，非碘盐冲销现象依然存在，碘盐覆盖率较低。三是人才队伍建设严重滞后，装备设备不能满足防病需求。地方病防治工作条件差、待遇低，致使专业人员工作积极性不高，各级专业人员数量少、兼职、转岗等现象长期存在。各级地方病防治机构装备设备配置不足、陈旧或老化等现象较为严重，部分仪器设备甚至是 20 世纪 80 年代配备，远不能满足工作要求，制约了常规工作的开展。

七、今后应进一步加强的工作

1. 全面落实以食盐加碘为主的综合防治措施，不断巩固防治成果　在碘缺乏地区推行加碘食盐，让人民群众食用合格碘盐，是消除碘缺乏的主要措施。要继续加强碘盐的推广普及和提高工作，全面落实《食盐加碘消除碘缺乏危害管理条例》及国务院、省政府一系列通知精神，进一步加强对食盐生产、销售环节的管理，加大私盐、非碘盐稽查工作力度，从源头上杜绝私盐、非碘盐流入碘缺乏区，确保人民群众食用合格碘盐。加强对育龄妇女、孕妇、哺乳期妇女和婴幼儿等重点人群的碘营养监测，提高群众的碘营养水平和出生婴儿的智能与体质。

2. 加强监督监测　碘缺乏病病情及碘盐监测结果是制定防治规划、评价防治效果的重要依据，要按照《全国碘缺乏病监测方案》及《山东省碘盐监测方案》要求，认真组织实施，及时总结，为指导防治工作提供科学、及时、准确的信息。

3. 确保合格碘盐供应和合理布局无碘食盐供应点　在碘盐供应区，各地各有关部门要采取有效措施，加强对碘盐生产、流通和消费环节的全面监管，健全碘盐供应网络；碘盐生产企业要严把质量关，进一步提高盐碘均匀度，保障合格碘盐供应。另外，按照《关于进一步做好无碘食盐供应和管理工作的通知》（卫办疾控发〔2009〕168 号）文件规定，合理设置、审慎调控无碘食盐销售点及投放量，既要方便特需人群购买，又要加强无碘食盐管理，严格掌握适用人群，防止无碘食盐对碘缺乏地区人群健康造成新的碘缺乏危害。

4. 大力开展健康教育，动员全社会参与，努力提高群众的自我保健意识　深入广泛的健康教育是消除碘缺乏病工作中一个十分重要的环节。把碘缺乏病防治知识的宣传与普及纳入全民健康教育计划，进一步加大宣传教育的力度和广度，动员全社会更广泛地参与，共同承担消除碘缺乏病工作的责任与义务。以全国"防治碘缺乏病日"健康教育为导向，采取多种形式，有计划、有针对性地开展经常性宣传教育活动，扩大影响面，提高知晓率，形成全民参与消除碘缺乏病的社会氛围。尤其要进一步加强中小学生健康教育工作，充分发挥他们在社会和家庭中的义务宣传员的作用。

5. 进一步加强防治机构建设，确保防治措施落到实处　继续做好我省消除碘缺乏病工作，必须有健全的专业防治机构来保证。要切实加强省、市、县（区、市）等各级地方病防治网络建设，面临机构改革的大形势，各级疾病控制机构要设立专门的科室及人员来从事碘缺乏病防治工作，明确各级专业防治机构的职责和任务，稳定地方病防治队伍，改善工作条件，不断提高防治能力和服务水平。

6. 加强部门间协调合作　消除碘缺乏病工作是一项社会系统工程，各有关部门要各司其职，各负其责，分工协作。各级政府要进一步发挥地方病防治领导小组及其办事机构的组织、协调作用，有关部门要继续按照《山东省地方病防治工作部门职责》要求，把消除碘缺乏病工作视为己任，认真履行职责，把各项防治措施落到实处，确保我省消除碘缺乏病工作持续、稳定、健康地发展。卫生部门负责消除碘缺乏病工作总体指导和组织协调，拟订防治规划、制定防治对策和实施方案。盐务部门要进一步理顺食盐专营管理体制，严格执行国家计划，加强产供销各环节的管理，保证碘盐质量，并与卫生、工商、质监、公安等部门密切配合，加大监督管理力度。各级财政部门要为消除碘缺乏病工作提供必要的资金保障，并随着经济增长和财政收入的增加，不断加大对该项工作的投入。教育部门要将碘缺乏病防治知识纳入中小学生的健康教育内容。科技、新闻出版、广播影视、计划生育、计划等部门要把消除碘缺乏病工作纳入各自的工作议事日程，共同做好碘缺乏病防治工作。

山东省地方病防治研究所

王金彪　王晓明

第十六节　河南省2000—2011年碘盐监测工作总结

一、概况

河南，位于中国中东部，东接江苏、山东、安徽，北接河北、山西，西连陕西，南临湖北，呈望北向南、承东启西之势。地势西高东低，北、西、南三面千里太行山脉、伏牛山脉、桐柏山脉、大别山脉沿省界呈半环形分布；中、东部为华北平原南部；西南部为南阳盆地，跨越黄河、淮河、海河、长江四大水系，山水相连。河南省现辖18个地级市、158个县（区、市），总人口10 489万。由于地理环境条件以及经济条件所限，河南在历史上曾是碘缺乏病重病区。据调查，在20世纪50年代中期，全省共有重度地方性甲状腺肿患者300余万人，地方性克汀病患者4.5万人。在确山县等局部严重地区，地方性甲状腺肿大率高达77.7%、地方性克汀病患病率高达1.8%。由于黄河故道等特殊地理、地貌，河南除了绝大部分地区缺碘外，尚有20个县（区、市）为高碘或含有高碘乡镇地区，分布在4个省辖市，高碘地区人口711万。

为了贯彻"因地制宜、科学防治"的地方病防治基本原则，自1994年《食盐加碘消除碘缺乏危害管理条例》颁布以来，我省严格实施对缺碘地区居民供应合格碘盐，对高碘地区供应无碘食盐，落实科学补碘的防治措施。经过近20年的防治和监测，我们认为，实现持续消除碘缺乏病目标，必须建立一个完整有效的监测体系。因此，我们完善了监测体系三个环节，这三个环节是强化组织领导和注重监测方案的权威性、监测工作实施的科学性和监测结果反馈的时效性。用有机运行的监测体系来落实防治措施、来评价日常工作、衡量防治效果，是碘缺乏病防治工作的主体，也是防治工作的经验所在。现将有关情况汇报如下。

二、碘盐监测结果

自开展监测以来，全省156个非高碘县（区、市）、20个高碘县（区、市）每年均按规定数量及时上报监测结果，有效检测率100%。从2000年开始，每年我省的碘盐覆盖率均在96%以上、高碘地区无碘食盐率均在97%以上；从2002年到2012年，每年居民合格碘盐食用率均在93%以上，历年碘盐监测结果主要指标见表4-25。

表4-25 河南省碘盐监测主要指标（2000—2011）

年份	碘盐合格率（%）	非碘盐率（%）	碘盐覆盖率（%）	合格碘盐食用率（%）
2000	96.40	—	—	—
2001	97.10	—	—	—
2002	97.10	1.33	99.67	96.85
2003	97.07	0.12	99.88	97.07
2004	97.05	2.46	97.54	95.63
2005	98.82	0.42	99.58	98.41
2006	98.31	0.96	99.04	97.39
2007	96.48	2.91	97.09	93.88
2008	96.01	2.38	97.62	93.81
2009	96.53	1.19	98.81	96.53
2010	97.38	1.11	98.89	96.31
2011	96.56	1.23	98.77	95.37

三、相关工作经验

1. 切实加强政府领导和部门协调 这主要体现在政府将碘缺乏病防治目标和监测工作纳入发展规划，卫生、盐业等有关部门加强协调联合研究、制定监测工作内容，印发监测方案等。

（1）将碘缺乏病防治和监测工作纳入政府重要工作目标：自1995年以来，河南省政府连续将碘缺乏病防治和监测工作纳入政府工作目标。1995年3月，印发《河南省贯彻〈中国2000年消除碘缺乏病规划纲要〉实施方案》（豫政办〔1995〕7号），文件规定我省于2000年实现碘缺乏病消除目标以及为实现消除目标实施的工作内容、监测内容和步骤措施；2001年，省政府印发《关于进一步加强我省消除碘缺乏病工作的意见》（豫政办〔2001〕99号），文件要求充分认识持续消除碘缺乏病目标的长期性和艰巨性、加强政府领导和部门协调，加强专业防治队伍建设等；"十一五"和"十二五"开局省政府分别印发《河南省重点地方病防治规划（2005—2010）》（豫政办〔2005〕4号）、《河南省地方病防治"十二五"规划》（豫政办〔2012〕66号），把碘缺乏病持续消除目标和监测工作列为规划重要任务。

（2）政府有关部门落实在高碘地区供应无碘食盐的政策措施：早在2000年前后，河南省地方病防治研究所就着手调查全省饮用水水碘含量情况。随着水源性高碘地区的陆续发现，省地方病防治领导小组分别于2001年7月、2004年7月和2006年9月三次分别印发《关于进一步完善我省碘缺乏病防治工作的函》、《关于确认部分地区为高碘地区并停供碘盐的通知》和《河南省地方病防治领导小组关于确认部分地区为高碘地区并停供碘盐的通知》，自此，我省所有水源性高碘地区全部食用无碘食盐。2009年省卫生厅、工业和信息化厅、盐务管理局联合下文《关于进一步做好无碘食盐供应和管理工作的通知》（豫卫疾控〔2009〕112号）进一步强化和规范无碘食盐供应，便于特需人群选择购买。

（3）卫生、盐业等有关部门联合研究、制定碘缺乏病监测方案：2001年以前，我省碘盐监测方案由省地方病领导小组办公室制定、印发；2001 年、2004 年版碘盐监测方案由省卫生厅制定、印发；2008 年版碘缺乏病监测方案由省卫生厅、盐务局、工商局和质监局联合制定、印发。由地方病防治领导部门或有关部门联合印发监测方案，对于监测工作的实施、结果利用和问题查处行之有效。特别是我省作为产盐大省，全省居民食用盐实行高度集约化的产地生产、包装，虽然自 2008 年以后国家监测方案不再规定对产盐企业的监测内容，但在我省保留对主要制盐企业进行监测，并对部分分装批发环节开展批质量监测工作。由卫生行政部门制定方案或有卫生、盐业主管部门共同参与制定的监测方案对保证我省缺碘地区居民食用合格碘盐、高碘地区供应无碘食盐和科学补碘发挥了重要作用。

2. 狠抓监测工作的实施　在监测实施环节，我们主要抓了监测工作布置安排、以监测方案为核心的实施培训、技术培训、实验室质控考核、能力建设以及监测质量控制。

（1）在省卫生厅每年一度的地方病防治项目启动会上，布置安排碘缺乏病防治和碘盐监测工作，同时进行以监测方案为核心进行培训。在有各地卫生行政领导参与的会议上安排业务工作并进行培训，能够使领导更清楚和重视监测工作，使业务人员更透彻掌握监测工作的要点和程序，为年度监测工作的顺利实施打下良好的基础。

（2）利用地方病防治项目，开展监测技术培训：监测现场主要培训乡镇抽样的方向性和代表性、行政村以及居民户抽样的随机性、盐样抽样现场定性检测等。由于县级实验室承担日常盐样检测工作，人员流动性大，基础薄弱，每隔一到两年我们安排一次实验室技术人员培训，主要培训内容为碘盐检测方法、实验室基本操作等。对于技术力量强的县级实验室，根据工作需要，增加尿碘检测技术培训内容，以便更加深入地开展监测工作。我们特别注重并针对检测过程中发现的问题进行培训。近几年来，随着食盐市场的繁荣和食盐品种的丰富，在一些地方出现不少营养强化盐，用常规的直接滴定法检测会产生结果不准确的问题。对此，我们于 2009 年 2 月专门邀请国家碘缺乏病参照实验室专家到我省三门峡市对全省市级实验室专业人员开展培训，主讲针对营养强化盐中碘检测的仲裁法，然后再通过市级对县级的培训，圆满地解决了这一问题。

（3）每年在全省所有县级实验室开展碘盐外质控考核：自 2005 年起，除每年按NTTST/NRL 要求对 18 个省辖市实验室盐碘检测、尿碘检测和 30 个县级实验室盐碘检测进行外质控考核外，还自行购买盐碘质控样品，对河南省辖区所有县级实验室开展外质控考核。8 年来，每年县级实验室考核合格率均在 95% 以上且逐年提升。通过强化县级实验室的质量控制，发现问题、解决问题，提高了检测水平，有效地保证了监测质量。

（4）开展碘盐监测信息管理平台培训：2001 年 3 月卫生部印发《全国碘盐监测方案（试行）》并根据监测内容设计编制了全国碘盐监测信息管理平台，我省在经过培训后，2002 年即在全省范围内开展网络上报碘盐监测信息，当年在 18 个省辖市中有 15 个用网络平台的方式成功上报监测数据。2005 年 7 月，针对 IODIN 2000 平台出现的问题，我们邀请了云南省疾病预防控制中心的软件设计专家和 NTTST 的专家在新乡市举办培训班，对全省市级专业人员就平台使用中的问题进行了系统的讲解，通过学习和培训，增强了业务能力，加速了监测工作的信息化进程。此后，随着平台的更新和功能的完善，我省也都及时的针对平台的新特性安排相应的培训。目前所有省辖市、部分县能够熟练运用信息管理平台，保证了监测信息上报的及时性和准确性。

（5）利用地方病防治能力建设项目，为市、县级配备必要的监测/检测设备：早在

1996 年前后，省地方病防治领导小组办公室根据碘缺乏病病情监测需要，筹集资金对 18 个省辖市配备了甲状腺测量用 B 超。近几年随着地方病防治项目的推广，我省利用国家地方病防治项目能力建设资金和省财政配套资金，根据市、县级工作需要，陆续配备了尿碘消解仪、分光光度计、万分之一天平、B 超、计算机以及其他仪器设备、易耗品等，资金总额达 200 万元。通过对基层实验室硬件的补充、更新和完善，保证了监测工作的基本条件。目前全省除个别区级实验室不具备检测条件外，所有县级实验室和大部分区级实验室均承担年度碘盐监测任务。

（6）把质量控制纳入日常监测内容：从 2004 年开始，我们就把监测的质控内容写入监测方案。从 2008 年开始，结合河南省疾病预防控制中心有关管理措施，我们每年都把监测的质量控制单独发文，作为监测工作的必须内容，严格实施。从认识上把质量控制作为工作的一部分，从程序和技术上把质量控制纳入日常监测工作，形成常规，从而保证监测质量，为政府提供准确的监测数据，更好的落实防治措施，保证科学补碘。

3. 充分发挥监测结果的时效性和反馈利用　为充分发挥监测结果的作用，我们注重结果的反馈和利用，主要抓了两件事：一是监测周期结束后，疾控机构以正式文件的形式，把监测结果及时上报给上级卫生行政部门；二是各级卫生行政部门通报相关部门监测结果并协调盐业部门，研究处理监测结果中反映的问题。

（1）省、市、县级疾控机构以正式文件形式上报监测结果：在以往的监测中，往往存在监测信息反馈问题。其中，监测结果上报不及时、不正规是一个非常重要的原因。省卫生厅疾控处分管领导非常重视监测结果的反馈，多次在有关会议和培训班上强调监测结果的确认和上报。在实际工作过程中，我们也有深刻体会。如果监测结果上报不及时不正规，结果信息往往被忽视，或者不能及时发挥作用。通过正式文件及时上报，通过正式的公文流程，明确了责任，杜绝了扯皮现象，引起了各级卫生行政部门的重视，有力地促进了问题的解决。2008 年以来，省、市、县三级疾控机构均能及时以公文的形式上报监测结果，维护了监测信息报送的严肃性，保证了信息反馈渠道的畅通。

（2）卫生行政部门牵头协调盐业部门解决监测结果反映的问题：我省是产盐大省，盐业管理体制是盐务管理部门独家负责食用盐的生产、运输和销售。因此，和盐业部门沟通顺畅、关系协调得当，监测中反映的问题就能够得到合理解决。省地方病防治领导小组办公室、卫生厅疾控处分管领导在接到年度监测报告后，积极主动联系盐业部门通报情况，协调解决监测中反映的问题。盐业部门根据暴露的问题，提出针对性的解决办法加以实施，并将治理结果上报省地方病防治领导小组办公室。由于省级运行机制的示范作用，市、县级也逐级推动，形成了监测的良性循环。2009 年焦作市在碘盐监测过程中发现孟州市、修武县碘盐合格率偏低，造成合格碘盐食用率＜90％的现象，焦作市疾病预防控制中心向省疾病预防控制中心反映情况，省地方病预防控制所协同焦作市疾控中心对二县（市）的监测结果进行了核实，并及时向卫生厅疾控处汇报。疾控处分管领导以省地方病防治领导小组办公室的名义召集省盐业部门研究问题，进行查处。经过治理整顿，堵住了不合格碘盐流入市场的源头，避免了同类事件的发生。

我们在工作中深深的体会到监测体系的重要性。防治形势会发生变化、参与监测人员会有更迭，只有完善的监测体系才能是活水之源。日臻完善的监测体系，获得了领导的重视，从而加大了对于监测队伍的培养和更新充实设备；注重监测质量和科学分析的监测数据，以及对于信息反馈的时效性要求，使得监测工作逐步走上了良性循环发展的路子。我们在碘盐监测中的成绩和经验，是在卫生部的正确领导下，特别是近几年地方病防治纳入项目管理以来，加大投入和正规化建设的条件下取得的；是在 NTTST/NRL 提供技术支持和技术指导，特别是对监测工作的组织安排、网络上报平台的设计、实验室技术培训以及标准品和外指控样品发放等多方面重视、帮助下取得的。我们能够在监测工作中取得成绩，有赖于监测体系规范化建设，同时，我省的监测体系也只有在国家的宏观环境中，才能发挥最大的活力。

河南省疾病预防控制中心

李小烽　郑合明　郝宗宇

第十七节　湖北省2003—2011年碘盐监测结果分析

　　湖北省地处长江中游，碘缺乏病在我省流行历史悠久。1976 年以前，全省 50 个县市抽样调查近 120 万人，地甲病和克汀病平均患病率分别为 23.36% 和 6.64%，鄂西山区和大别山区的病情最为严重，甲状腺肿大率高达 60% 以上，克汀病随处可见。20 世纪 80 年代初期全省开展了地甲病和克汀病的普查，共调查 2898.97 万人，地甲病平均患病率为 6.52%，克汀病患病率为 1.42‰。1995 年按新的碘盐标准实现全民食用盐加碘，2000 年湖北省实现消除碘缺乏病阶段目标。根据《全国碘盐监测方案》制定《湖北省碘盐监测实施细则》。

一、监测结果

　　1. 食盐生产、分装、批发企业碘盐监测结果　从 2003—2007 年全省共计抽检生产、分装、批发企业盐样 3919 个批次，其中合格批次为 3762 个批次，批质量合格率为 95.73%；检出不合格盐样为 157 个批次，批质量构成比为 4.01%。第一层次盐厂及批发企业的批质量合格率 2004 年最低（85.53%），2005 年最高，达 99.13%，除了 2004 年 <90%，其他年份都 >92%，经统计分析，盐厂及批发企业批质量合格率有逐渐上升的趋势（$\chi^2 = 6.84$，$P = 0.0089$）。见表 4-26。

表 4-26　湖北省生产、分装、批发企业碘盐监测结果（2003—2007）

年份	检测批次	合格批次	批质量合格构成比（%）	不合格批次	不合格批次构成比（%）	碘含量 $\bar{x} \pm s$	变异系数（%）
2003	107	104	97.20	3	2.80	31.04 ± 6.28	20.23
2004	781	668	85.53	113	14.47	31.63 ± 7.32	23.14
2005	1 030	1 021	99.13	9	0.88	32.35 ± 5.57	17.22
2006	992	977	98.46	15	1.51	32.49 ± 5.48	16.87
2007	1 009	992	98.32	17	1.68	32.35 ± 5.49	16.97

2. 居民户随机抽样监测结果　2003—2009 年全省居民户监测县（区、市）为 6983 个，2010 年监测县（区、市）为 102 个，2011 年监测县（区、市）为 103 个。2003—2011 年全省碘盐覆盖率均 >99%，碘盐合格率和合格碘盐食用率均在 95% 以上。见表 4 - 27。

表 4 - 27　湖北省居民户碘盐监测结果（2003—2011）

年份	监测份数	合格份数	不合格份数	非碘盐数	非碘盐率（%）	碘盐覆盖率（%）	碘盐合格率（%）	合格碘盐食用率（%）	盐碘中位数（mg/kg）
2003	15 036	14 478	546	12	0.01	99.92	99.92	96.60	28.55
2004	17 580	16 938	578	64	0.37	99.67	99.67	96.83	28.73
2005	21 967	21 369	573	25	0.16	99.84	97.67	97.51	29.10
2006	21 937	21 039	765	133	0.58	99.42	96.26	95.72	30.66
2007	21 900	20 886	886	128	0.63	99.37	95.64	95.05	30.00
2008	24 084	23 062	864	158	0.75	99.25	96.37	95.65	31.8
2009	29 712	28 950	676	86	0.28	99.72	97.61	97.34	31.8
2010	29 715	28 925	685	105	0.45	99.55	97.55	97.11	31.8
2011	30 012	29 240	700	72	0.26	99.74	97.46	97.2	31.7

3. 居民户重点抽样监测结果　2008 年开始实行全国碘盐监测网络直报，增加居民户重点监测指标，我省重点监测在原盐产区襄樊市、孝感市、潜江市 3 市的 4 个县开展，2008—2011 年重点监测碘盐覆盖率分别为 97.75%、99.17%、97.92%、98.58%。见表 4 - 28。

表 4 - 28　湖北省居民户碘盐重点监测结果（2008—2011）

年份	检测份数	非碘盐份数	非碘盐率（%）	碘盐覆盖率（%）
2008	1 200	27	2.25	97.75
2009	1 200	10	0.83	99.17
2010	1 201	25	2.08	97.92
2011	1 200	17	1.42	98.58

4. 居民户盐碘水平变化趋势　通过多年以食盐加碘为主的综合防治，我省有效控制了碘缺乏病的蔓延，2000 年我省已实现消除碘缺乏病阶段目标；2003—2011 年的碘盐监测结果表明，我省碘盐覆盖率和合格碘盐食用率分别达到 99% 和 95% 以上（表 4 - 29）。从2003 年至今，碘盐覆盖率一直保持较高且稳定的状态，2005—2007 年，碘盐合格率、合格碘盐食用率逐年下降，在 2008 年呈上升趋势，并且 2009—2011 年以来保持平稳状态，历年碘盐覆盖率均保持在 99% 以上，碘盐合格率、合格碘盐食用率均保持在 95% 以上（图4 - 11）。居民户碘盐中位数在 28.50 ~ 31.85 mg/kg 之间浮动，经统计分析，居民户随机抽样检测碘盐合格率有逐渐上升的趋势（$\chi^2 = 404.097$，$P < 0.0001$）。

表 4 - 29　湖北省居民户碘盐监测结果（2003—2011）

年份	碘盐覆盖率（%）	碘盐合格率（%）	合格碘盐食用率（%）
2003	99.92	99.92	96.60
2004	99.67	99.67	96.83
2005	99.81	97.67	97.51
2006	99.42	96.26	95.72
2007	99.37	95.64	95.05
2008	99.25	96.37	95.65
2009	99.72	97.61	97.34
2010	99.55	97.55	97.11
2011	99.74	97.46	97.20

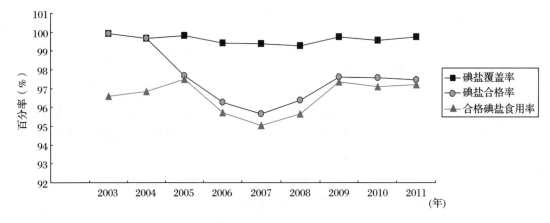

图 4 - 11　湖北省居民户碘盐监测指标线图（2003—2011）

二、利用监测数据对盐碘浓度进行调整

　　湖北是产盐大省，碘盐监测覆盖面广，全省虽然统一执行国家食用盐标准，但是全省生产批发层次盐碘水平是不同的。从监测结果看，只有 2004 年的批质量合格率在 90% 以下，为 85.53%，其他年份均在 97% 以上，表明碘盐在生产加工的均匀度上处于比较理想的水平，碘盐生产质量稳定。从居民户层次的监测结果看，碘盐覆盖率持续保持在 99% 以上，碘盐合格率和合格碘盐食用率保持在 95% 以上；非碘盐率均在 1% 以下。各项监测指标均控制在国家消除碘缺乏病标准之内。多年来居民合格碘盐食用率稳步提高。对于我省因地制宜地下调碘盐浓度提供了必要的基础。

　　全国重点抽样碘盐监测数据显示，部分省份，包括已达到消除碘缺乏病目标的省份有地区仍有非碘盐冲击食盐市场的现象，我省重点监测的碘盐覆盖率均低于同年居民户随机监测的覆盖率，表明在原盐产区非碘盐冲击盐业市场现象还是较为严重，有待各部门加强合作、督查。鉴于以上监测数据，卫生部门拟将与省经信委、省发改委等部门合作，在完成国家实现消除碘缺乏病考核验收的基础上，每年在我省开展省级消除碘缺乏病抽查考评工作。

2003—2004 年，我省盐碘中位数略低于全国同期平均水平。2005—2007 年，盐碘中位数基本上与全国平均水平持平，与批发层次批质量稳定相对应。2008 年以后，盐碘中位数一直较为恒定，高于全国同期水平。在 2005 年全国 IDD 普查时，湖北省儿童尿碘水平出现升高趋势，因全民食盐加碘的早期，高盐碘、碘盐覆盖面广与当地人群甲状腺疾病谱的改变有一定关系，近几年来我省儿童尿碘中位数属于超过 300 μg/L 的省份，儿童甲状腺肿大率呈逐年下降趋势，到 2011 年儿童甲肿率为 0.58%；国内研究表明，目前使用的碘剂为碘酸钾，其稳定性较高，经过一年存放未发现有明显碘损失，提示我省食盐加碘量有进一步下调的空间，及时调整碘盐浓度，将盐碘控制在适宜范围是有必要的。

　　碘缺乏病（IDD）是广泛涉及全民的公共卫生问题，而补碘又是一项需要长期坚持的防治措施，故而，如果出现碘供应不足，在达到消除或基本消除碘缺乏病的地区，病情仍会出现反复。然而碘过量，仍然会对人群身体健康造成危害。碘盐监测是一项日常开展的工作，恰恰是对实施碘缺乏病干预措施进程的一个动态观察，比每 2～3 年周期进行一次的全国碘缺乏病病情监测更能及时地得到有关信息，并且食盐加碘作为目前消除碘缺乏病唯一具有长期性和生活化的防治措施，更彰显了碘盐监测工作的重要性。因此，根据长期碘盐监测结果及时调整碘盐浓度，从人群健康考虑，把食盐加碘的精度下调到一个适宜范围是势在必行的。

湖北省疾病预防控制中心慢病所地方病防治部

石青

第十八节　湖南省 1993—2012 年碘盐监测工作回顾

　　碘盐监测是持续消除碘缺乏病工作的重要内容之一，只有通过坚持开展长期、有序的碘盐日常监测，及时发现问题，采取相应的干预措施，才能保证居民食用合格碘盐。自 1993 年起，湖南省按照《全国碘缺乏病防治监测方案（试行）》、《全国碘盐监测方案（试行）》和《全国碘缺乏病监测方案》要求，开展了碘盐监测工作。

一、概况

　　湖南省位于长江中游南岸，属山区丘陵地带。全省地形为马蹄形，湘、资、沅、澧四大水系注入洞庭湖。全省辖 14 个地市（州）122 个县（区、市），总面积 21 万平方千米，总人口约 7100 万，居住着土家、苗、瑶、侗等 20 多个少数民族。全省均属缺碘地区，特别是湘西一带缺碘尤为严重。据 20 世纪 80 年代初地甲病流行病学调查，全省除岳阳外，有病区地市（州）13 个，病区县 70 个，病区乡 776 个，病区人口近 3000 万。查出地甲病患者 56 万，克汀病患者 8832 例。全省发现"傻子村"25 个。据永定、慈利、石门、新晃、花垣等严重缺碘县、市调查，除地甲病、克汀病和众多的亚克汀病例外，缺碘导致流产、死胎、早产等现象也十分严重。一些非病区也存在不同程度的缺碘现象。如长沙市，7～14 岁甲状腺肿大率为 13.5%，尿碘值在 60～70 μg/L。自国务院颁发〔1979〕296 号文件后，我省湘澧、湘衡盐矿先后开始集中生产加碘盐，并不断改进食盐加碘方法，提高碘盐质量，扩大碘盐供应区域，使人群碘营养状况不断得到改善。1991年，全省地甲病患者由过去的56万余例减少到10万余例，杜绝了典型克汀病的新发，全省70个病区县776个乡全部达到1978年国家制定的防治碘缺乏病基本控制标准。我省自1993年起开始在全省范围内开展碘盐监测工作，1995年开始实行全民普食碘盐的策略，2000年达到消除碘缺乏病阶段目标。

二、监测结果

1995年前，我省还未实行全民普食碘盐策略，碘盐合格率、合格碘盐食用率均较低，盐碘含量波动较大。自从实行全民普食碘盐策略后，我省的碘盐覆盖率、碘盐合格率、合格碘盐食用率逐年提高。自1998年后全省平均碘盐覆盖率、碘盐合格率均＞95%，合格碘盐食用率均＞90%（表4－30）。但以县（区、市）为单位，每年都有合格碘盐食用率＜90%的地方。说明我省少数地方的碘盐供应仍然存在薄弱环节。

从省级水平来看，我省的碘盐质量相对稳定，碘盐覆盖率、碘盐合格率、合格碘盐食

表4－30　湖南省碘盐监测结果（1993—2012）

年份	县数	检测份数	不合格份数	非碘盐份数	中位数（mg/kg）	非碘盐率（%）	碘盐覆盖率（%）	碘盐合格率（%）	合格碘盐食用率（%）
1993	21	16 658	3 686	677	15.61	4.06	95.94	77.87	73.81
1994	21	15 929	4 984	590	19.42	3.70	96.30	68.71	65.01
1995	55	13 724	1 928	791	15.54	5.80	94.24	85.95	80.19
1996	30	25 163	2 183	1 306	26.42	5.19	94.81	91.32	86.13
1997	30	17 389	1 372	404	36.54	2.32	97.67	92.11	89.79
1998	30	17 382	770	198	37.40	1.14	98.86	95.52	94.43
1999	30	18 506	308	34	45.39	0.18	99.82	98.33	98.15
2000	30	15 106	243	2	42.70	0.01	99.99	98.39	98.38
2001	30	6 958	93	0	—	0.00	100.00	98.66	98.66
2002	42	3 360	262	67	31.60	1.99	97.80	92.22	92.20
2003	97	23 754	2 055	22	32.41	0.09	99.91	91.35	91.13
2004	114	30 656	684	89	31.70	0.29	99.71	97.77	97.48
2005	120	34 744	910	87	31.30	0.25	99.75	97.38	97.14
2006	120	34 580	996	211	31.10	0.61	99.39	97.12	96.53
2007	123	35 576	1 202	377	30.00	1.06	98.94	96.62	95.59
2008	122	35 399	1 354	241	30.70	0.69	99.31	95.66	95.02
2009	122	35 332	1 066	119	30.70	0.34	99.66	96.97	96.65
2010	122	35 425	1 021	117	31.70	0.33	99.67	97.44	97.12
2011	122	35 340	800	148	31.24	0.42	99.58	97.73	97.32
2012	122	36 610	1 306	122	29.10	0.33	99.66	96.42	96.10

用率均稳定在较高水平，消除碘缺乏病的主要措施及全民食盐加碘得到持续有效的落实。但在县级水平，每年均有少数县（区、市）的合格碘盐食用率＜90%，达不到消除碘缺乏病标准要求。合格碘盐食用率较低的县（区、市）主要分布在环洞庭湖区域和与外省交界的地区。究其原因，一是少数不法商人为追求利润用非碘盐冒充碘盐出售，二是在我省环洞庭湖区域有腌制酸菜的习惯，部分家庭将制作酸菜剩下的非碘盐当作碘盐食用。

三、取得的经验

1. **狠抓碘盐质量** 我省居民食用的碘盐均由湘衡、湘澧两家盐矿供应。盐矿质量管理处跟班检测，对每一批加工的碘盐进行碘含量检测。省盐业公司质量监督站每半年对全省的碘盐质量进行一次抽查。省卫生厅委托衡阳市疾控中心、津市市疾控中心分别对湘衡盐矿、湘澧盐矿生产的碘盐进行抽样检测，每月检测一次，检测结果及时向盐矿反馈。自2004年后，生产层次未检出不合格碘盐。

2. **加强部门协调与配合** 疾控系统与盐务管理部门密切配合，共享监测信息。每年的碘盐监测工作结束后，各级疾控中心都会及时将监测结果向当地盐务管理部门反馈。盐务部门根据监测工作中发现的问题，组织人员对碘盐销售市场进行执法检查。2004—2012年，全省共查处涉盐案件16 129起，查缴违法违规盐产品17 368吨（表4–31）。通过盐业部门的执法检查，严厉打击了贩卖非碘盐等违法行为，确保了人民群众食用合格碘盐。

表4–31 湖南省碘盐市场管理情况（2004—2012）

年份	查处涉盐案件（起）	查获违法违规盐产品（吨）
2004	3 120	2 539
2005	3 020	1 250
2006	2 980	2 850
2007	2 613	2 412
2008	1 270	1 100
2009	651	2 360
2010	780	1 020
2011	1 158	2 637
2012	537	1 200
合计	16 129	17 368

3. **严把监测质量关** 为了确保碘盐监测工作质量，我省规定由地市（州）级疾控中心确定县（区、市）的监测乡、村，由各县（区、市）确定采样户名单。所有盐样均由县级疾控中心的专业人员上门采样。参加碘盐检测的工作人员必须是参加国家碘缺乏病参照实验室外质控考核并合格的人员，凡未通过外质控考核的人员不得参与碘盐检测工作。未取得外质控考核合格证的县（区、市）的碘盐检测工作由所在地市（州）疾控中心承担。这样就有力保障了碘盐监测工作质量。

4. **加强人员培训和检查督导** 每年在开展碘盐监测工作前，我们都会举办碘盐监测培训班，对相关人员进行技术培训。监测过程中，省卫生厅和省疾控中心随机抽查部分县（区、市）进行现场督导。督导内容包括查看实验室检测原始记录、盐样保存和监测资料整理、输机情况，现场走访存在非碘盐或不合格碘盐较多的乡（镇），了解非碘盐或不合格碘盐较多的原因。地市级疾控中心对县（区、市）的保留样品进行抽查复核，每个县（区、市）至少复核5%的样品。凡地市、县两级检查结果相差较大的样品必须再次检验，确保检测结果真实可靠。

湖南省疾病预防控制中心

李正祥　王仁禹　唐阳　郭先驰　赵林娜　杨和平

第十九节　广东省2001—2011年碘盐监测工作的回顾与经验

一、碘盐监测方案的调整与完善

食盐加碘是消除碘缺乏危害最根本、安全、经济、简便的措施。我省虽是沿海地区，但全省仍然普遍缺碘，除个别地区外，沿海和珠三角地区基本属于轻度缺碘，山区和丘陵则是中、重度缺碘，局部山区曾出现克汀病流行。在1996年全民食盐加碘前，广东省各级卫生防疫部门在碘缺乏病（旧称地方性甲状腺肿）病区逐步开展以碘盐定性监测为主，定量监测为辅的工作；每季度监测一次，有些县每月监测一次，但未形成统一、系统的监测体系。

为了加强碘盐监测工作，及时、准确地掌握各地碘盐质量状况，提高碘盐监测工作的科学性和可操作性，2001年卫生部办公厅印发了《全国碘盐监测方案（试行）》（卫办疾控发〔2001〕49号），广东省卫生厅结合本省实际情况，制定了《广东省实施〈全国碘盐监测方案（试行）〉细则》（粤卫〔2001〕155号）。从2001年7月起，各地按全国统一方案开展碘盐监测，并定期将结果通过电子邮件报省汇总上报。2004年上半年，卫生部办公厅印发了《全国碘盐监测方案（修订）》，广东省也随之制定了《广东省碘盐监测实施细则》，这次方案主要的变动是调整居民层次的监测频次，以往全年监测任务分四个季度进行，而修订后的频次为一次性监测，避免了因时间跨度过长、工作冲突等原因造成监测任务完成不足或完成不了的现象；另外，统一监测时间的优点在于能得到部门及领导的重视和支持，顺利开展工作，充分利用资源也节省了开支，同时又扩大了影响。由于部门管理职责的变动，从2007年起取消了碘盐加工层次的监测，卫生部门只负责居民户层次的碘盐监测。2007年11月14日，卫生部办公厅、国家发展改革委办公厅、国家工商总局办公厅和国家质检总局办公厅联合印发《全国碘缺乏病监测方案（试行）》（卫办疾控发〔2007〕197号），对碘盐的监测工作进一步规范，并从2007年开始，中央财政对各地监测工作给予经费支持。2008年起，监测结果采用"全国碘盐监测信息管理系统"进行网络直报。

二、碘盐监测工作完成率逐年提高，并得到了巩固

2001—2003 年，广东省的碘盐监测工作开展不够理想，究其原因主要有两个方面。一方面是国家、市和县级财政无专项经费或经费欠缺。省级财政经费只安排技术培训和对省设置的 30 个重点监测点给予补助。大部分地区只能靠从加工层次监测中收取的检测费用来弥补居民层次无偿监测的支出。另一方面当时的监测方案不够完善，可操作性不强，即将居民户层次监测分 4 个季度进行，时间跨度大，任务重，难以集中人力物力，使许多基层单位无法按时完成监测任务。

2004 年修改监测方案，即将居民户层次监测调整为一年一次，监测任务完成情况发生了较大改变。2007 年中央财政经费支持后，全省监测完成率已达 100%（图 4 – 12），从 2008 年起，全省的有效监测率也达到了 100%。

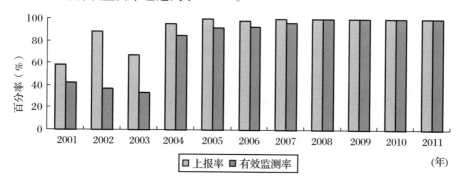

图 4 – 12　广东省居民户层次碘盐监测开展情况（2001—2011）

三、历年的监测结果

1. 碘盐生产加工（批发）层次监测结果　2001—2006 年间，全省共监测企业 350 间次，检测碘盐 2765 批（每批 9 份），合格 2696 批，批质量合格率为 97.5%；6 年间生产层次的盐碘均数在 32.17 ~ 34.78 mg/kg 之间，变异系数在 16.22% ~ 18.34% 之间（表 4 – 32）。

2. 居民户层次监测结果　2001—2011 年间，全省共监测居民户家庭食用盐 325 329 份

表 4 – 32　广东省生产层次碘盐监测结果（2001—2006）

年份	实测单位数（个）	检测批数	合格批数	批质量合格率（%）	均数（mg/kg）	标准差 σ	变异系数（%）
2001	62	340	328	96.47	34.3	6.29	18.34
2002	59	516	505	97.87	34.78	5.66	16.27
2003	44	446	433	97.09	32.96	5.63	17.08
2004	64	510	490	96.08	32.17	5.63	17.50
2005	62	625	614	98.24	32.61	5.29	16.22
2006	59	328	326	99.39	32.66	5.38	16.47

（表4－33），查出非碘盐17 585份，合格碘盐298 238份；11年间碘盐含碘量中位数在29.6～32.0 mg/kg之间，比较稳定；但碘盐覆盖率和合格碘盐食用率波动幅度较大，在2003—2008年间，呈现"凹"型的波动，2004年监测发现全省的合格碘盐食用率大幅度下降，2005年继续下降，2006年降至最低，从2007年逐渐回升，2008年升至90%以上，2009年后稳定在95%以上；碘盐合格率历年起伏不大，均保持在90%以上（图4－13）。

表4－33　广东省居民户层次碘盐监测结果（2001—2011）

年份	检测份数	合格份数	不合格份数	非碘盐份数	非碘盐率（%）	碘盐覆盖率（%）	碘盐合格率（%）	合格碘盐食用率（%）	中位数（mg/kg）
2001	9 858	9 183	376	299	4.40	95.60	94.15	90.47	31.8
2002	23 646	21 923	770	953	6.20	93.80	95.52	89.98	32.0
2003	17 212	16 492	422	298	2.27	97.73	96.84	94.66	30.3
2004	31 225	27 455	1 348	2 422	11.89	88.11	94.05	83.23	29.6
2005	33 201	28 410	1 664	3 127	14.68	85.32	92.47	79.67	29.6
2006	33 135	28 262	1 373	3 500	15.61	84.39	93.35	79.27	30.6
2007	33 559	29 737	939	2 883	11.47	88.53	95.97	85.24	30.2
2008	36 427	33 316	1 059	2 052	6.87	93.13	96.57	90.05	30.0
2009	35 847	34 515	476	856	3.45	96.55	98.63	95.22	30.6
2010	35 617	34 312	670	635	2.52	97.48	98.03	95.55	30.9
2011	35 602	34 633	409	560	1.84	98.16	98.56	96.76	30.7

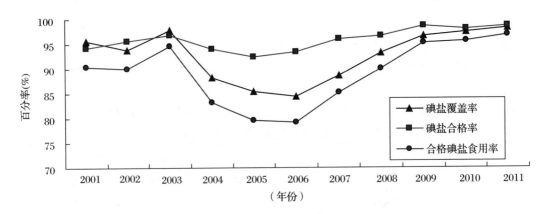

图4－13　广东省居民户碘盐监测结果（2001—2011）

　　监测发现全省每年居民家庭食用盐的盐碘含量分布基本都呈正态分布（如2011年的结果，见图4－14），大部分盐碘浓度都在25～35 mg/kg之间。不合格的原因主要是盐碘含量偏低，而含碘量偏高造成不合格的则较少。

　　监测结果显示，广东省山区和珠三角地区居民绝大多数食用精制盐，沿海地区居民也是以精制盐为主，但亦有不少人食用日晒盐和粗粒盐（均未加碘），部分家庭是精盐和粗盐

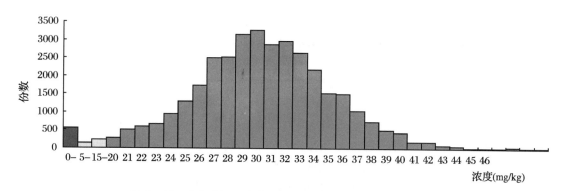

图 4-14 广东省居民户食用碘盐含碘浓度频数分布（2011）

同时存在。如 2006 年全省检测 33 559 份居民户的食用盐中，精盐（图 4-15）是居民的主要食用盐种类。在精盐中，非碘盐占 5.1%，其他盐种中，非碘盐占 45.5%。2006 年粤东、粤西沿海的县（区、市）检测出 2469 份非碘盐，其中日晒盐和粗海盐共占 63.5%；而山区和珠三角地区检测出的 1031 份非碘盐中，非碘精制盐最多，占 79.0%。上述数据表明，广东省沿海地区非碘盐冲销是以海盐为主，而珠三角及其他地区则是精盐（包括矿精盐和海精盐）为主。但 2011 年的监测结果显示，居民食用盐的品种中精制盐所占的比例已提高到 95.71%，并且精制盐中碘盐的比例已占 99.07%，分别比 2006 年提高了 9.21 和 4.17 个百分点。

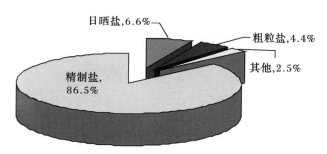

图 4-15 广东省居民户食用盐的盐品种构成比（2006）

四、碘盐监测工作发挥的作用和取得的经验

1. 为我省实现消除碘缺乏病目标发挥了重大的作用 碘盐监测的实质是动态观察防治措施的落实情况。因此，碘盐监测是防治工作中的关键，发挥着十分重要的作用，能有效地发现防治措施中存在的问题或薄弱地区。例如，通过监测发现，我省 2004 年碘盐覆盖情况出现大幅度下降。分析其原因主要有两方面。一方面是我省在 2000 年通过阶段目标评估后，各地政府及相关部门对碘缺乏病防治工作处于松懈状态，同时 2004 年 3 月我省盐业管理体制开始调整，出现对盐业市场管理力度不够，引起大量的非碘盐冲销市场，在珠三角地区显得特别突出。另一方面是 2004 年碘盐监测方案扩大了我省监测覆盖的范围，包括原先沿海一些经济不发达、监测工作未能正常开展而非碘盐冲销严重的县。扩大监测范围后，监测结果代表性也增加，能反映全省防治措施的落实情况。

为充分发挥碘盐监测的作用，全省各级疾控机构将监测结果及时报告当地职能部门。

从 2004 年下半年起，省卫生、发改委、工商、质监、教育和盐业部门等多次召开协调会议，分析原因和商讨对策，对全省监测结果进行通报，每年组成联合小组赴防治措施落实较差的地区进行督查；然后每年利用"防治碘缺乏病日"的契机加强宣传活动，增加群众自觉食用碘盐的意识，卫生、盐业和教育部门又在碘盐覆盖差的重点地区开展专项的健康教育和碘盐鉴别活动等；省政府在 2006—2007 年间又调整盐业行政管理和执法职能。省政府、职能部门的联合行动引起各地政府和职能部门的重视，纷纷组织了打击非碘盐冲销的活动，对源头采取"引、堵、疏"的策略，对流通市场实行不定期的严厉查处，对群众加强宣传教育等。通过这些行之有效的措施，2007 年，终于止住我省碘盐覆盖下滑的势头，并能够逐渐回升，于 2009 年全省的碘盐覆盖率达到 95% 以上，98.4% 的县合格碘盐食用率已达到 90% 以上，到 2010 年时，全省所有县的碘盐指标均达到消除碘缺乏病目标要求。因此，通过碘盐监测及时发现了我省碘盐覆盖率下降的情况，同时也查出了非碘盐冲销严重的地区，直接促进各地政府及时采取必要的措施，确保防治措施的有效落实，为全省实现消除碘缺乏病目标起到重大的作用。

2. 促进了碘盐生产质量的提高　碘盐监测另外一个重要功能是监测各地盐业公司碘盐生产的质量，促使其生产出合格的碘盐，保证碘盐防治碘缺乏病的功能。例如，碘盐监测结果显示，茂名市居民户碘盐合格率从 2004—2007 年都 <90%，与同期全省平均水平差距非常明显。虽然当地有的部门认为可能是居民存放不当和监测抽样的误差引起的，但这种情况还是引起了各有关部门的重视。省疾控中心专门组织人员到该市进行了专项调查，认为主要原因是碘盐加工质量问题，并将调查结果及时反馈盐业部门，建议他们改进加工技艺，提高加碘质量。2008 年及随后的监测结果显示，该市的居民户碘盐合格率已达到全省平均水平。

3. 为相关职能部门之间的沟通发挥桥梁作用　碘缺乏病防治是一项综合性的社会活动，卫生须与其他部门密切配合和共同协调才能完成。碘盐监测工作能增加各部门之间接触机会，促进卫生与其他部门的联系和沟通，特别是盐业部门。例如，为实现监测的目的，卫生部门会及时将监测结果反馈到相关部门，首先是向盐业部门反馈其产品的质量情况；其次将监测发现的碘盐覆盖率低的地区通报盐政、工商等盐业市场管理部门，为他们打击非碘盐冲销市场提供线索。最后各部门召开协调会议讨论监测结果、联合通报监测结果、实施督查行动和加强宣传教育等活动，使各职能部门凝聚在一起，各尽其责，为消除碘缺乏病共同目标而努力。

4. 科学的监测方案是监测工作可持续开展的基础，经费是监测质量的保障　自 2001 年实施碘盐监测方案以来，碘盐监测工作为我省碘缺乏病防治发挥了重大的作用，达到了监测的目的。但该项工作因牵涉到所有基层疾控机构，且以县级疾控机构为主要实施者。县级疾控机构普遍都存在人员少、经费紧张、任务繁重等困难。因此，制定一个科学、切实可行的监测方案是保证监测工作能够持续开展的基础，同时落实监测经费也至关重要。按我省现状，除中央财政补助监测经费外，省、市、县三级都很难自筹监测经费，如无中央财政补助的经费，监测工作将难以为继。

广东省疾病预防控制中心

杨通　钟文　刘礼平　池海珊

第二十节　广西壮族自治区 2008—2010 年碘盐监测结果

一、碘盐监测工作历程概况

广西是我国西部多民族聚居的缺碘地区，曾属碘缺乏病中度流行省区。1966 年开始首次在部分病区县实施食盐加碘，至 1993 年全部病区县均供应碘盐，居民缺碘状况得到改善。1997 年全自治区普及碘盐，2000 年如期实现消除碘缺乏病阶段性目标。2000 年后我区逐步建立起碘缺乏病监测体系，开展碘盐监测和病情监测。2004 年以来，按照《全国重点地方病防治规划（2004—2010 年）》（国办发〔2004〕75 号）和《实现 2010 年消除碘缺乏病目标行动方案》的内容和要求，广西各级疾控中心积极开展碘缺乏病防治工作。全区普及碘盐总体情况良好，碘盐覆盖率、碘盐合格率和居民合格碘盐食用率呈逐年稳步提高趋势，碘缺乏病防治工作在巩固成绩的基础上得到进一步夯实。

2010 年广西开展的碘盐普及和尿碘水平调查结果显示，109 个县（区）中有 105 个县（区）的居民合格碘盐食用率在 90% 以上，达到国家要求，达标率为 96.3%，有 4 个县（区）在 90% 以下，均集中于北海市；109 个县（区）儿童尿碘中位数均在 100 μg/L 以上，中位数范围在 118~397.4 μg/L 之间；尿碘含量 <50 mg/L 比例均未超过 20%，范围在 0.0~16.7% 之间，全部达到国家要求。调查数据表明在当前的盐碘水平下，广西儿童的碘营养状况处于良好和适宜水平。

我区碘缺乏病防治工作总体情况良好，但发展不平衡，局部存在薄弱区域和薄弱环节。广西有 28 个国家级贫困县及其他边远贫困山区，地方病防治工作经费投入不足。2000 年实现了消除碘缺乏病阶段性目标以及 2001 年以来各级卫生防疫机构在疾病控制和卫生监督两项体制改革后，自治区地方病防治经费投入短缺，防治能力不能满足工作需要，2004—2006 年间出现的碘盐监测"盲区"县也主要是由于缺乏经费而未开展工作。近年来，国家及自治区均加大了对碘缺乏病防治工作的投入，碘缺乏病监测与防治工作得到了重视，全区消除了碘盐监测"盲区"县，绝大部分县（区）的碘盐覆盖率均达到国家要求。然而在以北海为主的沿海 3 市，尤其是北海市所辖县（区），私人小盐场多，私盐严重冲销食盐市场；当地群众食用碘盐的健康意识淡薄，尽管我区近年来一直在加大对这部分地区的碘缺乏病防治力度，但其碘盐普及程度并不理想。我区北海市银海区、铁山港区、合浦县合格碘盐食用率在 40%~65% 之间；距离国家要求有很大差距。

二、盐碘监测结果

广西 14 个市共有 109 个县（区）级碘盐监测单位，自 2008 年起每年均全部开展碘盐监测工作，并采用全国碘盐监测数据管理平台上报数据，数据上报率达到 100%，无监测"盲区"。各年度碘盐监测情况见表 4－34。

表4-34　广西各市碘盐监测情况（2008—2010）

城市	2008年				2009年				2010年			
	检测份数	碘盐覆盖率（%）	碘盐合格率（%）	合格碘盐食用率（%）	检测份数	碘盐覆盖率（%）	碘盐合格率（%）	合格碘盐食用率（%）	检测份数	碘盐覆盖率（%）	碘盐合格率（%）	合格碘盐食用率（%）
南宁	3 528	99.74	97.80	97.55	3 512	99.74	98.2	97.96	3 496	99.80	98.86	98.66
柳州	2 919	99.79	96.88	96.67	2 920	99.63	96.75	96.38	2 916	99.86	97.97	97.83
桂林	4 549	99.70	98.59	98.29	4 572	99.76	96.59	96.36	4 560	99.88	97.68	97.56
梧州	2 004	99.64	98.86	98.52	2 006	99.80	98.38	98.18	2 002	99.65	97.80	97.46
北海	996	58.04	76.85	43.95	1 008	75.80	80.62	60.65	1 008	67.57	83.03	55.96
防城港	948	97.41	96.63	94.12	948	97.28	96.69	94.02	948	95.99	95.42	91.53
钦州	1 152	93.89	94.78	89.39	1 152	96.09	96.59	92.80	1 151	97.58	96.15	93.82
贵港	1 530	99.96	96.38	96.34	1 475	99.72	95.47	95.12	1 586	99.91	96.57	96.48
玉林	1 728	99.34	97.32	96.67	1 736	99.75	95.92	95.19	1 733	98.76	95.39	94.22
百色	3 492	99.60	97.27	96.89	3 494	99.75	96.54	96.31	3 535	99.92	97.80	97.70
贺州	1 155	100.00	96.03	96.03	1 152	100.00	95.86	95.86	1 158	99.90	97.63	97.54
河池	3 192	99.97	99.16	99.13	3 195	99.86	98.41	98.27	3 191	99.81	98.89	98.71
来宾	1 740	99.59	98.16	97.78	1 621	99.94	99.20	99.15	1 622	99.88	97.76	97.65
崇左	1 972	99.31	99.14	98.46	1 984	99.31	97.61	96.93	1 993	99.79	96.74	96.53
合计	30 905	97.98	96.89	95.20	30 775	98.56	97.00	95.60	30 899	98.67	97.48	96.18

　　自2008年广西碘盐监测无"盲区"以来，全省的碘盐"三率"的总体水平均能保持在国家标准要求上，并逐年有所提高。按照GB16006—2008国家碘缺乏病消除标准中的"碘盐覆盖率≥95%，合格碘盐食用率>90%"要求，各年度我区均有95%以上的县（区）达到了这一指标要求。

三、现阶段碘盐普及情况

　　2010年广西对14个市109个县（区、市）碘盐普及情况及儿童尿碘水平进行了一次大规模的调查。全区14个市的109个碘盐监测单位共检测碘盐30 899份，合格碘盐食用率96.18%。以市为单位，除北海市的合格碘盐食用率为55.96%，未达国家要求外，钦州、防城港2个沿海城市分别为93.82%和91.53%，玉林市为94.22%，其余各市的合格碘盐食用率均在95%以上。

　　1. 广西沿海县（区）情况　我区沿海部分县（区）是我区的产盐区，盐田和私人小盐场相对集中，碘盐普及程度不高。近几年我区一直在加大对沿海地区的碘缺乏病防治力度，碘盐覆盖率已逐年有所提高，但部分县（区）距离国家要求仍存在差距。

　　防城港市和钦州市所辖县（区）的合格碘盐食用率均在90%以上，达到国家要求；但北海市所辖的 3 区 1 县均未达到国家要求。

2. 广西部分内陆县（区）情况 百色市位于广西桂西北部内陆地区，大部分县（区）属我区的老、少、边山区，经济尚不十分发达。2004—2006 年间部分县（区）未开展碘盐监测工作，无监测数据上报，连续 3 年成为碘盐监测"盲区"县。2007 年以来广西加大了碘盐监测力度，消除监测"盲区"，监测面覆盖全自治区各市、县。

百色市所辖 12 县（区）碘盐普及情况较好，合格碘盐食用率均在 90% 以上，其中有 10 个县（区）在 95% 以上。

四、主要经验和下一步工作重点

1. 主要经验 加强项目的督导是做好中央转移支付项目工作的关键环节，通过督导，及时掌握项目实施的进程，及时发现并解决项目实施过程中存在的问题和困难，促进项目县的领导和相关部门对项目工作高度重视和广泛支持。要加强与各市县的交流沟通，及时解决相关业务问题；同时还要加强与盐业等相关部门的沟通与合作，建立经常性的工作会商机制。

2. 下一步工作重点

（1）自治区级、各市级需进一步加强项目督导的力度和频度。通过督导，及时掌握项目实施的进程，及时发现并解决项目实施过程中存在的问题和困难，促进项目县的领导和相关部门对项目工作高度重视和广泛支持。要加强与各市县的交流沟通，及时解决相关业务问题。

（2）进一步加强对沿海地区的工作力度，特别要加强对海边居民碘缺乏病防治知识的健康教育，使之自觉抵制非碘盐，食用碘盐。

（3）加强部门协作，在曾受非碘盐冲击较大的县区逐步建立起村级识别碘盐网点，夯实这些地区打击非碘盐所取得的成效。

开展碘缺乏病综合干预，提高碘盐食用率是改善碘营养水平、有效防治碘缺乏病的重要措施。今后广西碘缺乏病防治工作主要任务是在巩固现有防治成果的基础上，继续抓好以食盐加碘为主的综合性防治措施的落实，尤其是在广西碘缺乏病防治工作中重点薄弱环节的沿海局部地区。在地方政府的领导下，构筑联合力量，加强多部门合作，有力打击非碘盐冲销市场；同时要广泛、深入、持久地开展健康教育，提高沿海地区碘盐覆盖率。

广西壮族自治区疾病预防控制中心

陆伟江 刘军

第二十一节 海南省1995—2011年碘盐监测工作总结

碘盐监测是消除碘缺乏病可持续发展的重要保障，是一项长期持久的工作，通过坚持开展长期、有序的碘盐日常监测，及时发现问题，采取相应的干预措施，保证居民食用合格碘盐。自 1995 年海南省实施食用碘盐消除碘缺乏病措施以来，在各级领导的支持和专业人员的共同努力下，取得了一定成绩，在碘缺乏病防治中发挥着积极的作用。现将多年的监测工作总结汇报如下。

一、概况

海南省于 1988 年建立，位于中国最南端，北以琼州海峡与广东划界，西临北部湾与越南相对，东濒南海与台湾省相望，东南和南边在南海中与菲律宾、文莱和马来西亚为邻。海南省的行政区域是我国面积最大的省，陆地面积 3.4 万多平方公里，海洋面积 200 多万平方公里，包括海南岛、西沙群岛、中沙群岛、南沙群岛的岛礁及其海域。全省现有 19 个市县，地级市 3 个（海口、三亚、三沙），县级市 6 个，县 4 个，民族自治县 6 个，市辖区 4 个（海口市辖区），1 个办事处（西南中沙群岛办事处，县级）；常住人口为 879 万人。基层设置 222 个乡、镇、街道办事处。

二、碘盐监测结果

1977 年的病区调查，14 个病区分布于屯昌、琼中、白沙、保亭和通什 5 个市、县，病区人口 13 万人，病区居民患病率 3.46%～7.55%，病人 0.95 万人。1978 年开始病区供应加碘盐，1995 年全省供应加碘盐，同时启动碘盐抽样调查，以报表方式上报相关工作结果，2004 年起按照国家要求，在全省范围内进行碘盐监测。监测结果显示，海南省盐碘的中位数在 2004 年为 28.9 mg/kg，2011 年为 31.7 mg/kg；碘盐覆盖率从 2004 年的 77.81% 提高到 2011 年的 96.06%；碘盐合格率从 90.48% 提高到 98.72%；合格碘盐食用率从 70.41% 提高到 94.83%；碘盐变异系数从 64.75% 降低为 23.3%。详见表 4 - 35。

表 4 - 35　海南省碘盐监测结果（2004—2011）

时间 （年）	检测 份数	碘盐 份数	合格 份数	碘盐覆 盖率（%）	碘盐合 格率（%）	合格碘盐 食用率（%）	中位数 （mg/kg）	变异系数 （%）
2004	6 143	4 780	4 325	77.81	90.48	70.41	28.9	64.75
2005	8 050	6 449	5 392	80.11	83.61	66.98	25.7	69.90
2006	5 185	3 914	3 747	75.49	95.73	72.27	28.2	68.63
2007	5 235	4 096	3 903	78.24	95.29	74.56	29.7	55.36
2008	6 120	5 278	5 103	86.24	96.68	83.38	31.3	41.62
2009	5 248	4 893	4 712	93.24	96.30	89.79	33.1	31.99
2010	6 150	5 806	5 606	94.41	96.56	91.15	32.9	26.70
2011	6 132	5 890	5 815	96.06	98.72	94.83	31.7	23.30

三、碘盐监测带动全省碘缺乏病防治工作全方位提高

1. 提高政府重视，制定各项防治策略，为消除碘缺乏病目标工作提供保障　1995 年全省居民食盐加碘以后，碘盐监测工作进入一个新的里程碑。1995 年 4 月海南省机构编委在海南省卫生厅卫生防疫监督处增牌成立了"海南省卫生厅地方病防治办公室"，2000 年海南省政府成立了消除碘缺乏病工作联席会议制度（对外称领导小组）及办事机构，各市县政府也相继成立消除碘缺乏病工作机构。海南省消除碘缺乏病领导小组由分管副省长担任

组长，由省卫生厅、工信厅、财政厅、教育厅、盐务局、发改厅、文体厅、工商局、发改局、妇联、计生局、残联、妇儿工委、关工委等14部门组成。海南省政府出台了碘缺乏病相关政策，提供政策保障。2000年海南省政府办公厅转发《省经济贸易厅关于全面清理整顿我省食盐生产流通秩序意见的通知》（琼府办〔2000〕36号），2001年海南省政府《关于印发海南省2005年消除碘缺乏病规划纲要的通知》（琼府办〔2001〕44号），2006年颁布了《海南省碘缺乏病防治规划（2006—2010）的通知》（琼府办〔2006〕67号），2012年出台《海南省碘缺乏病防治规划（2012—2015）》（琼府办〔2012〕83号）。

2. 碘盐监测结果促动多部门合作，齐抓共管碘盐普及工作　针对海南省沿海地区私盐田多，私盐冲击碘盐市场，碘盐监测发现重要乡镇碘盐覆盖率极低，2008年1月28日经省政府同意成立了由省盐务局、省卫生厅、省公安厅、省工商局、省质监局5个部门组成的"海南省打击涉盐违法犯罪联合办公室"，2008年6月省打击办组织各成员部门，开展全省食盐市场清理整顿大检查工作和每个村委会调查居民食用盐情况，2008年12月打击办增加了教育、工信、妇联3个部门，开展全省普及碘盐工作检查，2009年6月省打击办开展全省碘盐大检查活动。经过2008年和2009年连续3次的全省大检查活动，各级政府各有关部门对普及碘盐工作的重视性进一步提高，各职能部门间的协调打击的能力得到加强，整顿了我省食盐市场，震慑了涉盐违法犯罪分子的嚣张气焰，为可持续实现消除碘缺乏病的目标奠定了坚实基础。以后每年11—12月，打击办都要组织各组成部门，在全省范围内开展打击私盐专项行动，为来年的碘盐监测顺利开展及提高碘盐覆盖率奠定了基础。

3. 碘盐监测促进疾病预防控制机构业务工作能力提升　加强各级疾控机构碘缺乏病防治技术人员的培训：每年召开现场应用技术及实验室检验能力培训班，保证碘盐监测队伍和质量。在中央及省财政资金的支持下，2006—2012年举办24个碘缺乏病防治培训班，各市、县疾控机构分管领导、业务负责人、业务骨干、实验室检测人员，重点市、县重点乡镇卫生院院长、防保组长等人参加培训，共计1432人次。加强各级疾控机构碘盐检测能力：用送出去、请进来，省级实验室亲临市县实验室手把手指导，优势实验室和薄弱实验室配对等方式，送专业人员到国家碘缺乏病参照实验室进修学习，请国家老师来现场指导，实验室之间互相交流，来提高实验室检验能力。建立碘盐检测实验室外质控网络：2007—2010年中央财政资金支持全省疾控机构盐碘实验室建设。2006—2012年期间，全省23个单位参加全国盐碘外质控考核，通过率100%；尿碘监测由省级、地区级逐渐扩大到市县，检测水平不断提升，2013年有70%市县通过尿碘外质控考核。

4. 通过碘盐监测入户宣传碘缺乏病，普及碘缺乏病知晓率，动员群众主动购买碘盐　通过健康教育，提高群众健康意识，自觉食用碘盐，积极配合和支持碘缺乏病防治工作，碘盐监测工作也得到了当地群众的大力支持。每年"5.15碘缺乏病防治日"省及各市县相关部门都要组织形式多样的宣传活动。省委、省政府也对每一届"5.15碘缺乏病防治日"活动都非常重视，2006—2008年连续3年组织全省召开消除碘缺乏病工作电视电话会议，2008年第十四个"碘缺乏病宣传日"，省政府林方略副省长出席电视会议并作重要讲话，明确要求各市县实行市县长负责制，将碘缺乏病防治工作列为市县主要领导的任职目标并实行目标责任制。对碘缺乏病重点人群开展健康教育。开展"进村庄、进社区、进家庭"的妇女培训班；进学校开展"五个一"活动，即上一堂碘缺乏病健康教育课、制作一期碘缺乏病防治知识学习板报、举办一次碘缺乏病防治知识竞答游戏、组织一次碘缺乏病防治知识作文竞赛、开展一次学生家中食用盐快速检测活动。

5. 借助碘盐监测信息网络平台，推动全省碘缺乏病防治信息畅通　通过数十年的工作，建立了碘盐监测的 4 个网络，在碘盐监测工作发挥着极其重要的作用。第一，碘盐流通环节监测网络：从碘盐生产加工、批发层次、零售层次的监测，到居民户食用盐的监测网络已建立，并逐步完善；第二，区域碘盐监测网络：建立省、地（市）、县（区）疾控机构碘盐监测网络，并相互协助、互相支撑；第三，碘盐监测信息化网络：2011—2012 年对全省 21 个市县配置了碘缺乏病防治专用电脑，开通了"全国碘盐监测平台"，成立了"海南省碘缺乏病防治工作 QQ 群"。第四，多部门信息沟通反馈网络：及时将监测信息通报各有关部门，提高信息利用的时效性和有效性。省及各市县疾控中心每年将碘盐监测结果上报上级部门的同时，上报给同级卫生行政部门；各级卫生行政部门则向同级发展改革、财政、工商、质监、盐务等相关部门通报监测结果，并会同发展改革委、财政、工商、质监和盐业主管等部门依据监测信息及所采取的应对措施进行综合分析和评估，并联合通报。

四、通过碘盐监测和健康促进，实现消除碘缺乏病目标

在省委省政府高度重视下，省卫生厅协同各有关部门密切合作、相互配合，建立了"政府主导，部门配合，全社会共同参与"的碘缺乏病防治机制，居民合格碘盐食用率由 2005 年 68.5% 上升到 2012 的 97.4%；8～10 岁儿童甲状腺肿大率由 2005 年的 8.0% 下降到 2012 年的 0.02%；8～10 岁儿童尿碘中位数由 2005 年的 92.2 μg/L 上升到 2011 年的 194.9 μg/L，妇女尿碘中位数由 2006 年的 121.0 μg/L 上升到 2012 年的 169.8 μg/L，儿童智商均值由 2007 年的 96 点提高到 2012 年的 104 点。通过碘盐监测和健康促进，我省实现了消除碘缺乏病阶段目标，90%（19/21）以上市县实现消除碘缺乏病目标（详见表 4-36）。碘盐监测是碘缺乏病防治工作的重要基石，是消除碘缺乏病可持续发展的重要保障，我省将在今后的工作中继续努力和认真做好碘盐监测工作。

表 4-36　海南省实现消除碘缺乏病技术指标汇总

市、县（区）	合格碘盐食用率（%）	尿碘中位数（μg/L）	尿碘 <50 μg/L 的比例（%）	甲肿率（%）	
				触诊	B 超
海口市（秀英区）	100.00	205.2	3.5	0.0	0.0
海口市（龙华区）	93.33	198.0	2.2	0.0	0.0
海口市（琼山区）	98.00	223.0	3.2	0.0	0.0
海口市（美兰区）	93.98	216.1	3.3	0.0	0.0
三亚市	97.90	206.5	1.1	0.5	0.5
文昌市	86.90	207.1	3.0	2.9	0.0
琼海市	94.90	171.6	3.0	1.5	0.0
五指山市	97.10	216.6	1.0	0.0	0.0
定安县	95.90	238.3	3.0	1.5	0.0
屯昌县	93.70	210.4	0.9	0.9	0.5
白沙黎族自治县	98.50	235.3	4.0	0.0	0.0

市、县（区）	合格碘盐食用率（%）	尿碘中位数（μg/L）	尿碘 <50 μg/L 的比例（%）	甲肿率（%）	
				触诊	B 超
昌江黎族自治县	90.30	152.8	3.0	1.5	0.0
乐东黎族自治县	99.40	232.8	1.0	0.0	0.0
琼中黎族苗族自治县	94.70	262.7	1.0	0.5	0.0
保亭黎族苗族自治县	95.70	212.1	0.0	3.0	0.0
儋州市	59.10	209.8	6.6	2.5	0.0
万宁市	98.40	182.4	2.0	0.5	0.5
东方市	93.00	101.9	13.0	0.0	0.0
澄迈县	91.00	171.3	6.5	0.5	0.5
临高县	82.00	143.7	7.5	1.0	0.0
陵水黎族自治区	92.10	127.6	15.5	2.8	0.9

海南省疾病预防控制中心

王红美　吴红英　王善青　苏英迪　胡锡敏　吴柳坚　易长文

海南省卫生厅　王军光

第二十二节　四川省2004—2012年碘盐监测工作总结

一、四川省碘盐防治碘缺乏病概况

四川省辖 21 市（州）、181 县（区、市），碘缺乏病早在宋代就有资料记载，新中国成立后经过三个阶段的调查，到 20 世纪 90 年代初查清了病情及病区分布范围，全省外环境普遍缺碘，水碘基本上均在 10 μg/L 以下。早期碘缺乏病防治是用各种碘剂和小范围内供应碘盐，碘剂有碘化钾片、碘汀注射液、瘿药丸等，碘盐为 1/20000 碘化钾盐。60 年代中期在全省病区供应碘盐，"文化大革命"中供应中断，1977 年又在大部分病区恢复供应。1988 年后根据防治研究结果，将碘盐浓度调整为 1/50000 碘酸钾盐。因为历次调查全省外环境普遍缺碘，未发现高水碘地区，从 1995 年 11 月开始按照国家要求，在全省普供碘盐，碘盐浓度执行国家标准，即出厂 ≥40 mg/kg（以碘离子计），销售点 ≥30 mg/kg，居民户 ≥20 mg/kg。1998 年 12 月，四川省人大常委会颁布《四川省盐业管理条例》，明确规定"实施向全民供应加碘食盐"，对碘盐的包装、零售等也作了规定，从制度上保证了碘盐的供应。2000 年 10 月 1 日起，碘盐浓度执行国家标准《食用盐》（GB5461—2000）。2012 年 3月 15 日起执行食品安全国家标准《食用盐碘含量》（GB26878—2011），全省食用盐碘含量平均水平统一执行 30 mg/kg 浓度，允许碘含量的波动范围 21 ~ 39 mg/kg。

在实施碘盐等综合防治措施的同时，先后按照《四川省地甲病防治效果监测方案》

（川委地防办字〔87〕第5号）、《关于对碘盐含碘量进行跟踪监测的通知》（川地防办字〔89〕第6号）和《四川省碘缺乏病监测方案》（川地防办字〔91〕第8号）等方案开展了碘缺乏病调查、监测等防治工作，对全省或部分县开展病情及碘盐等监测，为制定各阶段防治策略提供依据。1994和1996年国家印发《碘缺乏病防治监测方案》（试行）（卫地地发〔1994〕第42号）和《全国碘缺乏病防治监测方案》（卫地二发〔1996〕第12号），明确碘盐监测以县（区、市）为单位进行，监测对象为碘盐加工企业、碘盐销售单位和居民用户，抽样方法采用"批质量保障抽样方法（LQAS）"。为此，四川省按照国家要求积极推动全省碘盐监测工作，印发《关于在梓潼等十县（区）开展碘盐监测观察的通知》（川地防办发〔95〕第024号）和《四川省碘缺乏病固定点监测方案》（川地防所字〔1997〕第05号）等方案，在部分县按照国家要求开展碘盐监测。1996年省卫生厅在全省碘缺乏病防治管理和专业技术人员中聘任了碘盐监督员，建立了碘盐监督队伍，加强了碘盐监督监测及管理。2001年在联合国儿童基金会、卫生部消除碘缺乏病国际合作项目技术指导中心的支持和指导下，在全省开展了碘盐监测基线调查，这是我省历史上调查范围最广、调查样品最多的一次食盐现况基线调查，掌握了大量第一手资料，摸清了全省非碘盐分布情况，找出了问题地区，阐明了影响我省消除碘缺乏病的关键因素，提出了针对防治工作的薄弱环节、重点地区和重点人群采取有效防治措施的对策，明确了防治工作方向。

针对全省比较全面、系统、规范的碘盐监测始于2004年，当年按照《全国碘盐监测方案》（卫办疾控发〔2004〕8号）开展了县级碘盐监测，自此将碘盐监测纳入了全省碘缺乏病防治的常规工作。

二、碘盐监测结果

四川省2004—2012碘盐监测结果见表4-37和表4-38，监测结果表明合格碘盐食用率和碘盐质量均不断提高，自2005年起已连续8年省级水平碘盐监测的三项指标（全省居

表4-37　四川省居民户碘盐监测结果（2004—2012）

年份	应监测县数	实际监测县数	应监测份数	实际监测份数	碘盐覆盖率（%）	合格碘盐食用率（%）	碘盐合格率（%）	碘盐中位数（mg/kg）	碘盐均数±标准差（mg/kg）	碘盐变异系数（%）
2004	182	123	45 504	31 824	96.9	87.9	90.4	30.0	30.2±9.2	30.5
2005	182	170	45 792	43 598	99.5	95.0	95.4	30.4	30.6±7.4	24.2
2006	182	182	52 992	53 254	98.8	93.5	94.5	32.3	32.3±8.4	26.0
2007	182	182	52 992	53 347	99.0	95.3	96.3	32.2	32.2±7.3	22.6
2008	182	182	52 488	52 549	99.3	96.2	97.5	32.6	32.7±7.4	22.6
2009	182	182	52 488	52 501	99.5	97.4	97.9	33.9	33.7±6.6	19.6
2010	182	182	52 488	52 539	99.6	97.9	98.3	32.2	32.4±6.0	18.6
2011	182	182	52 488	52 521	99.4	97.8	98.4	32.1	32.3±6.2	19.0
2012	182	182	54 600	54 639	99.7	97.5	97.9	30.5	30.9±6.1	19.9

民户碘盐覆盖率、合格碘盐食用率和碘盐合格率）保持在90%以上，自2008年起已连续5年全省95%以上的县居民合格碘盐食用率＞90%，碘缺乏病防治效果显著。2010年全省实现消除碘缺乏病阶段目标，并且98.9%的县（区、市）实现消除碘缺乏病目标。2012年全省碘盐指标继续保持消除碘缺乏病状态。

表4-38　四川省碘盐生产层次监测结果（2004—2006）

年份	企业个数	监测批次	批质量合格率（%）
2004	85	116	87.9
2005	97	239	95.4
2006	134	279	97.5

三、碘盐监测做法及经验

1. 加强组织领导，明确责任要求　多年来，四川省各级政府高度重视碘缺乏病防治工作，建立了"政府领导、部门配合、群众参与"的消除碘缺乏病工作机制，始终把做好碘缺乏病防治工作作为密切联系群众、保护人民身体健康、促进社会经济发展、维护广大人民群众根本利益的重要内容，把防治工作列入政府的议事日程，纳入国民经济和社会发展规划，实行目标管理。2004年四川省政府召开了四川省消除碘缺乏病再动员会议，印发《四川省人民政府地方病及病害防治领导小组关于进一步加强消除碘缺乏病工作的意见》（川地病组发〔2004〕1号），明确提出2005年所有县（区、市）实现基本消除碘缺乏病目标。2009年召开了全省疾病预防控制暨消除碘缺乏病工作会议，分管省长到会并高度概括2009年全省疾控工作为"一个实现、二个巩固、三大任务"，其中"一个实现"即确保实现全省消除碘缺乏病目标；分管厅长代表省人民政府地方病及病害防治领导小组办公室与21个市（州）签订了2009—2010年碘缺乏病防治目标责任书，会上作了《全民动员、齐心协力，为全省实现消除碘缺乏病目标而努力奋斗》的报告，对全省碘缺乏病评估、碘盐监测等消除碘缺乏病工作提出了明确要求。各市（州）则按照省上要求认真组织实施，与各县（区、市）签订目标责任书，把碘盐监测等消除碘缺乏病防治工作作为卫生工作的重点之一，纳入议事日程重点抓，并纳入对各县的目标考核内容。

2. 加强经费投入，保障监测运转　2004年刚开始实施碘盐监测时，国家没有相应的经费支持。四川地处西部，经济欠发达，绝大多数县也无力提供监测经费，再加上一些地区监测设备简陋落后或者根本没有，使得碘盐监测开展起来困难重重。2005年四川省财政安排专项经费用于碘缺乏病评估、监测等防治工作；自2006年起省财政开始安排碘盐监测专项补助经费，保障了全省监测的正常运转；2007年卫生部消除碘缺乏病国际合作项目技术指导中心针对我省碘缺乏病防治重点地区阿坝州的碘盐监测和重点人群尿碘监测给予了经费支持，促进了我省阿坝州等重点地区碘盐监测等防治工作的开展；从2008年起，国家将碘盐监测纳入中央补助地方公共卫生专项资金地方病防治项目，监测经费得到保障，进一步促进了碘盐监测的有效运转，极大地推动了我省消除碘缺乏病目标进程。

3. 不断完善方案，保障监测规范　为了保障碘盐监测的科学性、规范性和可行性，四川省每年按照国家要求并结合碘缺乏病防治现况制定切合实际的监测方案。2004年按照当时《全国碘盐监测方案》的内容和要求以及"统一规划、分步实施、因地制宜、分类指导"的原则制定了《四川省碘盐监测实施方案》（川卫办发〔2004〕40 号），监测对象包括碘盐生产加工企业和居民户两个层次，居民户监测抽样方法和样本量分为两类，一类是少数民族地区的甘孜、阿坝、凉山三州的 48 个县，每县至少抽取 5 个乡（镇、街道）、10个行政村（或居委会）的 150 户居民户盐样；另一类是其余的 133 个县（区、市），每县至少抽取 9 个乡（镇、街道）、36 个行政村（或居委会）的 288 户居民户盐样。对三州所辖县监测范围和数量的调整主要是鉴于各县地广人稀，交通不便等因素，当时碘盐监测刚刚开展，暂时还无法严格按照《全国碘盐监测方案》的要求执行，根据《全国碘盐监测方案》的相关原则作了一定的调整，并要求三州各县根据自己的实际情况积极创造条件，逐步达到《全国碘盐监测方案》的要求。当年的监测工作主要依靠各级卫生行政部门发文并组织、督促实施，没有专项经费支持，监测仅覆盖全省 68% 的县（123 个）。2005 年碘盐监测继续执行 2004 年的方案，经全省共同努力，当年覆盖全省 94% 的县（170 个）。2006年按照《关于 2006 年全国碘盐监测工作安排的通知》（卫消国技发〔2006〕第 1 号）和国家碘缺乏病参照实验室《2006 年全国碘缺乏病实验室外质控考核通知》（碘参照实验室发〔2006〕第 1 号）要求，制定《四川省碘盐监测实施方案（修订）》（川疾函〔2006〕72号），增加了质量控制内容，并将甘孜、阿坝、凉山州每县的样本量增加到 5 个乡（镇、街道）、10 个行政村（或居委会）的 300 户居民盐样，当年的监测首次覆盖了全省所有 182县（区、市）（包括成都市高新区），从此，四川省实现了县级碘盐监测无盲区，碘盐监测工作取得突破性进展，获卫生部消除碘缺乏病国际合作项目技术指导中心颁发的"组织实施和支持保障"先进奖励。2007 年按照《全国碘盐监测方案（2006 年修订）》要求制定《四川省碘盐监测实施方案（2007 年修订）》（川卫办发〔2007〕111 号），取消了对碘盐生产层次的监测，增加了在碘盐监测基础上开展以县为单位重点人群尿碘监测等内容，同时在保持甘孜、阿坝、凉山州每县总样本量不变的情况下，增加了抽样村数，每县共抽取 5个乡（镇、街道）、20 个行政村（居委会）的 300 户居民盐样。2008 年按照《全国碘缺乏病监测方案（试行）》（卫办疾控发〔2007〕197 号）和《卫生部疾病预防控制局关于印发2007 年中央补助地方公共卫生专项资金地方病防治项目技术方案的通知》（卫疾控地病便函〔2008〕7 号）要求，制定《2007 年中央补助四川省碘缺乏病防治项目技术实施方案—碘盐监测》（川疾函〔2008〕50 号），增加了重点抽样监测内容，盐碘检测采取现场定性、实验室定量，全省所有县抽样方法及样本量按照国家方案执行；当年四川遭受"5·12"汶川大地震，全省上下团结一致、齐心协力、克服困难、统筹安排，如期完成碘盐监测。2009—2012 年每年按照国家《中央补助地方公共卫生专项资金地方病防治项目技术方案》制定当年《四川省碘盐监测方案》，2012 年取消重点抽样监测，同时抽样方法改为每县 5个乡（镇、街道）、20 个行政村（居委会）300 户居民盐样。

　　4. 强化培训指导，保障监测质量　　一是开展技术培训，提高执行能力：省级和市级每年开展监测技术培训，统一监测方法和技术标准，明确相关要求，并对上一年度监测工作进行总结，推广好的做法和经验，针对存在问题采取改进措施，推进碘盐监测科学有序开展。二是开展技术指导，提高监测质量：碘盐监测包括监测点抽取、现场采样、实验室检测和数据录入等多个环节，影响因素较多，特别是我省所辖县多（为全国之首），监测工作量大，各县人员和实验室等技术能力参差不齐，人员流动性也大，给监测质量带来一定影响。针对这些问题，我们通过现场、电话、网络等形式开展指导，掌握监测实施情况，特别是 2006 年以后，省级每年抽取全省 10% 以上的县开展现场督导并抽样复核，及时发现问题并采取措施，保障了监测质量。三是开展质控考核，提高检测能力：碘盐监测开展初期，我省的甘孜和阿坝州部分县无法开展盐碘检测项目，采集的样品交由州疾控中心完成。从 2000 年开始我省即通过参加全国碘缺乏病实验室质控网络考核不断提升实验室检测能力，特别是 2006 年组织以往从未参加过国家质控考核的 87 个县级盐碘实验室参加全国考核后，四川所有县级盐碘实验室质控考核首次实现全覆盖，实验室质控工作逐渐走向完善，检测能力得到极大提升。2010—2011 年协助国家碘缺乏病参照实验室开展川盐质控考核，进一步提高了川盐碘含量检测质量，从而提高了碘盐监测质量。

5. 部门密切配合，保障监测实效　多年来，四川卫生和盐业等部门密切合作，共同开展碘盐监测等碘缺乏病防治工作。一是盐业积极配合，为碘盐监测创造条件：省盐业先后印发了《省盐务管理局转发四川省 2007 年碘盐监测工作总结的通知》（川盐法函〔2007〕86 号）、《省盐务管理局印发 2008 年最新碘盐监测数据的通知》（川盐法函〔2008〕50 号）、《省盐务管理局关于对疾控中心开展碘盐监测工作的配合意见》（川盐法函〔2008〕15 号）、《省盐务管理局关于配合疾控中心开展碘盐监测工作的通知》（川盐法函〔2009〕13 号）和《四川省盐务管理局关于配合疾控机构开展碘盐入户检测的通知》（川盐法函〔2012〕69 号）等文件，要求各地积极配合疾控中心开展碘盐监测，为碘盐监测提供盐样、车辆及健康教育宣传材料等设施，极大地促进了碘盐监测的开展。二是卫生和盐业联合开展监测："以盐换盐"，即在居民户现场采样后向其发放一袋碘盐并开展宣传；在监测现场发现非碘盐后即由一同配合监测的盐政执法人员追踪其来源，依法及时查处盐业违法行为，监测信息得到及时反馈和利用，提高了监测的时效性。三是联合通报监测结果，明确相关责任要求和工作重点：每年盐业转发全省碘盐监测结果，卫生、发改委、经信委等多部门联合通报碘盐监测结果、取得的成效和存在的问题，明确下一步工作重点，并从强化政府领导、履行部门职责、建立碘缺乏病防治长效机制、保障供应合格碘盐等方面提出要求，认真贯彻实施《食盐加碘消除碘缺乏危害管理条例》、《盐业管理条例》、《食盐专营办法》、《四川省盐业管理条例》等有关法律法规，依法行政，依法治盐，打击私盐贩运，强化监测和干预的有机结合，保障食盐加碘防治措施的落实，保障全省消除碘缺乏病工作可持续发展。

四、碘盐监测在实现我省消除碘缺乏病目标中发挥了积极作用

1. 碘盐监测有效评估了防治措施，为制定防治策略提供了科学依据　在我省碘缺乏病防治的各个阶段，碘盐监测及时评估了碘盐防治措施的落实情况，为制定防治策略提供了科学依据，保障了我省消除碘缺乏病工作科学有序的开展。特别是 2001 年全省开展的碘盐监测基线调查，针对当时碘缺乏病防治的严峻形势，及时查清了我省非碘盐分布情况，找出了防治难点重点的"问题地区"，阐明了影响我省消除碘缺乏病的关键因素，据此提出了针对防治工作薄弱环节、重点地区和重点人群采取有效防治措施的对策，明确了防治工作方向，极大地促进了我省消除碘缺乏病目标进程。

2. 碘盐监测促进了机构能力建设，保障了碘缺乏病防治工作的常规运转　碘盐监测实施以来，监测方案不断完善、监测技术不断提高、质量体系不断健全、数据等资料报送不

断规范，这些在对监测质量起到极大保障作用的同时，也极大地促进了我省各级疾控机构的能力建设，包括人员技术水平提升和计算机网络、实验检测设施等碘缺乏病防治必需的仪器设备建设，提高了机构执行能力，对促进碘缺乏病防治工作的可持续发展奠定了坚实的基础并发挥了极其重要的作用。

3. 碘盐监测是持续消除碘缺乏病的根本保证　按照 2001 年世界卫生组织、联合国儿童基金会和国际控制碘缺乏病理事会（WHO/UNICEF/ICCIDD）提出的可持续消除碘缺乏病的监测原则，"盐碘"作为"进程指标"显得尤为重要。常规的碘盐监测是对防治措施的动态观察，及时掌握落实情况和存在问题，从而使得监测 – 反馈 – 行动的机制及时、快速、有效运转，针对监测结果及时落实和巩固碘盐这一防治碘缺乏病的根本措施，因此碘盐监测是可持续消除碘缺乏病的根本保证。

四川省疾病预防控制中心

李津蜀　张莉莉　吴芙蓉

简鸿帮　杨菲　邓佳云

第二十三节　贵州省 2004—2011 年碘盐监测工作总结

一、贵州省碘盐监测背景

贵州省位于中国西南部，东西长约 595 千米，南北相距约 509 千米，总面积 176 167 平方千米。境内地势西高东低，向北、东、南面倾斜，平均海拔在 1100 米左右。地貌特征之一是高原山地居多，92.5% 的面积为山地和丘陵；特征之二是境内岩熔地貌分布广泛，喀斯特面积占全省总面积的 61.9%。气候和生态条件复杂多样，矿藏和生物资源丰富。属亚热带湿润季风气候区，年平均气温 15℃ 左右，常年相对湿度在 70% 以上。全省常住人口 3955 万，除汉族外，有苗族、布依族、侗族等 17 个少数民族，占全省总人口的 34.7%。粮食作物主要为水稻、玉米、小麦和薯类。

20 世纪 80 年代以前，贵州省碘缺乏病的流行情况十分严重，全省 86 个县中有 57 个病区县。共有地方性甲状腺肿病人共 210 万，克汀病病人 2.1 万，亚克汀病人更多。据 1978—1979 年的全省普查，黔南、黔东南部病情较重，而西部、北部的病情较轻。自 1978 年起在病区落实以食盐加碘的综合防治措施，供应 20 mg/kg 碘盐防治碘缺乏病。1985 年全省普遍供应加碘食盐。到 1999 年，全省 57 个病区县先后达到国家制定的基本控制碘缺乏病标准，没有再发现新的克汀病患儿。

贵州为不产盐区，碘盐来自四川、湖北。按照《碘缺乏病监测方案》（1989），1999 年以前每年监测居民户 1~2 次，每次 20~30 户左右，采用直接滴定法测定。1999—2000 年每年监测居民户 1 次，每次 40 户，采用溴氧化法测定，并用标样进行质量控制。自 1995 年至 2000 年的监测结果显示，食用湖北盐的重病区，居民户盐含碘量较高，平均 42.2 mg/kg；食用四川盐的轻病区，居民户盐碘含量较低，为 30 mg/kg。从贵州省往年的监测来看，居民合格碘盐食用率从 1995 年的 36.5% 上升到 2005 年的 94.4%。盐碘的质量浓度稳中有降，加碘均匀度逐年提高（变异系数从 73.8% 下降到 24.2%）。

二、监测结果

2004 年贵州省共监测样品 24 722 份，碘盐合格率 93.35%，合格碘盐食用率 92.36%。中位数 31.51 mg/kg；2005 年监测样品 25 046 份，碘盐合格率 92.48%，合格碘盐食用率 91.71%，中位数 30.90 mg/kg；2006 年共监测盐样 25 342 份，碘盐合格率为 94.04%，碘盐覆盖率为 98.79%，合格碘盐食用率为 92.79%，盐碘中位数 31.40 mg/kg；2007 年贵州省共监测盐样 25 416 份，碘盐合格率为 96.88%，碘盐覆盖率为 99.35%，合格碘盐食用率为 96.30%，盐碘中位数 31.10 mg/kg；2008 年监测盐样 25 488 份，碘盐合格率为 96.62%，碘盐覆盖率为 98.96%，合格碘盐食用率为 95.68%，盐碘中位数 31.60 mg/kg。

根据《贵州省碘缺乏病监测方案》（2008 年修订）的要求，2009—2011 年贵州省 88 个县（区、市）均完成了 25 488 份盐样的检测。其中 2009 年的碘盐合格率为 97.84%，碘盐覆盖率为 99.51%，合格碘盐食用率为 97.36%，盐碘中位数 31.7 mg/kg；2010 年碘盐合格率为 97.56%，碘盐覆盖率为 99.45%，合格碘盐食用率为 97.01%，盐碘中位数 31.94 mg/kg；2011 年碘盐合格率为 97.78%，碘盐覆盖率为 99.45%，合格碘盐食用率为 97.24%，盐碘中位数 31.80 mg/kg。除 2009 年将非碘盐率 >5% 的县（区、市）开展重点抽样监测，2010 年、2011 年将合格碘盐食用率 <90% 的县（区、市）开展重点监测。见表 4-39，图 4-16。

表 4-39　贵州省居民户碘盐监测结果（2004—2011）

监测年份	监测样品	碘盐合格率（%）	碘盐覆盖率（%）	合格碘盐食用率（%）	非碘盐率（%）	中位数（mg/kg）
2004	24 722	93.35	—	92.36	—	31.51
2005	25 046	92.48	—	91.71	—	30.90
2006	25 342	94.04	98.79	92.79	1.21	31.40
2007	25 416	96.88	99.35	96.30	0.65	31.10
2008	25 488	96.62	98.96	95.68	1.04	31.60
2009	25 488	97.84	99.51	97.36	0.49	31.70
2010	25 488	97.56	99.45	97.01	0.55	31.94
2011	25 488	97.78	99.45	97.24	0.55	31.80

三、需要改进的薄弱环节

2009—2012 年省疾控中心每年抽取 10% 的县（区、市）进行碘盐监测的督导，综合四年的督导情况来看，发现如下问题。

1. 现场盐样采集未按要求执行　督导中查阅现场采样资料发现，部分县（区、市）组

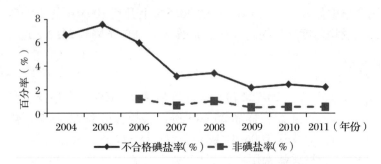

图4-16　贵州省不合格碘盐率和非碘盐率趋势图（2004—2011）

织未经培训的乡村基层人员进行采样，且有的县（区、市）采集盐样的同时并没有按照《全国碘盐监测方案》要求作半定量检测，入户采样表格均存在填写不完整的现象。甚至有的县（区、市）未用《方案》中的入户采样表，自行编辑采样表或者使用错误的采样表进行记录。造成现场采样的资料信息不完整。采集的盐样量不够，在采集的盐样中放置采样字条等影响盐样的检测。

2. 实验室检测质量有待提高　省级督导组查看县（区、市）实验室，部分县（区、市）实验环境虽已达到碘盐检测的基本实验要求，但实验室环境有待进一步提高。需添置基本的仪器设备，如冰箱；过期试剂及时更换。不熟悉碘盐检测技术的检验人员接收此项工作时，须做好相关的人员培训。做好实验室的质量控制，保证每年的碘盐检测数据客观、准确、真实。

在近期的督导中，遵义市红花岗区、正安县、黄平县、台江县、沿河县、贵阳市乌当区的外质控考核不合格。在此次碘盐监测督导过程中，为了查找不合格的原因，故在不合格的县（区）实验室进行了重点查看。综合督导结果，考核不合格的原因有以下几点：

（1）实验室试剂老化：县级实验室所用试剂都是几十年前生产，早已过了保质期；碘的测定未按照国家标准（GB/T13025.7—2012）要求的级别购买试剂，如碘酸钾要求级别是基准，而有的县则用的是分析纯。

（2）外质控考核：贵州省首次采用仲裁法来考核。部分县对次氯酸钠浓度掌握不是很好，故使得所测值出现偏差。

（3）人员素质：部分县检验人员对碘盐检测方法和操作过程不熟练，造成考核数据不合格。

3. 市（州）的督导尚待加强　在省级督导的过程中发现，9个市（州）级对所辖县（区、市）的督导程度不同。部分市（州）有督导资料，并对所辖县（区、市）当年的碘盐监测情况很清楚，能及时发现问题并纠正；而部分市（州）未对所辖县（区、市）进行认真的督导，对辖区内的县（区、市）的碘盐监测和碘盐的市场流通情况不清楚。因此，希望各市（州）能够提高责任心，加强辖区的县（区、市）的督导力度，发现问题的同时，能采取有力的措施解决问题。

四、对策

1. 按时拨付经费　碘盐监测的经费每年年底才到位，上级部门及时拨付资金，将使监测工作能够顺利进行。

2. 加强培训　县（区、市）疾控中心部分新到人员对碘盐监测工作还不熟悉。省级疾控中心、市（州）疾控中心要做好项目的培训工作，使县（区、市）疾控中心人员能够准确领会监测的目的，认真、负责地完成每年的监测任务。

3. 采用高质量实验试剂　贵州省盐碘外质控考核不合格县（区、市）较多，省级疾控中心实验室要推荐质量可靠的试剂，并做成清单统一下发至各县（区、市）。

4. 严格按要求完成工作　将监测表格中的漏项、空项和错项补充和纠正，完善资料、分类归档。在入户采样的同时按照《方案》要求做好现场半定量检测，及时发现非碘盐，报告盐业公司，查找非碘盐的来源。采集盐样要足量，采样袋内不能放字条。县（区、市）疾控中心严格按照《方案》要求上报碘盐监测数据，市（州）疾控中心对辖区内上报数据认真审核，发现问题要询问并纠正，并将收集资料向省疾控中心上报。

5. 川盐要采用仲裁法检测　贵州省内（除黔东南和铜仁外）的盐大部分来源于川盐，川盐中所含杂质较多，需要用仲裁法将其中的碘完全检测出来，故应采用仲裁法进行检测。

6. 加强督导　市（州）疾控中心要加强辖区内县（区、市）的督导工作，及时了解监测工作的进度，发现工作中的困难和问题，并向上级汇报，确保每年的监测工作能够顺利完成。

综上，贵州省碘盐监测项目工作能够按时如期完成，虽然在工作中还存在诸多的不足，但在今后的工作中在各级领导和相关负责同志的努力下，一定会将碘盐监测工作做得更好。

贵州省疾病预防控制中心地方病所

杨宇　周德梅

第二十四节　云南省2004—2010年碘盐监测工作经验总结

云南省地处内陆地区，自然环境缺碘严重，属历史上碘缺乏病（IDD）严重流行的省份之一，全省16个州（市）129个县（区、市）4631万人口均生活在碘缺乏区。1982年调查全省有地克病病例4860余例，地甲肿病人128万。1995年以来，在各级党委、政府的领导下，在全省范围实施全民食盐加碘为主的综合防治措施。按照国家消除碘缺乏病国际合作项目技术指导中心（NTTST）和国家碘缺乏病参照实验室（NRL）的要求，每年在全省对食用碘盐开展常规监测和碘缺乏病实验室的质量考核等。通过加强碘盐管理和监督监测，食盐碘含量变异系数逐渐减小；各年度碘盐覆盖率、碘盐合格率和合格碘盐食用率逐年提高，2004年以后，各项指标每年均在90%以上。监测工作在2010年云南省实现消除碘缺乏病目标的任务中起到了积极作用。为了查找不足，巩固碘缺乏病防治成果，进一步提高碘盐监测质量，现将全省2004—2010年碘盐监测工作总结如下。

一、主要监测结果与防治成绩

1. 政府重视、建立碘缺乏病防治长效机制　省级和各州市级及县级均成立了由政府分管领导担任组长的地方病或碘缺乏病防治领导小组和办公室，将碘缺乏病防治工作列入各部门、各相关单位的责任目标中，积极组织开展碘盐生产销售的监督管理、碘盐监测、健康教育等工作，建立多部门联席会议制度，及时沟通信息，商讨和解决工作中出现的问题和困难，逐步形成了"政府领导、部门配合、社会参与"的工作机制，确保了监测防治工作的顺利开展。

2. 扩大监测覆盖面，提高数据的代表性和科学性　自2008年开始执行2007年新修定的《全国碘缺乏病监测方案》（试行），每年在129个县（区、市）开展碘盐随机抽样监测，在至少20%的县（区、市）（26个）开展碘盐重点抽样监测。2008年，碘盐随机监测首次覆盖全省各县，实现了监测无盲区的目标；全省各县的碘盐监测份数均达到或超过288份，首次实现了有效监测，之后3年结果持续巩固，提高了数据的代表性和科学性。碘盐重点抽样监测结果显示，全省碘盐覆盖率连续3年均稳定在95%以上，非碘盐率均<5%。

3. 实验室质控网络建设正常运行，保证了碘盐监测质量　云南省碘缺乏病实验室外质控网络由云南省地方病防治所（简称：省地病所）实验室、州市级和县级疾控中心实验室组成，于2002年建立并运行。当时，仅有省地病所尿碘盐碘实验室和16个州市级的盐碘实验室、129个县级盐碘实验室；2003年增加了4个州市级尿碘实验室；每年NRL安排盐碘盲样考核30个县，2007年省地病所每年统一向国家购买盐碘质控样和标准物，增加对其余99个县级盐碘的外质控考核。2009年其他12个州市级疾控中心均建立了尿碘实验室，至此，形成了一个完整的云南省碘缺乏病实验室网络，包括省地病所尿碘盐碘实验室、16个州市级尿碘盐碘实验室、129个县级盐碘实验室。近几年来，在NRL的指导下，云南省不断加强省、市、县实验室质控网络建设，各级实验室每年完成了NRL指定的外质控样考核，实验室建设和质量保障网络逐年完善，2009年以来云南省碘缺乏病实验室质控网络步入了正常化、规范化轨道，各级实验室外质控考核的反馈率每年均达到100%；合格率逐年提高，已连续3年在90%以上；在碘缺乏病监测、碘缺乏病消除评估中发挥了重要作用。

4. 及时掌握监测动态，为防治和达标工作提供科学依据　2000年，按照《实现消除碘缺乏病阶段目标评估方案》，在16个州市的129个县（区、市）开展了评估工作，碘盐合格率≥90%的县106个（86.2%），全省129个县中82个县达标，28个县基本达标，19个县未达到消除标准，全省达到基本消除碘缺乏病阶段目标。1995年、1997年、1999年、2002年、2005年用PPS法在全省抽样调查30个县，居民户碘盐合格率由62.8%提高到93.2%，碘盐变异系数由1999年的32.2%降低到2005年的25.0%。碘盐合格率巩固提高，变异系数降低，碘盐监测进入持续稳步发展阶段。但由于云南地域大、病区广和民族多等，碘盐的市场监管和确保居民食用合格碘盐难度大，消除IDD工作发展不平衡，使消除IDD目标面临严峻挑战。

按照《云南省重点地方病防治规划（2004—2010年）》提出的"到2010年，全省95%以上的县（区、市）实现消除碘缺乏病"目标，在各级党委、政府的领导下，以卫生部门为主，发改、财政、盐业、教育、工商、质监、广电等部门密切配合，加大了碘盐生产销售的监督管理、碘缺乏病监测与防治、健康教育等工作。2004—2009年碘盐监测结果显示，在省级水平上，我省碘盐覆盖率、碘盐合格率、合格碘盐食用率均>90%，且碘盐合格率、合格碘盐食用率逐年上升，非碘盐率均<4%，见表4-40。但在县级水平，碘盐覆盖率<90%的县2007年有3个，2008年有7个，2009年有5个。2007—2009年全省合格碘盐食用率<90%的县占所有县的比例分别为：21.09%、15.5%、6.98%；合格碘盐食用率<80%的县占所有县的比例分别为：4.69%、3.1%、1.55%。

表 4 - 40　云南省居民食用盐监测结果（2004—2010）

年份	检测份数	合格份数	碘盐合格率（%）	非碘盐率（%）	碘盐覆盖率（%）	合格碘盐食用率（%）
2004	36 385	33 134	93.93	3.77	96.23	90.65
2005	29 197	27 410	94.63	1.81	98.19	93.26
2006	34 973	33 029	95.31	1.48	98.52	93.96
2007	37 430	35 051	94.04	1.44	98.56	92.72
2008	37 985	36 100	96.50	2.71	97.29	93.94
2009	37 983	36 459	97.39	2.21	97.79	95.28
2010	37 922	36 874	98.01	1.28	98.72	96.75

　　根据 2009 年碘盐监测结果，全省有 9 个县合格碘盐食用率 <90%，11 个县合格碘盐食用率在 90%~92% 之间，2010 年要达到全省 95% 的县（区、市）实现消除碘缺乏病目标，任务十分艰巨。

　　5. 部门协作、齐抓共管，为防治和达标工作提供组织保障　针对全省各县实现消除碘缺乏病目标的严峻形势，省委、省政府多次组织召开了卫生、盐业、发改、财政、教育、工商、质监、广电等多部门参与的碘缺乏病防治和达标考评的研讨会及协调会，及时通报了全省碘缺乏病防治监测情况、碘盐销售网络建设和碘盐供应情况，就如何加强部门协作、信息共享、防治工作对策和措施，以及建立健全碘缺乏病防控长效工作机制进行了沟通，通过联席会议促进了各项措施的落实和完善。2009 年，省卫生厅、省工信委还联合召开了全省碘缺乏病防治工作会议，分管副县长、县卫生局分管领导和县盐业部门分管领导，以及州（市）级卫生局分管领导和县盐业部门分管领导参加了会议；省卫生厅会同省工信委下发了《关于进一步加强碘缺乏病防治工作的通知》，对碘缺乏病防治工作中存在的问题提出了整改意见。整改措施包括：加强领导，完善机制，落实责任；协调配合，建立联动机制，开展碘盐市场清理整顿行动，巩固碘盐营销网络建设，保证合格碘盐的供应；加强碘缺乏病监测和督导力度；强化碘缺乏病防治的宣传教育；加大碘盐监测力度，提高监测质量。通过整改效果明显，表现在：各级政府和相关部门均提高了对消除碘缺乏病工作的长期性、艰巨性的认识，加强和充实了领导机构，大大推进了防治工作。经过碘盐市场的整改，有效打击了非碘盐、假冒碘盐的流通，营造了安全食盐的市场环境；9 个合格碘盐食用率 <90% 的县中有 8 个县通过积极整改，于 2010 年底顺利达标；居民合格碘盐食用率在 90%~92% 之间的 11 个县，通过努力，到 2010 年底得到巩固提高。提高了广大群众对碘缺乏病危害和防治知识的认识，使广大人民群众自觉地共同参与到碘缺乏病防治工作中来；提高了业务技术水平和能力。

　　总之，2007 年以来，在各级领导的支持和各级专业人员的共同努力下，在碘盐监测指标上（碘盐覆盖率、合格碘盐食用率均 >90%），我省实现消除碘缺乏病的县占全省县数的比例以每年 >5% 的幅度上升，到 2010 年共上升了 20.31 个百分点，碘盐监测工作 2010 年在省级水平上达到消除碘缺乏病阶段目标，且 95% 以上的县（区、市）在实现消除碘缺乏病目标中起到了关键作用，经济效益和社会效益十分显著。见图 4 - 17。

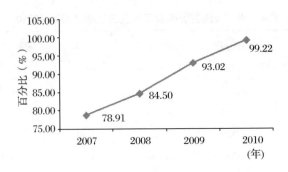

图 4 – 17　云南省实现消除碘缺乏病目标县占全部县数的比例（2007—2010）

二、经验与体会

1. 加强组织领导，保障机制的建立健全　加强领导，通过举办培训班，召开研讨及协调会，及时通报全省碘盐监测情况、碘盐销售网络建设和碘盐供应情况，通过联席会议促进各项防治工作对策和措施的落实和完善，才能保障碘缺乏病长效防控工作机制的建立健全。

2. 加强碘盐市场管理，确保碘盐供应　自2004年以来，云南省着力于理顺盐业管理体制，建立起了统一的碘盐产供销一体化网络，碘盐含量变异系数逐年减小，保证了碘盐生产质量及广大农村的碘盐供应。随着2011年10月1日实施新的《云南省盐业管理条例》，更加科学、有序的食盐产销体系将得到完善，劣质盐、非碘盐、工业用盐等盐产品流入市场的现象也将得到遏制，碘盐市场管理，碘盐产供销一体化网络也将进一步健全。

3. 坚持食盐加碘，开展科学监测　坚持全民食盐加碘、健康教育的综合防治策略，深化碘盐监测，及时发现高危地区，进行病情调查掌握监测动态，加强信息沟通及结果反馈，及时提出干预措施，为有关部门联合解决当地非碘盐冲击问题提供可靠的信息和依据，也为防治工作和政府制定防治规划及策略提供科学依据。

4. 认真总结，提高碘盐监测质量　每年对上一年度监测工作进行总结，并有针对性地开展监测培训和岗位培训，加强监测工作的监督管理和技术指导，重点在采样、实验室盐碘含量检测，以及资料的分析总结。

5. 碘缺乏病实验室质控网络的正常化、规范化　这取决于：一是多次举办相关技术培训和尿碘检测过关培训；二是到 NRL 学习；三是邀请国家专家现场培训和指导；四是将碘缺乏病实验室建设和质量控制纳入省卫生厅与各州（市）卫生局签署的碘缺乏病防治工作目标合同中，每年将考核结果在全省通报；五是省级每年统一向国家购买盐碘质控样和盐碘、尿碘标准物，对考核不合格的实验室加强督导、管理和整改；六是省级每年随机抽取县级盐碘实验室碘盐随机监测盐碘测定结果开展单纯随机抽检复核比对分析；七是逐级对上报数据进行核实修正。

6. 加强地方病防治专业机构的能力建设　稳走专业队伍是做好碘盐监测工作的基础。

云南省地方病防治所

叶枫　张海涛　李加国　吴鹤松

郭玉熹　王安伟　李兆祥　黄文丽

第二十五节　西藏自治区 2007—2010 年碘盐监测工作总结

一、背景

碘缺乏病是一种严重危害人群身体健康、制约病区社会经济发展的重要公共卫生问题。西藏地处青藏高原，受自然、地理、经济及社会等多种因素的影响，是全国受碘缺乏病危害最为严重的地区之一。西藏和平解放后，特别是自 20 世纪 90 年代以来，党和政府高度重视碘缺乏病预防控制工作，将碘缺乏病预防控制工作作为卫生工作的重要内容之一，国家和西藏地方投入了大量的人力、物力和财力，各级政府成立了专门的碘缺乏病防治领导小组并在卫生行政部门设立了相应办事机构，建立了各级碘缺乏病防治专业机构，按照统一的防治规划和要求，全面、系统地开展碘缺乏病监测和预防控制工作。自 2007 年起，采用国家制定的碘盐监测简化方案（半定量检测）开展碘盐监测，消除了监测盲区，提高了有效监测率。通过不断的努力，目前，已查清碘缺乏病在我区的分布和流行状况，研究、制定和落实了一系列适合我区实际、行之有效的防治规划和防治措施，有效降低了碘缺乏病的危害。2010 年，经卫生部、国家发改委和国家财政部组织的国家专家组对我区碘缺乏病评估结果显示，全区实现了基本消除碘缺乏病的阶段目标。

二、历年监测结果

西藏碘盐覆盖率从 2007 年的 29.6% 提高到 2011 年的 96.2%，连续 5 年显著提升，平均每年提高 10 个百分点以上（图 4 – 18）。在西藏 8 个地市中，2007 年仅有山南地区碘盐覆盖率达到 90% 以上，至 2011 年则仅有那曲一个地区在 90% 以下。

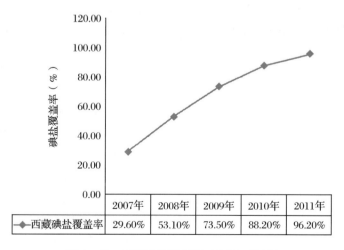

	2007年	2008年	2009年	2010年	2011年
西藏碘盐覆盖率	29.60%	53.10%	73.50%	88.20%	96.20%

图 4 – 18　西藏碘盐覆盖率（2007—2011）

　　根据 2011 年西藏碘盐监测数据，覆盖率比 2010 年提高 8 个百分点；碘盐覆盖率 >90%
的县为 64 个，比 2010 年增加 13 个。西藏碘盐覆盖率连续 4 年显著提升，从 2008 年的
53.10% 提高到 2011 年的 96.20%，平均每年提高 10 个百分点以上。西藏碘盐价格补贴政
策的实施是其碘盐覆盖率提高最主要的原因。目前，全西藏的农区和牧区碘盐价格统一补
贴到 0.5 元/千克，在与土盐的市场竞争中占据了明显的价格优势，并且绝大部分地区和县
实现了碘盐配送。见图 4 - 19。

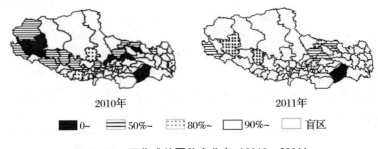

2010年　　　　　　　　　　2011年

■ 0~　 ▤ 50%~　 ▦ 80%~　 □ 90%~　 □ 盲区

图 4 - 19　西藏碘盐覆盖率分布（2010—2011）

三、经验总结

　　1. 政府高度重视　1997 年，自治区政府颁布了《西藏自治区食盐专营办法》和《西藏
自治区实施〈食盐加碘消除碘缺乏病危害管理条例〉办法》，成立了自治区碘缺乏病防治领
导小组，制定了"以食盐加碘为主，投服碘油丸为辅"的综合防治措施。1998 年 5 月，自
治区政府批准并投资 400 万元组建了自治区盐业公司（拉萨食盐加碘厂），自此，我区碘盐
推广、消除碘缺乏危害工作开始全面起步。但由于种种原因，到 2000 年，全区碘盐市场覆
盖率仅为 29%，远远落后于全国平均水平。面对消除碘缺乏危害的严峻形势和目标任务，
2005 年自治区政府批转了自治区卫生厅等 8 个部门联合制定的《关于消除碘缺乏病防治规
划》，提出到 2010 年要全面实现消除碘缺乏危害的目标，为推进《规划》实施，自治区政
府于 2006 年 7 月召开了全区防治碘缺乏病工作会议，专门就加强碘盐推广工作、消除碘缺
乏病进行安排部署。会上，自治区政府与各地（市）行署（政府）及自治区相关部门签订
了碘盐推广目标责任书，明确了各级政府的责任和任务并纳入年度考核目标，形成了"政
府领导、分级负责、齐抓共管"的工作机制。截至 2012 年底，我区碘盐市场的覆盖率已由
1999 年的 24% 升至 97.09%；8 ~ 10 岁儿童甲状腺肿大率由 1999 年的 29% 降至 4.8%；8 ~
10 岁儿童尿碘中位数由 1999 年的 55.4 μg/L 增至 259 μg/L。

　　2. 加大投入，让农牧民食用放心碘盐　为减轻农牧民食用碘盐经济负担，提高群众自
觉食用碘盐的积极性，自治区政府决定，从 2009 年起，继续加大对农牧民食用碘盐的价格
财政补贴，每年安排 3000 万元的公共财政资金，将农牧民碘盐销售价由每千克 1.5 元降至
0.5 元；同时，积极开展碘盐营销网络体系建设，推进西藏食盐流通现代化进程，解决食盐
流通组织化程度低、流通环节多、成本高等矛盾和问题。2010 年，开工建设的碘盐营销网
络拉萨配送中心，标志着西藏碘盐营销网络体系建设开始全面启动。

　　3. 加强健康教育，提升群众知晓率　2007 年以来制作各种碘缺乏病防治、推广碘盐的
宣传画、册及影像制品达 15 万张（册、套），并及时下发到病区群众手中。参与或指导全
区各地（市）、县利用当地广播、电视播放包含碘盐推广的地方病防治知识科普片及讲座节

目，利用报刊刊登科普文章及碘盐推广项目工作新闻；协调教育等部门为全区所有学校开设了健康教育课，将包含碘盐推广的碘缺乏病防治知识纳入健康教育课中。在卫生厅领导下，近几年来连续由自治区疾控中心地方病防治所组织和指导开展了全区"5·15碘缺乏病防治日"活动，其中碘盐推广及碘盐监测工作中取得的成绩及存在的问题是宣传的主要内容。

四、展望

根据《全国重点地方病防治规划（2004—2010）》的要求，我区为尽快消除碘缺乏病对广大农牧民的危害，实现2010年全区基本消除碘缺乏病的目标，自治区政府高度重视并给予财政支持，自治区卫生部门牵头盐业、教育、计生、工商、质监、广电、妇联、机关工委、残联等部门参与，各级疾控部门具体组织实施。在此期间，疾控部门负责起草并上呈、下发各类碘盐推广及碘盐监测的有关文件、实施方案、技术方案、信息、总结700余份，检测样品8万多份，整理上报数据50余万组，国家级医学期刊发表具有较高学术价值的论文40余篇，专业论著3部为全区碘缺乏病县级验收达标做了大量细致而卓有成效的工作。2010年在国家对我区碘缺乏病县级考核评估中，我区达到了基本消除碘缺乏病的阶段目标。

虽然我区取得了比较好的成绩，但也要清醒的认识此项工作的艰巨性和长期性，尤其是碘盐覆盖率的巩固，应该确保在国家停止或减少补贴和低价供应碘盐的情况下，群众能够自觉购买和食用碘盐。为此，我区还需不断提高采样质量和检测水平，逐步向定量检测过渡，以获得科学客观的数据为政府决策提供参考。同时应加强专业人员培训，提高业务水平和素质，把好碘盐质量关，按照国家规定标准加碘，加强碘盐监测，推进全区消除碘缺乏病防治工作的有效开展。

持续消除碘缺乏病，是中国政府对世界做出的庄严承诺、是西藏实现经济社会跨越式发展的健康保障，也是我区广大群众的心声。西藏自治区各级疾控部门，作为碘缺乏病防治及碘盐监测的排头兵，将会继续以饱满的热情、科学的态度、严谨的作风，攻坚克难，力争我区早日实现全面持续消除碘缺乏病目标。

西藏自治区疾病预防控制中心地方病防治所

郭敏　龚弘强　何凤珍　旦增桑布　尼玛仓决

第二十六节　重庆市2004—2010年碘盐监测工作回顾

碘缺乏病是由于自然环境中缺碘而引起的一组疾病的总称，主要影响儿童的智力和体格发育，是关系到民族素质的公共卫生问题，食盐加碘是防治碘缺乏病的根本措施。开展碘盐监测，是评价碘缺乏病防治措施落实情况的一项常规性工作，通过监测，分析生产、批发层次盐碘均匀性和居民合格碘盐食用率的动态变化、影响因素，发现问题地区，采取相应的措施，保证居民食用合格碘盐。2004—2010年根据卫生部颁布的《全国碘盐监测方案》的要求，结合我市实际情况，制定了《重庆市碘盐监测方案》，全市40个区县开展了碘盐监测工作。

一、监测结果

1. 生产层次碘盐批质量合格率　　全市有万州和合川 2 个碘盐定点生产厂，2004—2010 年共监测 167 批次，1503 个样品，合格 167 批次，批质量合格率均为 100.00%。均数在 31.25～34.16 mg/kg 之间，控制在国家食用盐加碘标准范围内。表明我市 2 个碘盐定点生产厂按照国家食用盐加碘标准生产碘盐，严格质量管理，保证了碘盐生产质量稳定。详见表 4 - 41。

表 4 - 41　重庆市生产层次碘盐监测结果（2004—2010）

年份	批次	样品数	合格批数	均数（mg/kg）	批质量合格率（%）
2004	24	216	24	33.37	100.00
2005	23	207	23	34.16	100.00
2006	24	216	24	33.20	100.00
2007	24	216	24	32.98	100.00
2008	24	216	24	31.89	100.00
2009	24	216	24	31.92	100.00
2010	24	216	24	31.25	100.00
合计	167	1 503	167	32.16	100.00

2. 批发层次碘盐批质量合格率　　全市 40 个区县有 36 个碘盐批发企业，2004—2010 年共监测 3053 批次，27 477 个样品，合格 3023 批次，批质量合格率为 99.02%。均数在 30.65～34.04 mg/kg 之间，批质量合格率在 98.38%～99.77% 之间，说明我市批发企业碘盐质量比较稳定。但是，从监测的批次来看，7 年共监测 3053 批次，不合格 30 批次，占 0.98%。其中，2004 年 3 批次（城口、丰都、秀山各 1 批）；2005 年 7 批次（丰都、石柱各 2 批，秀山、彭水、酉阳各 1 批）；2006 年 4 批次（丰都、石柱、彭水、酉阳各 1 批）；2007 年 3 批次（酉阳 2 批、綦江 1 批）；2008 年 1 批次（南川）；2009 年 5 批次（綦江、石柱各 2 批，秀山 1 批）；2010 年 7 批次（垫江、彭水各 2 批，巫溪、沙坪坝、九龙坡各 1 批）。不合格原因：丰都、石柱、巫溪、綦江碘含量偏低，其余区县碘含量偏高。由此说明，我市批发层次碘盐存在不均匀的现象。详见表 4 - 42。

表 4 - 42　重庆市批发层次碘盐监测结果（2004—2010）

年份	批次	样品数	合格批数	均数（mg/kg）	批质量合格率（%）
2004	456	4 104	453	33.41	99.34
2005	438	3 942	431	34.04	98.40
2006	432	3 888	428	33.58	99.07
2007	432	3 888	429	32.01	99.30
2008	432	3 888	431	31.76	99.77

续表 4－42

年份	批次	样品数	合格批数	均数（mg/kg）	批质量合格率（%）
2009	432	3 888	427	31.71	98.84
2010	431	3 879	424	30.65	98.38
合计	3 053	27 477	3 023	32.45	99.02

3. 居民碘盐覆盖率、合格率、合格碘盐食用率、非碘盐率　2004—2010 年，全市 40 个区县共监测 100 608 份样品，碘盐 98 643 份，非碘盐 1965 份，合格碘盐 94 534 份，居民碘盐覆盖率、合格率、合格碘盐食用率分别为：98.05%、95.83%、93.96%。碘盐覆盖率、合格率、合格碘盐食用率连续 7 年 >90%，达到国家消除碘缺乏病标准，呈逐年上升趋势。非碘盐率在 0.38%~4.11% 之间，呈逐年下降的趋势。但是，非碘盐率≥5%：2004 年有涪陵（39.66%）、丰都（27.22%）2 个区县；2005 年有涪陵（45.96%）、丰都（45.00%）、武隆（8.33%）、江北（7.50%）4 个区县；2006 年有涪陵（13.45%）、丰都（12.50%）、巴南（8.82%）、江北（8.33%）、南岸（7.78%）、渝北（7.50%）、黔江（6.11%）、武隆（5.88%）8 个区县；2007 年有丰都（21.67%）1 个区县；2008 年有丰都（15.56%）、綦江（6.94%）、江津（5.00%）3 个区县。2009 年有 25 个区县存在非碘盐，占 62.50%，非碘盐率在 0.28%~4.72% 之间；2010 年有 15 个区县存在非碘盐，占 37.50%，非碘盐率在 0.28%~3.06% 之间。2009 年和 2010 年均未发现非碘盐率≥5% 的区县。监测结果显示，我市非碘盐主要存在于涪陵、丰都及其周边地区以及有小范围生产榨菜的其他地区。非碘盐来源于榨菜加工用非碘盐冲销到当地和周边地区所致。详见表 4－43。

表 4－43　重庆市居民碘盐监测结果（2004—2010）

年份	样品数	碘盐数	非碘盐数	合格数	均数（mg/kg）	覆盖率（%）	合格率（%）	合格碘盐食用率	非碘盐率（%）
2004	15 225	14 842	383	14 111	29.40	97.48	95.07	92.68	2.52
2005	14 590	13 990	600	13 316	28.86	95.89	95.18	91.27	4.11
2006	14 255	13 920	335	13 307	29.45	97.65	95.60	93.35	2.35
2007	14 079	13 856	223	13 255	29.17	98.42	95.66	94.15	1.58
2008	14 039	13 799	240	13 226	29.60	98.29	95.85	94.21	1.71
2009	14 217	14 087	130	13 634	30.30	99.09	96.78	95.90	0.91
2010	14 203	14 149	54	13 685	29.20	99.62	96.72	96.30	0.38
合计	100 608	98 643	1 965	94 534	29.25	98.05	95.83	93.96	1.94

二、成功经验

1. 政府重视，领导参与，保证监测经费　重庆市将碘缺乏病防治工作纳入政府目标管理，每年对碘盐监测完成情况进行年度目标考核；市人大领导组织考察组深入涪陵多个乡镇进行居民食用碘盐情况现场调查，向有关部门通报调查结果；市政府办公厅张明树秘书长多次到涪陵、丰都的村社了解居民碘盐普及情况，要求卫生部门要加强碘盐监测工作，掌握碘盐变化情况；市卫生局分管领导，多次下基层，指导碘盐监测现场采样工作。在中央转移支付项目之前，市卫生局每年从有限疾控经费中安排一部分经费用于全市开展碘盐监测工作；近几年，在中央转移支付项目的支持下，市财政优先安排碘盐监测经费，经济条件好的区县还给予了一定的配套资金，保证了碘盐监测工作经费，使全市碘盐监测工作得以顺利开展。

2. 部门配合，相互支持，共享监测信息　市卫生局领导每年主持市盐务局、市疾控中心等部门定期或不定期召开碘盐监测协调会议，通报碘盐监测结果，分析碘盐监测工作存在的问题，研究解决具体的办法。重庆市盐务局 2004—2010 年每年补助市疾控中心 5000 元、每个区县疾控中心 1000 元碘盐监测经费，支持全市开展碘盐监测工作；卫生部门每年将碘盐监测结果及时通报给盐业部门，在碘盐监测工作中发现的问题，与盐业保持沟通，对存在非碘盐的问题地区，共同进行现场调查，追踪非碘盐的来源。

3. 统一制定方案，集中人员培训　每年根据国家的方案，结合重庆市的实际情况，制定重庆市碘盐监测实施方案，统一抽样方法、统一抽样数量、统一调查时间、统一检测方法、统一完成时间，确保全市碘盐监测工作按期完成；市疾控中心每年举办碘盐监测培训班，由经过国家培训的专业人员对区县从事碘盐监测的流病、检验人员统一集中培训，保证碘盐监测现场采样和实验室检测质量。

4. 加大现场督导力度，评估监测质量　市疾控中心组织流病和检验专业人员组成督导组，每年至少对 10% 的区县进行现场督导。对抽样方法、样品采集和保存、实验室检测技术、资料收集、统计分析、信息反馈等进行现场督导，评估监测质量。

5. 加强网路建设，保证碘盐监测网络正常运转　每年从中央转移支付项目的能力建设经费中，支付部分经费购买电脑、打印机等设备，分配到需要的区县疾控中心地病科，市级举办培训班，对碘盐监测人员进行网络直报培训，保证碘盐监测网络正常运转。

6. 增加重点地区碘盐监测频次，探索控制非碘盐的有效方法　涪陵和丰都是重庆市非碘盐问题极为突出的地区，榨菜用非碘盐年近 10 万吨，不仅榨菜加工户食用非碘盐，而且还扩散至其他农户，甚至冲销至周边区县，影响十分严重。涪陵区从 2006 年起，丰都县从 2009 年起，区县政府将碘缺乏病防治工作纳入目标管理，强化责任，一方面采取严格榨菜盐供应管理，严禁非碘盐流入食盐市场；另一方面在全区（全县）范围内用碘盐换取居民家中全部非碘盐、实行政府碘盐配送制度等多种措施落实居民食用碘盐；同时加强碘盐监测，增加碘盐监测频次，要求疾控中心对各乡镇每季度进行一次碘盐半定量现场监测，了解居民碘盐普及情况，向政府通报监测结果，掌握居民食用碘盐的动态变化，发现问题及时解决，有效提高了居民碘盐食用率。

7. 广泛开展健康教育，普及碘缺乏病防治知识　每年根据重庆市"防治碘缺乏病日"宣传活动通知，采用市级主会场和区县分会场相结合的方式，在全市范围内广泛开展了"防治碘缺乏病日"宣传活动。市卫生局拨专款，统一印制了大量的宣传画、宣传单，发放到各区县，供宣传使用。重庆市涪陵区、丰都县是重庆市碘盐措施落实差、非碘盐问题最为突出的地区。为加强重点地区的宣传教育，2008 年由重庆市卫生局、重庆市盐务局和涪陵区政府联合在涪陵城区体育场举办了"坚持食用碘盐，享受健康生活"为主题的第十五届"防治碘缺乏病日"宣传活动；2009 年重庆市卫生局、重庆市盐务局与丰都县政府联合在丰都城区举办了"全社会共同参与，持续消除碘缺乏病"为宣传主题的第十六届"防治碘缺乏病日"大型宣传活动；卫生部消除碘缺乏病国际合作项目技术指导中心（NTTST）投入了一定的项目经费，在涪陵、丰都广泛开展了学生和家庭主妇碘缺乏病健康教育。近几年，在中央转移支付的支持下，选择多个区县，开展了碘缺乏病健康教育，有效提高了群众对碘缺乏危害的知晓率，推进了我市在2010年实现了消除碘缺乏病目标的进程。

三、存在的问题与建议

1. 非碘盐广泛存在，加强碘盐监测 我市非碘盐主要存在于涪陵、丰都及其周边地区，以及有小范围生产榨菜的其他地区，非碘盐来源于榨菜加工用非碘盐。应进一步加强这些地区的碘盐监测工作，及时向有关部门通报监测情况，为政府决策提高科学依据。

2. 批发层次碘盐不均匀，加强碘盐生产质量管理 监测结果显示，我市批发层次碘盐存在不均匀的现象，碘盐生产厂对生产设备要进行技术改造。应加强生产质量管理，严格控制碘盐生产质量。

3. 碘盐监测人员变动大，加强专业技术人员培训 由于区县负责碘盐监测工作的人员经常变动，且有一部分属于非专业人员在从事碘盐监测工作，为保证碘盐监测工作的顺利开展，应稳定专业队伍，每年举办专业技术培训班，加强流病、检验、网络人员的培训，提高专业技术水平，确保碘盐监测采样、检验的质量和碘盐监测网络的正常运转。

重庆市疾病预防控制中心

李心术 陈亚林 罗兴建 吴成果 黄文利

第二十七节 陕西省1995—2012年碘盐监测工作回顾与总结

一、概况

陕西省是碘缺乏病严重流行区，全省3700余万人均受不同程度的碘缺乏威胁。据民国三十五年（1946年）《办理疫症情形调查报告》记载的情况分析，陕西省陕南等地碘缺乏病相当严重，地方性甲状腺肿和地方性克汀病随处可见，民间流传的"一代肿，二代傻，三代四代断根芽"，就是对当时碘缺乏危害的真实写照。新中国成立后，党和政府十分重视碘缺乏病的防治工作，采取以食盐加碘为主的综合措施进行防治，取得了显著成效。2010年全省107个县市区均到达国家消除碘缺乏病危害标准。

我省于1954年在安康、汉中地区8个县开始自行加工碘盐，供应病区，之后逐步推广至全省。经过多年努力，1980年陕西成为全国第一个基本控制地方性甲状腺肿（碘缺乏病的常见表现形式）的省份，受到了中共中央北方地方病防治领导小组的表彰。之后我省进入巩固和提高阶段，碘缺乏病监测，尤其是碘盐监测越显重要，成为重中之重的工作。多年来在省委、省政府的高度重视下，我省狠抓碘盐监测工作，为政府防治决策提供了科学依据，极大地促进了我省地方病防治工作。

二、碘盐监测结果

1995—2012 年，在居民用户层次应监测碘盐 367 269 份，实际监测 372 445 份，其中合格碘盐为 358 113 份，合格碘盐食用率由 1995 年 24.71% 上升到 2012 年的 99.00%（表 4 - 44）。进入 21 世纪，陕西省生产层次（表 4 - 45）和居民层次（表 4 - 44）碘盐质量从总体上看均维持在较高水平。2005—2012 年，碘盐覆盖率、碘盐合格率、合格碘盐食用率均连续 8 年保持在 95% 以上，从省、市、县三级层面上看，全部达到国家消除碘缺乏病标准。

表 4 - 44　陕西省居民层次碘盐质量监测结果（1995—2012）

年份	检测份数	合格份数	不合格份数	非碘盐份数	非碘盐率（%）	碘盐覆盖率（%）	碘盐合格率（%）	合格碘盐食用率（%）	中位数（mg/kg）
1995	2 400	593	1 049	758	31.58	68.42	36.11	24.71	7.33
1996	6 482	6 190	71	221	3.40	96.60	98.87	95.50	—
1997	1 200	866	251	83	6.90	93.10	77.53	72.20	38.60
1998	373	367	4	2	0.54	99.46	98.92	98.39	40.82
1999	1 257	984	239	34	2.70	97.30	80.46	78.28	44.00
2000	2 446	2370	76	0	0.00	100.0	96.89	96.89	35.10
2001	7 107	6 430	527	150	2.11	97.89	92.42	90.47	—
2002	29 147	27 146	1 542	459	1.57	98.43	94.62	93.13	31.00
2003	29 342	27 243	1 557	542	1.85	98.15	94.59	92.85	32.50
2004	34 752	32 797	1 096	859	2.47	97.53	96.77	94.37	—
2005	34 248	33 062	916	270	0.79	99.21	97.30	96.54	31.20
2006	34 243	33 318	630	295	0.86	99.14	98.14	97.30	34.22
2007	33 240	32 281	678	281	0.85	99.15	97.94	97.11	34.42
2008	31 192	30 675	385	132	0.42	99.58	98.76	98.34	32.17
2009	30 972	30 596	292	84	0.27	99.73	99.05	98.79	32.57
2010	30 972	30 644	277	51	0.16	99.84	99.10	98.94	32.60
2011	30 972	30 661	276	33	0.11	99.89	99.11	99.00	32.76
2012	32 100	31 778	276	40	0.12	99.86	99.14	99.00	31.00

表 4 - 45　陕西省生产层次碘盐质量监测结果（1995—2007）

年份	检测批数	合格批数	不合格批数	批质量合格率（%）
1995	178	77	101	43.26
1997	912	899	13	98.57
1998	658	586	72	89.06
1999	268	235	33	87.69
2000	260	211	49	81.15

年份	检测批数	合格批数	不合格批数	批质量合格率（％）
2001	324	295	29	91.05
2002	1 050	982	68	93.52
2003	1 284	1 203	81	93.69
2004	606	595	11	98.18
2005	1 212	1 204	8	99.34
2006	1 212	1 205	7	99.42
2007	912	899	13	98.57
合计	8 876	8 391	485	94.54

三、取得的成绩与经验

1. 强化政府职责，切实加强领导　尽快有效地控制和消除碘缺乏病危害，是各级政府义不容辞的责任和义务，也是搞好防治工作的前提。具体举措有：一是各级均成立了以政府主要领导或分管领导为组长，卫生、教育、财政、水利、扶贫、粮食、盐业、广电等部门为成员的地方病防治工作领导小组，负责组织协调有关部门。二是将地方病防治工作纳入国民经济和社会发展的总体规划。三是各级政府定期召开专项会议，研究部署碘盐监测工作，从人力、物力、财力给予大力支持，政府有关领导深入病区调查研究，解决存在的实际问题。四是每年层层签订目标任务书，夯实工作责任。各级政府之间、政府与部门之间、部门上下之间均签订了详细的目标责任书，将工作量化分解，做到职责明确，落实到人。

2. 部门密切协作，形成防治合力　食盐加碘是防治碘缺乏病唯一的主导措施，监测工作是评价防治落实情况、消除碘缺乏危害的重要内容。落实防治措施是一项庞大的社会系统工程，需要卫生、盐业、教育、工商、质量技术监督等部门协同作战。多年来，我省各地各部门各司其职、密切配合、齐抓共管，较好的完成本部门工作。

卫生部门发挥主导作用，始终把碘盐监测作为重要工作来抓。各级卫生部门每年在召开卫生工作会议、地方病防治工作会议上重点部署安排，加强碘盐监测监督和病情监测工作。一是各级地病办充分发挥组织协调职能，及时汇报各部门防治监测工作进展、存在问题，依靠业务部门提出防治监测措施和建议，为领导决策提供科学依据。二是强化专业培训，建立一支训练有素的专业队伍。多年来，全省各地先后举办"碘盐质量监测培训班"、"碘缺乏病防治监测培训班"、"盐碘、尿碘测定培训班"、"碘缺乏病防治考评培训班"一百余期，各级专业人员均接受了不同程度的业务培训，建立了一支高素质的监测队伍。三是各级防治专业机构能够按照《陕西省碘缺乏病防治监测方案》对批发、零售、用户等各个环节上的碘盐质量进行定期监测，并能将结果及时反馈给相关部门，发现问题及时解决，确保人群吃上合格碘盐。

盐业部门强化计划管理，依法治盐，保障市场供应合格碘盐。一是各级盐业部门能认真贯彻执行《食盐加碘消除碘缺乏病危害管理条例》《食盐专营办法》《盐业计划运销管理暂行办法》等一系列政策法规，严格三证制度（即生产许可证、准运证、批发零售许可证），确保购销渠道畅通，防止非碘盐流入。全省食盐每年人均实销量5.3～6.1kg，碘盐覆盖率为96.0%～100%，碘盐合格率为96.9%～100.0%。二是建立完善执法体系，严厉打击私盐贩运等违法行为。为净化盐业市场，杜绝非碘盐、劣质盐流入，盐业、卫生、质检、工商、公安等部门定期不定期地对盐业市场进行检查、整顿，发动群众举报和明察暗访进行追踪堵截，做到发现一个，查处一个，有力地打击了私盐贩子的违法行为。三是建立质量监测网络，严把碘盐质量关。从1997年各设区市及县市区先后建立、完善了盐产品质量监测站（室），坚持调入碘盐分批次检测，做到不合格碘盐不入库、不销售，保证合格碘盐供应市场。四是普及了食盐小袋包装。

3. 确保经费投入，完善防治网络　各设区市和绝大部分县级财政，按照省政府要求和工作需要，落实了地方病防治监测专项经费，并逐年增加。省级财政从2006年起每年投入600万元；市、县两级财政人均投入由2006年的0.1元上升到2012年的0.2～1.0元。从2010年起，榆林、延安市按人均1.0元，铜川、汉中市按人均0.5元投入专项经费；府谷、神木、定边、靖边4县按人均1.0元标准列入本级财政预算，其他各市、县（区），均有0.2～0.5元的财政投入。财政投入的绝大部分用于监测，从而强有力地保证了监测工作的顺利开展。

随着防治和监测工作不断深入，省、市、县、乡、村防治网络日益健全和完善。目前地方病防治机构省级1个、市级2个、县级4个，其余市、县两级在疾控中心均设有地方病防治科。随着医药卫生体制的改革，乡镇卫生院的职能由医疗救治转变为公共卫生服务，各个乡镇进一步加强了公共卫生项目，乡村两级均有人员具体负责碘盐监测工作。一个上下联动、层层有人抓、事事有人管的监测网络覆盖全省。

4. 加强质量控制、提供科学数据　首先在省级业务部门建立碘缺乏病实验室，制订实验室操作规范，并指导市、县、区级的实验室进行规范化运行，尤其是要求在盐碘检测时一定要带质控样。其次根据实际情况，对市、县疾病控制中心碘盐检测人员进行不定期培训，提高检测技能。要求承担检测任务的实验室必须参加全国外质控考核且考核合格，否则不能承担检测工作。最后是做好省县间实验室检测结果的比对工作，只有合格后才能上报监测数据。为防治决策提供了客观、真实的科学依据。

陕西省连续多年参加了国家碘缺乏病参照实验室组织实施的全国碘缺乏病实验室外质控考核，考核成绩稳步提高，总体上处于全国中上水平，两次荣获国家碘缺乏病参照实验室及联合国儿童基金会颁发的荣誉证书。

5. 强化督导检查，充分发挥监测作用　我省制订详细的督导检查方案，每年在全省抽查10%的县（市、区）进行现场检查。采取查阅资料（计划安排、督导检查记录、采样记录、化验资料、质量控制、总结等资料）、现场抽查、召开座谈会等形式，重点督查组织安排、工作程序、规范管理、质量控制等方面，全面了解碘盐监测完成情况及存在的问题，并书面反馈督导建议。在整个监测工作期间，通过"陕西省碘缺乏病防治QQ群"，与各设区市保持紧密联系，及时对各地在监测工作中存在的困难给予帮助，问题加以解决。为保质保量完成监测工作提供了快速、及时的信息交流平台。

碘盐监测是防治碘缺乏病的重要内容，在防治工作中发挥主导作用。通过监测及时发现存在的问题，为政府防治决策提供科学依据。

　　榆林市碘盐监测结果显示部分县（市、区）碘盐覆盖率、合格率、合格碘盐食用率较低，分析其主要原因是产盐区、三省交界处、群众经济困难、非碘盐冲击严重，建议政府采取碘盐配给制，确保群众吃上合格碘盐。2004年，榆林市靖边县率先拿出60万元补贴全县24万农民食用碘盐，之后，相继有定边、府谷、神木、榆阳、米脂、子洲等县区累计拿出2894.18万元，用于群众食用碘盐进行财政部分或全额补贴。并从2010年起，全市300万农民的食用碘盐全部由政府解决，每人每年按10元标准补贴配给碘盐。此举为防止私盐和非碘盐的冲击、持续消除碘缺乏危害起到了重要作用。

　　2008年4月，监测人员先后在铜川市王益区孟家塬村、李家沟一家餐馆、虎头山和后山居民家中现场半定量检测食用盐150份，发现非碘盐22份，非碘盐率达14.7%。区疾控中心及时向区卫生局和市疾控中心汇报，同时通报市盐务局。市盐务局管理人员随即赶到现场对经销商店进行了查处。市疾控中心在接到报告后立即向市地病办汇报，主管领导带领相关人员及时赶到王益区现场解决问题，提出具体措施。一是要求各县市区继续严格按照方案进行监测，发现问题及时向有关部门汇报；二是协助市盐务局加大食盐市场的稽查力度，查源头，杜绝非碘盐；三是通知其他区县在监测中密切关注类似情况，如发现问题及时向有关部门汇报；四是市疾控中心抽样核对。之后在耀州、印台区也发现了类似情况，铜川市人民政府地方病领导小组办公室研究决定，以卫生、盐业为主体，各级工商、质检、公安、广电、教育等部门密切配合，在全市开展了为期15天的盐业市场整顿，重点查找源头，严厉打击贩运、销售非碘盐的违法行为，并对居民的非碘盐免费更换碘盐。此举及时净化了盐业市场，确保了居民食用合格碘盐。

　　多年监测结果显示，全省人群碘营养水平处于超适宜水平，分析其原因主要有两个：一是人均摄盐量高，每人每日10.6 g；二是盐碘含量偏高，平均32 mg/kg，建议政府下调居民食盐碘含量标准。我们及时以专题形式向政府部门汇报，并提出下调盐碘含量的依据及盐碘含量新标准，省上组织专家论证，报经政府同意从2012年3月15日起，全省平均盐碘含量由之前的每千克35 mg下调到每千克25 mg。此措施将对全省人群碘营养水平趋于适宜状态起到举足轻重的作用。

　　碘缺乏病是客观外环境缺碘所致，世世代代坚持食盐加碘是防治的唯一简单易行、经济有效的措施，因此，碘盐监测工作也必须长期持久地开展下去。我们将一如既往地做好碘盐监测工作，及时通报、反馈、利用监测结果，为进一步巩固和提高碘缺乏病防治成果做出更大的贡献。

陕西省地方病防治研究所

戴宏星　华基礼　马振江　周引阁　牛刚　杨正军　陈彦菲

第二十八节　甘肃省1994—2012年碘盐监测回顾

　　甘肃省是历史上碘缺乏病重病区之一，全省14个市（州）86个县均有流行。历史最高发病年（普查资料）全省有地方性甲状腺肿患者85万人，克汀病患者2万余人。1958年甘肃省卫生厅组织地方病防治队在病区开展调查并投服碘化钾片。20 世纪 60 年代开始在重病区为 1500 万人供应碘盐，20 世纪 70 年代逐步由重病区到全省病区推广加碘食盐，含碘量为 1/50000～1/20000，同时对甲肿病人使用碘油注射和口服进行治疗。1995 年根据国家要求开始实施全民食盐加碘，之后在全省范围内开展碘盐监测工作。现将甘肃省碘盐监测工作总结如下。

一、甘肃省碘盐监测历程

1. 1994—2000 年　根据 1994 年《全国碘缺乏病防治监测方案（讨论稿）》，甘肃省下发了《甘肃省执行〈全国碘缺乏病防治监测方案〉实施办法通知》（甘防地办发〔1996〕第 08 号）开展碘盐监测，抽样方法按批质量保障抽样方法（LQAS）。监测内容分为生产、加工、批发层次和居民户层次。生产、加工、批发层次中的 2 个盐厂和 6 个盐站由省上指定分别所在的地区防治碘缺乏病专业机构承担，其他加工、分装、批发企业由同级的防治碘缺乏病专业机构负责，每月进行一次抽样监测，每批产品抽取 9 个样本。居民户层次每 3 个月进行一次半定量检测，每半年进行一次定量检测。1997 年全国碘盐监测信息网开始筹建，于 1998 年开始运行，甘肃省按国家要求从 1998 年开始运行碘盐监测网络。

1996—2000 年由于碘盐监测工作的初步开展，加之认识和经费等问题，碘盐监测覆盖地区不全，监测工作质量不高。

2. 2001—2003 年　1994 年《全国碘缺乏病防治监测方案》经过几年的实施，普遍反映监测中存在许多困难和问题。2001 年卫生部重新修订了全国碘盐监测方案，根据《卫生部办公厅关于印发〈全国碘盐监测方案〉（试行）的通知》（卫办疾控发〔2001〕49 号）和《关于实施卫生部〈全国碘盐监测方案〉（试行）的通知》（甘防地办发〔2001〕2 号）文件精神，监测内容分为生产、加工、批发层次和居民户层次。生产、加工、批发层次的监测与 1996 年的方案一样。居民户层次由各县级碘缺乏病专业机构负责，第 1、2、4 季度各随机抽取 2 个乡（街道），第 3 季度随机抽取 3 个乡（街道），每个乡随机抽取 4 个村（居委会），每个村（居委会）随机抽取 8 份居民户盐样，全年至少抽取 9 个乡（街道），36 个村（居委会）的 288 份居民户盐样。

从 2003 年开始，全国碘盐监测信息网采用卫生部消除碘缺乏病国际合作项目技术指导中心与云南省疾病预防控制中心研制开发的《全国碘盐监测信息管理系统》（IODIN2000）。该系统根据《全国碘盐监测方案》设计开发，具有生产、居民户两层次碘盐进行数据处理、统计、分析、上报、备份等功能，为各地碘缺乏病防治机构提供了便利的工具。碘盐监测通过运用 IODIN2000 后，改变传统的手工填表、统计的工作方式，检测数据输入电脑，统计分析由信息管理系统完成。启用新的碘盐监测管理系统后，监测－反馈时间缩短，大大提高了监测工作的速度和效率，提高了碘缺乏病系统管理水平及地方病专职人员的工作效率和工作效果。

3. 2004—2006 年　《全国碘盐监测方案》（试行）自 2001 年执行以来，各地加强了碘盐日常监测工作，推动了持续消除碘缺乏病工作的开展，但在执行中仍发现存在一些问题和不足。因此国家在总结各地碘盐监测工作经验的基础上组织专家对原来的方案进行了论证和修订，制定了新的《全国碘盐监测方案》（卫办疾控发〔2004〕8 号），新的方案按照因地制宜、分类指导的原则，充分考虑了各省在不同经济发展水平和不同碘缺乏病防治阶段的工作特点，因此更具有科学性和可操作性。我省根据全国新的方案制定并印发了《甘肃省碘盐监测方案实施细则》（甘防地办发〔2004〕4号）。监测内容分为第一层次（生产、加工、批发层次）和第二层次（居民户层次）。第一层次监测方法、内容、频次等与2001年的方案一样。第二层次监测分为两种类型，2003年已经实现或基本实现消除碘缺乏病阶段目标的县（区、市）每年监测1次；2003年没有实现消除碘缺乏病阶段目标的县（区、市）每年监测2次。每次监测以县（区、市）为单位，按照东、西、南、北、中随机抽取9个乡（镇、街道）（所辖乡镇数不足9个的县，按照实有乡镇数进行监测），其中东、西、南、北片各随机抽取2个乡（镇、街道），中片随机抽取1个乡（镇、街道），每个乡（镇、街道）抽取4个村，每个村抽取8户居民户食用盐样。

自全国碘盐监测首次实现网络化上报以来，2006年我省碘盐监测在监测质量、及时性上都得到了很大的提高，取得了良好的成绩。

4. 2007年 根据《全国碘盐监测方案（2006年修订）》结合我省的碘缺乏病防治实际情况，我省对2004年《甘肃省碘盐监测方案实施细则》（甘防地办发〔2004〕4号）进行了修订，制定了新的《甘肃省碘盐监测方案实施细则》，监测内容仍然分为第一层次生产、加工、批发层次和第二层次居民户层次。第一层次监测方法、内容、频次等与2004年的方案一样。第二层次监测分为所辖9个乡（镇、街道）或以上的县（区、市）和不足9个乡（镇、街道）的县（区、市）。9个乡或以上的县与2004年方案一样。不足9个乡的县按东、西、南、北、中抽取5个乡（镇、街道），不足5个乡的县可按地理位置分成5个抽样单位，每个乡或抽样单位随机抽取4个行政村（居委会），其中2个行政村（居委会）可在乡政府所在地及其附近抽取，另外2个行政村在距乡政府5千米以外或非碘盐率较高的村。每个行政村（居委会）抽取15户居民盐样。

同时，为了完善县级碘缺乏病监测工作，了解非碘盐冲击严重的县重点人群碘营养状况，在碘盐监测基础上增加育龄妇女的尿碘监测，我省将东乡县选定为监测县。

2007年我省的碘盐监测取得了明显成绩，自碘盐监测工作开展以来第一次实现县级水平上居民户碘盐监测无盲区，碘盐监测网络日益完善，碘盐监测质量控制工作也有明显提升。

5. 2008—2011年 2008年是碘盐监测工作开展以来非常重要的一年，由于2006年8月卫生部在新疆南疆部分地区查证有新发地方性克汀病，提示我国的碘盐监测灵敏度不够，数据的有效性、及时性不高。为进一步完善碘盐监测体系，卫生部、国家发展改革委、工商总局、质检总局印发了《全国碘缺乏病监测方案（试行）》（卫办疾控发〔2007〕197号），对监测方法、监测指标和样本量进行了修订，由于原有监测软件已不能满足使用，为适应新方案要求，保证监测数据准确并及时上报，国家研制订了新的全国碘缺乏病监测信息管理平台。我省根据国家方案制定了《甘肃省碘缺乏病监测方案（试行）》（甘防地协发〔2008〕1号）。监测内容取消了第一层次监测即生产、批发层次监测，只监测居民户食用盐，分为随机抽样监测和重点抽样监测。随机抽样监测分为所辖有9个以上乡（镇、街道）的县（区、市）和有9个或不足9个乡（镇、街道）的县（区、市），其监测内容和2007年方案一样。重点抽样监测将抽到每个重点县（区、市）的辖区划分为5个片区，每个片区重点抽取1个乡（镇、街道），每个乡（镇、街道）重点抽取4个行政村（居委会）；每个行政村（居委会）随机抽检15户居民盐样。

2008 年是碘盐监测方案实施以来修订较大的一年，首先取消了生产、批发层次监测；其次对居民户监测也做了修改，全省所有的县都进行随机抽样监测，重点抽样监测只在下半年在 20 个县开展；对碘盐监测网络也做出了很大的调整，新的全国碘盐监测信息管理平台采用 WEB 数据上传，实现地市级直报，实时传输，加强信息传达的顺畅与及时。

6. 2012 年　《全国碘缺乏病监测方案（试行）》（下称《试行方案》）自 2007 年执行以来，各地认真按照方案要求开展监测工作，强化监测与防治干预措施的有机结合，掌握了病情变化趋势，推动了防治工作开展，为及时采取针对性干预措施提供了依据。但在执行过程中发现，《试行方案》存在一些问题和不足。为增强监测方案的科学性和可操作性，国家在总结各省（区、市）监测工作经验和反馈意见的基础上，组织有关专家对《试行方案》进行了多次研讨和论证，形成了《碘缺乏病监测方案》。依据《关于印发〈碘缺乏病监测方案〉等 6 个地方病监测方案的通知》（中疾控地病发〔2012〕6 号），结合我省实际情况制定了《甘肃省碘缺乏病监测方案》，并按照新的监测方案开展今后的碘盐监测工作。

二、碘盐监测结果

1. 生产批发层次监测结果　2001 年生产、批发层次监测任务完成率仅为 31.7%，2006 年达 77.6%；2001—2007 年共抽生产批发企业盐样 4900 批，合格批次 4792 批，批质量合格率为 97.8%，见表 4 – 46。

2. 居民户碘盐监测结果　2001—2012 年全省居民户层次监测上报率和有效监测率逐年提高，至 2007 年上报率和有效监测率均达到 100%，2007 至今监测无盲区。2001—2012 年全省非碘盐率均 <5%，碘盐覆盖率均 >90%，居民户碘盐合格率呈逐年上升趋势；2001 年和 2002 年居民户合格碘盐食用率 <90%，自 2003 年开始居民户合格碘盐食用率持续保持在 >90% 的水平，并保持在一个较高的水平，相应非碘盐率逐年下降。目前甘肃省居民户碘盐覆盖率良好，碘盐覆盖率、合格碘盐食用率均达到了我国碘缺乏病消除标准（碘盐覆盖率 ≥95%、合格碘盐食用率 >90%），非碘盐得到了一定控制。见表 4 – 47。

表 4 – 46　甘肃省生产批发企业碘盐监测结果＊（2001—2007）

年份	应监测企业数	实际监测企业数	全部完成监测企业数	上报率（%）	任务完成率（%）	监测批次	合格批次	批质量合格率（%）
2001	82	80	26	97.6	31.7	466	425	91.20
2002	84	75	34	89.3	40.5	347	322	92.80
2003	84	76	33	90.5	39.3	382	378	98.95
2004	84	58	50	69.0	59.5	893	879	98.43
2005	83	81	64	97.6	77.1	903	892	98.78
2006	85	84	66	98.8	77.6	944	938	99.36
2007	85	84	58	98.8	68.2	965	958	99.27

注：＊因国家 2008 年修改了碘盐监测方案，以后不再对生产批发企业进行监测，故无数据。

表4-47 甘肃省居民户碘盐监测结果（2001—2012）

年份	检测份数	合格份数	不合格份数	非碘盐份数	非碘盐率（%）	碘盐覆盖率（%）	碘盐合格率（%）	合格碘盐食用率（%）	应监测县数	上报县数	监测完整的县	有效监测率（%）	上报率（%）
2001	13 344	—	—	—	95.2	91.8	87.5	95.2	87	76	32	36.8	87.4
2002	7 456	—	—	—	95.1	94.5	89.8	95.1	87	68	49	56.3	78.2
2003	8 224	—	—	—	96.5	96.6	93.2	96.5	87	79	49	56.3	90.8
2004	26 314	24 824	659	831	97.5	97.0	94.5	97.5	87	76	54	87.4	89.7
2005	24 638	23 432	597	609	97.8	97.3	95.2	97.8	87	79	73	83.9	90.8
2006	27 364	26 011	641	712	98.2	97.6	95.8	98.2	87	85	81	94.2	98.8
2007	29 864	28 350	645	869	98.0	97.8	95.9	98.0	87	87	87	100.0	100.0
2008	24 977	23 977	465	535	98.3	97.8	96.2	98.3	87	87	87	100.0	100.0
2009	24 977	24 158	397	422	98.6	98.1	96.8	98.6	87	87	87	100.0	100.0
2010	25 010	24 402	324	284	99.2	98.6	97.7	99.2	87	87	87	100.0	100.0
2011	24 974	24 310	456	208	99.4	98.1	97.5	99.4	87	87	87	100.0	100.0
2012	25 873	25 228	520	125	99.6	97.9	97.5	99.6	87	87	87	100.0	100.0

三、主要做法

1. **加强人员培训** 每年在开展碘盐监测前，省级都举办培训班，对所有监测单位进行碘盐监测方案培训，内容包括有如何抽样、实验室检测方法、如何进行留样复核和督导等内容。通过培训，统一了标准、方法和要求。每年的培训班上还要对上一年度碘盐监测结果进行通报，梳理碘盐监测中存在的问题、要求改进的措施，同时要求监测单位加强碘盐监测数据的时效性和利用度，碘盐监测结果一定要向相关部门通报。

2. **碘盐监测抽样环节控制** 由各市（州）负责所辖县居民户碘盐监测点（乡、村）的抽取，并将名单通知县（区）级疾病预防控制（地方病防治）机构，同时上报省疾病预防控制中心，并附有标注监测点的当地地图，使连续开展的碘盐监测能覆盖更多的区域和重点区域。

3. **因地制宜，加强重点地区监测** 依据全省碘缺乏病监测结果、国家实现消除碘缺乏病阶段目标考核结果和每年的碘盐监测结果，在碘盐措施不能有效落实地区，加强碘盐监测的频次，特别是在秋、冬季腌菜季节开展碘盐监测，以便发现更多在碘盐措施过程中存在的问题。

4. **加强实验室质量控制** 为保证实验室检测数据的可靠性，注重全省碘缺乏病实验室管理，加强实验室培训，实施实验室内、外质量控制。2006年起在全省范围内开展碘缺乏病实验室外质控考核工作，要求未通过外质控考核的实验室进行二次考核，同时确定未通过考核的实验室不能开展相关检测工作，由市（州）级将检测任务调配到合格的实验室承担。

5. 加强碘盐监测督导　碘盐监测督导是对碘盐监测整个工作过程进行监督、检查、评估和指导，保证碘盐监测的各项工作均按照要求进行。省、市（州）按照方案要求每年以现场调查、函调、电话督导等方式针对碘盐监测的抽样、实验室、数据录入、监测数据利用等环节开展督导检测，有效促进了全省的碘盐监测工作。

四、典型经验——推广"碘盐示范村"活动

甘肃省碘盐措施落实一直进展缓慢，尤其在老、少、边、穷地区，碘盐措施一直很难有效落实，为加快甘肃省碘盐措施落实进程，2003 年在甘肃省在平凉市召开"碘盐示范村"现场会议，在全省广泛推广"碘盐示范村"活动。碘盐示范村的创建标准为：村中有碘盐零售店，村干部有承诺，村头有抵制非碘盐的标志，村居民碘盐覆盖率达到 90% 以上，居民碘缺乏病核心信息（缺碘引起大脑损伤、碘盐是防治碘缺乏的最好方法）知晓率 80% 以上。"碘盐示范村"活动充分发挥了政府的主导作用和多部门协调配合职能，充分发挥了学校健康教育职能，充分调动了广大群众参与活动的积极性。通过开展"碘盐示范村"活动，推动全省碘盐措施的进一步有效落实。

五、存在的问题

食盐加碘是目前消除碘缺乏病唯一具有长期性和生活化的防治办法，故开展碘盐措施落实情况的监测是可持续消除碘缺乏病的根本保证。甘肃省自开展碘盐监测工作以来，碘盐措施得到了有效落实，碘盐覆盖率和合格碘盐食用率均达到了国家碘缺乏病消除标准。但是碘盐监测工作仍存在一些问题。

1. 随着碘缺乏病的日益控制，部分地区不再像过去那样重视碘盐监测工作，造成工作质量下滑，需进一步加强对碘盐监测工作重要性的认识。

2. 部分地区，特别是老、少、边、穷地区，碘盐措施落实还不够稳定，碘盐覆盖率和合格碘盐食用率忽高忽低，应进一步加强监测和督导。

3. 碘盐监测人员变动频繁，业务不熟练，加之近年碘盐新品种的上市，给基层检测工作带来了新的问题，应进一步加强实验室质量控制和人员培训。

甘肃省疾病预防控制中心

王燕玲　窦瑜贵　孙玮　郑菁

第二十九节　青海省 2004—2011 年碘盐监测工作总结

一、概况

青海省位于青藏高原的东北部，是多民族聚集的经济欠发达地区，少数民族占全省总人口的 46.98%。全省总面积 72.12 万平方千米，平均海拔 3000 米以上，其中 4/5 以上的地区位于青藏高原腹地。东部湟水流域主要是农业区，西部和南部主要是牧业区。全省辖

1 地、1 市、6 个少数民族自治州，46 个县（区、市、行委），总人口为 562 万，人口分布不均匀，在面积仅占全省总面积 4.1% 的东部地区人口密集，密度为 100 人/平方千米。我省主要经济指标与人均指标居全国中下水平，是自然和物质条件双重落后的地区。

青海省蕴藏着极为丰富的盐湖资源，境内有大小盐湖 200 多处，湖盐储量占全国总储量的 95% 以上。其中著名的柴达木盆地矿产资源丰富，盐湖众多，坐落在盆地东部的茶卡盐湖（储量 4.5 亿吨）、柯柯盐湖（储量 10 亿吨）闻名遐迩，盛产大青盐，氯化钠含量均在 96% 以上，是化工用盐、食用盐的理想生产基地。

碘缺乏病是青海省流行比较严重的地方病之一，据 1973—1978 年的调查，全省 31 个县，335 个乡，3225 个自然村有碘缺乏病流行，其中重病区县 21 个，受威胁人口300 万 ~ 350 万人。青海省于 1973 年组建了防治碘缺乏病的专业机构和队伍，开展了以普及加碘盐为主的综合防治工作，在 18 个碘缺乏病重流行县供应了加碘食盐，病区居民碘营养水平有了一定的改善，1985 年达到当时国家制定的地方性甲状腺肿控制区和稳定控制区标准。但由于我省盐湖众多、盐业资源丰富，群众经济条件落后，自我防护意识较差，使非碘盐泛滥于农牧区，严重影响了广大农牧民的身体健康，导致我省未能如期实现 2000 年消除碘缺乏病阶段目标。为进一步加大碘缺乏病防治工作力度，各级政府贯彻"政府领导、齐抓共管、预防为主、科学防治、突出重点、因地制宜、统筹规划、分步实施"的工作原则，特别是在中央补助我省地方病防治项目和经费的支持下，将工作重点放在少数民族地区和边远贫困地区，多措并举，尤其加强了碘盐监测工作，为政府防治决策提供了科学依据，极大地促进了我省消除碘缺乏危害工作的进程。2010 年，经国家考核评估，认为我省基本实现消除碘缺乏病目标。

二、碘盐监测的实施

长期以来，我省各级党委、政府十分重视碘缺乏病防治工作，成立了由各级党委和政府分管领导任组长，政府各相关单位为成员的各级地方病领导小组，并根据人事变动和工作需要实时进行调整，在历次机构改革中都予保留，并根据工作要求成立相应的领导小组和技术指导小组开展碘缺乏病防治工作。省级有独立的地方病防治专业机构，州（地、市）级和县（区、市）级疾控机构设立有地方病科，乡（镇）卫生院和村级卫生室配有防疫专干，形成了覆盖全省的三级卫生服务网络，我省充分利用这一优势资源建立起了碘盐监测网络体系。

从 2004 年开始，根据国家要求，在我省全部 43 个县（区、市）开展了碘盐监测（2006 年、2010 年玉树州所辖 6 个县没有进行监测）。2004 年的碘盐覆盖率为 83.86%，合格碘盐食用率为 78.34%，仅西宁市在 90% 以上，全省只有 10 个县的合格碘盐食用率 > 90%。随着碘盐覆盖率的逐年提高，2011 年我省碘盐覆盖率达到 97.41%，合格碘盐食用率为 93.88%，其中有 36 个县 > 90%，玉树州在 90% 以下。目前我省非碘盐问题主要集中在玉树地区，其中囊谦县、杂多县、曲玛莱县的非碘盐率分别达到 92.01%、61.05% 和 17.67%。见表 4 - 48，图 4 - 20。

表 4 - 48　青海省碘盐监测结果（2004—2011）

年份	监测数	非碘盐率（%）	碘盐覆盖率（%）	碘盐合格率（%）	合格碘盐食用率（%）	合格碘盐食用率县频数分布（%）		
						<80%	80%~	>90%
2004	13 112	16. 14	83. 86	93. 12	78. 34	53. 5	23. 3	23. 2
2005	12 964	11. 84	88. 16	93. 80	83. 82	39. 5	27. 9	32. 6
2006	11 519	7. 37	92. 63	94. 98	88. 11	21. 6	24. 3	54. 1
2007	11 313	7. 29	92. 71	94. 60	87. 80	20. 5	28. 2	51. 3
2008	10 967	3. 55	96. 45	96. 58	93. 19	5. 4	18. 9	75. 7
2009	12 369	4. 44	95. 56	96. 24	92. 09	9. 3	16. 3	72. 1
2010	10 999	1. 65	98. 35	96. 65	95. 06	0. 0	8. 1	91. 9
2011	12 407	2. 59	97. 41	96. 17	93. 88	7. 1	7. 1	85. 8

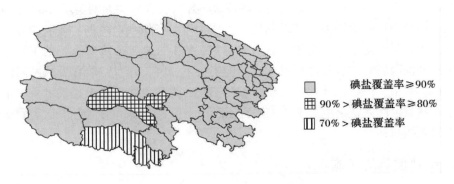

图 4 - 20　青海省碘盐覆盖率（2011）

三、主要做法

1. 加强领导，建立高效便捷的工作机制　2004 年，青海省政府颁布实施了《青海省地方病防治条例》，并先后下发了《关于加强食盐市场管理严厉打击贩销私盐的通告》、《青海省地方病防治规划（2005—2010 年）》。省卫生厅、财政厅、发改委等八部门按照"政府领导、齐抓共管、预防为主、科学防治、突出重点、因地制宜、统筹规划、分步实施"的原则，联合下发了《青海省消除碘缺乏病目标工作方案（2005—2010 年）》，制定了消除碘缺乏病工作策略和措施，对各年度重点工作进行了量化，明确了各部门的工作职责，并将此项工作纳入政府目标管理，与各县政府签订了消除碘缺乏病目标责任书，进一步提高了政府领导对消除碘缺乏危害重要性的认识，加大了对消除碘缺乏病工作在政策、经费、人员等方面的支持力度。

2. 建立健全碘盐供销网络，全面落实食盐加碘防治措施　结合"万村千乡农村网络流动建设流通工程"和"商务部万村千乡市场工程"将食盐直接配送到乡、村级零售店的措施，逐步在全省所有县（市）建立碘盐供应批发点，农业区每村设立碘盐零售供应店（点），牧业区每个乡设立碘盐零售供应店（点），在各供应店（点）醒目位置悬挂由盐务局监制的"加碘食盐经销店"牌匾，方便群众购买碘盐，并不定期地检查碘盐销售和居民食用合格碘盐情况。省供销联社为完善碘盐配送网络，下发了《关于完善全省农牧区茶叶食盐配送体系的通知》，碘盐销售网络得到了进一步完善。

为提高各级食盐批发企业的销售积极性，省盐务局与省内食盐定点生产企业进行沟通协调，省级批发给县级批发企业适当让利，在此基础上建立了省内"食盐销售计划落实保证金"。保证金制度建立后，各企业销售积极性明显提高，我省食盐销售计划保持稳定。同时，省盐务局与各州、地盐业主管部门建立了目标责任考核制度，规定了各地区的食盐销售计划最低完成率，对计划完成率达到目标责任规定的进行表彰奖励。各县盐业部门改善服务，将碘盐送货上门，极大地激发了零售商经销碘盐的积极性，为合格碘盐的供应提供了保障。

3. 充分利用合作项目，促进碘缺乏病防治工作进程　2000—2005 年联合国儿童基金会和卫生部消除碘缺乏病国际合作项目技术指导中心（NTTST）在我省 18 个县实施以提高碘盐覆盖率为主要内容的综合干预项目，通过发放碘盐零售许可证、设立碘盐销售的正规商店、整顿食盐市场、杜绝非碘盐冲销、广泛深入开展健康教育宣传等活动，使项目地区的碘盐覆盖率和目标人群的健康知识知晓率都有不同程度的提高。认为以项目为龙头，整体促进碘缺乏病防治工作进程，建立可持续消除碘缺乏病危害运行机制，非常适合青海省这样的边缘地区、少数民族地区、经济和社会欠发达地区。

为加强我省盐政执法建设和改善食盐生产、批发企业的基础设施和工作条件，省盐务局通过积极协调，在省经委、省财政厅的大力支持下，先后争取国家消除碘缺乏病专项补助资金 3450 万元，分三批下达给各级盐业行政主管部门和食盐生产、批发企业，对现有基础设施进行了升级改造，配发了盐政执法车辆及办公信息化设备，有效地改善了企业的生产生活条件和各级盐务管理部门的执法及办公条件，使盐政执法力量得到加强，极大地提高了县级食盐企业配送能力，初步建立起全省食盐流通现代化网络体系，碘盐销量明显提高。2006—2011 年全省碘盐销售分别完成年计划的 67.4%、83.5%、93.6%、88.8%、91.9% 和 93.6%。

4. 加强培训，提高素质，严格质量控制，提供科学数据　省级专业机构建有完备的盐碘监测实验室，制订有严格的实验室操作规范，并负责全省各级盐碘实验室的技术指导，采用：①在每年举办的碘缺乏病防治培训班上进行集中培训；②接收县级专业人员到省级实验室进修学习；③派省级专业人员到各州、地、市进行强化培训；④选派州（地、市）级实验室专业人员到国家碘缺乏病参照实验室培训。

从 2000 年开始，积极组织各级碘缺乏病检测实验室参加全国外质控考核，考核成绩逐年稳步提高。同时在进行现场督导时，关注外质控考核不合格的实验室，查找原因，提出解决方案。通过多种方式提高基础实验室专业人员的检测技能，确保检测质量。

5. 免费发放碘盐，提高农牧民健康水平　在实施全民食盐加碘前，我省牧业区没有开展过碘盐监测，随着工作的进一步深入，这些地区的非碘盐问题突出地显现出来，特别是在盐业资源丰富的海西和玉树地区推广普及加碘盐工作难度很大。同时，在监测中发现经济困难家庭食用非碘盐的概率很高，来源渠道主要是以物易物和低价购买或自行采挖。因此，从 2006 年开始省政府每年筹措资金 30 万元，为各重病区和贫困地区的现患病人和高危人群以及五保户、贫困户、特困户免费提供碘盐。由于我省海西州地处柴达木盆地，盐业资源丰富，2008 年青海省盐业股份有限公司向海西州农牧民捐赠碘盐 100 吨。2012 年中央财政安排医改地方病防治项目向我省农牧区免费发放碘盐 1800 吨，惠及我省受碘缺乏危害较严重地区的 49 万人。这些措施的实施，对提高这些地区的碘盐覆盖率、改善人群碘营养状况起到了一定的作用。

6. 推进省内食盐统一配送、统一盐价，让利于民　由于我省农牧区地处偏远、山高路险，交通极为不便，居民居住分散，碘盐运输费用高，使得这些地区的碘盐零售价比较高，群众难以接受。为改变这一不利局面，青海省盐务管理局与省内各级盐业主管部门和食盐生产、批发企业协商，拟在全省实行食盐统一配送、统一盐价，进一步规范我省食盐市场。截至 2011 年，该项工作在省经委和省发改委的大力支持下，已经过省内外的调研，制定了详细方案，并报省发改委审批，省盐务局和各级盐业主管部门及各食盐生产、批发企业做了大量的前期准备工作，待省发改委批复后，立即进入实施阶段。

四、发挥的作用

1. 为决策提供科学依据　通过对碘盐生产、销售和居民户环节的监督和监测，发现问题并及时向各相关部门进行反馈，为政府部门决策和采取措施提供了科学依据。连续多年的监测结果显示，我省海西和玉树地区由于有丰富的盐业资源，导致这两个地区的非碘盐问题较为突出，成为我省推广普及加碘盐、消除碘缺乏危害的重点和难点地区。海西州通过逐步完善盐政执法机构，健全碘盐管理网络，开展健康教育等措施，并逐年扩大免费发放碘盐的范围，对扩大碘盐覆盖面，减少盲区起到了重要作用，碘盐普及工作取得明显成效，从 2009 年开始碘盐覆盖率达到 90% 以上，2010 年开始合格碘盐食用率也达到了 90% 以上。

2. 为病情监测和盐政执法提供线索　根据碘盐监测结果，发现非碘盐问题地区，确定我省碘缺乏病高危监测地区，及时掌握居民食用合格碘盐情况、人群碘营养状况，有针对性地开展防治工作。了解非碘盐的来源，为盐政执法提供线索，有利于打击非碘盐的贩运和销售行为，净化和规范盐业市场。

3. 探索健康教育新模式　由于我省非碘盐问题多集中在少数民族地区，除采用一些常规的健康教育宣传活动外，探索出利用宗教界人士在当地群众中的影响力，充分发挥宗教人士的社会力量，通过他们向广大群众传播科学的防病知识，使广大农牧民群众了解碘缺乏的危害，掌握科学的防治方法，帮助群众改变不良生活习惯和方式，变被动接受防治措施为主动积极地参与。

4. 促进防治机构能力建设　通过碘盐监测工作的开展，促进了基层专业技术队伍的建设。过去在我省牧区没有从事碘缺乏病防治的专业人员，而部分地区的防治人员专业素质较低。自开展县级碘盐监测工作以来，逐步建立了县级碘盐检测实验室，巩固和加强了我省三级卫生网络的建设，提高了专业人员业务素质和综合防治能力，为持续开展碘缺乏病防治工作提供了有力的保证。同时，碘盐监测网络直报开创了地方病防治工作信息化建设的先例，促进了各级专业机构能力建设的发展。

5. 促进科学研究工作　根据碘盐及病情监测的结果，开展了"青海省环湖地区重点人群碘营养水平研究"、"青海省玉树、囊谦县特需人群补碘试点研究"和"缺碘地区食盐加碘后孕产妇碘营养及甲状腺功能的观察"等多项科研课题，为我省盐湖周围地区和碘盐普及困难地区的特需人群采取强化补碘措施提供了科学依据。1998 年由青海省地方病预防控制所自行研制的碘盐监测半定量检测试剂，为全省碘盐监测工作的开展起到了至关重要的作用。

五、结语

全民食盐加碘作为主要的防治手段，在预防和控制碘缺乏病工作中起到了关键作用。实践证明，碘盐监测在实现消除碘缺乏病目标进程中起到了举足轻重的作用，通过建立和完善"监测—反馈—策略调整"的运行机制，为实施全民食盐加碘、持续消除碘缺乏病提供了强有力的保证。我省将在总结经验的基础上，进一步加强全民食盐加碘措施的落实，加大市场监管，严厉打击非碘盐、不合格碘盐、假冒碘盐冲销市场的违法行为，杜绝工业盐等非碘盐流入食盐市场，维护食盐市场的健康秩序。充分发挥覆盖全省、运行良好的碘盐监测网络的作用，进一步完善可持续消除碘缺乏危害工作机制，有效利用碘盐监测结果，适时调整防治策略，为"分类指导、因地制宜、科学补碘"提供科学依据，争取早日实现消除碘缺乏病目标。

青海省地方病预防控制所

李勇　李增月　杨佩珍　胡兰盛　甘培春

孟献亚　陈勋　张秀丽　李亚楠　蔡生花　何多龙

第三十节　宁夏回族自治区 1995—2012 年碘盐监测工作总结

多年来，在各级人民政府的正确领导下，在自治区卫生厅的大力支持下，碘盐监测工作严格按照国家的要求在全区范围内有效开展，居民户碘盐覆盖率逐年大幅提高。通过"四个保障、一个质控"，即组织保障、技术保障、人员保障、经费保障和质量控制，于2007 年全区 22 个县（区、市）实现了碘盐监测全覆盖。同年实现了以省为单位消除碘缺乏病目标，2011 年实现了以县为单位消除碘缺乏病的目标。现就近年我区开展碘盐监测工作情况汇报如下。

一、基本情况

1. 宁夏概况　宁夏回族自治区地处祖国西北地区东部，黄河中上游地带，东邻陕西，西南接甘肃，北、东北毗邻内蒙古，总面积 6.64 万平方千米。全区总人口 640 万，回族人口占总人口的 35%。行政区划为 5 个地级市，辖 22 个县（区、市）。地形南北长约 456 千米，东西宽约 250 千米，南部山区为黄土高原及六盘山山地，海拔 1600~2200 米；中部盐池、灵武属鄂尔多斯台地西南缘，海拔 1300~1900 米；北部多为冲积平原，海拔 1090~1300 米；除贺山及山前洪积扇外，大部分地势平坦，为银川平原和卫宁平原，被誉为"塞上江南"。

2. 碘盐监测历程　1962 年在全区局部食盐加碘防治试验起，逐步提高居民碘盐食用率；1964 年起对 16 个县 19 个乡长期供应了 1/20000 的加碘盐，年供应量由 1964 年的 240 吨增加到 1994 年的 8400 吨；1995 年开始普及供应碘盐，并在全区范围内开展碘盐监测，居民户碘盐覆盖率和居民合格碘盐食用率逐年大幅提高。

二、碘盐监测结果

全区采取食盐加碘防治措施，逐步提高了居民碘盐食用率。1964 年起对 16 个县 19 个乡长期供应了 1/20000 的加碘盐，年供应量由 1964 年的 240 吨增加到 1994 年的 8400 吨。1995 年开始普供碘盐，同年的碘盐覆盖率为 47.0%，合格碘盐食用率为 23.4%。随着居民户碘盐覆盖率逐年大幅提高，2012 年全区的碘盐覆盖率达到 99.16%，合格碘盐食用率为 96.25%。详见表 4-49。

表 4-49　宁夏居民户盐碘抽样检测结果（1995—2012）

年份	碘盐覆盖率（%）	合格碘盐食用率（%）	非碘盐率（%）	盐碘中位数（mg/kg）
1995	47.0	23.4	53.0	4.7
1997	90.3	67.3	9.7	42.5
1998	91.4	73.7	8.6	—
1999	93.3	79.8	6.7	44.4
2000	93.7	90.5	6.3	47.6
2001	95.5	85.0	4.5	32.9
2002	89.8	84.8	10.2	28.8
2005	97.7	90.9	2.3	28.6
2008	98.5	96.2	1.5	32.2
2010	98.8	96.8	1.2	33.3
2011	99.4	96.8	0.6	31.3
2012	99.16	96.25	0.84	29.8

三、具体做法

1. 领导重视，全面落实碘盐监测工作　多年来，自治区党委和人民政府把防治地方病工作列入议事日程，有计划有组织地开展了碘缺乏病等重大地方病的防治工作。经各级政府、各有关部门及广大地方病防治工作者的艰苦努力，地方病防治工作取得了显著成绩，在西北地区名列前茅。2008 年，自治区卫生厅将碘盐监测工作列为全区卫生工作十个"全覆盖"之一，确定了碘盐监测全覆盖的工作目标。自治区疾控中心按照国家和自治区卫生厅的要求制定了《全区碘盐监测技术方案》，全面组织实施碘盐监测工作。

2. 部门合作，保证碘盐监测工作顺利实施　自治区儿童免疫工作和重大疾病防控领导小组办公室，高度重视碘缺乏病防治工作，做到了精心组织、周密安排、严把质量。由自治区卫生厅牵头组织我区水利、教育、工商、盐业等部门联合下发了相关文件，拟定了具体的管理方案和实施方案，确保碘盐随机监测、重点地区抽样检测及高危地区特需人群应急补碘工作顺利进行。

3. 社会动员，加大健康教育与健康促进的宣传　通过多途径、全方位广泛的宣传，提高广大群众食用合格碘盐和抵制非碘盐的自觉性，增强群众食用合格碘盐的意识。教育、广电、卫生部门密切配合，积极开展地方病防治健康教育活动。教育部门组织在中小学校开设了地方病健康教育课并适时进行效果评估；广电部门组织全区市县级电视台每年开展2次以上的宣教；卫生、盐业等部门每年联合开展"5·15 碘缺乏病防治日"宣传活动；各部门累计发放宣传品近千万份。结合5月15日碘缺乏病活动日、卫生"三下乡"等各种活动，深入到偏远的乡镇，利用集贸市场，设立多种形式的碘缺乏病宣传咨询点，充分利用展板、黑板报、横幅、录音、录像、宣传车等多种手段。在中小学校开展"上好一堂碘缺乏病防治知识健康教育课"活动，在部分地区开展了对学生进行碘盐与非碘盐的测试游戏活动。同时根据宁夏的特点，在回族集聚地区召开学校校长、宗教上层人士的座谈会，讲解防治碘缺乏病知识，提高这部分人群对碘缺乏病的认识。动员宗教人士在教民集中活动场所和清真寺现场演示碘盐与非碘盐测试游戏。2003 年以来，共组织宗教界上层人士 200多人，在 760 个清真寺、990 所学校开展了碘盐与非碘盐测试活动，并进行健康知识问卷的测试和讲解，参与这项活动的教民 4 万多人、学生 10 万多人。

4. 净化市场，加大非碘盐稽查的力度　合理布局碘盐零售网点，完善碘盐销售网点发放许可证和碘盐送销制度，以防止境内外非碘盐流入山区，特别要抓住 9—11 月当地群众腌菜的重点季节、重点地区和重点人群开展打击活动，以提高效率、注重实效。盐业部门按照计划销售碘盐 180 978 吨，实际销售量逐年增加；加强了碘盐流通管理，保证全区销售的碘盐全部为小包装；销售网点布局合理、数量达标，确保群众方便购买；积极开展不合格碘盐、私盐打击行动，联合工商部门累计查处案件 3707 起，查缴私盐 4025 吨。工商、质监部门主动开展整顿和规范盐业市场秩序活动，定期进行食盐质量抽检，有效杜绝了私盐冲击市场。

四、主要成效

1. 实现了碘盐监测全覆盖　通过"四个保障、一个质控"。即组织保障、技术保障、人员保障、经费保障和质量控制实现我区碘盐监测全覆盖，从 2007 年开始宁夏 22 个县（区、市）连续 6 年实现碘盐监测全覆盖。

2. 碘盐覆盖率和合格碘盐食用率逐年提高　碘盐覆盖率由 1995 年的 47.0% 上升到2012 年的 99.2%；合格碘盐食用率由 1995 年的 23.4% 上升到 2012 年的 96.3%；非碘盐率由 1995 年的 53.0% 下降到 2012 年的 0.8%；盐碘中位数由 1995 年的 4.7 mg/kg 上升到2012 年的 29.8 mg/kg。

3. 各类人群碘营养水平维持在适宜水平　1995 年以前除食用碘盐和投服碘油地区外，其他地区儿童尿碘中位数均 <100 μg/L。自 1995 年开始至今，全区 8 ~ 10 岁儿童尿碘中位数均维持在 100 μg/L 以上，从 1997—2002 年，儿童尿碘中位数有所上升，到 2008 年维持在 201.4 μg/L，碘营养水平基本趋于合理。2008 年全区 22 个县区特需人群（新婚、育龄和哺乳期妇女）尿碘中位数达到 189.8 μg/L，2009 年全区 22 个县（区、市）0 ~ 2 岁婴幼儿尿碘中位数达到 216.5 μg/L。

五、典型经验

宗教人士及教民碘缺乏病知识宣传教育活动是宁夏回族健康教育的特色。由卫生部门牵头，盐业、教育、伊协、工商等成员单位配合，做通上层宗教人士思想工作并且借助他们的威望和影响，在回族人口多的地区，动员宗教人士在教民集中活动场所清真寺、阿拉伯语言学校礼拜的时候，特别是主麻日人多比较集中时，让阿訇讲经之后宣传碘缺乏病知识及食用加碘盐的好处。给他们散发宣传材料，观看碘缺乏病知识宣传展板。同时让各界宗教人士及教民参与碘盐与非碘盐的测试游戏，提高他们识别碘盐与非碘盐的能力。同时让学生和老师参与碘盐与非碘盐的测试游戏，在活动中既增长了知识又得到了乐趣。这样做的结果是信服力、鼓动性非常强，极大地促进了少数民族地区碘缺乏病知识的良性传播，我区在宗教人士之间开展的健康促进活动和人际交流，已经成为联合国儿基会在世界各国进行碘缺乏病健康教育的典范。

回顾总结过去的碘盐监测工作，虽然取得了阶段性成效，但与国家和兄弟省份的工作还有一定差距。在今后工作中，我中心将继续积极探索、开拓创新、大胆实践，不断加强健康教育，大力开展碘盐监测工作，全面落实各项工作任务，为最终实现消除碘缺乏病的宏伟目标而继续奋斗。

宁夏疾病预防控制中心

尤文宁　付益仁　于丽萍　赵建华　陈阿丽

第三十一节　新疆维吾尔自治区"十一五"以来
碘盐监测工作情况汇总

一、背景情况

新疆位于祖国的西北边陲，人口 2100 万，面积 160 多万平方千米，是我国面积最大的省区。由于位于亚欧大陆腹地，其第四纪地层分布广而厚，水源的补给基本来自冰川，土壤、水系的含碘量甚微，河流上游水碘一般不超过 1 μg/L，冲积扇及冲积平原土壤碘含量一般为 10 μg/kg 左右。特定的地理环境使碘缺乏病成为新疆分布广、危害重的地方病，也使新疆成为典型的严重缺碘地区。特别是南疆地区，由于传统的生活习惯，落后的经济发展水平，农牧民生活贫困，土盐分布广且采挖十分方便，使得碘盐食用率提高速度缓慢，严重制约新疆人口素质提高、经济发展和社会进步。

自治区党委、人民政府高度重视碘缺乏病防治工作，把消除碘缺乏病作为国民经济和社会发展以及提高民族素质的重大问题列入了议事日程，确定了以普及食用加碘盐为主要干预措施的预防控制碘缺乏病的防治策略，全区基本形成了"政府重视，部门配合，群众参与"的碘缺乏病防治工作机制。经过多年的不懈努力，全区碘缺乏病防治工作取得了明显的成效。至 2012 年，全区居民合格碘盐使用率达到了 96.61%，我区碘缺乏病病区 8～10

岁儿童甲状腺肿大率（B超法）从 2007 年的 12.25% 下降到了 2012 年的 1.7%；8~10 岁儿童尿碘中位数从 98.93 μg/L 上升到了 186.34 μg/L，家庭主妇尿碘中位数上升到了 159.79 μg/L。人群碘营养状态达到适宜水平。经评估，全疆 94 个县市中达到消除碘缺乏病目标县级达标的县市由 2007 年的 28 个上升到 2011 年的 87 个。碘缺乏病的防治工作取得了长足的进步。

二、“十一五”以来新疆碘盐监测工作进展

1. 积极加强全区碘盐监测网的建设，逐步将全疆 94 个县（区、市）纳入碘盐监测网中　从 2005 年仅 65% 的县（区、市）纳入碘盐监测网中，到 2007 年起实现了全区碘盐随机监测无盲区。连续六年坚持每年定期对全疆 94 个居民户碘盐的普及情况进行规范化监督和监测，按时上报国家，及时掌握缺碘地区居民户碘盐普及情况，动态评价人群碘营养状况，为适时采取针对性防治措施和科学调整干预策略提供依据。见表 4-50。

表 4-50　新疆居民合格碘盐食用率监测情况（2006—2012）

指标	年份						
	2006	2007	2008	2009	2010	2011	2012
监测县（市）数*	95	94	94	94	94	94	94
居民合格碘盐食用率（%）	77.49	79.61	88.37	92.88	96.23	96.78	96.61
居民户碘盐覆盖率（%）	81.02	83.90	91.60	95.16	97.79	98.65	98.26

注：*2006 年新疆维吾尔自治区下辖 96 个县（区、市）；2007 年起新疆维吾尔自治区下辖 94 个县（区、市）。

2. 建立建全了全疆碘盐监测管理信息系统　2008 年实现了全疆碘缺乏病监测数据网上直报。并在近几年内利用中央转移支付项目经费和自治区防治碘缺乏病防治经费，有计划、有步骤地对全疆 50 多个重点地州、县、市进行网络仪器设备更新，提高了数据传输的速度和准确率，实现了全区监测信息的系统化、网络化管理，为加强和改进碘缺乏病防治工作提供了科学依据。

3. 加强碘缺乏病防治实验室建设，大力提高检测技术人员业务水平，为碘缺乏病的防治监测工作提供良好的技术支撑　2008 年实现了全区各级碘缺乏病实验室全部参与“全国碘缺乏病实验室外部质量控制网络考核”，全疆各实验室连续 5 年全部参与国家级质控考核，考核成绩不断进步，到 2012 年实现当年碘缺乏病外质控考核合格率为 100% 的成绩。见表 4-51。

表 4-51　新疆参与全国碘缺乏病实验室外部质量控制网络考核汇总（2008—2012）

指标	年份				
	2008	2009	2010	2011	2012
地州级尿碘外质控考核合格率（%）	92.86	78.57	92.86	92.86	100.00
地州级盐碘外质控考核合格率（%）	100.00	92.86	100.00	100.00	100.00
县市级盐碘外质控考核合格率（%）	61.70	94.68	100.00	100.00	100.00

4. 落实《方案》　按照《全国碘缺乏病监测方案》（试行），自治区制定了相应的《碘盐监测方案实施细则》，及时开展全区碘盐监测工作质量控制抽查与复核工作，根据复核情况对相关实验室提出改进建议。

三、工作经验

1. 自治区党委、自治区政府高度重视碘缺乏病防治工作，积极出台各项政策措施控制碘缺乏病。全疆各级政府及相关厅局采取多项措施积极开展碘缺乏病的防治工作。新疆地域辽阔，不同地区的情况差别很大，很难用一种措施或方法解决所有的问题。新疆采取了"因地制宜，分类指导"，对不同地区分别采取针对性措施和"集中力量、突破难点、带动全区"的防治策略。对于城市和北疆经济较为发达的地区以普及食盐加碘为主要的补碘途径，辅以健康教育和宣传，保证长期有效地改善人群的碘营养状况；对北疆牧业区，以畜牧业用盐全部加碘为重点，辅以推广加碘茶等措施改善人群的碘营养水平；南疆地区采取特殊的、针对性强的补碘措施：健康教育、免费碘盐发放、食盐加碘、对高危人群注射碘化油、土盐水加碘 – 盐水罐碘缓释器、灌溉水加碘等因地制宜的综合防治措施。

（1）自治区人民政府制定实施了《新疆维吾尔自治区全面消除碘缺乏病目标行动规划》，自治区人民政府办公厅下发了《新疆维吾尔自治区防治碘缺乏病阶段工作目标》《新疆维吾尔自治区碘缺乏病防治工作部门职责》《新疆维吾尔自治区防治碘缺乏病考核与评估方案》（新政办发〔2007〕162 号）。

（2）自治区党委宣传部和防治地方病工作领导小组办公室联合下发了《新疆维吾尔自治区防治碘缺乏病健康教育实施方案》（新卫疾控发〔2007〕29 号）。

（3）自治区卫生厅、发改委、财政厅、水利厅、联合下发了《新疆维吾尔自治区重点地方病防治规划（2006—2010）的通知》（新卫疾控发〔2007〕28 号）。

2. 为进一步做好我区碘缺乏病防治工作，实现《新疆维吾尔自治区重点地方病防治规划（2006—2010）》和《自治区实现 2010 年消除碘缺乏病行动方案》提出的各项目标要求，自治区党委、政府多次召开专题会议，党委、政府、政协组成多个调研组和工作组深入基层，了解基层开展碘缺乏病防治现况。切实解决碘缺乏防治工作经费。2007 年 4 月自治区党委、人民政府召开了重点地区防治碘缺乏病工作会议，决定自 2007 年起，自治区财政将每年安排 250 万元用于全疆碘缺乏病监测、健康教育干预、督导和评估、技术培训工作。

3. 持续开展碘缺乏病健康教育。近几年，鉴于全疆碘缺乏病防治的严峻形势，自治区政府、全疆各地州、县市、各相关部门想方设法筹措经费，多部门合作，采用多种形式，积极开展碘缺乏病的健康教育。包括：①张贴宣传画、宣传标语，办宣传板报、悬挂宣传横幅、永久性宣传墙，利用报纸、广播和电视进行定期宣传，印制发放宣传手册，在中小学安排防治知识课程以宣传普及碘缺乏病防治知识。②在碘缺乏病重点病区推广"碘盐示范村"的经验。③利用 5 月份"5·15 碘缺乏病宣传日"期间，在全疆开展碘缺乏病的重点宣传，引起全社会对消除碘缺乏病的重视。④2009 年、2010 年由自治区地病办组织，自治区疾控中心派出碘缺乏病防治知识专家宣讲团在巴州、克州、和田、喀什、阿克苏五地州的 35 个碘缺乏病重点县（市）巡回开展碘缺乏病防治政策和相关知识宣讲活动，针对县级领导、乡级领导、乡村干部群众，采取与基层群众进行面对面的宣讲和交流，普及碘缺乏病防治知识，重点宣传消除碘缺乏病对提高人口素质、促进经济发展和社会稳定的重要性，强调碘缺乏病对人的智力危害的严重性、普遍性与隐蔽性，彻底改变碘缺乏病就是甲状腺肿大的浮浅认识。经过几年的宣教工作，形成防治工作合力，使广大人民群众认识到碘缺乏病的危害，提高健康意识和防病能力。做到了碘缺乏病防治知识家喻户晓，人人皆知，营造了全社会共同参与防治工作的良好社会氛围。经过努力，碘缺乏病知晓率得到了很大的提高，经效果评估，小学生与家庭主妇的碘缺乏病健康教育知识知晓率达到了80%以上，并逐年有所上升。

4. 加强实验室检测能力培训力度。采用集中培训加实验室检测技术授课、实验演示及实习操作相结合的培训方式，对全疆碘缺乏病实验室检测人员分批分层次进行了技术强化培训。选派工作经验丰富的人员组成工作组，到各项目县市现场指导流调采样工作及实验室方法的建立工作，了解和确实解决各项目县市的具体问题，指出实验室工作质量控制工作的漏洞与不足，提出整改意见。

5. 多部门合作，政府协调，共同巩固碘缺乏病防治成果。碘缺乏病防治是需要多部门合作完成的社会工程，不仅仅是公共卫生问题。在自治区碘缺乏病防治工作领导小组牵头下，形成相关的文件，促成各相关部门定期有效沟通信息以及数据共享，保证了碘缺乏病防治工作能够长期有效地运转。通过各类、各级部门考核的契机，使得卫生部门、水利部门、盐务等相关部门之间沟通趋于良性，能够联合发文，使得多部门可以共享信息资源，及时掌握碘缺乏病病情变化情况，有利于巩固防病效果。

四、典型经验——免费碘盐发放

自治区财政厅、卫生厅、盐务局根据自治区2007年碘缺乏病防治工作会议要求，联合下发了《关于拨付碘缺乏病重点地区食用碘盐补助资金的通知》和《新疆维吾自治区碘缺乏病重点地区贫困人口碘盐发放实施方案》。2007—2011年连续5年，每年安排专项资金对全疆八个地州41个县的300万贫困农牧民实行食用碘盐价格补贴措施。2007年、2008年为1800万元，2009年起调整了补贴策略，资金增加为2150万元。2012年向自治区财政申请专项资金3537万元用于发放政府价格补贴碘盐15 021吨的碘盐。

五、存在的问题及建议

1. 自治区地方病防治队伍，总体人才匮乏，基层县（市）疾控人员待遇低、素质低、流动性大，尤其随着国家对疾控事业重视，中转项目的业务增多，目前地方病防治业务人员编制无法满足工作需要，县（市）级尤为突出。

2. 保持新疆碘盐价格补贴的持续性，巩固碘缺乏病已有的成果。由于外环境存在严重缺碘，一旦放松努力，碘缺乏病会迅速死灰复燃。在2011年度的病情监测中已经发现部分已经达标的县市出现了儿童及育龄期妇女尿碘水平下降的情况；如果家庭食用碘盐覆盖率<90%，就会出现问题，如果<80%就有可能出现地方性克汀病或亚克汀病患儿。建议政府加强新疆碘盐价格补贴政策的实施力度，并保持政策的延续性。对南疆三地州和田、喀什、克州农业及牧业人口进行免费碘盐全覆盖，采取多部门联合参与督导、评估的方式，保证政策实施到位。

3. 进一步加强碘缺乏病的健康教育工作。消除碘缺乏病关键在于改变病区居民的自我防病意识，在病区居民享受免费碘盐民生工程的同时，更深入宣传教育，提高病区居民自觉购买碘盐的意识。

4. 进一步加大对疾控的援疆建设力度。由于新疆地处边远，卫生医疗水平相对落后，19个省市对新疆进行援建，卫生的援建主要关注医院、妇幼保健院等基础建设，建议卫生援疆多关注基层疾控，在基层疾控的能力建设、人员培训、健康教育促进方面给予适当的支持。

新疆维吾尔自治区疾病预防控制中心

林勤　艾亥特　涂杰　古丽娜　林军建

第三十二节　新疆生产建设兵团2007—2012 年碘盐监测工作回顾与总结

一、概况

新疆生产建设兵团所属的 14 个师 149 个团场主要分布在新疆塔里木盆地和准格尔盆地边缘及与俄罗斯、蒙古、哈萨克斯坦、吉尔吉斯斯坦、塔吉克斯坦、巴基斯坦、印度、阿富汗等 8 个国家接壤的边境地区，碘缺乏病分布广、危害大，是全国碘缺乏病较为严重的地区之一。1994 年以来，兵团党委高度重视碘缺乏病防治工作，按照党中央、国务院的部署和要求，在国家卫生部的大力支持下，兵团各相关部门紧密配合，广大防治专业人员艰苦努力，消除碘缺乏病防治工作取得了明显成效。根据 2012 年监测评估，兵团食用碘盐覆盖率达到 99.75%，食用碘盐合格率 98.85%，基本上消除了儿童克汀病的发生，全兵团广大职工群众碘营养水平得到很大改善，实现了兵团以团场为单位基本消除碘缺乏病的目标。

二、碘盐监测结果

2005 年以来，新疆建设兵团逐步建立健全兵团碘盐监测体系，表 4 - 52 为 2007—2012年兵团居民层次碘盐监测结果。碘盐监测为及时发现存在问题，制定今后的计划和调整策略提供了重要依据。兵团各级卫生部门对碘盐监测给予高度重视，保证碘盐监测工作顺利完成。在监测过程中，兵团、师、团级疾病预防机构在监测方案的实施过程中发挥了重要作用。有效采样量及碘盐监测上报率逐年上升。

表 4 - 52　新疆生产建设兵团居民食用盐监测结果（2007—2012）

年份	监测份数	合格碘盐份数	不合格碘盐份数	非碘盐份数	碘盐合格率（%）	非碘盐率（%）	碘盐覆盖率（%）	合格碘盐食用率（%）
2007	4 129	3 977	24	178	99.43	3.00	97.00	96.44
2008	4 089	3 828	118	143	97.52	2.37	97.63	95.29
2009	4 103	4 003	20	80	99.49	0.96	99.16	98.81
2010	4 067	4 003	22	42	99.64	0.84	99.04	98.53
2011	4 128	4 068	27	53	99.61	0.35	99.65	99.26
2012	4 227	4 174	43	10	99.10	0.25	99.75	98.85

三、碘盐监测的组织和实施

1994 年以来，兵团党委高度重视碘缺乏病防治工作，把此项工作纳入兵团党委常委会重要的议事日程中，认真部署，并提出了具体防治要求。兵团分管副司令员多次主持召开兵团各相关部门领导参加的协调工作会议，认真研究解决食盐加碘防治碘缺乏病工作的具体问题，成立了由兵团卫生局、发改委、教育局、商务局、工会、工商联、公安局等 13 个部门组成的兵团消除碘缺乏病工作领导小组，负责协调组织碘缺乏病的防治工作。2006 年 5 月，经兵团党委同意，兵团卫生局、发改委等 6 个部门下发了《关于进一步加强碘缺乏病防治工作的通知》，强调各师、团场要提高认识，加大力度，推动碘缺乏病防治工作的持续发展。从 2006 年开始，我们每年都要组织兵团卫生局、发改委、教委、商务局等部门对全兵团 14 个师 149 个团场开展督查，并对其中的 9 个师 52 个团场非碘盐冲击严重的地区重点派驻工作组长期指导工作，促进了碘缺乏病防治各项措施的落实。兵团财政局从 1996 开始每年下拨碘缺乏病防治专项经费，用于支持各师的碘缺乏病防治工作。各师、团场也成立了碘缺乏病防治工作领导小组，并抽调卫生防疫专业人员充实碘缺乏病防治专业队伍，投入了大量的人力、物力、财力，确保全兵团碘缺乏病工作顺利进行。据统计，从 1996 年开始到 2012 年底，兵团财政累计投入碘缺乏病防治资金 1200 多万元，各师、团场投入资金 600 多万元。

四、宣传教育

深入开展健康教育，大力普及防病知识，是我们兵团防治碘缺乏病的一项重要工作。

每年我们结合"5·15 碘缺乏病防治日"，利用电视、广播、板报、报刊等新闻媒介，开展街头宣传咨询、印制宣传资料、组织专家访谈、召开先进经验交流现场会等多种形式，大力宣传碘缺乏病的危害和防治方法，宣传食盐加碘的重要意义和科学合理补碘的知识，兵团各级行政主管领导也都亲自参与咨询现场指导。我们特别把连队、学校两个重点人群的宣传教育工作作为重点，动员全兵团广大职工群众主动参与消除碘缺乏病防治工作，自觉食用加碘盐，带头杜绝食用非碘盐，促使广大职工群众自我保健意识明显增强。

我们大力开展法制宣传教育，认真贯彻实施《食盐加碘消除碘缺乏病危害管理条例》《食品卫生法》等有关法律法规，依法强化监督管理，保障碘缺乏病防治措施的落实。我们在 14 个师 149 个团场建立了监测网络，确定了 2350 多名监测员、宣传员、检查员，准确掌握病情动态，为全兵团防治碘缺乏病提供科学依据。在认真组织实施食盐加碘为主的综合防治措施中，我们重点加强了对新婚育龄妇女、孕妇、哺乳期妇女和 10 岁以下儿童等重点人群的碘营养监测与补碘。

五、培训

我们注重培养碘缺乏病防治专业队伍，定期开展培训，充分发挥他们在消除碘缺乏病工作中的骨干作用。1996 年以来，我们共培训碘缺乏病防治专业人员 1100 人（次）。同时我们还针对团场、连队少数民族职工群众多、信教职工群众多的特点，由兵团卫生局牵头，兵团教委、民宗局、伊斯兰教协会等单位配合，重点对一批团场清真寺的宗教人士阿訇进行了碘缺乏病防治知识的培训，使他们增长了知识，转变了观念，对他们彻底放弃食用土盐习惯增强了信心。目前兵团消除碘缺乏病的键康教育活动已在各团场清真寺全面开展，并收到较好的效果。到 2012 年底，兵团 14 个师 149 个团场阿訇碘缺乏病知识知晓率达 97.5%，信教职工群众知晓率达 95.2%。

六、碘盐示范活动

开展"碘盐示范"活动，是我们抓重点、创新工作思路的一个重要手段。根据碘缺乏病防治工作重点在团场，难点在连队的特点，我们一是加强对碘缺乏病病区广大职工群众的宣传，充分利用广播、电视、报刊、黑板报、宣传栏和印发学习资料等，深入工厂、学校、田间、放牧点、走家串户广泛宣传防治碘缺乏病知识，使每个职工群众都能学习了解碘缺乏病的严重危害，增强防病意识。二是积极开展"碘盐示范团场"、"碘盐示范连队"、"碘盐示范户"防治活动，建立食用合格碘盐责任制。通过兵团主管领导与各师、各师与各团场领导层层签订目标责任书，形成了从兵团到各师、各团场、各连队，从干部到职工群众，从机关到学校、从家长到学生，齐抓共管的碘缺乏病防治网络。目前全兵团已建立碘盐示范团场 140 个、碘盐示范连队 1545 个、碘盐示范户 174 500 户，现在"碘盐示范"活动已在全兵团深入开展，对兵团的碘缺乏病防治工作产生了极大的促进作用。三是我们坚持把防治碘缺乏病与扶贫帮困工作结合起来。2009 年以来兵团财政每年都要筹措 30 余万元专项资金，重点对 5 个师的 10 个贫困团场 65 个连队 6 万多名困难职工群众免费发放碘盐，同时兵团各师每年也筹措资金，开展"碘盐扶贫工程"，为困难职工群众免费发放碘盐，取得了明显的防治成效，受到了困难职工群众的好评。

七、多部门协调配合

2008 年我们在认真总结第一阶段碘缺乏病工作的基础上，针对兵团的实际情况，下发了《关于进一步做好防治碘缺乏病工作的通知》，要求兵团各部门、各师、各团场，要加强部门之间相互协调配合，进一步落实碘缺乏病防治措施。兵团卫生局重点在进一步完善碘缺乏病监测网络，加强碘盐和病情监测，积极开展碘盐的卫生监督方面加大了力度，充分利用中央补助兵团地方病防治项目经费，在南疆三师和北疆七师建立了两个碘缺乏病监测重点实验室，突出了对全兵团碘缺乏病病情动态变化和碘盐的监督监测，并认真及时做好技术指导工作。兵团教委进一步落实了碘缺乏病防治知识纳入中小学生健康教育内容的宣传教育措施，强化了教育效果。兵团工商、质检、公安等部门紧密配合，进一步加大了对碘盐市场销售环节的管理，加大了查处市场经营非碘盐行为的力度，加大了对碘盐质量的监管，加大了打击印制假冒碘盐外包装等违法行为。兵团商务局积极与各师协调进一步完善了碘盐销售网络，在团场、连队、牧区点合理设置碘盐销售网点，特别是对一些偏远山区和边境一线的团场、连队和放牧点采取定点定时投放合格碘盐，确保职工群众能够买上合格碘盐，确保职工群众家中不缺合格碘盐。同时我们兵团还积极与新疆当地卫生、教育、工商、商务、质检、公安、交通等部门联手，加强执法，严厉打击非碘盐等违法行为，确保了广大职工群众食用上合格碘盐。

新疆生产建设兵团疾病预防控制中心

王立杰　李凡卡

第五章　碘盐监测方案

第一节　《碘缺乏病防治监测方案》（试行）

中华人民共和国卫生部

关于下发《碘缺乏病防治监测方案》（试行）的通知

卫地地发〔1994〕第 42 号

各省、自治区、直辖市地病办：

现将《碘缺乏病防治监测方案（试行）》发给你们，请根据你省（区、市）具体情况制定实施办法，落实《方案》中提出的各项要求，并不断总结经验，使之更加完善。拟明年在各地试行基础上进一步修改后，颁发我国正式《碘缺乏病防治监测方案》。

全国地方病防治办公室

一九九四年九月二日

《碘缺乏病防治监测方案》（试行）

一、目的和意义

为及时了解和掌握全国碘缺乏病病情和干预措施落实情况，评价防治效果及人群碘营养状况，推动实现消除碘缺乏病目标进程，确保干预措施得到长期有效落实，为决策提供依据，制订本方案。

二、监测内容和范围

本监测方案包括碘盐和病情监测两部分。碘盐监测以县为单位进行。病情监测以省为单位进行。

三、监测对象

1. 碘盐监测

（1）碘盐加工厂/盐库/批发单位

（2）碘盐销售点

（3）居民户

2. 病情监测

（1）8～10 岁学校儿童

（2）新生儿（选择监测）

四、监测指标

1. 必检指标

（1）碘盐合格率

（2）甲状腺肿大率（触诊法）

（3）尿碘中位数

2. 选择指标

（1）甲状腺肿大率（B 超法）

（2）新生儿脐带血（全血）TSH 水平

五、抽样原则和方法

1. 碘盐监测

（1）对碘盐加工厂（包括盐库和批发单位），零售部门和居民用户，分别运用 LQAS 方法抽样检测食用盐含碘量。其中批发点或盐库，每月不固定日期测两次；零售部门，每月随机抽检 1 次；居民用户，每个月抽测 1 次（抽样方法见附录Ⅰ）。日常碘盐监测用标准化和半定量方法进行，各地可以定期或不定期用定量方法抽检其半定量方法是否符合质控标准要求。

（2）对合格碘盐和判业标准，见附录Ⅱ。

2. 病情监测

在 1995 年、1997 年和 1999 年，分别进行小学 8～10 岁儿童碘缺乏病流行病学调查。

（1）各省按碘缺乏病和病情程度可再分 2～3 层（若全省病情均一且影响因素一致可不再分层）。

（2）每层按总人口比例概率抽样（PPS）方法抽取 30 个县/市（见附录Ⅲ）。

（3）用单纯随机抽样法，再从上述抽取到每个县（市）中抽取一所小学。

（4）对抽到的小学，随机抽取检查 40 名 8～10 岁学生甲状腺大小（触诊或 B 超法依条件而定，判定标准见附录Ⅳ和Ⅴ）。如果学生数量不够，需到最临近的小学补足。

（5）被抽到检查学生，同时检查其家中食用盐的碘含量（定量测定）。

（6）从抽到的学生中，再随机抽取 12 名检测尿碘含量。

六、质量控制

在全国地方病防治办公室的领导协调下，中国地方病防治研究中心将于 1996 年和 1998 年组织两次全国性抽样调查，每次随机抽取 6～8 个省，每个省随机抽查 6～8 个县，考察本方案实施落实情况并报全国地方病防治办公室和中国轻工总会盐业管理办公室。

七、组织领导与实施

碘缺乏病防治监测工作由全国地方病防治办公室统一领导，中国地方病防治研究中心负责本方案的具体实施，技术指导，各省地方病防治领导小组办公室负责本省监测工作的组织实施。具体碘盐监测工作由各省盐业检测站和县地方病防治所或防疫站地病科承担，病情监测工作由省级地方病专业所、站承担。

八、结果分析与报告

1. 碘盐监测

县级地方病防治所（防疫站地方病科）和盐业检测站或盐业管理部门对每月加碘盐监测结果按要求进行汇总分析，并将分析结果报县地方病防治办公室。同时应将分析结果反馈给受检单位，对不合格碘盐依照《食盐加碘防治碘缺乏危害管理条例》由县地方病防治所（防疫站地病科）和盐业检测站或盐业管理部门协商提出处理意见。县地方病防治办公室将监测情况每季度汇总评价一次并报地（市）地方病防治办公室。地（市）级地方病防治办公室将所辖各县监测情况，汇总评价后每季度报省地病办和盐务局（盐业公司），省地办和盐务局（盐业公司）将各地（市）监测结果汇总评价后，每年 11 月 15 日前报全国地方病防治办公室和轻工总会盐业管理办公室并抄报中国地方病防治研究中心和全国盐业检测中心。

碘盐监测中出现的各种技术争议，由全国地方病防治办公室和轻工总会盐业管理办公室委派的"质控小组"负责解决。

碘盐监测现场调查表见附录Ⅵ，上报表见附录Ⅶ。

2. 病情监测

各省将各项检查所得数据输入微机，写出监测报告，并将结果（软盘）和报表上报全国监测中心（中国地方病防治研究中心碘缺乏病研究所），监测中心负责资料的最后分析整理，组织监测汇总分析会，完成分析评估报告，上报全国地方病防治办公室，同时反馈给各省并抄送中国轻工总会盐业管理办公室。

附录Ⅰ　LQAS 抽样方法

这个方法主要用于碘盐监测，但也可用于鉴定 IDD 高危地区人群

LQAS 是为了判定某个"批"是否合格。"批"的概念，可以是一批出厂的碘盐，也可以是一批在批发点的盐，一批零售点的盐："批"也可以为县居民用户，或县内某个居民区（乡、镇）的食盐用户；还可以把学校学生、社区孕妇和新生儿当作一个"批量"来看待。当这个批量中的不合格产品（盐、用户、学生……）大于一定比例时，我们就说这个批量质量不合格，拒绝接受这批产品；当这个批量的不合格产品小于或等于某个比例时，我们就说这个批量质量合格，接受这批产品。

1. 对碘盐合格与不合格批量的判定　当碘盐中含碘量没有达到要求水平的不合格样品数，占全体批量样品数的比例在 10% 以上时，此批量就为不合格批量；当此比例在 10% 或以下时，就为合格批量。

同时，我们又要求错判的可能性不大于 10%。这意味着，把本来不合格批量误判为合格批量的可能性，以及把本来合格批量错误判为不合格批量的可能性，均不大于 10%。这就是所谓"十拿九稳"的判定。

2. 具体抽样步骤与判定方法　为了简化，在批发点或零售点抽样时，可以一次抽 25 个样品。在东、西、南、北、中五个方位，每个方位中不固定选取 5 个样品，共计为 25 个。若这 25 个样品均为合格碘盐，则判定此批为合格批量；若其中有 4 个或以上样品不合格，判定为不合格批量。若其中有 3 个样品不合格，提出警告；2 个提醒注意；1 个下次再定。

其他变通方法参考技术培训教材。

附录Ⅱ　具体每个样品合格碘盐含碘量的判定标准（以碘离子计）

1. 在碘盐加工厂出厂水平，食用盐含碘量不小于 40 mg/kg，则为合格产品。

2. 在销售水平，食用盐含碘量不小于 30 mg/kg，则为合格碘盐。

3. 在居民用户水平，食用盐含碘量不小于 20 mg/kg，则为合格碘盐（具体抽样方法见附录Ⅰ）。

附录Ⅲ　容量比例概率抽样方法（PPS）

1. 以省级调查时，每层中可以把县（市）作为抽样单位，编上顺序号，计算累计人口数。总人口数除以 30，得到组距。

2. 从随机数目表中任取一个八位数。没有随机数目表时，可以任取一张纸币的八位数，用此八位数除以组距，所得的余数在哪个抽样单位的累计人口数段中，这个抽样单位即为起点（即它是第一个被抽得的抽样单位）。第二个抽样单位则为把上述余数加上一个组距所得的累计人口数所在的单位。

3. 以此顺序加组距，直到抽满 30 个抽样单位。这样就完成了第一阶段的抽样。

4. 每个抽样单位（县或市）中再用单纯随机抽取小学样本。

附录Ⅳ　甲状腺分度标准（触诊法）

0 度：甲状腺摸不着，看不见。

1 度：头颈部保持正常位置时，甲状腺容易摸得着，但看不见。特点是"摸得着"，此外，甲状腺虽然不大但能摸到结节者，也应判为 1 度。

2 度：头颈部保持正常位置时，甲状腺摸得着，看得见。特点是"看得见"。

附录Ⅴ　甲状腺肿大判定（B 超法）

8 岁儿童的甲状腺体积 >4.5 mL，则判定为甲状腺肿大。

9 岁儿童的甲状腺体积 >5.0 mL，则判定为甲状腺肿大。

10 岁儿童的甲状腺体积 >6.0 mL，则判定为甲状腺肿大。

附录Ⅵ　盐碘监测现场调查表　见表 1～表 3。

表1　碘盐加工厂（盐库、批发单位）盐碘检测表

厂名＿＿＿＿＿＿生产日期：＿＿＿＿＿＿批号：＿＿＿＿＿＿拟出厂日期：＿＿＿＿＿＿

序号	出厂半定量测定结果 （合格√，不合格×）	不合格样品定量测定 结果（mg/kg）	质量判定结果 （合格/不合格）	备注

检测人：＿＿＿＿＿＿责任者：＿＿＿＿＿＿检测单位（公章）：＿＿＿＿年＿＿＿＿月＿＿＿＿日

表2　零售单位盐碘检测表

序号	零售店	厂家	生产 日期	批号	半定量测定结果 （合格√，不合格×）	不合格样品定量 测定结果（mg/kg）	质量判定结果 （合格/不合格）	备注

检测人：＿＿＿＿＿＿责任者：＿＿＿＿＿＿检测单位（公章）：＿＿＿＿年＿＿＿＿月＿＿＿＿日

表3 居民用户盐碘定量检测表

序号	采样地点（学校）	购盐日期	购盐商店	半定量测定结果（合格√，不合格×）	不合格样品定量测定结果（mg/kg）	质量判定结果（合格/不合格）	备注

检测人：＿＿＿＿＿＿＿＿责任者：＿＿＿＿＿＿＿＿检测单位（公章）：＿＿＿＿年＿＿＿月＿＿＿日

附录Ⅶ 碘盐监测上报表 见表4。

表4 碘盐监测统一报表

	检查批数	合格批数	备注
加工厂			
零售店			
居民户			

填表人：＿＿＿＿＿＿＿＿责任者：＿＿＿＿＿＿＿＿检测单位（公章）：＿＿＿＿年＿＿＿月＿＿＿日

附录Ⅷ 病情监测现场调查表 见表5～表8。

表5 儿童尿碘及该户盐碘检测表

儿童编号	性别	年龄	尿碘（μg/L）	该户盐碘（mg/kg）	备注

检测人：＿＿＿＿＿＿＿＿责任者：＿＿＿＿＿＿＿＿检测单位（公章）：＿＿＿＿年＿＿＿月＿＿＿日

表6 儿童甲状腺触诊检查表

年龄	检查人数	1度病人数	2度病人数	甲状腺肿大率（%）	备注
8					
9					
10					
计					

检测人：＿＿＿＿＿＿＿＿责任者：＿＿＿＿＿＿＿＿检测单位（公章）：＿＿＿＿年＿＿＿月＿＿＿日

表7　儿童甲状腺触诊与B超检查原始调查表

_____省（自治区）_____县（县级市）_____学校_____年_____班

　　　　　姓名_____性别：男　女　年龄_____

甲状腺触诊：

　　　　　0度　　　　1度　　　　2度

甲状腺超声（mm）：

　　　　　　　左叶　　　宽　　　厚　　　长

　　　　　　　右叶　　　宽　　　厚　　　长

甲状腺体积（mL）：

检查单位：_____省（自治区）防疫站、地病所

上报日期：_____年_____月_____日

表8　新生儿脐带 TSH 检测表

_____省（自治区）_____县（市）_____乡（镇）_____诊所

新生儿编号	新生儿状况	THS	备注
	（正常产、早产、难产、畸形、感染、双胎）	（μIU/mL）	

检查人：_____责任者：_____检测单位（公章）：_____年_____月_____日

附录Ⅸ　病情监测统一报表　见表9～表13。

表9　儿童尿碘监测报表

年龄	检测尿样数	尿碘中位数（μg/L）	尿碘频数分布（%）				备　注
			0.0 ~	20.0 ~	50.0 ~	100.0 ~	
8							
9							
10							
计							

填表人：_____责任者：_____报表单位（公章）：_____年_____月_____日

表 10　居民户盐碘定量监测报表

检测盐碘样数	盐碘中位数（mg/kg）	碘盐合格率（%）	备　注

填表人：_____ 责任者：_____ 报表单位（公章）：_____年_____月_____日

表 11　儿童甲状腺触诊监测报表

年　龄	检查人数	1 度病人数	2 度病人数	甲状腺肿大率（%）	备　注
8					
9					
10					
计					

填表人：_____ 责任者：_____ 报表单位（公章）：_____年_____月_____日

表 12　儿童甲状腺 B 超检查监测报表

年　龄	检查人数	甲状腺肿大数	甲状腺肿大率（%）	备　注
8				
9				
10				
计				

填表人：_____ 责任者：_____ 报表单位（公章）：_____年_____月_____日

表 13　新生儿脐带血 TSH 监测报表

检测样品数	>5μU/mL（%）	频数分布（%） 0.0~　5.1~　10.1~　15.1~　20.1~　25.1~　30.1~	备注

检测人：_____ 责任者：_____ 检测单位（公章）：_____年_____月_____日

第二节　《全国碘缺乏病防治监测方案》

卫生部司（局）文件
关于下发《全国碘缺乏病防治监测方案》的通知
卫地二发〔1996〕第 12 号

各省、自治区、直辖市地病办：

　　《全国碘缺乏病防治监测方案》（下称《方案》）经过近一年来各地试行，认为《方案》具有科学性、可行性，并在一些指标和方法上尽可能与国际有关规范接轨。同时也在可操作性及前瞻性等方面提了一些合理建议。为进一步做好碘盐、病情监测工作，提高防治监测质量，我办在广泛征求各地意见的基础上，又召开了有专家、管理和专业人员参加的专门会议，对试行《方案》做了适当修订，现将《方案》下发给你们，请认真做好本省（区、市）的组织实施工作。

　　各省（区、市）可根据本地的实际情况制定本《方案》的实施办法。

　　本《方案》适用于碘盐和病情监测。各省（区、市）对碘盐进行卫生监督执法时，请参照《食盐加碘消除碘缺乏危害管理条例》和中盐生〔1995〕062 号文件执行。

　　附件：《全国碘缺乏病防治监测方案》

卫生部地方病防治办公室

一九九六年三月五日

抄送：中国地方病防治研究中心、卫生部碘缺乏病专家咨询组、国家消除碘缺乏病项目
　　　培训与技术指导组、轻工部海湖盐质量检测中心、各省（区、市）地病所（科）

卫生部办公厅　　　　　　　　　　　　　　　　　一九九六年三月六日印发

《全国碘缺乏病防治监测方案》

第一部分　总则

1. 目的和意义

为及时了解和掌握全国碘缺乏病病情和人群碘营养状况，评价干预措施落实情况及效

果，为决策提供依据，制定本方案。

2. 监测内容和范围

本监测方案包括碘盐和病情监测两部分。

碘盐监测以县（区、市）为单位进行。

病情监测以省为单位进行。

碘盐监测为常规性工作，全国统一病情监测从 1995 年开始，每两年进行一次。

3. 组织领导与实施

碘缺乏病防治监测工作由全国地方病防治办公室统一领导。各省地方病防治办公室负责本省监测工作的组织实施。碘盐监测工作由县级卫生防疫站（地方病防治所）具体负责，病情监测工作由省级地方病专业所、站具体负责。

本方案实施的技术指导由中国地方病防治研究中心负责。

本方案为国家指导性方案。各省应根据本方案所确定的基本原则，制定出本省的具体实施方案。

4. 质量保障

4.1　评估

在完成每两年全国统一进行的病情监测之后，各省对本省监测方案的实施情况按统一要求进行评估。与此同时，全国地方病防治办公室组织有关方面的专家，对部分省份监测方案的实施情况进行评估。

4.2　质量的控制

4.2.1　制订和实施全国碘缺乏病监测指标质量控制计划。设立各检测指标的国家和区域参照实验室。

4.2.2　碘盐监测中出现的技术问题，由中国地方病防治研究中心和全国盐业检测中心组织有关专家协商解决。

第二部分　碘盐监测

1. 监测对象

1.1　碘盐加工企业

1.2　碘盐销售单位

1.3　居民用户

2. 监测指标

盐碘批质量合格率

3. 抽样与检测方法

3.1　抽样方法

对碘盐加工企业、销售单位、居民用户，均采用"批质量保障抽样方法（LQAS）"进行抽样（具体方法见附录Ⅰ）。

3.2　盐碘测定

对碘盐加工企业和各级批发企业采用定量法测定盐中碘含量，每月一次；对零售单位每个月、居民用户每三个月进行一次半定量检测，每半年进行一次定量检测。定量检测采用直接滴定法。对合格碘盐的判定标准，见附录Ⅱ。

4. 结果分析与报告

县级卫生防疫站（地方病防治所）在完成每次监测工作后，立即将监测结果及处理情况汇总并上报地市级业务主管单位。地市级业务主管单位每季度向省级业务主管单位上报本地区的监测结果汇总分析报告。省级业务主管单位每年年底前向中国地方病防治研究中心上报本省的监测结果汇总分析报告。各级业务主管单位上报的监测报告，应同时抄报（送）同级行政卫生主管部门和盐业主管机构。

碘盐监测现场调查表见附录Ⅲ，汇总表见附录Ⅳ。

第三部分　病情监测

1. 监测对象

1.1　8～10 岁学校儿童

1.2　新生儿

2. 监测指标

2.1　甲状腺肿大率

2.2　尿碘水平

2.3　新生儿脐带血（全血）促甲状腺激素（TSH）水平

2.4　用户盐碘水平

3. 抽样与检测方法

3.1　抽样方法

每省按"人口比例概率抽样方法（PPS）"先确定 30 个抽样单位所在的县（区、市）（具体方法见附录Ⅴ）；然后，按单纯随机抽样方法从上述抽到的每个县（区、市）中确定抽样单位所在的小学；在被抽到的小学中随机抽取 40 名 8～10 岁学生（数量不足时，可到最邻近的学校补足），检查甲状腺大小及其家中盐碘含量。从被抽到的 40 名学生中，再随机抽取 12 名，检测尿碘水平。在每个抽样单位所在的县（区、市）中，随机抽取 30 例新生儿（若一个县被抽到两个抽样单位，则需要 60 例），测定脐带血（全血）TSH 水平。

3.2　检测方法

3.2.1　甲状腺大小：采用 B 超或触诊法（判定标准见附录Ⅵ）。

3.2.2　尿碘水平：采用统一的酸消化砷 – 铈接触法。

3.2.3　新生儿脐带血（全血）TSH 水平：采用滤纸血斑酶联免疫分析法（ELISA）或免疫放射分析法（IPMA）。

3.2.4　用户盐碘水平：采用直接滴定法。

4. 结果分析与报告

每省将所得数据，采用统一软件（EPIINFO6.0）输入微机，写出监测报告，连同结果（软盘）和报表上报中国地方病防治研究中心。中国地方病防治研究中心负责资料的最后分析整理，组织召开监测汇总分析会，完成分析评估报告，上报全国地方病防治办公室，同时抄送中国轻工总会盐业管理办公室，并反馈给各省。

附录Ⅰ 批质量保障抽样方法（LQAS）

本方法主要用于碘盐监测，也可用于鉴定 IDD 高危地区。它能够判定某个"批"是否合格。

1. 具体抽样步骤

对于县内加工、批发企业的碘盐监测，按一批盐垛的上、下、左、右、中五个方位进行碘盐抽检，每个方位随机选取 5 个盐样，共计 25 个样品；同理，对于县内零售单位，居民用户的碘盐监测，先分别按东、西、南、北、中选取五个小区，每小区再随机抽取 5 家零售单位、居民用户的盐样，分别共计 25 个样品。

2. 具体判定方法

根据生产、销售和用户各水平盐碘含量标准，对每批的 25 个碘盐样品逐一进行盐中含碘量测定，若 25 个样品中有 4 个以上不合格（包括 4 个），就可以判定这一批量不合格；反之就判为合格。

附录Ⅱ 合格碘盐的碘含量标准（以碘离子计）

1. 在碘盐加工厂出厂水平，盐碘含量不小于 40 mg/kg。
2. 在销售水平，碘含量不小于 30 mg/kg。
3. 在居民用户水平，盐碘含量不小于 20 mg/kg。

附录Ⅲ 碘盐监测现场调查表 表1～表5。

表1 碘盐加工、批发企业盐碘检测表

单位名称_____拟出库日期_____

序号	测定结果 （mg/kg）	结果判定 （合格√，不合格×）	批号	备注
1				
2				
⋮				
25				

本批质量判定结果（合格，不合格）

检测人：_____责任者：_____检测单位（公章）：_____年_____月_____日

表2 零售单位盐碘半定量检测表

序号	零售 店名	进货 单位	进货 日期	半定量测定结果 （合格√，不合格×）	备注
1					
2					
⋮					
25					

本批质量判定结果（合格，不合格）

检测人：_____责任者：_____检测单位（公章）：_____年_____月_____日

表3　零售单位盐碘定量检测表

序号	零售店名	进货单位	进货日期	半定量测定结果（mg/kg）	结果判定（合格√，不合格×）	备注
1						
2						
⋮						
25						

本批质量判定结果（合格，不合格）

检测人：_____ 责任者：_____ 检测单位（公章）：_____年_____月_____日

表4　居民用户盐碘半定量检测表

序号	采样地点	购盐日期	购盐商店	半定量测定结果（合格√，不合格×）	备注
1					
2					
⋮					
25					

本批质量判定结果（合格，不合格）

检测人：_____ 责任者：_____ 检测单位（公章）：_____年_____月_____日

表5　居民用户盐碘定量检测表

序号	采样地点	购盐日期	购盐商店	定量测定结果（mg/kg）	结果判定（合格√，不合格×）	备注
1						
2						
⋮						
25						

本批质量判定结果（合格，不合格）

检查人：_____ 责任者：_____ 检测单位　　_____年_____月_____日

附表Ⅳ　碘盐监测汇总表　见表6~表8。

表6　加工与批发企业碘盐监测汇总表

	检查批数	合格批数	批质量合格率（%）	备注
加工企业				
批发企业				

填表人：_____ 责任者：_____ 报表单位（公章）：_____年_____月_____日

表7 零售单位碘盐监测汇总表

	检查批数	合格批数	批质量合格率 （%）	样品碘盐合格率 （%）	备注
半定量结果					
定量结果					

填表人：_____ 责任者：_____ 报表单位（公章）：_____年_____月_____日

表8 居民用户碘盐监测汇总表

	检查批数	合格批数	批质量合格率 （%）	样品碘盐合格率 （%）	备注
半定量结果					
定量结果					

填表人：_____ 责任者：_____ 报表单位（公章）：_____年_____月_____日

附录V 人口比例概率抽样方法（PPS）

1. 在省级水平调查时，按县、区、市编上顺序号，计算其累计人口数。

2. 将总人口数除以30，得到组距。

3. 从随机数字表中作任取一个八位数。没有随机数字表时，可以任取一张纸币编号的八位数，用此八位数除以组距。所得的余数在哪个抽样单位的累计人口数段中，那么这个抽样单位即为抽样的起点（即它是第一个被抽到的抽样单位）。

4. 将上述余数加上一个组距，所得的累计人口数所在的单位即为第二个抽样单位。依此类推，直到抽满30个抽样单位为止。这样就完成了第一阶段的抽样。

5. 在每个抽样单位中再随机抽取小学校。

附录VI-1 甲状腺肿大判定标准（B超法）

1. 8岁儿童甲状腺容积>4.5 mL判定为甲状腺肿大。

2. 9岁儿童甲状腺容积>5.0 mL判定为甲状腺肿大。

3. 10岁儿童甲状腺容积>6.0 mL判定为甲状腺肿大。

附录VI-2 甲状腺分度标准（触诊法）

1. 0度：头颈部处于正常位置时，甲状腺看不见，也摸不着。

2. 1度：头颈部处于正常位置时，甲状腺看不见，但容易摸得着。特点是"摸得着"。此外，甲状腺虽不大但能摸到结节者，也应该判为1度。

3. 2度：头颈部处于正常位置时，甲状腺看得见，摸得着，特点是"看得见"。

病情监测现场调查表见附录VII，病情监测汇总表见附表VIII。

附录Ⅶ 病情监测现场调查表 见表9 ~ 表10。

表9 学校儿童 IDD 原始调查表

_____省份_____县（区、市）_____学校_____年_____班

甲状腺超声（mm）：

　　左叶：宽　　　　厚　　　　　长

　　右叶：宽　　　　厚　　　　　长

　　峡部：厚

甲状腺触诊：

　　0 度，　　　　1 度，　　2 度

尿碘水平（μg/L）：

家中食盐：

　　种类：精盐，粗粒盐

　　含碘量（mg/kg）：

服用碘油情况：

　　服，未服

　　调查前最近一次服用剂量（mg）

　　服药时间：　年　月　日

　　服用其他碘制剂或碘强化食品情况：

_____

　　检查单位：_____省（自治区）防疫站、地病所

　　检查日期：_____年_____月_____日

表10 新生儿脐带血 TSH 检测表

_____省（份）_____县（区、市）

新生儿编号	新生儿状况（正常产、早产、难产、畸形、感染、双胎）	TSH（μIU/mL）	备注
1			
2			
⋮			
30			

测定方法（ELISA，IPMA）：

　　检测人：_____责任者：_____检测单位（公章）：_____年_____月_____日

附属Ⅷ　病情监测汇总表　见表11～表14。

表11　儿童甲状腺 B 超检查监测报表

年龄	检查人数	甲状腺肿大数	甲状腺肿大率（%）	备注
8				
9				
10				
计				

填表人：＿＿＿＿＿＿责任者：＿＿＿＿＿＿报表单位（公章）：＿＿＿年＿＿＿月＿＿＿日

表12　儿童甲状腺触诊检查汇总表

年　龄	检查人数	1度人数	2度人数	甲状腺肿大率（%）	备注
8					
9					
10					
计					

填表人：＿＿＿＿＿＿责任者：＿＿＿＿＿＿报表单位（公章）：＿＿＿年＿＿＿月＿＿＿日

表13　儿童尿碘检测汇总表

年龄	检测尿样数	尿碘中位数（μg/L）	尿碘频数分布（%）		备注
			≤50.0	≤100.0	
8					
9					
10					
计					

填表人：＿＿＿＿＿＿责任者：＿＿＿＿＿＿报表单位（公章）：＿＿＿年＿＿＿月＿＿＿日

表14　新生儿脐带血 TSH 检测汇总表

检测样品数	>5mIU/L（%）	频数分布（%）							备注
		0.00～	5.01～	10.01～	15.01～	20.01～	25.01～	30.01～	

填表人：＿＿＿＿＿＿责任者：＿＿＿＿＿＿报表单位（公章）：＿＿＿年＿＿＿月＿＿＿日

第三节　《全国碘盐监测方案》（试行）

卫生部办公厅文件

卫生部办公厅关于印发《全国碘盐监测方案》（试行）的通知

卫办疾控发〔2001〕49号

各省、自治区、直辖市卫生厅局：

　　碘盐监测是持续消除碘缺乏病工作的重要措施之一。为了加强全国碘盐监测工作，及时、准确地掌握全国碘盐质量状况，提高碘盐监测工作的科学性和可操作性，经反复论证，现将重新修订的《全国碘盐监测方案》（试行）印发给你们，请认真做好组织实施工作。各地在试行中有什么问题和建议，请随时函报我部疾控司。

　　本《方案》将试行一年。

　　附件：全国碘盐监测方案（试行）

卫生部办公厅章

二〇〇一年三月二十三日

抄送：卫生部消除碘缺乏病国际合作项目技术指导中心，中国地方病防治研究中心，中国盐业总公司，各省、自治区、直辖市疾病预防与控制中心（地病所）

卫生部办公厅　　　　　　　　　　　　　　二〇〇一年三月二十六日印发

《全国碘盐监测方案》（试行）

一、目的和意义

　　碘盐监测是持续消除碘缺乏病工作的重要内容之一。通过坚持开展长期、有序的碘盐日常监测，及时发现问题，采取相应的干预措施，保证居民食用合格碘盐。

二、监测范围和对象

　　碘盐监测为持续消除碘缺乏病的常规性工作，范围覆盖全国所有的县（市、旗）。监测对象分为两个层次：

　　1. 碘盐定点加工企业或分装、批发企业。

　　2. 居民户。

三、监测方法

（一）抽样方法

1. 碘盐定点生产企业由省级防治碘缺乏病专业机构负责（或委托地、市级专业机构），其他加工、分装、批发企业由同级防治碘缺乏病专业机构负责，每月进行一次抽样监测，每批产品抽取 9 个样本（附录Ⅰ）。

2. 居民户监测工作由各县级碘缺乏病专业机构负责，第 1、2、4 季度各随机抽取 2 个乡（街道），第 3 季度抽取 3 个乡（街道），每个乡随机抽取 4 个村（居委会），每个村（居委会）随机抽取 8 份居民户盐样，全年至少抽取 9 个乡（街道）36 个村（居委会）的 288 份居民户盐样。

（二）盐碘测定方法

生产及居民层次的盐碘含量均按照国标 GB/T13025.7—1999 的规定，采用直接滴定法定量测定；川盐采用氧化还原法定量测定。

（三）判定标准

1. 生产层次合格碘盐的判定：执行 GB5461—2000 标准，食盐中碘含量为 35 ± 15 mg/kg（20 ~ 50 mg/kg）。

2. 居民户层次合格碘盐的判定：食盐中碘含量为 20 ~ 50 mg/kg。

3. 非碘盐的判定标准：食盐中碘含量 < 5 mg/kg。

四、监测指标

1. 生产层次：批质量合格率、盐碘含量均数及其标准差。

2. 居民户层次：非碘盐率、碘盐覆盖率、碘盐合格率、合格碘盐食用率。

计算公式见附录Ⅱ。

五、监测结果的反馈和利用

（一）监测资料的处理和报告

1. 生产层次

省级业务主管部门每月负责收集、整理、录入监测数据，将监测结果于下月 10 日前报送省级卫生行政部门和盐业管理部门，以便及时处理发现的问题。

2. 居民户层次

（1）县极业务主管部门在完成每季度的监测工作后，将监测数据上报地市级业务主管部门。对监测中发现的问题，及时开展个案调查，将调查结果报告县级卫生行政部门和盐业管理部门，以便采取措施。

（2）地市级业务主管部门每季度收集、汇总各县的监测数据，完成季度监测报告，将报告连同数据报送省级业务主管部门、地市级卫生行政部门和盐业主管部门。

（二）省级业务主管部门每季度负责汇总全省（区、市）的监测数据，完成季度监测报告，将报告连同数据报送卫生部消除碘缺乏病国际合作项目技术指导中心（NTTST）：并于年终汇总、分析全年资料，写出年度报告。季度报送时间为下下季度的第一个月末之前，例如 4 月末前报送第一季度的监测资料。季度监测报告和年度报告同时报送省级卫生行政部门和盐业管理部门。

（三）卫生部消除碘缺乏病国际合作项目技术指导中心负责汇总全国监测资料，上报卫生部。同时，每年召开全国碘盐监测工作年会，出版年度《全国碘盐监测资料汇编》。

附录Ⅰ 生产层次碘盐监测抽样方法①

1. 抽样方法

对任一批量食用盐，按东、西、南、北、中不同方位，抽取 9 个单位产品，每个单位产品从中抽取 50 g 以上样品，如遇大包装中是小袋产品，则任取一小袋为一份盐，采得 9 个份盐。

2. 结果判定

$$Q_U = \frac{U - \bar{x}}{\sigma}, Q_L = \frac{\bar{x} - L}{\sigma}, \bar{x} = \frac{1}{n} \sum_{i=1}^{n} x_i, \sigma = \sqrt{\frac{1}{n-1} \sum_{i=1}^{n} (x_i - \bar{x})^2}$$

若 $Q_U \geqslant k$ 且 $Q_L \geqslant k$，则该批产品合格。

若 $Q_U < k$ 或 $Q_L < k$，则该批产品不合格。

其中，k：接收常数（$k = 1.11$）、n：盐份样数（$n = 9$）、x_i：每份盐样的盐碘含量、$\bar{x}$：该批盐碘含量均值、σ：该批盐碘含量标准差、U：上规格限（$U = 50.0$）、L：下规格限（$L = 20.0$）、Q_U：上规定限的质量统计量、Q_L：下规定限的质量统计量。

附录Ⅱ 监测指标计算公式

$$批质量合格率 = \frac{合格批数}{检测批数} \times 100\%$$

$$非碘盐率 = \frac{碘含量 < 5 \ mg/kg \ 盐样份数}{检测份数} \times 100\%$$

$$碘盐覆盖率 = \frac{碘含量 \geqslant 5 \ mg/kg \ 盐样份数}{检测份数} \times 100\%$$

$$碘盐合格率 = \frac{碘含量 20 \sim 50 \ mg/kg \ 盐样份数}{碘含量 \geqslant 5 \ mg/kg \ 盐样份数} \times 100\%$$

$$合格碘盐食用率 = \frac{碘含量 20 \sim 50 \ mg/kg \ 盐样份数}{检测份数} \times 100\%$$

附录Ⅲ 碘盐监测有关表格 见表 1 ~ 表 4。

表 1 盐碘定量检测表

_____省（自治区、直辖市）<u>（碘盐定点加工或分装、批发企业名称）</u>

序号	测定结果（mg/kg）	统计指标				结果判定（接受√、不接受×）
		均数（$\bar{x}$）	标准差（σ）	上规定限的质量统计量（Q_U）	下规定限的质量统计量（Q_L）	
1 2 … 9						

检测人：_____ 检测单位：_____ _____年_____月_____日

---

① 摘自《制盐工业主要产品取样方法（送审稿）》（GB8618—2000）。

表2　县、乡居民户食用盐定量检测表

_____县_____乡居民户食用盐定量检测表

乡人口数：_____人

乡家庭户数：_____户

序号	村名	监测户人口数	食盐品种*	测定结果（mg/kg）	结果判定		
					合格碘盐	不合格碘盐	非碘盐
1							
2							
...							
32							

注：*食盐品种包括精制盐、粉碎洗涤盐、日晒盐、其他（注明盐种，如粗粒盐、工业盐等）。

检测人：_____检测单位_____年_____月_____日

表3　县级居民户食用盐定量检测汇总表

_____县居民户食用盐定量检测汇总表

序号	乡名	乡人口数（人）	乡家庭户数（户）	检测盐样份数	合格碘盐份数	不合格碘盐份数	非碘盐份数
1							
2							
3							
...							
合计							

检测人：_____检测单位：_____年_____月_____日

表4　县级基本资料汇总表

_____县基本资料汇总表

管辖乡序号	乡名	管辖村数	乡人口数（人）	乡家庭户数（户）
1				
2				
...				
全县合计				

检测人：_____检测单位：_____年_____月_____日

第四节　《关于建立全国碘缺乏病防治信息网络的通知》

卫生部《关于建立全国碘缺乏病防治信息网络的通知》

卫地二发〔1998〕第 12 号

各省、自治区、直辖市地病办：

　　为加强碘缺乏病防治监测工作，及时、准确地掌握全国碘缺乏病监测信息结果，提高监测信息的科学性和时效性，卫生部地病办与联合国儿童基金会合作，建立全国碘缺乏病防治信息计算机网络系统。目前，网络的前期准备工作业已完成，包括软件制做和人员培训，网络的附属设备（调试解调器）也将陆续发至各省。为了保证该网络在 3 月底前开始顺利运行，特提出如下要求：

一、网络的组织形式

　　1. 卫生部全国地方病防治办公室负责全国碘缺乏病防治信息网络的组织和管理，卫生部碘缺乏病国际合作项目技术指导与培训中心（以下简称 NTTST）负责技术指导、资料收集和统计分析工作。

　　2. 国家级网站分别设在卫生部地病办和 NTTST，各省级网站设在省（区）地方病防治办公室。为了保证网络的正常运行，各地应指定专人负责。

二、网络运行及资料的收集方法

　　1. 经与专家和各省地病办协商，决定全国碘缺乏病防治信息计算机网络统一使用 CHI-NANET 网。各地应于 1998 年 3 月底完成上网工作。

　　2. 由于目前条件所限，上网资料暂以碘盐监测结果为主，碘盐监测内容和资料收集方法，仍按《全国碘缺乏病监测方案》执行，具体方法详见附件。各地定期将监测资料报送NTTST，由 NTTST 汇总、统计后报卫生部地病办。

　　3. 1998 年 4 月底进行第一次网上试验性传输工作。

　　4. 鉴于网络尚处于试运行阶段，软件设计和操作方法难免存在一些问题和不足，希望各地在使用中及时将出现的问题反馈给我们，以便改进，进一步完善我国碘缺乏病防治信息网络化管理工作。

　　附件：关于全国碘盐监测计算机信息网络（卫生子系统）的几点要求和说明

卫生部地方病防治办公室

一九九八年二月十八日

《关于全国碘缺乏病监测计算机信息网络（卫生子系统）的
几点要求和说明》

为加强碘盐质量的监测和管理，及时有效地发挥全国碘盐监测信息的作用，在全国地方病防治办公室的领导和联合国儿童基金会的支持下，通过积极的组织和准备，已于1997年下半年编制完成了全国碘缺乏病监测计算机信息网络卫生子系统软件，并举办了全国碘缺乏病监测计算机信息网络培训班，定于1998年开始运转。培训班的纪要已于年前发给各省，供有关工作参考。

本网络执行1995年全国地方病防治办公室出台的《全国碘缺乏病防治监测方案》。为了使该网络能顺利启动和运转，对有关问题作如下说明和要求：

一、抽样方法

《全国碘缺乏病防治监测方案》有关批质量保证抽样方法（LQAS）规定"对于零售点和居民户的碘盐监测提到按'东南西北中'抽样"，系指利用各县地图，以全县的地理位置中心为中心，按东南西北方向划"十"字，将"十"字顺时针方向转动45°，得到东、南、西、北四个区域，每个区域中有若干个乡，只要某乡乡政府所在地在某一区域中，该乡即被划在此区域；"中"为该县地理位置中心，由此确定"东、南、西、北、中"五个区域及分别所含的乡。在东、南、西、北四个区域中，用简单随机抽样方法各抽取一个乡，县城所在区域中，只抽取县城，该区域不再抽取其他乡，"中"区域即选地理位置中心所在的乡。由此方法确定的5个乡，在一年中是固定的（第二年被监测乡按上述方法重新抽样）。每次县级监测，应在每个乡中随机抽取5个村，每个村分别随机抽取一家碘盐零售单位及一户居民的盐样。每县每次监测应有碘盐零售单位及居民户各25个样品。

二、网络资料来源范围

（一）县区数多的省采取滚动式PPS法，每年抽取30个县，各省每年用PPS法抽取30个县级单位，一年为一个周期，第二年各省再利用PPS抽样方法重新抽取30个县，逐年滚动。被抽的30个县为网络资料来源单位，按上述方法抽样监测。

（二）不足或接近30个县级单位数的北京、上海、天津、重庆4个直辖市、宁夏回族自治区、海南省，其所有县都为网络资料来源单位。由于所有县都为抽样县，不能采取滚动式PPS法抽样，故"中"区域可以扩大至地理位置中心所在乡周边的2~3个乡，按上述方法抽样监测。

三、监测结果记录和报告

（一）在每次监测工作中，被抽样县的卫生防疫站（或地方病防治所）将盐样的定量或半定量检测原始数据记录于相应的表格，并尽快将原始数据直接报送省级业务主管单位。

（二）省级在收到县级数据后，将原始数据录入全国网络专用软件，通过CHINANET网一个季度向NTTST报送一次，报送的时间为下一个季度的第一个15日之前报送上一季度的数据，例：4 月 15 日前报送 1～3 月份的数据；一年共报 4 次。

　　NTTST 负责汇总和分析全国数据，并提出报告。

四、有关网络工作的要求

　　（一）各省、自治区、直辖市的碘缺乏病防治行政主管机构必须保证本省与全国网络联通和上网用的机器设备。

　　（二）为了便于网络管理交流，各省、自治区、直辖市统一上 CHINANET 网，各省网上地址格式统一为：省名 idd@……，如，新疆的网上地址为 xjidd@……，以便于辨认。

　　（三）全国网络终端为全国地病办消除碘缺乏病国际合作项目技术指导中心（简称 NTTST），其网上地址为：zhengqs@cdm.imicams.ac.cn

　　（四）各省、自治区、直辖市还可与本省有条件的地（市）或县碘缺乏病防治专业机构间联网，以提高工作效率。

第五节　　《全国碘盐监测方案》（修订）

关于印发《全国碘盐监测方案》的通知

卫办疾控发〔2004〕8 号

各省、直辖市、自治区卫生厅局：

　　《全国碘盐监测方案》（试行）（简称《试行方案》）自 2001 年执行以来，各地认真按照该方案的要求，加强碘盐日常监测工作，推动了持续消除碘缺乏病工作的开展。但在执行过程中发现，《试行方案》存在一些问题和不足。最近，我部在总结各省、区、市碘盐监测工作经验和反馈意见的基础上，组织有关专家对《试行方案》进行了反复论证和修订。

　　经商国家发展改革委盐业办同意，修改后的《全国碘盐监测方案》（简称《方案》）按照因地制宜、分类指导的原则，在提出全国碘盐监测工作基本要求的同时，充分考虑到各省、区、市在不同经济发展水平和不同碘缺乏病防治阶段的工作特点，更加注重《方案》的科学性和可操作性。

　　现将修订后《全国碘盐监测方案》印发给你们，请认真研究，并结合本地实际情况，制定实施细则，并于 2004 年 3 月 15 日前，将实施细则报卫生部疾病控制司。

　　本方案自 2004 年第二季度起执行，原卫生部办公厅印发的《全国碘盐监测方案（试行）》同时废止。

　　附件：全国碘盐监测方案（修订）

　　　　　　　　　　　　　　　　　　　　　　　　　　卫生部办公厅

　　　　　　　　　　　　　　　　　　　　　　　　二〇〇四年一月十九日

《全国碘盐监测方案》（修订）

食盐加碘是持续消除碘缺乏病的重要策略。为了全面、准确了解碘盐生产、销售和居民食用情况，及时发现问题并采取相应的干预措施，保证居民食用合格碘盐，必须长期、系统地开展碘盐监测工作。根据《食盐加碘消除碘缺乏病危害管理条例》和《国务院办公厅关于转发卫生部等七部门关于进一步加强消除碘缺乏病工作意见的通知》（国办发〔2001〕29号），特制定本监测方案。

一、监测范围和对象

本方案适用于除省级卫生行政部门确定的高碘地区外的所有的县（区、市、旗）。监测对象包括两个层次：

第一层次：碘盐生产加工或分装和批发企业

第二层次：居民户

二、监测方法

（一）抽样频次

1. 第一层次：每月进行一次抽样监测。

2. 第二层次：每年进行一次抽样监测。

（二）抽样方法

1. 第一层次：抽样方法见附录1。

2. 第二层次：抽样方法见附录2。

（三）检测方法

盐碘含量均按照国标 GB/T 13025.7—1999 中直接滴定法定量测定；川盐或特殊盐种采用仲裁法定量测定。

（四）判定标准

1. 第一层次合格碘盐的判定标准：根据 GB 5461—2000 标准，食盐中碘含量为 35 ± 15 mg/kg（20 ~ 50 mg/kg）。

2. 第二层次合格碘盐的判定标准：食盐中碘含量为 20 ~ 50 mg/kg。

3. 非碘盐的判定标准：食盐中碘含量 <5 mg/kg。

4. 不合格碘盐的判定标准：食盐中碘含量为 5 ~ 20 mg/kg（不含 20 mg/kg）或 >50 mg/kg。

三、监测指标

（一）第一层次

批质量合格率、盐碘含量均数、标准差以及变异系数。

（二）第二层次

非碘盐率、碘盐覆盖率、碘盐合格率、合格碘盐食用率。具体计算公式见附录4。

四、组织实施

（一）各级卫生行政主管部门

1. 国务院卫生行政部门负责制定全国碘盐监测方案，组织、领导和协调全国碘盐监测工作；

2. 省级卫生行政部门负责本省碘盐监测实施细则，组织、领导和协调本省碘盐监测工作；

3. 地市级和县级卫生行政部门负责组织、领导和协调本辖区的碘盐监测工作。

（二）各级疾病预防控制（地方病防治）机构

1. 卫生部消除碘缺乏病国际合作项目技术指导中心（NTTST）

（1）组织开展人员培训、技术指导、督导评估和质量控制；

（2）收集、汇总、分析、上报、反馈监测结果。

2. 省级疾病预防控制（地方病防治）机构

（1）组织开展人员培训、技术指导、督导评估和质量控制；

（2）收集、汇总、分析、上报、反馈监测结果。

3. 地市级疾病预防控制（地方病防治）机构

（1）负责本辖区内第一层次碘盐监测工作和实验室检测；

（2）负责抽取本辖区内各县第二层次碘盐监测点（乡、村）；

（3）组织开展人员培训、技术指导、督导评估和质量控制；

（4）收集、汇总、分析、上报、反馈本地区监测结果。

4. 县（区、市、旗）级疾病预防控制（地方病防治）机构

（1）根据地市级疾病预防控制（地方病防治）机构确定的监测点开展现场监测和实验室检测；

（2）总结、分析、汇总、上报、反馈本县（区、市、旗）监测结果。

五、监测资料的收集、报告和反馈

（一）第一层次

地市级疾病预防控制（地方病防治）机构每月收集、检测、汇总、分析碘盐监测数据，及时将监测结果反馈被抽检单位；并于下月 10 日前将监测结果报送省级疾病预防控制（地方病防治）机构。

每年 7 月底前，各省级疾病预防控制（地方病防治）机构将本工作年度的资料汇总报告 NTTST，同时报省级卫生行政主管部门和省级盐业主管部门。

（二）第二层次

1. 县（区、市、旗）级疾病预防控制（地方病防治）机构于每年 6 月 30 日前将监测数据收集、汇总、分析，连同监测工作总结一并上报地市级疾病预防控制（地方病防治）机构，同时报同级卫生行政主管部门和盐业主管部门。

2. 地市级疾病预防控制（地方病防治）机构于每年 7 月 10 日前汇总、分析本地区各县（区、市、旗）监测数据，连同监测工作总结一并上报省级疾病预防控制（地方病防治）机构，同时报同级卫生行政主管部门和盐业主管部门。

3. 省级疾病预防控制（地方病防治）机构于每年 7 月底前，分析全省（区、市）的监测数据，将数据软盘和监测工作总结一并报 NTTST，同时报同级卫生行政部门和盐业主管部门。

4. NTTST 负责汇总、分析全国监测资料，于 8 月底前将监测工作报告报卫生部和国家盐业主管部门并反馈回各省。

六、制定本地区碘盐监测实施细则应注意的问题

各省应根据本方案的精神和本地区的实际情况，本着科学、合理和因地制宜、分类指导的原则，制定本地区的实施细则。制定实施细则应注意以下几点：

（一）本方案所规定的样本量为最小有效样本量。对于目前尚未达到消除碘缺乏病目标和非碘盐问题较多的省（自治区、直辖市）应适当增加碘盐监测的频次或样本量，以保证能够更科学地了解本地区居民碘盐食用情况，发现问题并及时采取干预措施，保障居民食用合格碘盐。

（二）西部省（自治区、直辖市）的部分县（区、市、旗），虽经过努力但在短时间内仍无法严格按照本方案实施的，其所在省在制定本省碘盐监测实施细则时，可按照统一规划、分步实施的原则，积极创造条件，逐步在全省范围内达到本方案的要求。

附录 1　碘盐生产加工或分装和批发企业碘盐监测抽样方法和结果判定标准

1. 抽样方法

对任一批量食用盐，按东、西、南、北、中不同方位，抽取 9 个单位产品，每个单位产品从中抽取 50 g 以上样品，如遇大包装中是小袋产品，则任取一小袋为一份盐，采得 9 个份盐。

2. 结果判定

若 $Q_U \geqslant k$ 且 $Q_L \geqslant k$，则该批产品合格。

若 $Q_U < k$ 或 $Q_L < k$，则该批产品不合格。

其中，k：接收常数（$k = 1.11$）；n：盐份样数（$n = 9$）；x_i：每份盐样的盐碘含量；该批盐碘含量均值；σ：该批盐碘含量标准差；U：上规格限（$U = 50.0$）；L：下规格限（$L = 20.0$）；Q_U：上规定限的质量统计量；Q_L：下规定限的质量统计量。

注：此抽样方法摘自《制盐工业主要产品取样方法》（GB/T 8618—2001）

附录 2　居民户碘盐监测抽样方法

1. 监测时间：每县每年于 3 月 1 日至 6 月 30 日间开展监测。

2. 样本量：每县至少抽取 9 个乡（镇、街道）、36 个行政村（居委会）的 288 户居民户盐样。

3. 具体抽样方法：每县（区、市、旗）按东、西、南、北、中随机抽取 9 个乡（镇、街道），其中东、西、南、北片各随机抽取 2 个乡（镇、街道），中片随机抽取 1 个乡（镇、街道）；每个乡（镇、街道）随机抽取 4 个行政村（居委会），其中 2 个行政村（居委会）可在乡政府所在地及其附近抽取，另外 2 个行政村在非碘盐率较高的地区或距乡政府 5 公里以外的村抽取；每个行政村（居委会）抽取 8 户居民盐样。

附录3　全国碘盐监测方案有关表格　见表1～表5。

表1　碘盐生产加工或分装、批发企业盐碘定量检测表

_____省（自治区、直辖市）　企业名称_____

序号	测定结果 （mg/kg）	统计指标					结果判定 （合格√、不合格×）
		均数 （$\bar{x}$）	标准差 （σ）	$CV\%$	上规定限的质 量统计量（Q_U）	下规定限的质 量统计量（Q_L）	
1							
2							
...							
9							

检测人：_____检测单位（盖章）：_____检测日期：_____年_____月_____日

表2　县乡居民户食用盐监测结果记录表

_____县_____乡居民户食用盐监测结果记录表

乡人口数：_____人

乡家庭户数：_____户

序号	村名 （街道名）	监测户 人口数	食盐品种*	测定结果 （mg/kg）	结果判定（非碘盐〇、合格碘 盐√、不合格碘盐×）
1					
2					
3					
...					

注：*食盐品种包括精制盐、粉碎洗涤盐、日晒盐、其他（注明盐种，如粗粒盐、工业盐等）。

检测人：_____检测单位（盖章）：_____检测日期：_____年_____月_____日

表3　县级居民户食用盐监测结果汇总表

_____县居民户食用盐检测结果汇总表

序号	乡名	乡人口数 （人）	乡家庭户 数（户）	检测盐样 份数	合格碘盐 份数	不合格碘 盐份数	非碘盐 份数
1							
2							
3							
...							
合计							

检测人：_____检测单位（盖章）：_____检测日期：_____年_____月_____日

表4　县级基本资料汇总表
＿＿＿＿＿＿＿县基本资料汇总表

管辖乡序号	乡名	管辖行政村数	乡人口数（人）	乡家庭户数（户）
1				
2				
…				
合计				

检测人：＿＿＿＿＿＿＿＿检测单位（盖章）：＿＿＿＿＿＿＿＿＿＿＿检测日期：＿＿＿＿＿＿年＿＿＿＿月＿＿＿＿日

表5　省（地、市、县）碘盐监测报告提纲
＿＿＿＿＿＿＿省（地、市、县）碘盐监测报告提纲

一、背景

1. 对本地区上个工作年度工作的回顾（发现的主要问题、监测资料的反馈利用、采取的主要措施以及效果、存在的问题、本年度重点关注的方面）；

2. 本年度工作的准备和安排（工作布置、培训、质控、部门协调等）。

二、组织和实施

1. 实施具体时间表（开始时间、现场工作、实验室检测、资料整理分析、逐级上报时间、反馈到相关部门时间等）；

2. 现场工作（谁做、怎样做、抽样、样品采集运送、相关资料的收集等）；

3. 实验室检测（实验室人员状况和质控合格情况、样品检测过程是否受控）；

4. 资料整理、分析和上报情况。

三、监测结果

1. 加工、分装和批发层次碘盐质量（合格率和均匀度）；

2. 居民户碘盐质量；

3. 与上年度比较。

四、监测分析

1. 对各层次碘盐监测的总体评价（是否严格按方案执行、操作中在哪些方面做了灵活性调整或有什么意外，这些调整和意外对监测结果有什么影响、监测结果的代表性如何等）；

2. 监测结果分析和评价；

3. 存在的问题和原因分析。

五、结论

根据监测结果得出哪些结论。

六、反馈和利用

1. 监测结果和报告反馈到了哪些部门，反馈是否及时；

2. 针对问题有无实际的措施和行动，效果如何。

七、建议

1. 就监测发现的问题提出今后 IDD 控制工作的建议；

2. 如何完善本省、本地区碘盐监测工作的建议；

3. 对全国碘盐监测工作的建议。

报告单位（盖章）：　　　　　　　　　　日期：

附录4　碘盐监测指标计算公式

$$批质量合格率 = \frac{合格批数}{检测批数} \times 100\%$$

$$变异系数 = \frac{标准差（\sigma）}{均数（\bar{x}）} \times 100\%$$

$$非碘盐率 = \frac{碘含量 <5mg/kg\ 盐样份数}{检测份数} \times 100\%$$

$$碘盐覆盖率 = \frac{碘含量 \geqslant 5mg/kg\ 盐样份数}{检测份数} \times 100\%$$

$$碘盐合格率 = \frac{碘含量\ 20 \sim 50\ mg/kg\ 盐样份数}{碘含量 \geqslant 5\ mg/kg\ 盐样份数} \times 100\%$$

$$合格碘盐食用率 = \frac{碘含量\ 20 \sim 50\ mg/kg\ 盐样份数}{检测份数} \times 100\%$$

第六节　《全国碘缺乏病监测方案》（试行）

关于印发《全国碘缺乏病监测方案》（试行）的通知

卫办疾控发〔2007〕197 号

各省、自治区、直辖市和新疆生产建设兵团卫生厅局、发展改革委、工商局、质监局：

为进一步加强和完善消除碘缺乏病的长效工作机制，强化碘缺乏病监测与防治干预措施的有机结合，确保各省（区、市）及95%以上的县（市）按期实现消除碘缺乏病目标，根据卫生部、发展改革委、财政部等13个部门共同印发的《2010 年实现消除碘缺乏病目标行动方案》的要求，卫生部、国家发展改革委、工商总局、质检总局共同制定了《全国碘缺乏病监测方案（试行）》。现印发给你们，请遵照执行。

卫生部办公厅　　　　　　　发展改革委办公厅
工商总局办公厅　　　　　　质检总局办公厅

二〇〇七年十一月十四日

《全国碘缺乏病监测方案》（试行）

一、背景

我国是世界上碘缺乏病流行最严重国家之一，坚持普及碘盐是持续纠正人群碘营养缺乏的唯一有效途径。10 多年来，我国通过实施全民食盐加碘为主的综合防治措施，使人群碘营养状况总体得到改善。但是，一些原盐产区、西部边远、贫困及少数民族聚居地区的人群仍在遭受缺碘危害，防治任务十分艰巨。为进一步加强和完善消除碘缺乏病的长效工作机制，指导各地区、各部门切实做好碘缺乏病防治工作，强化碘缺乏病监测与防治干预措施的有机结合，确保各省（区、市）及95%以上的县（区、市、旗）按期实现消除碘缺乏病目标。根据《2010年实现消除碘缺乏病目标行动方案》的要求，特制定本方案。

二、目的

及时掌握缺碘地区居民户碘盐普及情况，动态评价人群碘营养状况及病情的消长趋势，为适时采取针对性防治措施和科学调整干预策略提供依据。

三、内容与方法

（一）碘盐监测

1. 监测内容。居民户食用盐。

2. 监测时限。各省（区、市）以县（区、市、旗）为单位开展监测。每年4月1日至6月15日，完成随机抽样监测及数据传报；每年6月1日至8月15日，完成重点抽样监测及数据传报。

3. 监测方法。

（1）随机抽样监测。

①所辖有9个以上乡（镇、街道办事处）的县（区、市、旗）。按东、西、南、北、中划分5个抽样片区，在东、西、南、北片区各随机抽取2个乡（镇、街道办事处），在中部片区随机抽取1个乡（镇、街道办事处），共抽取9个乡（镇、街道办事处）；在每个被抽中的乡（镇、街道办事处），随机抽取4个行政村（居委会），不足4个行政村（居委会）时全选（下同），填写表1；在每个被抽中的行政村（居委会），随机抽检8户居民食用盐，填写表2。

②所辖有9个或不足9个乡（镇、街道办事处）的县（区、市、旗）。按东、西、南、北、中划分5个抽样片区，在每个片区各随机抽取1个乡（镇、街道办事处）。辖有5个或不足5个乡（镇、街道办事处）的县（区、市、旗），抽取所有乡（镇、街道办事处）；在每个乡（镇、街道办事处），随机抽取4个行政村（居委会），填写表1；在每个行政村（居委会），随机抽检15户居民食用盐，填写表2。

③辖区内均为高碘乡的县（区、市、旗），按照抽样方法①或②抽检居民户食用盐；辖区内有部分高碘乡的县（区、市、旗），先将该县划分为高碘和非高碘两个抽样片区，再分别按照抽样方法①或②抽检居民户食用盐。

（2）重点抽样监测。

重点抽样原则：首选位于或邻近原盐产区，碘盐监测"盲区"或碘盐监测存在问题的地区、边远、贫困或受非碘盐冲销较严重的县（区、市、旗）、乡（镇、街道办事处）、行政村（居委会）。

重点抽样方法：将被抽到每个重点县（区、市、旗）的辖区划分为5个片区，每个片区重点抽取1个非高碘乡（镇、街道办事处），每个乡（镇、街道办事处）重点抽取4个非高碘行政村（居委会），填写表3；每个行政村（居委会）随机抽检15户居民盐样，填写

表4。

重点抽样范围：未实现和基本实现消除碘缺乏病阶段目标的省（区、市），按照上述抽样原则和抽样方法，每年至少抽取20%的县（区、市、旗）开展重点抽样监测。已实现消除碘缺乏病阶段目标的省（区、市），每年根据本地碘盐普及情况，确定开展重点抽样监测的范围。

4. 碘盐检测方法。

（1）随机抽样监测：在居民户采集食盐后，即在现场进行半定量检测（若在检测中发现有非碘盐，应查找并登记非碘盐的来源渠道），填写表2；随后将盐样送到实验室定量检测，按照 GB/T 13025.7—1999 直接滴定法（川盐及其他强化食用盐采用仲裁法）测定盐中碘含量，填写表5。

（2）重点抽样监测、高碘地区监测：采集居民户盐样后，即在现场进行半定量检测，填写表4。

5. 判定标准。

（1）合格碘盐：加碘食盐中碘含量符合国家碘含量最新标准。

（2）不合格碘盐：加碘食盐中碘含量小于或超出国家碘含量最新标准。

（3）非碘盐：在非高碘地区，碘含量 <5 mg/kg 的食用盐。

（4）无碘食盐：在高碘地区特许供应的盐碘含量 <5 mg/kg 的食用盐。

（二）碘缺乏病高危地区监测

1. 监测范围。历史上曾有地方性克汀病（以下简称地克病）流行，且本年度碘盐覆盖率 <80% 的县（区、市、旗）；或有确诊新发地克病病例的县（区、市、旗）。

2. 监测时限。每年9月1日至11月5日，当居民户碘盐监测覆盖率达到90%以后，终止高危地区监测。

3. 监测方法和内容。以乡（镇、街道办事处）为单位，在被监测县（区、市、旗）抽取3个乡（镇、街道办事处）开展监测，优先抽取有历史地克病病例或有确诊新发地克病病例的乡（镇、街道办事处）。

（1）搜索疑似地克病病例。在被监测县查阅县级医院、乡（镇、街道办事处）卫生院的门诊日志、住院病历，搜索疑似病例；对被监测乡（镇、街道办事处）、村（居委会）卫生人员进行培训，开展疑似病例线索调查，填写表6。

（2）检测甲状腺容积和尿碘浓度。在每个被监测乡（镇、街道办事处）随机抽取2所小学（首选乡政府所在地以外的学校）；在每所小学抽取40名8～10岁学生，检查甲状腺容积和尿碘浓度，填写表7。当学校8～10岁学生不足40名或2所小学的8～10岁学生总样本量不足80名时，可从邻近小学抽取补足。

（3）入户调查。在每个被监测乡（镇、街道办事处）抽取2个曾有历史地克病病例或有新发地克病病例的行政村（居委会），在每个行政村（居委会）对20名18～40岁育龄妇女家庭的食盐来源、食盐种类等情况进行调查；对其家庭食盐样品进行盐碘半定量检测；随机抽检其中10名育龄妇女尿样的尿碘浓度，填写表8。

（4）调查被监测乡（镇、街道办事处）、村（居委会）实施碘盐供应、碘油投服等防治措施等情况，填写表9、表10。

4. 检测方法及判定标准。

（1）地克病诊断。采用地克病和地方性亚临床克汀病诊断标准（WS104—1999）。

（2）甲状腺检查。按地方性甲状腺肿的诊断标准（WS 276—2007）进行检查和判定。

（3）尿碘浓度。采用砷铈催化分光光度测定法（WS/T 107—2006）。

（4）盐碘含量。采用直接滴定法，川盐及其他强化食用盐采用仲裁法（GB/T13025. 7—1999）。

（三）调查评估

用于考核评估省级实现消除碘缺乏病阶段目标的工作进展。

1. 评估对象。8～10 岁学生。

2. 评估内容。甲状腺容积、尿碘浓度、盐碘含量。

3. 评估时限。每 3 年开展一次。

4. 评估方法和内容。以省为单位，按"人口比例概率抽样方法"确定 30 个抽样单位所在的县（区、市、旗）；采取单纯随机抽样方法从每个抽样单位中抽取 1 所小学，填写表 11；在被抽中的小学随机抽取 40 名 8～10 岁学生，测量其甲状腺容积，检测其家中食盐碘含量；随机采集其中 20 名学生的尿样，检测其尿碘浓度，填写表 12。

5. 检测方法。

（1）甲状腺容积。采用 B 超法，按地方性甲状腺肿的诊断标准（WS276—2007）判定。

（2）尿碘浓度。采用砷铈催化分光光度测定方法（WS/T107—2006）。

（3）盐碘含量。采用直接滴定法测定，川盐及其他强化食用盐采用仲裁法（GB/T13025.7—1999）。

四、职责与分工

（一）各级卫生行政部门

1. 卫生部制定全国碘缺乏病监测方案，组织和领导全国碘缺乏病监测工作，向国务院相关部门和各省（区、市）级卫生行政部门通报监测信息。

2. 各省（区、市）级卫生行政部门负责制订本地监测实施方案，组织管理碘缺乏病监测工作，向省级人民政府相关部门和市（州、地）级、县（区、市、旗）级卫生行政部门通报监测信息。

3. 市（州、地）级、县（区、市、旗）级卫生行政部门负责组织管理本地碘缺乏病监测工作，向同级人民政府和相关部门通报监测信息。

（二）各级疾病预防控制（地方病防治）机构

1. 中国疾病预防控制中心。

（1）组织实施碘缺乏病监测工作人员的培训、督导、评估和质量管理工作。

（2）负责汇总、分析、上报和反馈全国碘缺乏病的监测信息。

2. 各省（区、市）级疾病预防控制（地方病防治）机构。

（1）承担碘缺乏病监测人员的培训、督导、评估和质量控制工作。

（2）负责实施碘缺乏病高危地区监测和调查评估工作。

（3）负责确诊新发地克病及划定高危地区的范围。

（4）负责汇总、分析、上报和反馈本省（区、市）监测结果。

3. 各市（州、地）级疾病预防控制（地方病防治）机构。

（1）承担碘盐监测人员的培训、督导和质量控制工作。

（2）负责县（区、市、旗）级碘盐监测抽样，承担尿碘检测。

（3）参与碘缺乏病高危地区监测和调查评估工作。

（4）负责汇总、分析、上报和反馈本市（州、地）监测结果。

4. 各县（区、市、旗）级疾病预防控制（地方病防治）机构。

（1）具体实施碘盐监测工作。

（2）参与碘缺乏病高危地区监测和调查评估。

（3）负责收集、汇总、分析、上报和反馈本县（区、市、旗）监测结果。

五、报告与反馈

（一）碘盐监测

1. 县（区、市、旗）级。

（1）碘盐随机抽样监测。县（区、市、旗）级疾病预防控制（地方病防治）机构于每年 5 月 15 日前完成监测数据的录入和传送，并向市（州、地）级疾病预防控制（地方病防治）机构和同级卫生行政部门报送监测分析报告；县（区、市、旗）级卫生行政部门负责向同级发展改革委、财政、工商、质监、盐务等相关部门通报监测结果。

（2）碘盐重点抽样监测。每年 7 月 15 日前，完成上述报告与反馈工作。

2. 市（州、地）级。

（1）碘盐随机抽样监测。市（州、地）级疾病预防控制（地方病防治）机构于每年 5 月30 日前完成监测数据的汇总、分析和传送，并向省（区、市）级疾病预防控制（地方病防治）机构和同级卫生行政部门报送监测分析报告；市（州、地）级卫生行政部门负责向同级发展改革委、财政、工商、质监、盐务等相关部门通报监测结果。

（2）碘盐重点抽样监测。每年 7 月 30 日前，完成上述报告与反馈工作。

3. 省（区、市）级。

（1）碘盐随机抽样监测。省（区、市）级疾病预防控制（地方病防治）机构于每年 6 月15 日前完成监测数据的汇总、分析和传送，并向中国疾病预防控制中心和同级卫生行政部门报送监测分析报告；省（区、市）级卫生行政部门负责向同级发展改革委、财政、工商、质监、盐务等相关部门通报监测结果。

（2）碘盐重点抽样监测。每年 8 月 15 日前，完成上述报告与反馈工作。

4. 国家级。

（1）碘盐随机抽样监测。中国疾病预防控制中心每年于 7 月 15 日前完成全国碘盐监测数据的汇总、分析，并向卫生部报送全国监测分析报告；卫生部负责向国家发展改革委、财政部、工商总局、质检总局等部门通报监测信息。

（2）碘盐重点抽样监测。每年 9 月 15 日前，完成上述报告与反馈工作。

（二）碘缺乏病高危地区监测

省（区、市）级疾病预防控制（地方病防治）机构根据碘盐监测结果划定的高危地区监测范围，于每年 9 月 1 日至 9 月 30 日组织市（州、地）、县（区、市、旗）级疾病预防控制（地方病防治）机构开展高危地区监测；于 10 月 15 日前完成监测数据的汇总、分析和传送，并向省（区、市）级卫生行政部门报送监测分析报告；省（区、市）级卫生行政部门负责向同级发展改革委、财政、工商、质监、盐务等相关部门通报监测结果，有关部门根据监测情况，适时采取针对性干预措施。中国疾病预防控制中心于 11 月 5 日前完成高危地区监测数据汇总和分析，并向卫生部报送监测分析报告。

六、信息利用

各地区、各部门要明确职责、通力协作、齐抓共管，努力做到监测有序、信息顺畅、响应及时、措施有力，有效落实食盐加碘为主的综合防治措施。

卫生部门要及时将监测信息通报各有关部门，提高信息利用的时效性和有效性。

发展改革委、财政、工商、质检和盐业主管等部门要认真研究监测通报，充分利用监测信息，结合各自的监管职能，适时采取针对性措施，并及时向有关部门反馈实施应对措施情况，有关部门协同配合。

各有关部门要增强对突发事件的应急处置能力，加强对原盐产区、碘盐覆盖率及合格碘盐食用率较低地区的监管力度，发现有病情严重回升地区，要及时报告当地人民政府和上级卫生行政部门，适时采取应急补碘措施。

在缺碘严重且普及碘盐暂时有困难的地区，卫生等部门要对严重缺碘的育龄妇女，尤其是对孕妇、哺乳期妇女等特需人群，因地制宜地采取安全、有效和适宜的强化补碘措施，预防发生新生儿智力残疾。

卫生部门会同发展改革委、财政、工商、质检和盐业主管等部门依据碘缺乏病监测信息及所采取的应对措施进行综合分析和评估，并联合通报。

七、质量控制

（一）人员培训

1. 监测方案培训。通过对各级监测相关人员的逐级培训，确保监测方法统一、技术规范和协调有序。

2. 监测技术培训。从事甲状腺 B 超检查、地克病诊断的专业人员，须经国家级专家培训或经国家级专家认可的省级师资培训，受训人员在经考核取得合格资质后，方可上岗；甲状腺触诊、尿碘检测、盐碘检测、数据录入技术统一由省级组织培训，受训人员考核合格后，方可上岗。

（二）督导评估

省（区、市）级疾病预防控制（地方病防治）机构要实行科学化、规范化和制度化的监测管理工作。每年至少对 10% 的县（区、市、旗）进行现场督导，评估监测质量，及时发现和纠正存在的问题。

督导评估的重点：执行方案的一致性、样本采集和抽样方法的规范性、检测技术的准确性、资料收集的可靠性和完整性、报告与反馈的及时性、信息利用的有效性。

（三）实验室检测

1. 省级疾病预防控制（地方病防治）机构负责每年组织对市（州、地）、县（区、市、旗）级疾病预防控制（地方病防治）机构检测尿碘、盐碘实验室的质控考核；承担尿碘和盐碘检测任务的实验室，须经外质控考核合格后，方可开展实验室检测工作；省级疾病预防控制（地方病防治）机构根据外质控考核情况，统一安排样品检测任务。

2. 各市（州、地）、县（区、市、旗）级疾病预防控制（地方病防治）机构所备份的尿样和盐样应存放 5 个月以上，以备省级疾病预防控制（地方病防治）机构在现场督导时，对至少 5% 的盐样、尿样检测结果进行随机抽检复核。抽检报告于每年 7 月 30 日前，报送中国疾病预防控制中心。

（四）数据管理

1. 各级疾病预防控制（地方病防治）机构应设专人负责碘缺乏病监测信息管理，确保监测数据在收集、管理、分析和上报过程的及时性、准确性和完整性；对新上岗的监测信息管理人员要统一安排岗位培训。

2. 各种原始资料要及时分类、归档和备份光盘。

附件 1 碘缺乏病监测报告与反馈图解 见图 1

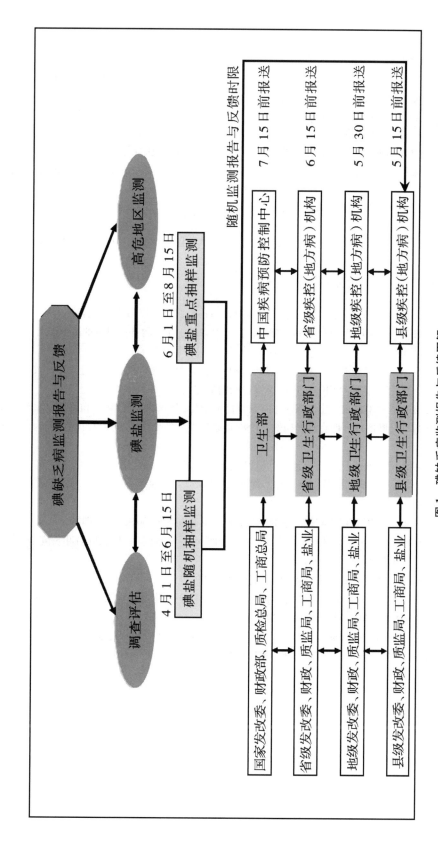

图 1 碘缺乏病监测报告与反馈图解

附件2　相关术语和定义

一、碘盐监测指标

（一）碘盐覆盖率。定量检测碘盐覆盖率计算方法：碘含量 ≥5 mg/kg 的盐样份数占检测盐样份数的百分率（计算省级碘盐覆盖率时，须采用县级人口数加权）。

$$碘盐覆盖率 = \frac{碘含量 ≥5\ mg/kg\ 盐样份数}{检测份数} \times 100\%$$

半定量检测碘盐覆盖率计算方法：显色的盐样份数占检测盐样份数的百分率。

（二）合格碘盐食用率。食盐中碘含量符合国家碘含量最新标准的盐样份数占检测盐样份数的百分率（计算省级合格碘盐食用率时，须采用县级人口数加权）。

$$合格碘盐食用率 = \frac{符合国家碘含量最新标准的盐样份数}{检测份数} \times 100\%$$

（三）无碘食盐率。定量检测无碘食盐率计算方法：高碘地区碘含量 <5 mg/kg 的食用盐样品数占检测盐样份数的百分率（用于评价高碘地区供应无碘食用盐措施落实情况的指标）。

$$无碘食盐率 = \frac{碘含量 <5\ mg/kg\ 食用盐样份数}{检测份数} \times 100\%$$

半定量检测无碘食盐率计算方法：不显色的食盐样品数占检测食盐样品数的百分率。

（四）高碘地区。符合 GB/T19380—2003 标准，且经由省级卫生行政部门批准的高碘地区。

二、高危地区监测

（一）疑似地方性克汀病病例。由市（州、地）或县（区、市、旗）级人民政府卫生行政部门组织流行病学和临床专家诊断组，按照 WS104—1999 标准诊断的地方性克汀病病例。

（二）确诊地方性克汀病病例。由省级卫生行政部门或卫生部组织的流行病学和临床专家诊断组，按照 WS 104—1999 标准诊断的地方性克汀病病例。1996 年以后出生的确诊地方性克汀病病例为新发地方性克汀病病例。

（三）碘缺乏病高危地区。历史上有地方性克汀病流行，且碘盐覆盖率 <80% 的县（区、市、旗）；或有确诊新发地方性克汀病病例的县（区、市、旗）。由省级疾病预防控制机构负责划定高危地区范围。

三、调查评估

（一）甲状腺容积。采用 B 超检测仪测量的甲状腺左叶容积与右叶容积之和，即：

甲状腺容积 =0.479 ×（甲状腺左叶长度 × 左叶宽度 × 左叶厚度 + 甲状腺右叶长度 × 右叶宽度 × 右叶厚度）/1000。

注：甲状腺容积的单位为 mL，甲状腺长度、宽度和厚度的单位为 mm。

（二）8～10 岁儿童甲状腺肿大率。采用 B 超检测出的 8～10 岁儿童甲状腺肿大（除外甲状腺炎、甲亢和甲状腺癌等）人数占受检 8～10 岁儿童人数的百分比。

8～10 岁儿童甲状腺肿大率（%）=（8 岁儿童甲状腺容积 >4.5 mL 的人数 + 9 岁儿童甲状腺容积 >5.0 mL 的人数 + 10 岁儿童甲状腺容积 >6.0 mL 的人数）/ 检查人数 × 100%。

附件3　监测表格（表1～表12）

表1　乡级和村级碘盐监测抽样登记表

（碘盐随机抽样监测专用）

_____省（区、市）_____市（州、地）_____县（区、市、旗）

监测地区类别：非高碘县　县辖区均为高碘乡　县辖区有部分高碘乡

监测地区所辖乡（镇、街道办事处）数：9个以上　6～9个　5个或以下

地理方位	被抽取乡（镇、街道办事处）名称	被抽取村（居委会）名称
东		
西		
南		

地理方位	被抽取乡（镇、街道办事处）名称	被抽取村（居委会）名称
北		
中		

填表说明：1. 此表为市（州、地）级疾病预防控制（地方病防治）机构抽样登记表。

　　　　　2. 由市（州、地）级疾病预防控制（地方病防治）机构填写后，一式三份，一份通知县级疾病预防控制机构，一份报送省级疾病预防控制中心，一份存档。

抽样人：＿＿＿＿＿＿＿审核人：＿＿＿＿＿＿

抽样单位（盖章）：＿＿＿＿＿＿日　期：＿＿＿＿年＿＿月＿＿日

表2　居民户现场采样记录表

（碘盐随机抽样监测专用）

＿＿＿＿＿＿省（区、市）＿＿＿＿＿＿市（州、地）＿＿＿＿＿＿县（区、市、旗）

＿＿＿＿＿＿乡（镇、街道办事处）＿＿＿＿＿村（居委会）

村（居委会）类型：非高碘村（居委会）　高碘村（居委会）

该村（居委会）居民户抽样数量：8 户　15 户

随机号	户主姓名	家庭住址	联系电话	食盐种类	现场半定量检测	
					碘盐	非碘盐
备注						

填表说明：1. 本表由县级疾病预防控制（地方病防治）机构填写。

　　　　　2. 本表用于现场居民户抽样及监测记录，由县级监测实施单位存档保存。

　　　　　3. 家庭住址：城镇填写门牌号，乡村填写方位，如村东、村西等。

　　　　　4. 食盐种类（填写代码）：精制盐填1，粉洗盐填2，粗粒盐填3，其他填4（注明）。

　　　　　5. 现场半定量检测：碘盐填1，非碘盐填2。

采样人：＿＿＿＿＿单位：＿＿＿＿＿＿采样日期：＿＿＿＿年＿＿月＿＿日

表3 乡级和村级抽样登记表

（碘盐重点抽样监测专用）

_____省（区、市）_____市（州、地）_____县（区、市、旗）

地理方位	被抽取乡（镇、街道办事处）名称	抽检村（居委会）名称	抽检村（居委会）类别
片区1			
片区2			
片区3			
片区4			
片区5			

填表说明：1. 本表为地市级疾病预防控制（地方病防治）机构抽样记录表。

    2. 由地市级疾病预防控制（地方病防治）机构填写后，一式三份，一份通知县级疾病预防控制中心，一份报送省级疾病预防控制中心，一份存档。

    3. 抽检村（居委会）类别：原盐产区填1，碘盐供销网络不健全地区填2，工业盐冲销地区填3，边远地区填4，贫困地区填5，其他（请注明）填6。如果被选取的地区存在两种以上类别，如既是原盐产区又是贫困地区，则填写1+5。

抽 样 人：_____审核人：_____

抽样单位（盖章）：_____日　期：_____年_____月_____日

表4　居民户现场采样记录表

（碘盐重点抽样监测专用）

_____省（区、市）_____市（州、地）_____县（区、市、旗）

_____乡（镇、街道办事处）_____村（居委会）_____村（居委会）

类型：原盐产区、碘盐供销网络不健全地区、工业盐冲销地区、边远地区、贫困地区、其他，请注明_____

随机号	户主姓名	家庭住址	联系电话	食盐种类	食盐半定量检测碘盐	
					碘盐	非碘盐
备注						

填表说明：1. 本表由县级疾病预防控制（地方病防治）机构填写。

　　　　　2. 本表用于居民户现场抽样及监测记录，由县级疾病预防控制中心留存。

　　　　　3. 家庭住址：城镇填写门牌号；乡村填写方位，如村东、村西等。

　　　　　4. 食盐种类（填写代码）：精制盐填1，粉洗盐填2，粗粒盐填3，其他填4（注明）。

　　　　　5. 食盐半定量检测：碘盐填1，非碘盐填2。

采样人：_____单位：_____采样日期：_____年_____月_____日

表5　碘盐监测实验室检测记录表

检测地点：_____县（区、市、旗）_____实验室

检测方法：_____

样品原编号	实验室检测编号	监测户姓名	样品来源		食盐种类	测定结果（mg/kg）	备注
			乡（镇、街道）	村（居委会）			

填表说明：1. 本表由县级疾病预防控制（地方病防治）机构实验室填写，一式两份，一份报送本单位碘盐监测主管部门，一份实验室留存。

　　　　　2. 本表用于实验室检测记录、数据库录入及县级监测部门存档保存。

　　　　　3. 食盐种类（填写代码）：精制盐填1，粉洗盐填2，粗粒盐填3，其他填4（注明）。

　　　　　4. 备注：仅川盐和其他强化食用盐填写，碘盐填1，非碘盐填2。

检测人：_____负责人：_____

检测单位（盖章）：_____检测日期：_____年_____月_____日

表6　碘缺乏病高危地区疑似地方性克汀病调查登记表

_____省（区、市）_____市（州、地）_____县（区、市、旗）_____乡（镇、街道办事处）_____村（居委会）_____村民小组

村（居委会）人口数_____人；村所在乡（镇、街道办事处）的人口数_____人。

编号	姓名	性别	出生日期	民族	家长姓名	甲肿	傻笑	聋哑	肢体痉挛	矮小	瘫痪	步态姿态异常	眼距宽	斜视	塌鼻梁	黏肿	是否上学	其他补碘措施	
																		种类	时间

填表说明：1. 民族：汉族填1，藏族填2，维吾尔族填3，回族填4，其他民族填5。

2. 甲肿：填"0度、Ⅰ度、Ⅱ度"；其他指标：如果阳性"√"，阴性"×"。

3. 据实填写其他补碘措施的名称、种类、时间等。

填表人：_____审核者：_____调查单位：_____填表日期：_____年_____月_____日

表7　碘缺乏病高危地区8～10岁儿童监测记录表

监测地点：_____省（区、市）_____市（州、地）_____县（区、市、旗）_____乡（镇、街道办事处）_____小学

编号	姓名	性别	年龄	B超甲状腺（mm）						尿碘（μg/L）	投服碘油情况
				左宽	右宽	左长	右长	左厚	右厚		

填表说明：投服碘油情况填写近1年内是否服用过碘油丸。

填表人：_____审核者：_____监测单位盖章：_____

调查日期：_____年_____月_____日

表8　碘缺乏病高危地区18～40岁育龄妇女入户调查表

_____省（区、市）_____市（州、地）_____县（区、市、旗）_____乡（镇、街道办事处）_____村（居委会）_____村民小组

编号	姓名	年龄（岁）	本人基本情况	食盐入户调查情况							本年度是否服用碘油丸		入户碘盐半定量检测结果		尿样检测结果（μg/L）
				食盐来源			食盐种类				是	否	碘盐	非碘盐	
				自挖	购买	以物易物	精制	粉洗	粗粒	其他（注明）					

注：本人基本情况填写：新婚妇女填1，孕妇填2，哺乳期妇女填3，其他填4。

其他指标：如果阳性"√"，阴性"×"。

调查人：_____，联系电话：_____，调查单位盖章：

调查时间：_____年_____月_____日

表 9　碘缺乏病高危地区乡级碘盐供应及投服碘油调查表

_____ 省（区、市）_____ 市（州、地）_____ 县（区、市、旗）

乡名	乡人口数	乡人年均收入（元）	本乡是否有盐类资源	本乡碘盐批发点总数	本乡碘盐零售点总数	零售点食盐半定量检测情况									本乡3年来投服碘油丸					
						检测点数	有碘点数	各种食盐数量				食盐来源数量			是否	投服时间（年/月）			投服对象	投服剂量（毫克/次）
								精制	粉洗	粗粒	其他	盐业公司	供销部门	其他		第1次	第2次	第3次		

注：1. 盐类资源指井矿盐、海湖盐、岩盐、土盐等：有填1，无填2。

　　2. 投服碘油丸：是填1，否填2。

　　3. 投服碘油丸对象：0～2岁填1，7～12岁填2，新婚育龄妇女填3，孕妇填4，哺乳期妇女填5。

　　调 查 人：_____，联系电话：_____ 调查单位盖章：

　　调查时间：_____ 年_____ 月_____ 日

表 10　碘缺乏病高危地区村级碘盐供应及投服碘油调查表

_____ 省（区、市）_____ 市（州、地）_____ 县（区、市、旗）

_____ 乡（镇、街道办事处）

村名	村人口数	村人年均收入（元）	本村是否有盐类资源	本村碘盐零售点总数	零售点食盐半定量检测情况									本村3年来投服碘油丸					
					检测点数	有碘点数	各种食盐数量				食盐来源数量			是否	投服时间（年/月）			投服对象	投服剂量（毫克/次）
							精制	粉洗	粗粒	其他	盐业公司	供销部门	其他		第1次	第2次	第3次		

注：1. 盐类资源指井矿盐、海湖盐、岩盐、土盐等：有填1，无填2。

　　2. 投服碘油丸：是填1，否填2。

　　3. 投服碘油丸对象：0～2岁填1，7～12岁填2，新婚育龄妇女填3，孕妇填4，哺乳期妇女填5。

　　调 查 人：_____，联系电话：_____ 调查单位盖章：

　　调查时间：_____ 年_____ 月_____ 日

表 11　省（自治区、直辖市）碘缺乏病病情监测抽样登记表

抽样点序号	市（州、地）	县（区、市、旗）	乡（镇、街道办事处）	小学名称

　　抽样人：_____ 审核人：_____

　　抽样单位盖章：　　　　　日　期：_____ 年_____ 月_____ 日

表 12　8~10 岁儿童碘缺乏病调查评估登记表

监测地点：＿＿＿＿＿＿省（区、市）＿＿＿＿＿＿市（州、地）＿＿＿＿＿＿县（区、市、旗）

＿＿＿＿＿＿乡（镇、街道办事处）＿＿＿＿＿＿小学

编号	姓名	性别	年龄	B 超甲状腺检查（mm）						尿碘（μg/L）	盐碘（mg/kg）	投服碘油情况
				左宽	右宽	左长	右长	左厚	右厚			

投服碘油情况：填写近 1 年内是否服用过碘油丸。

检查者：＿＿＿＿＿＿　审核者：＿＿＿＿＿＿　监测单位盖章：

调查日期：＿＿＿＿＿年＿＿＿月＿＿＿日

第七节　西藏和青海玉树地区碘盐监测简化方案

食盐加碘是持续消除碘缺乏病的重要策略。为了全面、准确了解碘盐生产、销售和居民食用情况，及时发现问题并采取相应的干预措施，保证居民食用合格碘盐，必须长期、系统地开展碘盐监测工作。《全国碘盐监测方案》自 2004 年执行以来运行良好。目前，只有西藏没有能够按照该方案在全区范围内开展此项工作。考虑到西藏中、西部和青海玉树地区执行此方案确实存在较大的困难，经卫生部的同意，NTTST 特制定该简化方案。

一、监测范围和对象

监测范围是西藏自治区所辖所有的县（区、市）和青海玉树地区。监测对象包括两个层次：

第一层次：碘盐生产加工或分装和批发企业—拉萨盐场

第二层次：居民户

二、监测方法

1. 第一层次

（1）抽样频次：每月进行一次抽样监测。

（2）抽样方法：对任一批量食用盐，按东、西、南、北、中不同方位，抽取 9 个单位产品，每个单位产品从中抽取 50 g 以上样品，如遇大包装中是小袋产品，则任取一小袋为一份盐，采得 9 个份盐。

（3）结果判定：

$$Q_U = \frac{U - \bar{x}}{\sigma}, Q_L = \frac{\bar{x} - L}{\sigma}, \bar{x} = \frac{1}{n}\sum_{i=1}^{n}, \sigma = \sqrt{\frac{1}{n-1}\sum_{i=1}^{n}(x_i - \bar{x})^2}$$

若 $Q_U \geq k$ 且 $Q_L \geq k$，则该批产品合格。

若 $Q_U < k$ 或 $Q_L < k$，则该批产品不合格。

其中，k：接收常数（$k=1.11$）；n：盐份样数（$n=9$）；x_i：每份盐样的盐碘含量；$\bar{x}$：该批盐碘含量均值；σ：该批盐碘含量标准差；U：上规格限（$U=60.0$）；L：下规格限（$L=20.0$）；Q_U：上规定限的质量统计量；Q_L：下规定限的质量统计量。

注：此抽样方法摘自《制盐工业主要产品取样方法》（GB/T8618—2001）

（4）检测方法：采用定量检测，盐碘含量均按照国标 GB/T13025.7—1999 中直接滴定法定量测定；川盐或特殊盐种采用仲裁法定量测定。

（5）判定标准：合格碘盐判定标准：根据 GB5461—2000 标准，食盐中碘含量为 35 ± 15 mg/kg（20 ~ 60 mg/kg）；不合格碘盐的判定标准：食盐中碘含量为 5 ~ 20 mg/kg（不含 20 mg/kg）或 >60 mg/kg；非碘盐的判定标准：食盐中碘含量 <5 mg/kg。

2. 第二层次

（1）抽样频次：以县为单位，每年上半年对居民户进行一次抽样监测。

（2）抽样方法：每个县（区、市）按东、西、南、北、中随机抽取 5 个乡（镇、街道），如果监测县所辖乡数不足 5 个则抽取全部乡（镇、街道）。每个乡（镇、街道）随机抽取 4 个行政村（居委会），每个行政村（居委会）抽取 15 户居民盐样。

偏远、人口稀少、交通不便，开展以上抽样仍然困难的县，每县抽取县政府所在地附近的 5 个乡（镇、街道）。每个乡（镇、街道）随机抽取 4 个行政村（居委会），每个行政村（居委会）抽取 15 户居民盐样。

（3）检测方法：检测方法采用快速试剂进行盐碘半定量检测（试剂盒的检测限不得 <5 mg/kg）。

（4）判定标准：显色为碘盐，不显色为非碘盐碘盐。

三、监测指标

1. 第一层次　批质量合格率、盐碘含量均数、标准差以及变异系数。具体计算公式如下：

$$批质量合格率 = \frac{合格批数}{检测批数} \times 100\%$$

2. 第二层次　非碘盐率和碘盐覆盖率。具体计算公式如下：

$$非碘盐率 = \frac{不显色盐样份数}{检测份数} \times 100\%$$

$$碘盐覆盖率 = \frac{显色盐样份数}{检测份数} \times 100\%$$

四、组织实施和监测资料的报告及反馈

1. 省级疾病预防控制（地方病防治）机构负责盐场的监测或者委托拉萨市进行盐场的监测；组织开展地市级专业人员培训和技术指导；给乡村医生配备碘盐半定量试剂；收集、分析全省监测数据，于每年 7 月底前将监测数据和监测工作总结一并报 NTTST，同时报同级卫生行政部门和盐业主管部门。由于特殊原因不能按时上报结果的省，经 NTTST 同意可以延报，但每年 9 月 30 日为最后截止日期，该日期后上报的数据一律不再汇总进入全国总报告。

2. 地市级疾病预防控制（地方病防治）机构负责组织开展县级专业人员培训和技术指

导；汇总、上报监测数据，向同级盐业部门和县级疾病预防控制（地方病防治）机构反馈本地区监测结果。

3. 县（区、市、旗）级疾病预防控制（地方病防治）机构负责培训乡村医生；要求乡村医生开展居民户盐样检测工作，并由其将监测结果上报给县（区、市、旗）级疾病预防控制机构。

附录：全国盐碘监测方案有关表格　见表 1 ~ 表 5

表 1　居民户食用盐监测记录表
_____村居民户食用盐监测记录表

监测地点：_____县（区、市）_____乡（镇）_____村

乡（镇、街道）总人口数：_____

乡（镇、街道）家庭户数（户）：_____

序号	姓名	家中盐种类	监测结果	
			碘盐	非碘盐
1				
2				
3				
4				
5				
6				
7				
8				
9				
10				
11				
12				
13				
14				
15				

表 2　乡（镇）居民户食用盐监测汇总表

_____乡（镇）居民户食用盐监测汇总表

监测地点：_____县（区、市）_____乡（镇）

乡（镇、街道）总人口数：_____

乡（镇、街道）家庭户数（户）：_____

序号	村名（居委会）	监测户姓名	食盐品种	测定结果	监测户姓名	食盐品种	测定结果
1							
2							
3							
4							

检测人：_____检测单位（盖章）：_____检测日期：_____年_____月_____日

注：1. 食盐品种包括精制盐、粉碎洗涤盐、日晒盐、其他（注明盐种，如粗粒盐、工业盐等）。

　　2. 测定结果填碘盐或非碘盐。

表3　县（区、市）居民户食用盐检测结果汇总表

　　　　　　　　县（区、市）居民户食用盐检测结果汇总表

序号	乡（镇、街道）名称	乡（镇、街道）人口数（人）	乡（镇、街道）家庭户数（户）	检测盐样份数	碘盐份数	非碘盐份数
1						
2						
3						
4						
5						
6						
7						
8						
9						
合计						

检测人：　　　　　　　检测单位（盖章）：　　　　　　　检测日期：　　　　　年　　　月　　　日

表4　县（区、市）基本资料汇表

　　　　　　　　县（区、市）基本资料汇总表

管辖乡（镇、街道）序号	乡（镇、街道）名称	管辖行政村（居委会）数	乡（镇、街道）人口数（人）	乡（镇、街道）家庭户数（户）
1				
2				
...				
全县合计				

填报人：　　　　　　　填报单位（盖章）：　　　　　　　填报日期：　　　　　年　　　月　　　日

表5　省（地市、县）碘盐监测报告提纲

　　　　　　　　省（地市、县）碘盐监测报告提纲

一、上个工作年度监测结果反馈利用情况：

发现的主要问题、已采取的主要措施以及效果。

二、本工作年度监测工作的组织和实施：

1. 实施具体时间表（开始、现场工作、实验室检测、资料整理分析、逐级上报、反馈到相关部门等具体时间）；

2. 现场工作开展情况（执行单位、具体工作内容包括抽样、样品采集运送、相关资料的收集等）。

三、监测结果

1. 生产加工或分装和批发层次碘盐质量；

2. 居民户碘盐覆盖情况和碘盐质量；

3. 与上年度比较。

四、监测分析

1. 对各层次碘盐监测的总体评价（是否严格按方案执行、操作中在哪些方面做了灵活性调整或有什么意外，这些调整和意外对监测结果有什么影响；

2. 监测结果分析和评价；

3. 存在的问题和原因分析。

五、结论

六、反馈和利用

监测结果和报告反馈到了哪些部门，反馈是否及时。

七、建议

1. 征求监测发现的问题，提出今后 IDD 控制工作的建议；

2. 如何完善本省、本地区碘盐监测工作的建议；

3. 对全国碘盐监测工作的建议。

报告单位（盖章）：

日　期：

主要参考文献

1. 中共中央颁发的《全国农业发展纲要（草案)》，1956.

2. 国务院.《食盐加碘消除碘缺乏危害管理条例》. 国务院令第 163 号，1994 年 8 月 23 日颁布，1994 年 10 月 1 日实施.

3. 国家质量技术监督局. GB 5461 – 2000 中华人民共和国国家食用盐标准.

4. 国务院. 关于进一步加强食品安全工作的决定. 国发〔2004〕23 号.

5. 卫生部办公厅、国家发展改革委办公厅、国家工商总局办公厅、国家质检总局办公厅. 关于印发《全国碘缺乏病监测方案（试行)》的通知. 卫办疾控发〔2007〕197 号.

6. 卫生部办公厅. 关于印发在碘缺乏病高危地区采取应急补碘措施的实施意见的通知. 卫办疾控发〔2008〕71 号.

7. 卫生部办公厅、国家发展改革委办公厅. 关于 2007 年度全国碘盐监测工作情况的通报. 卫办疾控发〔2008〕113 号.

8. 马泰，卢倜章，于志恒，等. 碘缺乏病. 北京：人民卫生出版社，1993.

9. 郑庆斯，戴政，马烨. 我国碘缺乏病防治现况与对策. 中华流行病学杂志，2002，23（4）：243 – 245.

10. 郑建东，郑庆斯. Monte Carlo 方法在碘盐监测抽样方法中的应用. 中华流行病学杂志，2002，23（4）：262 – 264.

11. 陈春明. 中国营养状况十年跟踪//郑庆斯. 碘缺乏病. 北京：人民卫生出版社，2004：57 – 65.

12. 陈祖培. 中国 2004 年碘盐监测行动在碘缺乏病监测中的意义和评价. 中华流行病学杂志，2005，26（10）：733 – 734.

13. 徐菁，李素梅，郑建东，等. 中国 2004 年碘盐监测. 中华流行病学杂志，2005，26（10）：735 – 739.

14. 王建强，谷云有，李素梅，等. 2004 年全国盐碘外质控结果报告中国地方病防治杂志，2005，20（2）：107 – 109.

15. 徐菁，李素梅，郑庆斯，等. 2005 年全国碘盐监测结果分析. 中国地方病学杂志，2007，26（6）：662 – 665.

16. WHO，UNICEF，ICCIDD. Assessment of iodine deficiency disorders and monitoring their elimination. A Guide for Programme Managers，2007.

17. 李素梅，徐菁. 从 2004—2006 年中国碘盐监测结果分析食盐加碘浓度下调的可行性. 中华流行病学杂志，2007，28（11）：1089 – 1091.

18. 谷云有，王建强，李素梅，等. 2005 年全国碘缺乏病实验室外质控考核结果报告. 中国地方病防治杂志，2007，22（1）：41 – 45.

19. 李素梅，郑庆斯. 碘缺乏病健康促进策略与实践. 北京：中国科技出版社. 2007

20. 徐菁，董惠洁，陆步来，等. 中国 2006 年碘盐监测. 中华流行病学杂志，2008，29（3）：253 – 257.

21. 李素梅，郑庆斯. 西藏碘缺乏病国际合作项目阶段评估及消除碘缺乏病策略考察报告. 中国地方病防治杂志，2008，23（1）：43 – 44.

22. Sumei Li, Haichun Wei, Qingsi Zheng. Elimination of iodine – defi ciency disorders in TibetLi. Lancet, 2008, 371：1980 – 1981.

23. 王建强，谷云有，李素梅，等．2008 年全国碘缺乏病实验室盐碘检测能力评价．中国地方病防治杂志，2009，24（5）：364 – 365.

24. 王建强，李素梅，李秀维，等．全国碘缺乏病实验室质控网络运行 10 年．中国地方病防治杂志，2009，24（6）：433 – 434.

25. 李全乐，苏晓辉，于钧，等．我国碘缺乏病高危地区重点调查结果分析．中国地方病学杂志，2009，28（2）：197 – 201.

26. 郑庆斯，徐菁，董惠洁，等．中国碘缺乏病监测系统及其在碘缺乏病防治中的意义．中国地方病防治杂志，2010，（6）：428 – 430.

27. 戴政，徐菁，郑庆斯．运用密切值法分析碘盐监测数据．中国科技信息，2010（5）：42 – 44.

28. 郑庆斯，徐菁，王建强，等．中国高水碘地区的分布与干预对策．中国科技信息，2011（4）：285 – 286.

29. Sumei Li, Qingsi Zheng , Jing Xu , et al. Iodine excess or not：analysis on the necessity of reducing the iodine content in edible salt based on the national monitoring results. Asia Pac J Clin Nutr, 2011, 20（4）：501 – 506.

30. 董惠洁，徐菁，王海燕，等．2008 年全国碘盐监测结果分析．中国地方病学杂志，2011，30（1）：72 – 75.

31. 徐菁，王建强，董惠洁，等．2009 年全国随机抽样碘盐监测结果分析．中国地方病防治杂志，2011，26（1）：32 – 35.

32. 徐菁，王建强，郑庆斯，等．2010 年全国碘盐监测结果分析．中国地方病学杂志，2012，31（5）：552 – 555.

33. 曹晓晓，徐菁，王建强，等．中国 2011 年碘盐监测．中国地方病防治杂志，2013，28（1）：36 – 38.

索　引

表　题　索　引

中国碘盐监测（1996—2011）

第三章　全国碘缺乏病实验室外质控考核报告

第四章　分省碘盐监测报告

第五章　碘盐监测方案

第一节　《碘缺乏病防治监测方案》（试行）

第二节　《全国碘缺乏病防治监测方案》

图 题 索 引

第三章　全国碘缺乏病实验室外质控考核报告

第四章　分省碘盐监测报告

<h2 style="text-align:center">第五章　碘盐监测方案</h2>

第六节　《全国碘缺乏病监测方案》（试行）